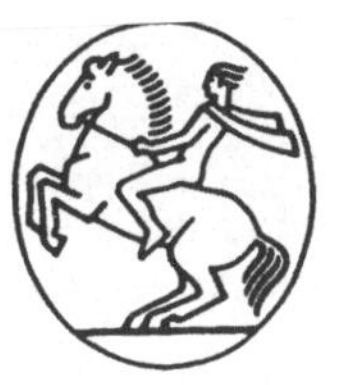

Diese Publikation wurde ermöglicht
durch die Unterstützung der

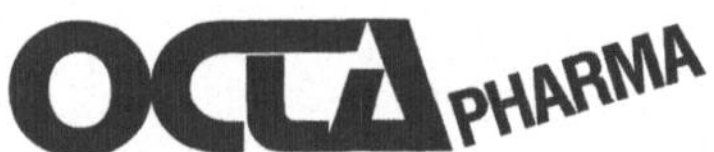

Vertriebsgesellschaft m. b. H

A-1100 Wien, Oberlaaer Straße 235
Telefon: (0222) 689 11 00-0 · Telefax: (0222) 689 11 00/300

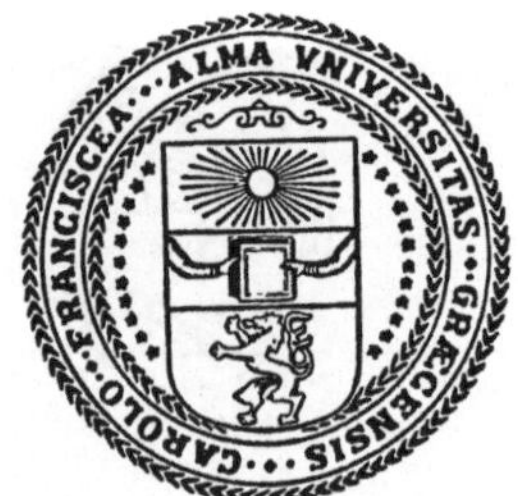

Transfusionsmedizinische Therapiekonzepte zur Blutkomponentensubstitution

1. Grazer Konsensus-Tagung „Transfusionsmedizin" der Österreichischen Gesellschaft für Blutgruppenserologie und Transfusionsmedizin, 4. bis 6. März 1993

Herausgegeben von

G. Lanzer

in Zusammenarbeit mit

P. Höcker, M. Köhler, W. R. Mayr

Springer-Verlag Wien New York

Univ.-Doz. Dr. Gerhard Lanzer
Department für Transfusionsmedizin und Immunhämatologie, Landeskrankenhaus Graz, Graz, Österreich

Mit 42 Abbildungen

Die Deutsche Bibliothek – CIP-Einheitsaufnahme

**Transfusionsmedizinische Therapiekonzepte zur Blutkomponenten-
substitution** / 1. Grazer Konsensus-Tagung „Transfusionsmedizin" der
Österreichischen Gesellschaft für Blutgruppenserologie und Transfusionsmedizin, 4.–6. März 1993. Hrsg. von G. Lanzer. In Zusammenarbeit
mit P. Höcker; M. Köhler; W. R. Mayr. – Wien; New York: Springer, 1994
ISBN-13:978-3-211-82544-0

NE: Lanzer, Gerhard [Hrsg.]; Höcker, Paul; Köhler, M.; Mayr, W. R.;
Grazer Konsensus-Tagung Transfusionsmedizin <1, 1993>;
Österreichische Gesellschaft für Blutgruppenserologie und
Transfusionsmedizin

ISBN-13:978-3-211-82544-0   e-ISBN-13:978-3-7091-9345-7
DOI: 10.1007/978-3-7091-9345-7

Vorwort

Die Vollbluttransfusion war eine sehr erfolgreiche und – bis dato – die am längsten angewandte Organtransplantation.

Als Konsequenz eines enormen transfusionsmedizinischen Wissenszuwachses ist die Vollblutanwendung heute obsolet und Blut wird nunmehr vor seiner Anwendung weitestgehend in seine zellulären und plasmatischen Komponenten aufgetrennt. Das Spenderblut wird auf diese Art einer bestmöglichen Nutzung zugeführt, und dem Patienten damit die sogenannte „Hämotherapie nach Maß" ermöglicht, die nur die tatsächlich erforderlichen Blutbestandteile substituiert und den Empfänger mit nicht benötigten Fremdstoffen sowenig als möglich belastet.

Das in den Blutspendeaktionen des Roten Kreuzes bzw. entsprechender Institutionen gesammelte, von freiwilligen Blutspendern entnommene Vollblut ist heute ein sehr wichtiger Arzneimittelrohstoff. Im Zuge dieser Neuerungen haben sich die ehemaligen „Blutbanken" aus teilweise äußerst provisorischen Anfängen weiterentwickelt zu betriebsbewilligten Produktionsstätten, die der Guten Herstellungsordnung (GMP) und dabei den Rahmenbedingungen des Arzneimittelgesetzes gerecht werden müssen.

Von diesen betrieblichen Veränderungen abgesehen, ist der ehemalige „Blutbanker" heute Angehöriger eines transfusionsmedizinischen Dienstes. Er ist – oft in enger Zusammenarbeit mit dem Roten Kreuz – in der Blutspenderbetreuung tätig, er trägt die Verantwortung für die Herstellung gesetzeskonformer Arzneimittel und garantiert die Aufrechterhaltung zeitgemäßer Qualitätsnormen; er führt die immunhämatologische und immunogenetische Diagnostik vor Bluttransfusionen bzw. Organtransplantationen durch und er berät im medizinisch-interdisziplinären Bereich den Kliniker bezüglich der therapeutisch optimal einzusetzenden Blutkomponenten und/oder Hämoderivate.

Ohne eine zusätzliche Hinwendung zu Forschung und Lehre bleiben alle genannten Inhalte hinsichtlich eines unverzichtbaren Qualitätsstandards Illusion.

Viele Bereiche der modernen Medizin wären ohne die Fortschritte im transfusionsmedizinischen Fach nicht möglich gewesen und die dargestellte Breite dieses Gebietes hat in zahlreichen europäischen Ländern zur Akzeptanz der Transfusionsmedizin als eigenständiges klinisches Spezialfach geführt. Die Österreichischen Entscheidungsträger sind dabei, sich dieser europaweiten Entwicklung anzuschließen[1]. Auch wenn sich bis dahin die Rahmenbedingungen der Transfusionsmedizin in Österreich für sich abzeichnende zukünftige Erfordernisse besonders im administrativen Bereich noch oft als sehr entmutigend darstellen, müssen wir uns als verantwortungsbewußte Transfusionsmediziner dieser ärztlichen Aufgabe stellen und der Verpflichtung gegenüber den sprunghaft angewachsenen Fachinhalten dieses Spezialgebietes bestmöglich gerecht werden.

Nach Gründung einer eigenständigen „Österreichischen Gesellschaft für Blutgruppenserologie und Transfusionsmedizin" galt es, fachbezogene Standards dieses Spezialgebietes zu definieren. In der 1. Grazer Konsensustagung „Transfusionsmedizin" wurde ein sehr weitgefächerter Themenbereich zur Bearbeitung ausgewählt und versucht, diese Inhalte im Rahmen einer internationalen Round-Table-Veranstaltung soweit als möglich auszudiskutieren. Die Ergebnisse dieser Arbeit werden nun an Hand von Vortragsmanuskripten und mittels Tonträgern dokumentierten, an die Publikationen angeschlossene Diskussionsergänzungen einem transfusionsmedizinischtätigen bzw. – interessierten Leserkreis zur Verfügung gestellt. Es ist beabsichtigt, derartige Veranstaltungen – eventuell mit Einschränkungen der zur Diskussion gestellten Themenvielfalt – in regelmäßigen Zeitintervallen bzw. bei Bedarf neu zu organisieren und die dabei erreichten Ergebnisse zu publizieren, um bei der unverzichtbaren Standarddefini-

---

[1] Sonderfach-Zuerkennung am 4. 3. 1994.

tion dem jeweiligen Wissenszuwachs gerecht werden zu können.

Vom rein fachlichen Bemühen dieser Veranstaltung abgesehen, sollte – aus gegebenem Anlaß – den Blutspendern das Gefühl gefestigt bzw. zurückgegeben werden, daß ihre Blutspende bestmögliche Verwendung findet, der Empfänger sollte die mancherorts sehr ausgeprägte Angst vor Fremdblutkonserven in ein, den Tatsachen entsprechendes Umfeld gerückt bekommen.

Ich danke allen Tagungsteilnehmern, daß sie sich dieser schwierigen Aufgabe in Wort und Schrift stellten, ich danke den Mitherausgebern für ihre wichtige Hilfe, ich danke den Sponsoren, die eine reibungslose Abwicklung dieser internationalen Round-Table-Veranstaltung ermöglicht haben und ich danke den wenigen Freunden für ihre aufmunternde Hilfe bei der Weichenstellung zur Weiterentwicklung des Fachgebietes „Transfusionsmedizin und Immunhämatologie" bzw. „Blutgruppenserologie und Transfusionsmedizin" in Graz.

Graz, am 24. 10. 1993 **G. Lanzer**

Inhaltsverzeichnis

7. Transfusionsmedizinische Präparate: II (Thrombozytenbereich)

8. Transfusionsmedizinische Behelfnisse: II
(zur Thrombozytentransfusion)

9. Pathophysiologische Grundlagen der Transfusionsmedizin: II
(Thrombozytenbereich)

10. Indikationsrichtlinien für die Therapie mit
Blutkomponenten: II

11. Blutkomponentenherstellung
(zellulärer, nicht-erythrozytärer Bereich)

12. Indikationsrichtlinien für die Therapie mit
Blutkomponenten: III

13. Cytokine (Themenbereich „Transfusionsmedizin")

14. Transfusionsmedizinische Stammzellen- und
Knochenmarkaufbereitung

15. Therapie von akuten Nebenwirkungen nach
Bluttransfusionen

16. EDV-unterstützte Sicherheit in der Transfusionsmedizin

17. Autologe Bluttransfusion

18. Transfusionsmedizinische Präparate: III
(Gerinnungsfaktoren/Plasmaproteine)

19. Pathophysiologische Grundlagen der Transfusionsmedizin: IV

20. Indikationsrichtlinien für die Therapie mit Blutkomponenten: IV

Diskutantenverzeichnis

Bergmann Hans, Univ.-Prof. Dr., Direktorium für Bluttransfusion vom Österreichischen Roten Kreuz, Eschelberg 20, A-4112 Rottenegg.

Blauhut Barbara, Prim. Univ.-Doz. Dr., Blutspendedienst für Oberösterreich, Blutspendezentrale Linz, Krankenhausstraße 9, A-4017 Linz.

Butz Herbert, Dr. rer. nat., Phillipp Reis-Straße 6, D-63303 Dreieich.

Diekamp Ulrich, Univ.-Prof. Dr., Bluttransfusionsdienst am Zentralkrankenhaus St.-Jürgen-Straße, St.-Jürgen-Straße 1, D-28205 Bremen.

Gabriel Christian, Dr., Blutspendedienst für Oberösterreich, Blutspendezentrale Linz, Krankenhausstraße 9, A-4017 Linz.

Geissler Dietmar, Prim. Univ.-Prof. Dr., 1. Medizinische Abteilung, A. ö. Krankenanstalten des Landes Kärnten, St. Veiter-Straße 47, A-9020 Klagenfurt.

Glaser Edvard, Prof. Dr. sci. Prim., Abteilung für Transfusiologie und Immunhämatologie des Lehrkrankenhauses Maribor, Ljubljanska 5, SLO-62101 Maribor.

Gombotz Hans, Univ.-Doz. Dr., Landeskrankenhaus Graz, Klinik für Anästhesiologie, Auenbruggerplatz 29, A-8036 Graz.

Haas Rainer, Priv.-Doz. Dr., Ruprecht Karls Universität Heidelberg, Medizinische Klinik und Poliklinik V, Hospitalstraße 3, D-69115 Heidelberg.

Hässig Alfred, Univ.-Prof. Dr., Studiengruppe Ernährung und Immunität, Elisabethenstraße 51, CH-3014 Bern.

Häusler Martin, Univ.-Ass. OA Dr., Landeskrankenhaus Graz, Universitätsklinik für Gynäkologie und Geburtshilfe, Auenbruggerplatz 14, A-8036 Graz.

Höcker Paul, Univ.-Prof. Dr., Allgemeines Krankenhaus Wien, Universitätskliniken, Klinische Abteilung für Transfusionsmedizin, Währinger Gürtel 18–20, A-1090 Wien.

Klüter Harald, Dr., Medizinische Universitätsklinik zu Lübeck, Institut für Immunologie und Transfusionsmedizin, Ratzeburgerallee 160, D-23562 Lübeck.

Köhler Michael, Univ.-Prof. Dr., Georg August Universität Göttingen, Abteilung Transfusionsmedizin, Robert Koch-Straße 40, D-37075 Göttingen.

Kubanek Bernhard, Univ.-Prof. Dr., Abteilung Transfusionsmedizin der Universität Ulm, DRK-Blutspendezentrale Ulm, Helmholtzstraße 10, D-89081 Ulm.

Lanzer Gerhard, Univ.-Doz. Dr., Landeskrankenhaus Graz, Department für Transfusionsmedizin und Immunhämatologie, Auenbruggerstraße 3, A-8036 Graz.

Linkesch Werner, Univ.-Prof. Dr., Allgemeines Krankenhaus Wien, Universitätskliniken, Medizinische Klinik I, Währinger Gürtel 18–20, A-1090 Wien.

Mayr Wolfgang R., Univ.-Prof. Dr., Allgemeines Krankenhaus Wien, Universitätskliniken, Klinische Abteilung für Blutgruppenserologie, Währinger Gürtel 18–20, A-1090 Wien.

Mohr Harald, Priv.-Doz. Dr., Blutspendedienst der Landesverbände des Deutschen Roten Kreuzes Niedersachsen, Oldenburg und Bremen, Eldagsener Straße 38, D-31832 Springe.

Morell Andreas, Univ.-Prof. Dr., Zentrallaboratorium des Schweizer Roten Kreuzes, Wankdorfstraße 10, CH-3014 Bern.

Muntean Wolfgang, Univ.-Prof. Dr., Landeskrankenhaus Graz, Universitäts-Kinderklinik, Auenbruggerplatz 30, A-8036 Graz.

Nußbaumer Walter, Dr., Zentralinstitut für Bluttransfusion, Anichstraße 35, A-6020 Innsbruck.

Panzer Simon, Univ.-Prof. Dr., Allgemeines Krankenhaus Wien, Universitätsklinik, Klinische Abteilung für Blutgruppenserologie, Währinger Gürtel 18–20, A-1090 Wien.

Pietersz Ruby N. I., Dr., Rode Kruis-Bloedbank, Amsterdam en Omstreken, Plesmanlaan 125, NL-1066 CX Amsterdam.

Ramschak Heimo, OA Dr., Landeskrankenhaus Graz, Medizinische Universitätsklinik, Auenbruggerplatz 15, A-8036 Graz.

Schöll Wolfgang, Univ.-Ass. Dr., Landeskrankenhaus Graz, Universitätsklinik für Gynäkologie und Geburtshilfe, Auenbruggerplatz 14, A-8036 Graz.

Schönitzer Diether, Prim. Univ.-Doz. Dr., Zentralinstitut für Bluttransfusion des Landeskrankenhauses Innsbruck, Anichstraße 35, A-6020 Innsbruck.

Seifried Erhard, Priv.-Doz. Dr., Ärztlicher Geschäftsführer, Blutspendedienst Hessen des Deutschen Roten Kreuzes, Sandhofstraße 1, D-60528 Frankfurt am Main.

Smolle Karlheinz, OA Dr., Landeskrankenhaus Graz, Medizinische Universitätsklinik, Auenbruggerplatz 15, A-8036 Graz.

Stur Otto, Univ.-Doz. Prim. em. Dr., Interne Abteilung für Kinder am Wilhelminen Spital der Stadt Wien, Montleartstraße, A-1171 Wien.

Urban Christian E., Univ.-Prof. Dr., Landeskrankenhaus Graz, Universitäts-Kinderklinik, Klinische Abteilung für Hämato-Onkologie, Auenbruggerplatz 30, A-8036 Graz.

Walker Wolfram, Dr., Landsteinerstraße 5, D-6072 Dreieichenhain.

Weißhaar Dieter, Priv.-Doz. Dr., Blutspendedienst Hessen – Institut Kassel, Mönchebergstraße 57, D-34125 Kassel.

1

Diagnoseumfang im Rahmen des Blutspenderscreenings

Diagnoseumfang im Rahmen des Blutspenderscreenings

D. Schönitzer

Zentralinstitut für Bluttransfusion des Landeskrankenhauses Innsbruck,
Österreich

Von den österreichischen Blutspendezentralen werden anläßlich jeder Blutspende routinemäßig HBs-Antigen-, HIV 1/2-Antikörper-, HCV-Antikörper-Bestimmungen sowie der TPHA-Test und eine ALT-Messung durchgeführt. Anläßlich der Konsensus-Konferenz ergeben sich dazu folgende Fragen:

1. Sind noch alle der angeführten Teste aktuell, bzw. sind manche überflüssig?

2. Sind zusätzliche Teste, wie z. B. HBc-Antikörper-Bestimmung, Neopterin-Messung, CMV-Antikörper-Bestimmung, HIV-Antigen-Testung oder etwa Malaria-Antikörper-Nachweis oder ein Yersinien-Test wünschenswert bzw. machbar?

3. Wie weit sollen firmen-spezifische Qualitätsunterschiede, wie etwa beim HCV-Test das Vorhandensein der NS5 Region berücksichtigt werden?

4. Wie sinnvoll sind sogenannte Kombiteste, wie z. B. der in Aussicht gestellte Kombinationstest HBs-Antigen plus HIV-Antikörper?

5. Welche Stellungnahmen international anerkannter Experten liegen vor?

6. Wie können die Blutzentralen mit den bisher praktizierten Testen in der täglichen Routine leben?

Bezüglich der letzten Frage wird in Österreich allgemein die Meinung vertreten, daß die Spenderverluste, welche aus pathologischen Testergebnissen resultieren, zahlenmäßig tolerabel sind, wie aus Tabelle 1 ersichtlich ist.

Tabelle 1. Pathologische Meßwerte beim Spenderscreening Österreich 1992
(460.842 Blutspenden)

HBs-Ag pos		0,079%
HCV-Ak pos	(RR)	0,41
HIV 1/2-Ak	(Elisa pos, RR)	0,11
	WB +	0,0024
ALT > 40 U/L		1,61
TPHA pos		0,07

Probleme der Spenderinformation und Spenderführung ergaben sich bisher vor allem beim HCV-Test sowie bei unbestimmtem Testergebnis im HIV-Western Blot. Auf die Spendefreudigkeit hätte sich vor allem die Tatsache, daß die Blutspende zwingend mit einem HIV-Test verknüpft ist, in einigen Bundesländern Österreichs negativ ausgewirkt.

Aus den Stellungnahmen international anerkannter Experten [1] geht hervor, daß die Bestimmung von HBs-Antigen, HIV 1/2-Antikörpern und HCV-Antikörpern im Blutspenderscreening allgemein akzeptiert ist. Als restliche Probleme werden in diesem Zusammenhang noch vereinzelte Fälle von Posttransfusions-Hepatitis-B angegeben. Bei den genannten Antikörper-Testen macht das diagnostische Fenster das größte Problem, wobei jedoch die geschätzten Restrisiken äußerst niedrig sind. Beim HCV-Test besteht noch nicht Einigkeit darüber, was wirklich nachgewiesen wird, was das Ergebnis des Bestätigungstestes bedeutet, und wie wichtig im Testsystem die NS5-Region ist. Die schlechte Reproduzierbarkeit des HCV-Testes [2] wird als besonders problematisch erachtet.

Unterschiedlich in ihrer Wertigkeit wurden von den Experten die Teste TPHA, ALT, HBc-Antikörper und HTLV I/II-Antikörper beurteilt [1]. Bezüglich der TPHA-Bestimmung ist zu bemerken, daß in der Bundesrepublik Deutschland in den letzten 25 Jahren nur 2 transfusionsassoziierte Luesfälle beobachtet wurden [1]. Da Warm- und Frischblutgaben nicht mehr praktiziert werden und die frisch zubereiteten Thrombozytenkonzentrate meist bei Patienten zur Anwendung kommen, welche hoch dosiert Antibiotika erhalten, wird das Risiko einer Luesübertragung als minimal erachtet. Wegen des relativ geringen Kostenaufwandes und der problemlosen Testabarbeitung wird die Beibehaltung des TPHA-Testes im Sinne eines Markers für Risikoverhalten mehrheitlich empfohlen. Dasselbe gilt für die ALT-Bestimmung, welche als unspezifischer Marker zur Reduktion der Posttransfusions-Hepatitis z. B. durch EBV empfohlen wird.

Nach Van der Poel et al. [3] kann durch die ALT-Bestimmung der prädiktive Wert des HCV-Testes erhöht werden. Nach Expertenmeinung verliert die HBc-Antikörperbestimmung zusehends an Wertigkeit als Surrogat-Test für HIV-Risikoverhalten. Die HTLV I/II Antikörperbestimmung wird lediglich für Gebiete mit hoher Prävalenz als sinnvoll erachtet, zu welchen Österreich, zumindest derzeit, nicht zählt.

Von den Experten allgemein abgelehnt wird die HIV-Antigenbestimmung, da bei weltweit mehr als 1 Million getesteten Blutspendern kein positiver Befund ohne gleichzeitiges Vorhandensein von HIV-Antikörpern erhoben werden konnte.

Von einigen österreichischen Blutbankleitern wird in diesem Zusammenhang die Meinung vertreten, daß der HIV-Antigentest nicht über Bord geworfen werden sollte und weitere Ergebnisse aus der Bundesrepublik abgewartet werden sollten.

Bezüglich der Kombinationsteste herrscht einhellig die Auffassung, daß sie zu einer wertvollen Zeitersparnis führen können. Es sollten aber nur solche Teste verwendet werden, die klinisch validiert sind. Besonders attraktiv erscheint die von der Industrie in Aussicht gestellte Möglichkeit die HIV-Antigenbestimmung mit anderen spezifischen Testen, die bereits Routine sind, zu kombinieren.

Weitere zusätzliche Teste, deren Einführung diskutiert werden kann, wären eine CMV-Antikörperbestimmung sowie ein Test auf Malaria und Yersinien. CMV-Antikörperteste werden von den meisten österreichischen Blutzentralen nur für einen gewissen Prozentsatz der Blutspenden durchgeführt. Gegenüber einer generellen CMV-Antikörpertestung wird mehrheitlich der Deleukozytierung der Blutkomponenten der Vorrang eingeräumt, da bisher durch deleukozytierte Blutprodukte noch keine Zytomegalie-Übertragung bekannt geworden sei. Gegenüber einem Test auf Malaria wird einer genauen Anamneseerhebung der Vorzug gegeben. Ein praktikabler serologischer Test auf Yersinien ist derzeit nicht vorhanden.

Bezüglich der Serumneopterinbestimmung, welche seit 1986 von der Blutzentrale Innsbruck routinemäßig bei allen Blutspenden angewendet wird und von der Innsbrucker Autoren-Gruppe als wesentlicher Beitrag zur Erhöhung der Sicherheit im Transfusionswesen vertreten wird, ist bei den übrigen österreichischen Blutbankleitern abwartendes Verhalten zu beobachten. Diese verweisen auf die ihrer Meinung nach fehlende klinische Validierung. Als praktisches Hindernis stehe derzeit das Fehlen eines brauchbaren ELISA-Testes einer allgemeinen Einführung im gesamten Bundesgebiet Österreichs im Wege.

Zusammenfassend wird festgestellt, daß mit Ausnahme der Uneinigkeit bezüglich des Neopterintestes die derzeit routinemäßig durchgeführten Screeningverfahren für die Sicherheit im Blutspendewesen ausreichend seien. Das Risiko der CMV- und HTLV-Übertragung ist durch Deleukozytierungsverfahren beherrschbar. Anderen transfusionsrelevanten Infektionen, wie z. B. Malaria muß in Zukunft durch intensivierte Spenderanamnese begegnet werden.

Literatur

1. Reesink HW, Nydegger UW, Tegtmeier GE, Barbara J, Seidl S, Woodfield DG, Okochi K, Couroucé AM, Van der Poel CL (1992) Blood donor screening or „over-screening": how far to go in avoiding transmission of infectious agents? Editorial. Vox Sang 63: 59–69
2. Caspari G, Gerlich WH, Beyer J, Schmitt H (1993) Variable results of first generation anti-HCV enzyme immunoassay during follow-up of blood donors. Vox Sang 64: 61–62
3. Van der Poel CL, Reesink HW, Schaasberg W, Leentvaar-Kuypers A, Bakker E, Exel-Oehlers PJ, Lelie PN (1990) Infectivity of blood seropositive for hepatitis C virus antibodies. Lancet 335: 558–560

Korrespondenz: Prim. Univ.-Doz. Dr. D. Schönitzer, Zentralinstitut für Bluttransfusion des Landeskrankenhauses Innsbruck, Anichstraße 35, A–6020 Innsbruck, Österreich.

Diskussionsergänzungen zum Thema

1. Zu einem Zeitpunkt, an dem in Österreich – nur für wenige verständlich – der Neopterin-Test für das Blutspenderscreening vorgeschrieben wird, ist die prinzipielle Nichtberücksichtigung des HIV-Antigen-Testes (p 24) besonders in Ländern bzw. Bereichen mit erhöhtem HIV-Infektionsvorkommen nicht fragenlos einzusehen.

2. Angaben über positive HIV 1/2 Antikörper Elisa-Ergebnisse sind keine epidemiologischen Daten und nur im Hinblick auf Konservenausfälle korrekt.

3. Der Anti-HCV-Test überzeugt nach wie vor nicht: einer Prävalenz von 1% bis 2% an Posttransfusionshepatitiden steht eine Screeningfrequenz an wiederholt Reaktiven von 0,4% gegenüber. Nur 25% bis 30% dieser Ergebnisse werden bestätigt und nur 4% bis 5% sind auch PCR-positiv.

4. Der VDRL-Test ist zugunsten des TPHA verlassen.

Zusammenfassung der Konsensusdiskussion

Themendarstellung und Diskussionsergänzungen waren konsensfähig.

Neopterintestung im Rahmen des Blutspenderscreenings (pro)

D. Schönitzer

Zentralinstitut für Bluttransfusion des Landeskrankenhauses Innsbruck,
Österreich

Grundsätzlich ist im Transfusionswesen davon auszugehen, daß die Blutspender gesund sein müssen. Dieses Ziel wird verfolgt, indem den Spendereinladungen auch Informationsschriften über Risikoverhalten beigefügt werden, beim Spendetermin eine möglichst ausführliche Anamnese und ärztliche Untersuchung durchgeführt wird und/oder dem Spender die Möglichkeit zum Selbstausschluß gegeben wird und letztlich eine Labortestung des Spenderblutes erfolgt.

Der enorme Versorgungsauftrag an die österreichischen Blutzentralen von fast einer halben Million Blutspenden pro Jahr zwingt zu intensiver Spenderwerbung, welche wiederum auf Motivierung zur Spende abzielt. Dabei wird der unterschiedlichen Persönlichkeitsstruktur der potentiellen Spender Rechnung getragen. Durch gut gezielte Werbung kann die Motivation zur Spende so stark werden, daß ein in Einzelfällen angebrachter Selbstausschluß durch herabgesetzte selbstkritische Beurteilung vereitelt wird. Unter Berücksichtigung dieser Situation kommt der Labortestung größte Bedeutung zu (Vertrauen ist gut, Kontrolle ist besser).

Hauptproblem bei der Labortestung ist das diagnostische Fenster bei den Antikörper-Nachweisverfahren (HIV, HCV, TPHA). Gegen andere transfusionsrelevante Erreger (z. B. EBV und Parvovirus B 19), kann aus praktischen Gründen nicht serienmäßig spezifisch getestet werden. Bei den Testen, welche Antikörper gegen bekannte Viren erfassen sollen, besteht die Gefahr, daß durch Virusmutationen das Testergebnis fälschlich negativ ausfällt.

Aus den angeführten Problemen ergibt sich die Forderung nach einem Marker der in der Frühphase einer Infektion anzeigt und damit die Periode des diagnostischen Fensters abdeckt oder zumindest einengt. Die Serumneopterinbestimmung erfüllt nach unseren Erkenntnissen diese Forderung weitgehend: Das Neopterin kann im Serum, d. h. ohne zusätzliche Blutabnahme gemessen werden, die Testdauer von ca. 1,5 Stunden ist annehmbar, der Test (derzeit RIA) ist gut reproduzierbar und korreliert mit der Referenzmethode (HPLC). Die sich aus der Neopterintestung ergebenden Spendenverluste (ca. 1,6–2,5%) sind unserer Meinung nach akzeptabel und können durch intensivierte Spenderwerbung wettgemacht werden. Die Spenderinformation und Spenderführung bei erhöhten Neopterinwerten hat sich bisher als unproblematisch erwiesen.

Der Neopterintest selbst weist sowohl eine spezifische als auch eine unspezifische Komponente auf: Spezifisch wird die Aktivierung des Immunsystems nachgewiesen, indem stimulierte T-Lymphozyten über Gamma-Interferon die Makrophagen zu einer erhöhten Neopterinfreisetzung veranlassen. Unspezifisch ist der Test, was das Erregerspektrum, bzw. andere pathologische Veränderung anbelangt. Besonders Virusinfektionen und Infektionen durch intrazellulär liegende Parasiten (wie z. B. Malaria) werden durch die Neopterinbestimmung mit hoher Verläßlichkeit erfaßt [1].

Im Blutspendewesen hat der Neopterintest insbesondere den Vorteil, daß Neopterinerhöhungen bereits vor dem Auftreten klinischer Symptome einer Infektion meßbar werden. Das kommt besonders zum Tragen, wenn ein bereits infizierter Spender Blut spendet, weil er sich noch gesund fühlt, aber für den Empfänger bereits eine Gefahr darstellt.

Bereits 1983 wurde das Ergebnis einer Pilotstudie über Neopterinmessungen bei Spendern des Bundesheeres veröffentlicht. Damals konnten diese Messungen nur aus Harnproben mittels der HPLC durchgeführt werden, da uns der Neopterein-RIA noch nicht zur Verfügung stand. Ziel der Studie war es, den durchschnittlichen Blutkonservenverlust infolge erhöhter Neopterinwerte zu bestimmen. Die gemessenen Verluste wurden wie bereits erwähnt als tolerabel erachtet. Ein unmittelbarer Anlaß für eine generelle Einführung eines Blutspenderscreenings war jedoch nicht gegeben. Ebenso wäre die Gewinnung von Harnproben von allen Blutspendern nicht machbar gewesen. Laufende Studien deren Ergebnisse erst in den Jahren 1987 und 1988 publiziert wurden [2, 3], machten deutlich, daß auch akute und chronische Hepatitiden in Prozentsätzen von 88,5 bis 96% mit erhöhtem Neopterin vergesellschaftet waren. Diese Befunde schienen für das Transfusionswesen von großer Bedeutung, da die Posttransfusionshepatitis nach wie vor zu Hauptinfektionsrisiken der Blutübertragung zählte.

Mit Einführung des HIV-Testes im Jahre 1985 konnten bei Personengruppen mit Risikoverhalten und positivem HIV-Antikörperbefund gezeigt werden, daß 78% erhöhte Neopterinwerte aufwiesen. Damit kam dem Neopterintest die Bedeutung als Marker für Risikoverhalten zu. Auch in der Gruppe HIV-Antikörper negativer Drogenabhängiger zeigten 40% erhöhte Neopterinwerte. Als von 581 registrierten Drogenabhängigen in Tirol sich 127 in unserer Blutspenderkartei als bereits bekannte Blutspender wiederfanden und diese großteils als Insassen des landesgerichtlichen Gefangenenhauses identifiziert werden konnten, wurden Blutspendeaktionen in der genannten Strafanstalt mit sofortiger Wirkung eingestellt.

Die routinemäßige Einführung der Serumneopterinbestimmung im Blutspendedienst Tirol erfolgte im Spätherbst 1986 unter dem Eindruck der herannahenden Aids-Welle. Seit diesem Zeitpunkt wurde in Tirol keine Blutkonserve mit erhöhtem Neopterinwert in den Verkehr gebracht. Beweise, daß Neopterin in der Fensterphase der HIV-Infektion erhöht ist, konnten bei bisher 4 Drogenabhängigen erbracht werden. Von Kritikern des Neopterintestes werden diese Fälle als anekdotisch abgetan. Außerdem könne – so die Kritiker – nicht von Drogenabhängigen auf Blutspender geschlossen werden! Andererseits konnte bei der niedrigen Prävalenz HIV-Antikörper positiver Blutspender in Tirol (ca. 1 : 50 000) nicht mit dem Auffinden eines Frischinfizierten mit noch nicht erfolgter Serokonversion gerechnet werden.

Wenn überhaupt in der Medizin der Begriff Kosten-Nutzenrechnung verwendet werden darf, so ist zumindest zum jetzigen Zeitpunkt die Einführung des Neopterintests zur alleinigen Erfassung der HIV-Frischinfektion nicht gerechtfertigt. Diese Situation kann sich aber ändern, wenn es zu einer Ausbreitung der HIV-Infektion kommt. Sinnvoll erscheint uns jedoch das Neopterinscreening vor allem zur Erfassung frischer Hepatitisformen z. B. auch durch CMV und EBV. Daß durch die Einführung des Neopterintests auch gleichzeitig mit hoher Verläßlichkeit HIV-Frischinfektionen vor Serokonversion miterfaßt werden, kommt zumindest dem Volksinteresse entgegen (siehe auch Bescheid des BGA vom 25. 4. 1991 über die Einführung des HCV-Tests bezüglich der möglichen Miterfassung der HIV-Infektionen).

Der von den Kritikern geforderte Beweis, daß die Transfusion von Blutkonserven mit erhöhtem Neopterinwert beim Empfänger krankheitsauslösend ist, konnte in Tirol nicht erbracht werden, da einerseits die Finanzierung des Neopterinprogramms nur unter der Auflage erfolgte, daß Blutkonserven mit erhöhtem Neopterinwert niemals transfundiert werden dürfen, andererseits von uns die Übertragung solcher Konserven als medizinisch unverantwortlich aufgefaßt wurde.

Aus einer Studie von Hönlinger et al. [4] geht hervor, daß bei einer Nachkontrolle von Spendern mit erhöhtem Neopterinwert in ca. 2/3 der Fälle kein klarer Grund für die Erhöhung angegeben werden kann. Dies ist nach unserer Auffassung wenig verwunderlich, da mehrere Infektionskrankheiten die im spendefähigen Alter zu einer hohen Durchseuchung führen (CMV-, EBV-, Parvovirus B19-Infektion) beim Spender meist subklinisch verlaufen, wohl aber für den Empfänger einer Blutkonserve insbesondere wenn letzterer immunsupprimiert ist, klinisch schwere Folgen haben können.

Um diese Auffassung wissenschaftlich auf ein solides Fundament zu stellen, wurden von uns in drei voneinander unabhängigen Studien Frischinfektionen betreffend die oben angeführten transfusionsrelevanten Infektionskrankheiten untersucht [5]. Bestimmt wurden IgM-Antikörper gegen CMV, EBV und Parvovirus B19. Da jeweils nur eine Serumprobe zur Verfügung stand, konnte keine echte Serokonversion

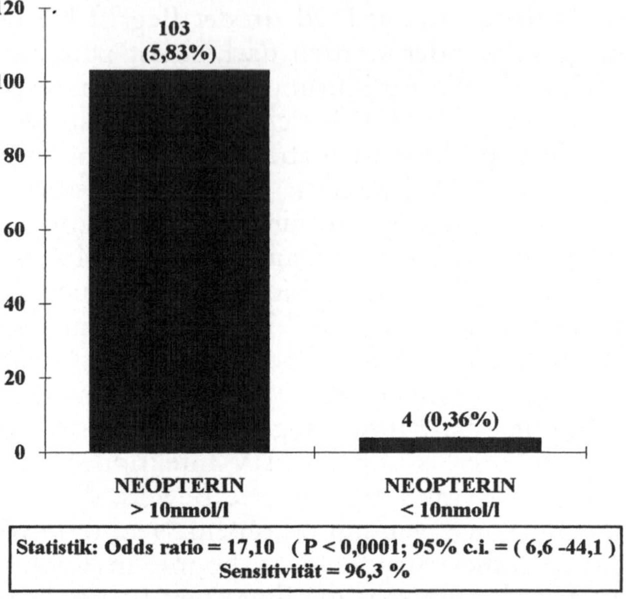

Abb. 1. CMV – IgM: 1767 Spender mit erhöhtem Neopterin gegenübergestellt 1109 Spendern mit normalem Neopterinspiegel

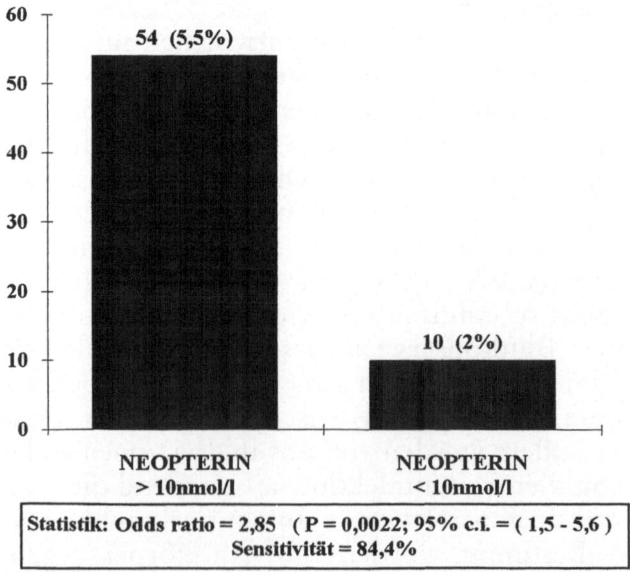

Abb. 2. Epstein-Barr-Virus – IgM: 987 Blutspender mit erhöhtem Neopterin gegenübergestellt 502 Spendern mit normalem Neopterinspiegel

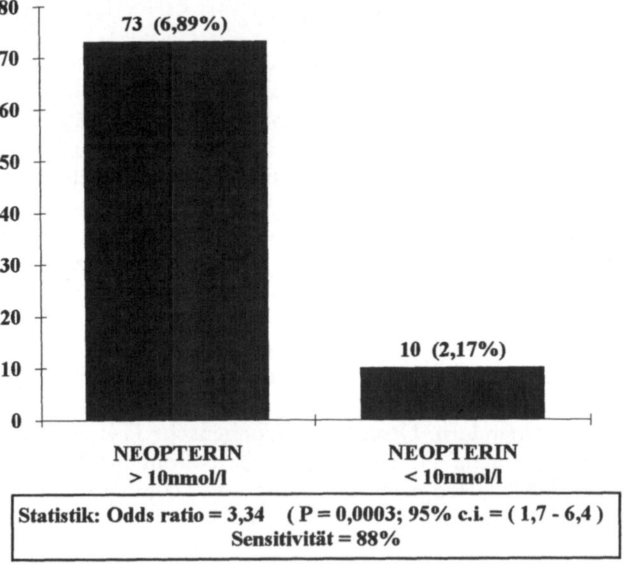

Abb. 3. Parvovirus B19 – IgM: 1060 Blutspender mit erhöhtem Neopterin gegenübergestellt 462 Spendern mit normalem Neopterinspiegel

nachgewiesen werden, aber das Vorhandensein von IgM-Antikörpern bestätigte das Vorliegen einer relativ frischen Infektion. Wir sind uns der Tatsache wohl bewußt, daß bei IgM-Antikörpertesten Kreuzreaktionen mit jeweils anderen Infektionen möglich sind. Wie aus Abb. 1–3 hervorgeht, sind die IgM-Antikörperbefunde in der Gruppe der Spender mit erhöhtem Neopterin im Vergleich zu dem Spenderkollektiv mit normalem Neopterin stets statistisch signifikant erhöht.

Aus diesen Befunden erklärt sich zumindest für einen Teil der Blutspender mit erhöhtem Neopterin, aber fehlender klinischer Symptomatik, die Ursache für die erhöhte Neopterinfreisetzung.

Ohne auf andere mögliche Ursachen für Neopterinerhöhungen, wie z. B. Autoaggressionserkrankungen oder bestimmte Malignome einzugehen, vertreten wir die Auffassung, daß das Neopterinscreening von Blutspendern und die Ausscheidung von Konserven mit erhöhtem Neopterin (> 10 nmol/l) die Sicherheit im Bluttransfusionswesen bedeutend erhöhen kann.

Literatur

1. Fuchs D, Hausen A, Reibnegger G, Werner ER, Dierich MP, Wachter H (1988) Neopterin as a marker for activated cell-mediated immunity: application in HIV infection. Immunol Today 9: 150–155
2. Reibnegger G, Auhuber I, Fuchs D, Hausen A, Judmaier G, Prior C, Werner ER, Wachter H (1988) Urinary neopterin levels in acute viral hepatitis. Hepatology 8: 771–774
3. Prior C, Fuchs D, Hausen A, Judmaier G, Reibnegger G, Werner ER, Vogel W, Wachter H (1987) Potential of urinary neopterin excretion in differentiating chronic non-A, non-B hepatitis from fatty liver. Lancet II: 1235–1237
4. Hönlinger M, Fuchs D, Hausen A, Reibnegger G, Schönitzer D, Werner ER, Reissigl H, Dierich HP, Wachter H (1988) Serum-Neopterinbestimmung zur zusätzlichen Sicherung der Bluttransfusion. Erfahrungen an 76.587 Blutspendern. Dtsch Med Wochenschr 114: 172–176
5. Hönlinger M, Fuchs D, Reibnegger G, Schönitzer D, Dierich MP, Wachter H (1992) Neopterin screening and acute cytomegalovirus infections in blood donors. Clin Invest 70: 63

Korrespondenz: Prim. Univ.-Doz. Dr. D. Schönitzer, Zentralinstitut für Bluttransfusion des Landeskrankenhauses Innsbruck, Anichstraße 35, A–6020 Innsbruck, Österreich.

Neopterintestung im Rahmen des Blutspenderscreenings (kontra)

H. Bergmann

Direktorium für das Blutspendewesen des Österreichischen Roten Kreuzes, Rottenegg, Österreich

Folgende Argumente können *gegen* eine verpflichtende Einführung eines Neopterin-Testes in ein Blutspender-Screening ins Kalkül gezogen werden:

Definition des Begriffes „Screening-Test"

Ein Screening-Test muß sowohl höchste Sensitivität (möglichst geringe Zahl von falschnegativen Befunden) zum Empfängerschutz als auch höchste Spezifität (möglichst geringe Zahl falschpositiver Befunde) zum Spenderschutz besitzen.

Neopterin als unspezifischer Test wird diesen Anforderungen nicht gerecht.

Validierung des Testes

Abgesehen davon, daß der Begriff „Validierung" detailliert für Neopterin noch nicht klar herausgestellt worden ist und man in diesem Zusammenhang von einer Testung gegen einen Goldstandard und den Nachweis einer spezifischen Eignung für die dem Test zukommende Aufgabe spricht, fehlen beim Neopterin bislang auch ein standardisierter Testablauf und eine statistisch nachgewiesene relevante Reproduzierbarkeit der Ergebnisse.

Von der Arbeitsgruppe Innsbruck abgesehen, wo ein bislang als erste Generation verfügbarer Elisa-Test gegen den RIA verglichen worden ist, liegen *von nirgendwo her* dem Begriff „Validierung" entsprechenden Testergebnisse vor.

Auswirkung auf Blutspender

Abgesehen von der Tatsache, daß die Grenze zwischen einem Normalbefund und einem erhöhten Wert bislang willkürlich angenommen worden ist, wurden von der Innsbrucker Arbeitsgruppe in 75 Prozent der erhöhten Werte keine nachweisbaren Ursachen dafür angegeben. Es ist verständlich, daß eine solche Situation eine psychische Belastung für den Blutspender darstellen wird (erhöhter Neopterin-Wert wird dem Blutspender mitgeteilt, Ursache dafür kann nicht angegeben werden).

Erreichung des Testzieles

Als Ziel einer Testung wird von den Verfechtern der Methode behauptet, daß die Zahl der durch Blutkonserven verursachten viralen Infektionen beim Empfänger abnehmen müßte. Ein derartiger Nachweis ist im Blutspendedienst bislang nicht geführt worden. Die Propagierung des Testes beruht auf Annahmen bzw. anekdotischen Aussagen.

Fehlen kontrollierter Studien

Kontrollierte Studien über die Sinnhaftigkeit einer obligaten Einführung des Screening-Tests beim Blutspender liegen bisher nicht vor; Ob die Transfusion von Blutkonserven mit erhöhten Neopterin-Werten tatsächlich zum Schaden beim Empfänger führen könnte, ist bisher nicht bewiesen worden.

Prognostischer Wert der Neopterin-Testung

Die Bedeutung des Neopterin-Testes hinsichtlich prognostischer Aussagen, zusätzlich zu CD4 und p24 durchgeführt, wird bei bekanntem Infektionsnachweis voll akzeptiert. Auch andere Tests, z. B. beta 2 Mikroglobulin, können zu diesem Zweck verwendet werden und haben sich als geeignet herausgestellt.

Korrespondenz: Univ.-Prof. Dr. H. Bergmann, Direktorium für das Blutspendewesen des Österreichischen Roten Kreuzes, Eschelberg 20, A–4112 Rottenegg, Österreich.

Diskussionsergänzungen zum Thema

1. Die Validierung der Neopterindiagnostik an Blutspenderkollektiven steht aus, dennoch ist der Test für das Blutspendewesen in Österreich nunmehr vorgeschrieben.

2. Die Überlegenheit der Aussage einer Neopterinbestimmung gegenüber β_2-Mikoglobulin u/o Leukozytenmessungen – bzw. anderen Tests –ist nicht erwiesen.

3. Der Nachweis einer Einengung der „Fensterphase" nach transfusionsrelevanten Infektionen mittels Neopterinbestimmung ist bestenfalls indirekt, nicht an gesunden Blutspendern sondern an einem frisch infizierten Probandenkollektiv erbracht. Demgegenüber sind die Ursachen von Neopterinerhöhungen oft unklar.

Zusammenfassung der Konsensusdiskussion

Zum Fragenkomplex „Neopterintestung im Rahmen des Blutspenderscreenings" konnte kein Konsens erzielt werden. Die Arbeitsgruppe aus Innsbruck findet sich mit ihrer Meinung bezüglich der Wertigkeit dieses Testes für das Blutspendewesen weitgehend isoliert.

Hinweise zur Prophylaxe von AIDS
bei HI-Virusträgern

A. Hässig

Studiengruppe Ernährung und Immunität, Bern, Schweiz

Aus der Sicht der Massenmedien beruht die Immunschwächekrankheit AIDS auf einer Infektion mit HI-Viren. Träger dieser Viren erkranken früher oder später an AIDS. Diese Krankheit ist unheilbar und endet stets mit dem Tod der Patienten. Betroffen durch die dadurch verursachte Verängstigung der HI-Virusträger habe ich gemeinsam mit P. Joller, W.-X. Liang und K. Stampfli nach Hinweisen einer wissenschaftlich begründeten AIDS-Prophylaxe bei HI-Virusträgern Umschau gehalten. Dabei machten wir folgende Feststellungen:

1. Das größte Reservoir an HI-Viren sind nicht die CD4-positiven Lymphozyten sondern die Makrophagen. Diese beherbergen auch die Mehrzahl an opportunistischen Mikroorganismen. Dazu gehören Protozoen wie Toxoplasmen, Pilze wie Histoplasmen und Kryptokokken, sowie Bakterien wie Mykobakterien, Listerien, Legionellen und Chlamydien sowie zahlreiche Viren.

2. Die im Prä-AIDS Stadium stattfindende Schwächung der spezifischen zellulären Immunität läuft parallel zur Aktivierung der Makrophagen, die vermehrt Entzündungsmediatoren wie I1–1, I1–6 und TNF–α sezernieren. Diese aktivieren die neuroendokrine Hypothalamus-Hypophysen-Nebennierenachse, was durch vermehrte Ausschüttung von freiem bioaktiven Kortisol eine nachhaltige Suppression der spezifischen Immunität zur Folge hat.

3. Die verstärkte exozytotische Sekretion von makrophagozytären Entzündungsmediatoren bewirkt eine systemische

Akutphasenreaktion. Dabei wird der Großteil des extrazellulären, an Transferrin und Laktoferrin gebundenen Eisens in den intrazellulären Raum der Makrophagen überführt, bei welchen die Ferritinsynthese nachhaltig gesteigert wird. Mit Eisen überladene Makrophagen verlieren allmählich ihre Fähigkeit, intrazelluläre Mikroorganismen stillzuhalten. Dies führt zur Freisetzung von Opportunisten, so auch von HI-Viren, wobei die letzteren im Rahmen zellulärer Immunreaktionen CD4-positive Lymphozyten zerstören.

4. Nach Sullivan spielt eine chronische Eisenüberlastung bei der Pathogenese des Herzinfarktes eine dominierende Rolle, was kürzlich durch epidemiologische Studien an 1900 finnischen Männern bestätigt worden ist. Offensichtlich beruht der Schutz gebärfähiger Frauen vor ischämischen Herzkrankheiten auf den laufenden Eisenverlusten im Rahmen ihrer Menstruationsblutungen. Wenn man bedenkt, daß solche Frauen auch gegenüber dem Ausbruch von AIDS einen beachtlichen Schutz genießen, erscheint es angezeigt, AIDS-Patienten auf Hypersiderose zu untersuchen.

5. Durchsucht man die wissenschaftliche Literatur nach Arbeiten über den Eisenstatus von AIDS-Patienten ergibt sich folgendes: Die Medline Datenbank enthält seit 1981 bis März 1993 34277 wissenschaftliche Arbeiten über AIDS, 5322 Arbeiten über Ferritin, jedoch nur eine einzige Arbeit, bei welcher im Quervergleich Serumferritinspiegel bei AIDS- und ARC-Patienten und gesunden Kontrollpersonen bestimmt worden sind. Diese 1986 veröffentlichte Pilotstudie umfaßte je 15 Patienten mit ARC bzw. AIDS sowie 20 gesunde heterosexuelle Männer gleichen Alters. Der mittlere Serum-Ferritinspiegel bei den AIDS-Patienten betrug 961 mg/l; bei den ARC-Patienten 318 mg/l und bei den Kontrollen 160 mg/l. Der mittlere Serum-Ferritinspiegel von knapp 1.000 mg/l entspricht jenem von schweren Hämochromatosepatienten. Damit erscheint es uns als dringlich, diese Untersuchungsergebnisse zu überprüfen. Die in dieser Arbeit zum Ausdruck kommende schwere Hypersiderose von AIDS-Patienten böte unter Umständen eine Erklärung für eine vielfach erhobene Behauptung, AZT-behandelte AIDS-Patienten hätten eine verminderte Langzeitüberlebenschance. Wegen ih-

rer Transfusionsbedürftigkeit besteht die Möglichkeit, daß bei ihnen die AZT-Behandlung die Eisenüberlastung verschlimmert. Schließlich behandelt man Hämochromatosepatienten mit Aderlässen und nicht mit Bluttransfusionen! Ferner erscheint es uns sinnvoll, bei Hämophilen den Eisenstatus zu überwachen. Es erscheint uns durchaus als möglich, daß auch bei ihnen eine Eisenüberlastung den Übergang vom HI-Virusträgertum zu AIDS begünstigen könnte.

Literatur

1. Hässig A (1992) Umdenken bei AIDS. Schweiz Z Ganzheitsmed 4: 171; Vita Sana Mag 6: 6
2. Hässig A, Joller P, Liang WX, L, Stampfli K (1993) Hinweise zur Prophylaxe 5 von AIDS bei HI-Virusträgern. Schweiz Ganzheitsmed: 5: 188
3. Gupta S, Imam A, Licorist K, (1986): Serum ferritin in acquired immune deficiency syndrome. J Clin Lab Immunol 20: 11–13

Korrespondenz: Prof. Dr. med. A. Hässig, Studiengruppe Ernährung und Immunität, Elisabethenstraße 51, CH–3014 Bern, Schweiz.

Diskussionsergänzungen zum Thema

1. Die Ferritinbestimmung ist hinsichtlich der Messung einer Eisenüberladung ein wichtiger Marker für die Erkennung des Überganges einer HIV-Infektion in die AIDS-Erkrankung.

   2. Ferritin ist dabei der Neopterin- bzw. β_2-Mikroglobulin-Diagnostik gleichwertig.

Zusammenfassung der Konsensusdiskussion

Die routinemäßige Ferritinbestimmung im Rahmen des Blutspendewesens ist sowohl wegen wesentlicher Aussagen im Niedrig- als auch im Hochkonzentrationsbereich überlegenswert.

2

Blutkomponentenherstellung

Blutkomponentenherstellung in Mehrfachbeutelsystemen und die Bedeutung von Leukozyten für die Konservenlagerung der unterschiedlichen Blutkomponenten

R. N. I. Pietersz, I. Steneker und H. W. Reessink

Blutbank des Roten Kreuzes Amsterdam, Amsterdam, Niederlande

Einführung

Die Entnahme von Spenderblut in Mehrfachbeutelsystemen ermöglicht die Blutkomponentenauftrennung in einem geschlossenen System [1]. Die hergestellten Blutkomponentenkonserven können im jeweils geeigneten Temperaturbereich gelagert werden, behalten damit ihre optimale Qualität und stehen für eine ‚Hämotherapie nach Maß‘ in der Patiententherapie zur Verfügung.

Ursprünglich war das Hauptziel der Blutkomponentenauftrennung die Isolierung geeigneter Frischplasmamengen, um den ständig wachsender Bedarf an Faktor-VIII-Konzentraten gerecht werden zu können. Es hat sich jedoch in der Folgezeit der Kenntnisstand bezüglich der zellulären Blutkomponentenkonserve derart verändert, daß die seinerzeitige Gewichtung in der Vollblut-auftrennung heute nicht mehr zutrifft.

Für die Behandlung von Patienten mit hämato-onkologischen Erkrankungen werden progredient zunehmend Thrombozytenkonserven (TK) benötigt. Diese TK sollen leukozytenarm sein, was bedeutet, daß sie weniger als 5×10^6 Leukozyten beinhalten (Critical Immunogenic Leukocyte Load: CILL), um eine Antikörperbildung gegenüber HLA-Antigenen und damit eine Therapierefraktärheit gegenüber Thrombozytentransfusionen zu verhindern [2]. Die Behandlung dieser hämato-onkologischen Patientengruppe erfordert auf Basis dessen die Transfusion von leukozytenreduzierten Erythrozytenkonserven.

Man kann über den günstigsten Zeitpunkt für diese Leukozytenentfernung diskutieren, doch gibt es viele Argumente dafür, die Leukozyten vor der Lagerung des Erythrozytenkonzentrates zu entfernen. Dies kann nur in transfusionsmedizinischen Diensten erfolgen. Hinsichtlich ökonomischer Gründe werden die Kosten für den Mehraufwand an Mehrfachbeuteln und entsprechender Leukozytenentfernung durch Einsparungen an Fremdblut und an TK's die am Zellseparator hergestellt wurden aufgewogen.

Blutkomponentenherstellung

Niedrigtourige Zentrifugation

Nach der Zentrifugation von Vollblut bei niedrigen Umdrehungszahlen werden die unterschiedliche Blutkomponenten nach ihre Größe getrennt. Die Leukozyten sinken am schnellsten, es folgen die Erythrozyten und die Thrombozyten verbleiben im Plasmaanteil. Dieses plättchenreiche Plasma (PRP) wird in einem Leerbeutel des (Dreifach)beutelsystems abgepreßt und darauffolgend bei hohen Umdrehungszahlen zentrifugiert [3]. Die Thrombozyten sedimentieren an der Beutelwandung und das nun plättchenarme Plasma wird in den darfür bestimmten anderen Leerbeutel abgepreßt. Die Thrombozyten sind nach dieser Zentrifugation aggregiert und lassen sich erst nach einer Ruhephase von 60–90 Minuten resuspendieren (PRP-TK). Die Erythrozyten werden entweder in Plasma oder in einer eisweißarmen Nährlösung gelagert (EK-Thrombozyten entfernt).

Hochtourige Zentrifugation

Vollblut kann auch bei hoher Umdrehungszahl zentrifugiert werden. Die Blutkomponenten werden dann entsprechend der spezifischen Gewichte aufgetrennt. Ganz oben findet sich dann die Schicht des zellfreien Plasmas, es folgt der ‚Buffycoat', eine Schicht die 80–90% der Thrombozyten und

70–80% der Leukozyten enthält, dann, als unterste Schicht, der Erythrozytenanteil [4].

Will man nur Plasma und EK gewinnen, genügt ein Dreifachbeutel. Es wird Plasma abgepreßt und dem Erythrozytenkonzentrat Nährlösung beigefügt (EK „Amerikanische Methode").

Werden auch Thrombozyten benötigt, so werden in einem Vierfachbeutelsystem Plasma und Buffycoat in dem dafür bestimmten Beutel gewonnen. Die Erythrozyten werden in Nährlösung aus dem dritten Beutel resuspendiert (EK-Buffycoat entfernt). Aus den Buffycoatanteilen werden in einem zweitem niedrigtourigen Zentrifugationsschritt die Thrombozyten isoliert und in jenen Beuteln abgepreßt, der zuvor die Nährlösung zur Herstellung des Erythrozytenkonzentrates enthielt [5]. Diese BC-TK erhalten weniger Thrombozyten als die PRP-TK, sind jedoch bedeutend leukozytenärmer: $<10^7$ zu $>5 \times 10^7$ [6]. Darüber hinausgehend sind aus Buffycoat gewonnene Thrombozyten für die ersten 2 Tage der Lagerung bedeutend weniger aktiviert als PRP-Thrombozyten [6].

Die Zellzahlen in den unterschiedlichen Blutkomponentenkonserven nach niedrigtouriger, beziehungsweise hochtouriger Zentrifugation werden in Tabelle 1 dargestellt.

Tabelle 1. Zellzahlen in den unterschiedlichen Blutkomponentenkonserven nach niedrigtouriger beziehungsweise hochtouriger Zentrifugation

	Leukozyten $\times 10^9$	Thrombozyten $\times 10^9$
Niedrigtourige Zentrifugation		
Erythrozytenkonzentrat PRP entfernt	1,0–4,5	5–50
Thrombozytenkonzentrat PRP-TK	0,010–0,100	55–80
Hochtourige Zentrifugation		
Erythrozytenkonzentrat ‚Amerikanische' EK	1,5–5,0	55–180
Erythrozytenkonzentrat Buffycoat entfernt	0,2–1,2	1–30
Thrombozytenkonzentrat BC-TK	0,001–0,010	45–75

Leukozyten und EK Lagerung

Bei Vollblutlagerung zerfallen Leukozyten und besonders Granulozyten schon nach 24 Stunden [7]. Die freigesetzten Enzyme induzieren um die zerfallenen Zellen Thrombozytenaggregationen. So entstehen Mikroaggregate die (Reste von) Granulozyten, Thrombozyten, Erythrozyten und Fibrin enthalten. Die Entfernung des Buffycoats, das heißt die Erniedrigung der Leukozytenzahl unter 1×10^9, verhindert Mikroaggregatbildung im EK [4, 8]. Mikroaggregatfilter (40 µm) sind bei der Transfusion dieser Präparate nicht notwendig. Die Entfernung des Buffycoats hat für das EK darüber hinausgehend den weiteren Vorteil, daß bei der Lagerung in eiweißarmen Nährlösungen weniger Hämolyse auftritt [8]. Bei Patienten, die mit buffycoatentfernten EK behandelt wurden, treten weniger häufig febrilen Transfusionsreaktionen auf.

Zusätzlich negative Effekte von Leukozytenbeimengungen im EK und TK sind – unter anderem – Alloimmunisierung gegen HLA-Antigene, Virusübertragung (CMV, HTLV-I), Immunmodulation, post-operative Infektionen, und Malignommetastasierungen. Zur Elimination dieser Effekte soll der Leukozytengehalt von Blutprodukten weniger als 5×10^6 sein. Bei Erythrozytenkonzentraten kann dieses Ziel nur durch Filtration über entsprechende Leukozytenfilter erreicht werden.

Kürzlich haben Steneker et al. [9–12] gezeigt, daß Zusammensetzung und Alter des Erythrozytenkonzentrates, die unterschiedlichen Filtermaterialien und wahrscheinlich auch die Temperaturen, bei denen gefiltert wird, wichtige Einflußfaktoren für die Filterungsergebnisse darstellen. Granulozyten haften an den Filterfasern oder an Thrombozyten, die sich bereits an den Fasern angeheftet haben, während Lymphozyten und Monozyten ausgesiebt werden [9–12]. Da nur lebendige Zellen zur aktiven Adhäsion fähig sind, sollen Leukozyten innerhalb von 24 Stunden nach der Blutabnahme, noch bevor das Präparat bei 2–6° C zur Lagerung kommt, entfernt werden [13].

Leukozyten und TK Lagerung

TK werden bei 20–24° C optimal gelagert [14]. Weil bei dieser Temperatur der Stoffwechsel ziemlich hoch ist, muß das Beutelmaterial, in dem die TK gelagert werden, eine gute Gasdiffusionskapazität aufweisen. Während die TK-beutel ständig bewegt werden, diffundieren der benötigte Sauerstoff und die entstandene Kohlensäure ständig durch die Beutelfolie. Darüber hinaus soll die Thrombozytenkonzentration in dem TK nicht höher als $1,6 \times 10^9/l$ sein. Da Leukozyten ein sehr ausgeprägtes Stoffwechselverhalten haben, ist der Glukoseverbrauch, die Milchsäureproduktion, der pH Abfall und die Freisetzung von Laktatdehydrogenase umso höher, je mehr Leukozyten im Präparat vorliegen [15]. Leukozytenzahlen unter 10^7 garantieren gute Lagerungsbedingungen. Die Thrombozytenüberlebenszeit ist bei Temperaturen unter 18° C und bei einem pH-Wert unter 6,8 verkürzt [14].

Qualität

Blut ist hinsichtlich seiner qualitativen und quantitativen Zusammensetzung ein unkonstanter Arzneimittelrohstoff. Auf Basis dessen ist es sehr wichtig, die jeweiligen Herstellungsvorschriften genau festzulegen. Die manuelle Auftrennung von Vollblut in einem Mehrfachbeutelsystem ist erlernbar, jedoch zeit- und schulungsabhängig. Es gibt aber auch Geräte, die nach entsprechender Festlegung der Komponentenspezifikation die Blutkomponententrennung automatisch ausführen [16–17]. Die Vorteile dieser Geräte liegen in den reproduzierbaren Konserveninhalten und in der größeren Unabhängigkeit von menschlichen Fehlern. Qualitätskontrollen sowohl des Rohstoffes Vollblut als auch der hergestellten Blutkomponentenkonserven sind äußerst wichtig, um dem Empfänger der Produkte (Patienten) das gewünschte Therapieziel zu ermöglichen.

Schlußfolgerungen

Die Herstellung von Blutkonserven in Mehrfachbeutelsystemen erhöht die Produktqualität. Aus EK soll zumindest der Buffycoat entfernt werden, die beigefügte Nährlösung erlaubt dann die Lagerung für 35–49 Tage. Falls Erythrozyten-konzentrate im transfusionsmedizinischen Dienst filtiert werden, müssen geschlossene Systeme zur Anwendung kommen, damit diese Leukozyten-depletierten EK in Nährlösung auch 35–49 Tage lagerbar sind.

Für gute Lagerbedingungen von TK sind die entsprechenden Beutelfolien, konstante Lagerungsagitation, die Temperatur, und die Thrombozyten- und Leukozytenkonzentrationen wesentlich.

Eine Leukozytenentfernung unter die CILL (5×10^6) verhindert Immunisierung gegenüber HLA-Antigenen und damit eine Refraktärheit gegenüber Thrombozytentransfusionen. Sie verhindert zudem die Übertragung von Viren, wie CMV und HTLV-I, eine Immunmodulation und möglicherweise auch postoperative Infektionen und Malignommetastasierungen. Für optimale Lagerungsbedingungen soll die Leukozytenentfernung vor der Präparatelagerung stattfinden.

Literatur

1. Bergmann H, Blauhut B, Gassner G, Haider M (1991) Neue Wege der Blutkonservierung: Herstellung von Blutkomponenten mittels Mehrfachbeutel. Beitr Anesthesial Int Notfallmed 39: 27–44
2. Lane TA, Anderson KC, Goodnough LT, Kurtz SF, Moroff G, Pisciotto PT, Sayers M, Silberstein LE (1992) Leukocyte reduction in blood component therapy. Ann Int Med 117: 151–162
3. Slichter SJ, Harker HA (1976) Preparation and storage of platelet concentrates. I. Factors influencing the harvest of viable platelets from whole blood. Br J Haematol 34: 395–402
4. Prins HK, de Bruijn JCGH, Henrichs HPJ, Loos JA (1980) Prevention of microaggregate formation by removal of „buffycoats". Vox Sang 39: 48–51
5. Pietersz RNI, Loos JA, Reesink HW (1985) Platelet concentrates stored in plasma for 72 hours at 22° C prepared from buffy-coats of citrate-phosphate-dextrose blood collected in a quadruple-bag saline-adenine-glucose-mannitol-system. Vox Sang 49: 81–85
6. Fijnheer R, Pietersz RNI, de Korte D, Gouwerok CWN, Dekker WJA, Reesink HW, Roos D (1990) Platelet activation during preparation of platelet concentrates: a comparison of the platelet-rich plasma and the buffy coat methods. Transfusion 1990: 634–638
7. Humbert JR, Fermin FD, Winsor EL (1991) Early damage to granulocytes during storage. Semin Hematol 28 [Suppl 5]: 10–13

8. Högman CF, Hedlund K, Akerblom O, Venge P (1978) Red blood cell preservation in protein-poor media. I. Leukocyte enzymes as a cause of hemolysis. Transfusion 18: 233–241

9. Steneker I, Biewenga J (1990) Histological and immunohistochemical studies on the preparation of leukocyte-poor red cell concentrates by filtration. The filtration process on cellulose acetate fibers. Vox Sang 58: 192–198

10. Steneker I, Biewenga J (1991) Histological and immunohistochemical studies on the preparation of leukocyte-poor red cell concentrates by filtration. The filtration process using three different polyester filters. Transfusion 31: 40–46

11. Steneker I, Luyn MJA van, Wachem PB van, Biewenga J (1992) Electronmicroscopic examination of white cell depletion on four white-cell reduction filters. Transfusion 32: 450–457

12. Steneker I, Prins HK, Florie M, Loos JA, Biewenga J (1993) Mechanisms of leukocyte depletion of red cell concentrates by filtration. The effect of the cellular composition of the red cell concentrates. Transfusion 33: 42–50

13. Pietersz RNI, Ressink HW, de Korte D (1989) Storage of leukocyte-poor red cell concentrates: filtration in a closed system using a sterile connection device. Vox Sang 57: 29–36

14. Murphy S (1991) Methoden zur Plättchenlagerung. Infusionstherapie 18 [Suppl 1]: 3–9

15. Pietersz RNI, de Korte D, Dekker WJA, Reesink HW (1991) Auswirkungen der Leukozyten auf die Lagerung von Thrombozytenkonzentraten. Infusionstherapie 18 [Suppl 1]: 10–12

16. Pietersz RNI, Dekker WJA, Reesink HW (1990) Comparison of a conventional quadruple-bag system with a „top-and bottom" system for blood processing. Vox Sang 53: 205–209

17. Loos JA, van Aken WG (1988) IV. Herstellung von Blutkomponenten. In: Mueller–Eckhardt C (ed) Transfusionsmedizin. Springer, Berlin Heidelberg New York Tokyo, pp 232–244

Korrespondenz: Dr. R. N. I. Pietersz, Rode Kruis–Bloedbank Amsterdam en Omstreken, Plesmanlaan 125, NL–1066 CX Amsterdam, Niederlande.

Diskussionsergänzungen zum Thema

1. Die Verwendung von Vollblut ist obsolet.

2. Blutproduktspezifikationen und entsprechende Festlegung der Herstellungsschritte sind Voraussetzung für eine „Hämotherapie nach Maß".

3. Die hochtourige (3000 × g) Zentrifugation als Primärschritt zur Blutkomponentenherstellung bringt qualitative Vorteile.

4. Erythrozytenkonzentrate sind – wenn sie dem medizinischen Standard entsprechen – Buffy Coat-frei und sollten zusätzlich filtriert sein.

5. Die Einhaltung der genormten Abnahmebedingungen vorausgesetzt, beträgt die maximale Lagerungszeit bis zur Bearbeitung der Vollblutkonserve 24 Stunden.

6. Plasma soll innerhalb von 30 Minuten auf über –23° C schockgefroren werden.

7. Für die autologe Blutspende gelten idente Herstellungsmodalitäten.

Zusammenfassung der Konsensusdiskussion

Themendarstellung und Diskussionsergänzungen waren konsensfähig.

3

Transfusionsmedizinische Behelfnisse: I
(Zur Erythrozytensubstitution)

Mikrofiltereinsatz (40 µm) bei Erythrozytensubstitution

H. Bergmann

Direktorium für das Blutspendewesen des Österreichischen Roten Kreuzes,
Rottenegg, Österreich

Mechanische Betrachtung

Mikroaggregate bestehen aus gealterten, zerfallenden und degenerierten Thrombo- und Leukozyten, aus dazwischen eingebetteten Erythrozyten und deren Membranen, aus Zellfragmenten, Fibrin, Lipiden und Lipoproteiden sowie denaturiertem und präzipitiertem Protein.

Im ACD-Blut beginnt ihre Entstehung, zunächst auf erhöhter Plättchenaggregation basierend, nach etwa 2 Tagen; im Heparin-Blut beginnt dieser Vorgang schon nach wenigen Stunden der Lagerung. Zahl und Größe der Partikel nehmen von da ab kontinuierlich zu.

Einflußfaktoren

Eine Reihe von Faktoren, wie z. B. Geschlecht (Männer sind mehr betroffen als Frauen) und Alter der Blutspender (Blut von über 35 Jährigen bildet mehr Aggregate als solches von unter 35 Jährigen), technische Details der Blutabnahme (ein schlechter Venenzustand, eine Vakuumabnahme und eine schlechte Mischung des Blutes mit dem Stabilisator prädisponieren zu Aggregatbildung) und die Art des Stabilisators selbst (zwischen ACD und CPD finden sich zwar keine zahlenmäßigen Unterschiede, ACD enthält jedoch mehr kleinere, CPD-Blut mehr größere Mikroaggregate) sind ebenso wie die Lagerungszeit (Vermehrung der Partikel bei längerer Lagerung) imstande, das Ausmaß der Aggregatbildung mit zu beeinflussen.

Zahlenangaben dazu belaufen sich auf den Filtrationsdruck, der von 40 bis 70 Torr bei frisch abgenommenem ACD-Blut nach Ablauf der 3-wöchigen Lagerung bis über 1600 Torr ansteigen kann, auf das Gewicht des Filterrückstandes, welches insbesondere ab der 3. Lagerungswoche stark zunimmt und letztlich vor allem auch auf die Gesamtzahl der in der Konserve enthaltenen Teilchen und deren Teilchengröße.

Nach einer 3-wöchigen Lagerung finden sich in der ACD-Konserve rund 70 Mio Teilchen mit einem Durchmesser von über 10 µm.

Schicksal der Aggregate im Organismus

Hält man sich nun diese Zahlenangaben vor Augen, so ist es zunächst einmal verwunderlich, daß man jahrzehntelang das Bild verstopfter Standardtransfusionsfilter akzeptiert hat und eine Änderung dieser Transfusionstechnik niemals zwingend erforderlich erschienen ist.

Ein anatomischer Zusammenhang zwischen Aggregaten und Lungenstrombahn kann jedoch durch den pathologisch-anatomischen Nachweis von durch solche Mikroemboli verstopften Lungenarteriolen und Kapillaren unter Beweis gestellt werden. Auch die Größenordnung der terminalen Strombahn mit einem Arteriolenquerschnitt von 20 bis 25 µm läßt erkennen, daß eine mechanische Verstopfung der Lungenstrombahn durch Aggregate wohl vorstellbar ist. Eine Obstruktion von Lungengefäßen durch Mikroemboli im Ausmaß von mindestens 65% führt zur Erhöhung des pulmonalen Gefäßwiderstandes, das komplexe Bild der Mikrozirkulationsstörung der Lunge im Sinne einer sogenannten „Transfusionslunge" ist aber dennoch nicht vordergründig mechanisch zu erklären.

Funktionelle Folgen der Mikroembolisierung

Im Gefolge einer solchen mechanischen Initialzündung kommt es nämlich zum Auftreten humoraler Mechanismen im Sinne eines „Release-Syndroms", also zur Freisetzung vasoaktiver Substanzen wie Serotonin, ATP-ADP, Histamin,

Bradykinin, slow reacting substance und pulmonary lesion factor; Rückkoppelungsmechanismen zur disseminierten intravaskulären Gerinnung können sich damit einstellen.

Die freigesetzten Substanzen führen weiterhin zur Widerstandserhöhung im Lungenkreislauf mit Anstieg des Pulmonalarteriendrucks, des pulmonalen Kapillardrucks und des linken Vorhofdrucks und schließlich auch zu einer Schädigung des Kapillarendothels mit Permeabilitätsstörung. Funktionell führt schließlich ein Circulus vitiosus über Atelektase und Hypoperfusion zur Erhöhung von Shunt und Totraum und es kommt zu Verteilungsstörungen zwischen Ventilation und Perfusion bzw. Diffusion und Perfusion.

Technische Prinzipien von Mikrofiltern

Hauptanliegen sogenannter Mikrofilter ist es also, Teilchen bis zur Größenordnung von 10 bis 40 µm bei der Transfusion zurückzuhalten und sie nicht in die Blutbahn des Empfängers eindringen zu lassen. Die Konstruktionsprinzipien dieser Filter unterscheiden Oberflächensieb- bzw. Netzfilter oder Tiefenfilter aus Polyurethanschaum, Polyesterfaser- bzw. Dacronwolle.

Als Kriterien für die Filtereffektivität sind die Begriffe ausreichende Mikroaggregatfilterung, Filtergeschwindigkeit, Filterkapazität sowie Traumatisierung der Blutzellen zu nennen.

Einwände gegen Mikrofiltration

Folgende Einwände lassen sich darstellen:
– Zweifel an der klinischen Wirksamkeit: es liegen kaum prospektive randomisierte Studien beim Menschen, die über die tatsächliche klinische Relevanz der Mikrofiltration Auskunft geben, vor, die klinische Wirksamkeit einer Mikrofiltration auf die Frequenz eines akuten Lungenversagens ist statistisch einwandfrei nicht unter Beweis gestellt. Die einzigen bisher hier verfügbaren Ergebnisse [1] sprechen zwar eine eindeutige klinische Sprache, sind aber für eine endgültige mathematische Aussage nicht geeignet.

Als nächster Einwand werden Speciesunterschiede zwischen Tier und Mensch angegeben: beim Pavian treten nach Massivtransfusion gelagerten Blutes keine pulmonalen Störungen auf, beim Hund hingegen können solche zwar nachgewiesen werden, eine vorbehaltlose Übernahme dieser Ergebnisse auf den Menschen sei aber nicht gerechtfertigt.

– Andere pathogenetische Faktoren: Gerade bei den von der möglichen „Transfusionslunge" betroffenen Patienten stellt die Massivtransfusion nur einen Einzelfaktor für die komplexe Entwicklung eines akuten Lungenversagens dar, auch andere pathologische Faktoren sind hier von ausgeprägter Bedeutung.

Alternativmethoden zur Mikrofiltration

Als Alternative zur Mikrofiltration werden angegeben:

– die Entfernung des buffy-coats, wodurch „keine" Thrombo- und Leukozyten mehr in der Konserve verblieben und daher auch „keine" Initialzündung zur Aggregatbildung mehr vorhanden wäre.

– Die Verwendung von Blutbestandteilen „ohne" Mikroaggregate, also 24 bis 48 Stunden gelagerte Blutkonserven, das Waschen der Blutkonserven, die Tiefkühlung von Erythrozyten und die Verwendung von erythrozytenfreien Blutbestandteilen.

Indikation zur Mikrofiltration

Grundsätzliche zusammenfassende Aussage:

– je mehr Blut, desto frischer

– ab über 3 Konserven von Beginn an mikrofiltrieren, eine Indikation zur Mikrofiltration „jeder" Blutkonserve ist nicht gegeben und gilt auch nicht für Intensivpatienten

– buffy-coat freie Erythrozytenkonzentrate (Suspensionen in additiver Lösung) lösen das Problem der Mikrofiltration in idealer Form.

Literatur

1. Reul GJ, Greenberg SD, Lefrak EA (1974) Prevention of post-traumatic pulmonary insufficiency: fine screen filtration of blood. Chest 66: 4

Korrespondenz: Univ.-Prof. Dr. H. Bergmann, Direktorium für das Blutspendewesen des Österreichischen Roten Kreuzes, Eschelberg 20, A–4112 Rottenegg, Österreich.

Diskussionsergänzungen zum Thema

1. Die Standardfilter der Transfusionsmedizin haben eine Porengröße von 170 µm.

2. 40 µm Mikrofilter haben bei Anwendung entsprechend präparierter buffy-coat freier Erythrozytensuspensionen in additiver Lösung ihre Bedeutung verloren.

Anwendungsausnahmen können bei massivtransfundierten, pulmonal schwer vorgeschädigten Intensivpatienten vorkommen.

3. In der pädiatrischen Intensivmedizin erübrigt sich die Anwendung von Mikrofiltern zusätzlich durch Verwendung von möglichst < 24 Stunden, maximal < 48 Stunden alten Erythrozytensuspensionen.

4. Die 40 µm-Filterung von Thrombozytenkonzentraten ist unvorteilhaft.

Zusammenfassung der Konsensusdiskussion

Diskussionsergänzungen und Themendarstellung waren konsensfähig.

Leukozytendepletion: klinische Notwendigkeit und technische Möglichkeiten

H. Butz

Dreieich, Bundesrepublik Deutschland

Einleitung

Eine Bluttransfusion ist mehr als nur ein bloßer Ersatz von lebensnotwendiger Körperflüssigkeit durch das Analogon eines homologen Spenders. Schon lange ist bekannt, daß die Übertragung des flüssigen Organs Blut einen generalisierten Einfluß auf das Immunsystem des Empfängers ausübt. Diese immunmodulatorischen Effekte können sich klinisch signifikant in einer Sensibilisierung für fremde Antigene (Alloimmunisierung) und einer Schwächung der Immunabwehr (Folge: erhöhte Infektionsraten und Tumorrezidive) äußern. Zusätzlich kann es zur Übertragung und Reaktivierung von Pathogenen wie z. B. Viren und Bakterien kommen. Ziel der Transfusionsmedizin muß daher die weitestgehende Ausschaltung dieser Risiken sein. Dem wird durch zahlreiche Tests und durch die, auf die individuellen Bedürfnisse des Patienten zugeschnittene Komponententherapie, Rechnung getragen.

In den letzten Jahren wurde in ständig steigendem Maße deutlich, daß im Rahmen einer Bluttransfusion kotransfundierte Fremdleukozyten eine wesentliche Ursache für klinisch unerwünschte Nebenwirkungen (Alloimmunisierung, transfusionsassoziierte Immunsuppression, Übertragung bzw. Reaktivierung von Viren) sind.

Alloimmunisierung

Ursache

Ursache für eine Alloimmunisierung sind fremde HLA-Antigene (humane Leukozytenantigene). HLA-Antigene, kodiert vom Haupthistokompatibilitätskomplex (MHC) liegen entweder auf Proteinen der Klasse I (HLA-A, -B, -C) oder Klasse II (HLA-DR, -DP, -DQ). Klasse I-Proteine werden von allen kernhaltigen Körperzellen und Plättchen exprimiert. Klasse II Antigene sind in Blutkonserven nur auf Leukozyten und dort wiederum nur auf antigenpräsentierenden Zellen zu finden. Klasse II tragende Zellen sind in der Lage, CD4-T-Helferzellen zu aktivieren. Diesen kommt in der Immunabwehr eine zentrale Rolle zu: nur durch ihre Mithilfe ist bis auf wenige Ausnahmen eine humorale und zytotoxische Antwort gegen fremde Antigene möglich. Müssen normalerweise den Rezeptoren von Helferzellen körpereigene Klasse II Strukturen zusammen mit prozessiertem Antigenmaterial dargeboten werden um eine Aktivierung auszulösen, so können Fremdleukozyten aus transfundierten Blutpräparaten direkt mit diesen Zellen interagieren, sie aktivieren und so eine Immunantwort auslösen. Claas et al. [11] zeigten, daß eine Antikörperbildung gegen fremde HLA-Antigene (Alloimmunisierung) nach Bluttransfusion nur nach Überschreiten einer bestimmten Menge von Klasse II tragenden Zellen (Spenderleukozyten) erfolgt. Plättchen alleine waren nicht in der Lage eine Primärimmunisierung hervorzurufen. Diese im Tierversuch gewonnenen Erkenntnisse wurden mittlerweile in zahlreichen klinischen Studien bestätigt. Als Grenzwert für die maximale Leukozytenbelastung eines therapeutischen Blutpräparates wurde daher der Cill-Wert (critical immunologic load of leucocytes) definiert. Bei Unterschreiten dieses Wertes sollte nach heutigen Kenntnissen eine Alloimmunisierung weitgehend ausgeschlossen sein. Der Cill-Wert liegt im Bereich von etwa 1×10^6 Leukozyten pro therapeutischer Einheit [38]. Demgegenüber enthalten aber Standardpräparate durchschnittlich 10^8–10^9 Leukozyten pro Einheit.

Spezifität der Allo-Antikörper

Die Spezifität der Alloantikörper ist dabei vornehmlich gegen HLA-Antigene auf MHC-Proteinen gerichtet. Eine Alloimmunisierung tritt bei etwa 30–100% der langzeitsubstituierten Patienten auf [26]. Unerwünschte Folgen einer Alloimmunisierung sind das Auftreten von nicht-hämolytischen febrilen Transfusionsreaktionen, Thrombozytenrefraktärität und Organabstoßung nach Transplantation.

Die Wirksamkeit von leukozytendepletierten Blutpräparaten zur Vermeidung der Alloimmunisierung und der damit verbundenen Folgen ist vielfach klinisch nachgewiesen [5, 25, 26].

Transfusionsinduzierte Beeinträchtigung des Immunsystems

Spätestens seit den Ergebnissen von Opelz et al. [31], die den protektiven Effekt von präoperativen Bluttransfusionen bei Nierentransplantationen nachgewiesen haben, ist bekannt, daß Transfusionen zu einer Schwächung des Immunsystems führen. Diese transfusionsbedingte Störung der Immunfunktion hat überwiegend Nebenwirkungen für den Patienten. Bluttransfusionen resultieren in vielgestaltigen Veränderungen des Immunsystems: reduzierte Aktivität der natürlichen Killerzellen, Störungen der Interleukin 2-Synthese und Anstieg der Prostaglandin E2-Synthese [9]. Es ist einleuchtend, daß sich derart vielschichtige Veränderungen auf die zentralen Aufgaben des Immunsystems, Verteidigung gegen Infektionserreger und Zerstörung entarteter Zellen, niederschlagen.

Erwiesenermaßen müssen Tumorzellen auf jeder Stufe, ob bei der Expansion des Primärtumors oder bei der Etablierung von Metastasen der Immunabwehr entkommen [36]. Zahlreiche retrospektive Studien untersuchten daher den Zusammenhang zwischen perioperativen Bluttransfusionen und Rezidivraten bei Tumorpatienten [5, 6]. Erhöhte Rezidivraten und schlechtere Überlebensraten waren in fast allen Studien nach Bluttransfusion feststellbar. Die unerwünschte Wirkung von Fremdbluttransfusionen auf die Rezidivrate wurde erst kürzlich in einer prospektiven randomisierten Studie mit Kolorektal-Karzinompatienten [18, 19] bestätigt. Die tumorfreie Überlebenswahrscheinlichkeit lag mit ca. 90% in der Eigenblutgruppe signifikant höher als mit ca. 70% in der Fremdblutgruppe.

Vielfach belegt, kommt es nach Traumen [13, 21], Verbrennungen [2] und Operationen [35] zu gravierenden Veränderungen im Immunsystem des Patienten, die Infektionen mit Krankheitserregern begünstigen. Eine anwachsende Zahl von Publikationen weist zudem auf einen Zusammenhang zwischen Fremdblutgabe und erhöhten Infektionsraten hin [9, 15, 34]. Der Zusammenhang zeigte sich auch für andere Patientenkollektive z. B. bei Kolorektalchirurgie, Gefäßchirurgie und Orthopädie [18, 29, 30, 40].

Ältere Ergebnisse aus der Transplantationsimmunologie [32, 33] und neueste Daten belegen Leukozyten als einen ursächlichen Faktor für die transfusionsinduzierte Immunsuppression. Der protektive Effekt von Fremdblut bei Nierentransplantaten zeigte sich in der Vor-Cyclosporin-Ära nur mit Vollblut oder buffy-coat (Leukozyten) haltigen Erythrozytenkonzentraten, jedoch nicht mit leukozytendepletierten Konserven. Jensen et al. [23] zeigten in einer prospektiv randomisierten Studie mit kolorektalchirurgischen Patienten, daß die Verwendung von leukozytendepletierten Blutpräparaten zu einer signifikant geringeren postoperativen Infektionsrate (2%) im Vergleich zur Kontrollgruppe (23%) führt.

Übertragung bzw. Reaktivierung von Pathogenen (insbesondere CMV)

Leukozyten sind Vektoren für eine Vielzahl von Pathogenen. Transfusionsmedizinisch ist dabei die Übertragung von Cytomegalie-Viren (CMV) von hervorragender Bedeutung. CMV-Infektionen haben für immuninkompetente Patienten wie z. B. Organtransplantatempfänger [20] oft fatale Folgen.

Die transfusionsassoziierte Übertragung von CMV kann durch eine effiziente Leukozytendepletion verringert bzw. vermieden werden [7, 12, 14]. Wie im „Guide to the preparation, use and quality assurance of blood components" [16] aufgeführt, sind leukozytendepletierte Präparate als akzeptable Alternative zu CMV-getesteten Konserven zu sehen.

Weniger beachtet als die Übertragung von Viren durch Blutpräparate wird, daß virusfreie, durch Leukozyten belastete Konserven zu einer Reaktivierung von persistierenden Viren und damit zur Auslösung einer manifesten Virusinfektion beitragen können [1, 10, 37]. Als Auslöser wird zum einen eine transfusionsinduzierte Immunsuppression, zum anderen eine durch den allogenen Stimulus der Fremdleukozyten verursachte Aktivierung von latenten Viren diskutiert. Neue Daten [10] sprechen für eine direkte (durch Zellkontakt) und indirekte (durch Zytokine hervorgerufene) Stimulation von latent virusinfizierten Zellen durch transfundierte allogene Leukozyten.

Verfahren zur Abtrennung der Leukozyten aus Blutpräparaten

Mechanische Verfahren

Aufgrund der dargestellten Erkenntnisse, daß Leukozyten eine wesentliche Ursache für viele unerwünschte Nebenwirkungen sind, wurden im Laufe der Jahre unterschiedliche Verfahrensweisen zur Leukozytenverarmung bzw. Leukozytendepletion von Blutpräparaten entwickelt. Bei den meisten dieser Methoden macht[e] man sich die unterschiedliche Dichte und spezifischen Gewichte der Leukozyten im Vergleich zu anderen Blutbestandteilen zunutze.

Durch Abpressen des buffy-coats, durch aufrechte und umgekehrte Zentrifugation und durch die „Schneider-Presse" läßt sich eine mehr oder weniger deutliche Reduktion des Leukozytengehalts (durchschnittlicher Restgehalt, je nach Methode 3×10^7 bis 1×10^9) erreichen [28]. Diese Methoden erfordern aber zusätzliche Manipulationen während der Präparation und es sind auch deutliche Einbußen der Erythrozytenmengen festgestellt worden. Da diese rein mechanischen Verfahrensweisen nur unter visueller und damit sehr subjektiver Kontrolle vorgenommen werden, sind große Schwankungsbreiten des verbleibenden Restgehalts an Leukozyten vorgegeben.

Mechanisierte Waschverfahren zur Leukozytenverarmung nutzen die unterschiedlichen Dichten und Größen der verschiedenen Zellen. Waschen kann zum einen durch einfaches Aufschwemmen mit Kochsalzlösung, Zentrifugation und anschließendes Abpressen der leukozytenreichen Grenzschicht, zum anderen durch automatisierte Waschzentrifugen erfolgen [28]. Bei diesen Methoden muß ebenfalls ein verbleibender Restgehalt von etwa 10^8 bis 10^9 Leukozyten pro Konserve hingenommen werden. Sehr gute Ergebnisse bei der Leukozytenentfernung sind durch das Tieffrieren von Erythrozytenkonzentraten zu erreichen. Durch mehrfaches Waschen zur Entfernung des Glycerins kann die Leukozytenbelastung auf etwa $2\text{--}3 \times 10^7$ Restleukozyten pro Konserve gesenkt werden [27]. Alle Waschverfahren haben den Nachteil, daß sie sehr aufwendig und zwingend an die Ausstattung einer Blutbank gebunden sind.

Die Filtration als Methode zur Leukozytenreduktion begann mit dem Einsatz von Mikroaggregatfiltern. Diese besondere Art des Einsatzes von Mikroaggregatfiltern setzt eine mechanische Behandlung der Blutkonserven voraus, die in unseren Blutbanken, im Gegensatz zu den USA, aus logistischen Gründen so gut wie nie zur Anwendung kam. Die Leukozyten wurden in Mikroaggregaten abgeschieden, die durch die „spin-cool-filter"-Methode künstlich in großen Mengen erzeugt wurden [43]. Dazu wurden die Konserven zuerst bei hoher **g**-Zahl zentrifungiert, um die Aggregatbildung auszulösen und anschließend wurden die Aggregate durch Kühlung und den daraus resultierenden Einbau von Fibronektin verfestigt. Hierdurch konnte eine Leukozytenreduktion von 90–94 % erreicht werden [42]. Nach entsprechender Vorbehandlung der Konserve in der Blutbank konnte diese Art der Leukozytenreduktion zumindest teilweise am Patientenbett erfolgen.

Leukozytenfilter

Alle bisher erwähnten Verfahren waren und sind nicht geeignet, den heutigen Anforderungen an ein leukozytendepletiertes Blutpräparat gerecht zu werden. Erst eine deutliche Steigerung der Leukozytenreduktion im Verlauf der Entwicklung von speziellen Leukozytenfiltern ermöglichte die Herstellung entsprechender Präparate. Leukozytenfilter arbeiten im Gegensatz zu Mikroaggregatfiltern nach dem Prinzip der Adsorption. Bei der Adsorption ist die Porengröße des Filtermediums nicht das entscheidende Kriterium. Die *Affinität* des Filtermediums zu den Blutzellen sorgt dafür, daß sowohl Lymphozyten als auch Monozyten und Granulozyten festgehalten werden, während Erythrozyten bzw. Thrombozyten die Filter passieren.

Leukozytenfilter der ersten Generation waren in Anwendung und Leistung noch sehr beschränkt. Sie hatten ein Filtermedium aus Baumwolle oder Zelluloseazetat und mußten vor Gebrauch erst gespült werden. Dies war notwendig, um die Baumwollfasern zu benetzen bzw. überschüssige Essigsäure aus den Zelluloseazetatfasern zu entfernen. An sich besitzen beide Fasertypen keine besonders große Bindungskapazität für Leukozyten. Zum Ausgleich für die geringe Affinität mußte daher eine relativ große Filtermaterialmenge im Filtergehäuse untergebracht werden, was ein großes Totvolumen dieser Filter bedingte. Dadurch steigt der Erythrozytenverlust bei der Filtration an, so daß ein Nachspülen der Filter erforderlich ist. Diese Verdünnung der Blutkonserve machte eine anschließende Zentrifugation zur Konzentrierung der Erythrozyten notwendig. Die komplizierte Handhabung beschränkte die Anwendung dieser Leukozytenfilter im wesentlichen auf die Blutbank und auf das Labor. Aus Standarderythrozytenkonzentraten lassen sich mit diesen Filtern etwa 90% der Leukozyten entfernen. Zur Leukozytendepletion von Thrombozytenkonzentraten sind diese Filter nur sehr bedingt oder nicht geeignet. Durch die große Faseroberfläche und das große Totvolumen der Filter werden erhebliche Thrombozytenverluste verursacht, zudem ist eine Aktivierung der Thrombozyten feststellbar.

Bei den Leukozytenfiltern der zweiten Generation konnte mit der Einführung von Polyesterfasern als Medium die Leukozytenreduktion von Erythrozytenkonzentraten wesentlich verbessert werden. Polyester ist ein aus zwei Komponenten aufgebautes Polymer, daß sich potentiell durch eine relativ gute Absorptionsfähigkeit für Leukozyten auszeichnet. Polyesterfasern besitzen aber auch den Nachteil, daß sie stark hydrophob und daher mit Wasser oder Blut nur schwer benetzbar sind. Leukozyten gelangen über das wässrige Medium Blutplasma auf die Faseroberfläche, so daß die Effizienz der Leukozytenadsorption entscheidend von der Benetzbarkeit des Filtermediums bestimmt wird. Die ersten Polyesterfaserfilter mußten noch vorgespült werden, um Luft aus dem Filtergehäuse zu entfernen und um die Fasern ausreichend zu benetzen. Die noch nicht optimierte Bindungskapazität der Polyesterfasern machte es notwendig, eine relativ große Menge an Filtermedium in das Gehäuse einzubauen. Durch das immer noch beträchtliche Totvolumen war ein Nachspülen zur Reduktion des Verlustes zwar nicht absolut notwendig, es war aber optional. Ein Nachspülen der Filter ist durch die Möglichkeit der Ablösung von adhärierten Leukozyten unvorteilhaft. Mit den Leukozytenfiltern der zweiten Generation konnten aus Standarderythrozytenkonzentraten Präparate hergestellt werden, die gut hundertfach leukozytenreduziert waren. Diese Filter waren allerdings nur sehr bedingt für die Filtration von Plättchenkonzentraten geeignet.

Ein sinnvolles Therapiekonzept gegen die Alloimmunisierung, d. h. eine einfache und effiziente Leukozytendepletion durch Filtration sowohl von Erythrozyten- als auch Thrombozytenkonzentraten stand erst zur Verfügung, als die Leukozytenfilter der dritten Generation auf den Markt kamen. Auch diese Filter enthalten als Medium Polyester, allerdings modifiziert. Die Oberfläche der hydrophoben, Fasern wird z. B. durch die Einführung von hydrophilen kovalent gebundenen Hydroxylgruppen verändert. So wird eine gute Benetzbarkeit des Filtermediums erreicht. Ein Filtermedium aus diesen oberflächenmodifizierten Polyesterfasern muß nicht mehr vorgespült werden, da es sich selbsttätig entlüftet. Das Blutplasma verdrängt die Luft leicht von der Faseroberfläche. Diese Modifikation erhöht die Affinität des Polyesters für Leukozyten und resultiert in einer sehr hohen Bindungskapazität. Die Menge des Filtermediums kann daher gering bleiben und das Totvolumen der Filter bleibt klein, ein Nachspülen ist nicht mehr notwendig. Mit Einführung dieser Technologie wurde eine Leukozytendepletion von > 99,9% (3 Logstufen) möglich. Durch eine spezielle Oberflächenmodifikation gelang es auch erstmals hoch effiziente Leukozytenfilter für Thrombozytenkonzentrate herzustellen [24, 40]. Durch die Entwicklung dieser Filter wurde es möglich, in kürzester Zeit eine einfache und sichere Leukozytendepletion am Patientenbett („bedside"-Filtration) oder in der Blutbank durchzuführen.

Derzeit erfolgt die Filtration von Blutpräparaten in der Blutbank in den meisten Fällen auf Anforderung, d. h. es wird ein Spezialpräparat für einen bestimmten Patienten zur Verfügung gestellt. Die Blutbankfiltration kann zum einen durch „Anstechen" des Blutbeutels, also durch Öffnen des Systems, zum anderen im geschlossenen System durch Verwendung eines „sterile connection"-Gerätes erfolgen. Eröffnen des Systems birgt die Gefahr der Kontamination und resultiert daher in einer Beschränkung der Lagerungsdauer. Die Blutbankfiltration ist durch weitgehend standardisierte Bedingungen und laufende Qualitätskontrolle gekennzeichnet. Allerdings ist ein zusätzlicher personeller und zeitlicher Aufwand erforderlich, so daß logistische Vorkehrungen getroffen werden müssen, um stets die Bereitstellung von leukozytendepletierten Präparaten gewährleisten zu können.

Zeitpunkt der Leukozytendepletion

Derzeit erfolgt die Entfernung von Leukozyten, sowohl bedside als auch in der Blutbank, zumeist nach einer Periode der Lagerung (poststorage-leukocytedepletion). Optimale Filter sollten dabei durch geringe Zellverluste (geringes Füllvolumen, Rückgewinnungsmöglichkeit), kein Nachspülen (Gefahr der Ablösung von adhärierten Leukozyten und der Kontamination), stets gleichbleibende Filtrationseffizienz und hohe Bedienungssicherheit gekennzeichnet sein.

Im Gegensatz zu den beschriebenen Verfahrensweisen kann eine Leukozytendepletion aber auch bereits während der Aufarbeitung der Vollblutpräparate (d.h. vor der Lagerung der Präparate; prestorage-leukocytedepletion) erfolgen. Die Entfernung der Leukozyten bei der Herstellung vor Lagerung minimiert nicht nur die eingangs erwähnten Risiken und Nebenwirkungen wie Alloimmunisierung, transfusionsinduzierte Immunsuppression und Übertragung/Reaktivierung von Pathogenen, sondern es werden zusätzlich deutliche Qualitätsverbesserungen der filtrierten Blutpräparate erreicht: Granulozyten als der Hauptanteil der Leukozyten und Thrombozyten in Erythrozytenkonzentraten werden innerhalb kürzester Zeit unter Lagerbedingungen geschädigt, wobei Radikale, Enzyme und andere Mediatoren freigesetzt werden. Diese Faktoren beeinträchtigen zum einen die Qualität der Erythrozyten und Thrombozyten (enzymatische Schädigungen, pH-Abfall) [3] und können zum anderen zum Auftreten von Nebenwirkungen bei/nach Transfusion beitragen [22]. Eine Leukozytendepletion vor der Lagerung (prestorage) trägt signifikant zur Minderung des Gehalts an Saurer Phosphatase, Elastase, Histamin und Serotonin in gelagerten Erythrozytenkonzentraten bei [8, 17]. Der Gehalt an potentiell immunogenen Zellfragmenten und/oder löslichen HLA-Antigenen ist verringert. Wie im Tiermodell gezeigt, scheint die Alloimmunisierungfrequenz nach „prestorage"-Leukozytendepletion noch stärker verringert als bei Depletion nach Lagerung zu sein [4]. Vor Lagerung leukozytendepletierte Blutpräparate zeigen nach Lagerung einen geringeren pH-Abfall und eine geringere Hämolyserate [39].

Neben den qualitativen Verbesserungen von vor der Lagerung leukozytendepletierten Präparaten sind für den Hersteller logistische Vorteile unübersehbar: es wird nur ein Standardpräparat (= leukozytendepletiertes Präparat) produziert und eine Qualitätssicherung vereinfacht.

Werden für die Leukozytendepletion Set-integrierte Filtersysteme (in process-Filtration) verwendet, so müssen diese besonderen Anforderungen genügen: sie müssen im Blutabnahmebeutelsystem sterilisierbar sein und es darf zu keinen Verschiebungen des Filtermediums während der Zentrifugation kommen. Neben einer direkten Integration der Filtersysteme in die Blutbeutelsysteme lassen sich die Vorteile einer frühzeitigen Leukozytendepletion aber auch auf eher „konventionelle" Weise erreichen. Hierzu werden die frisch hergestellten, d. h. noch ungelagerten Blutpräparate über ein Filtersystem leukozytendepletiert, welches durch das bereits erwähnte sterile Konnektionsverfahren an die Bluteinheit angeschlossen wurde. Die Lagerung erfolgt anschließend als leukozytendepletiertes Präparat in einem in das Filtersystem bereits integrierten Transferbeutel. Bei beiden Verfahren muß eine effiziente Leukozytendepletion für noch nicht gelagerte frische Präparate garantiert sein.

Literatur

1. Adler SP, Baggett J, McVoy M (1985) Transfusion-associated cytomegalovirus infections in seropositive cardiac surgery patients. Lancet 5: 743–745

2. Alexander JW (1990) Mechanism of immunologic suppression in burn injury. J Trauma [Suppl] 30: S70–S75

3. Andreu G (1991) Early leukocyte depletion of cellular blood components reduces red blood cell and platelet storage lesions. Semin Hematol 28 [Suppl 5]: 22–25

4. Blajchman MA, Bardossy L, Carmen RA, Goldman M, Heddle NM, Singal DP (1992) An animal model of allogeneic donor platelet refractoriness: the effect of the time of leukodepletion. Blood 79: 1371–1375

5. Blumberg N, Triulzi DJ, Heal JM (1990) Transfusion-induced immunomodulation and its clinical consequences. Transfusion Med Rev 4 [Suppl 1]: 24–35

6. Blumberg N, Heal JM, Murphy P (1986) Association between transfusion of whole blood and recurrence of cancer. Br Med J 293: 530–533

7. Bowden RA, Sayers MH, Cays M, Slichter SJ (1989) The role of blood product filtration in the prevention of transfusion associated cytomegalovirus (CMV) infection after marrow transplant. Transfusion [Suppl] 29: S205

8. Brecher ME, Pineda AA, Torloni AS, Harbaugh CA, Emery RL, Moore SB, Carmen R, Nelson E (1991) Prestorage leukocyte depletion: effect on leukocyte and platelet metabolites, erythrocyte lysis, metabolism, and in vivo survival. Semin Hematol 28 [Suppl 5]: 3–9

9. Brunson ME, Alexander JW (1990) Mechanisms of transfusioninduced immunosuppression. Transfusion 30: 651–658

10. Busch MP, Lee T-H, Heitman J (1992) Allogeneic leukocytes but not therapeutic blood elements induce reactivation and dissemination of latent human immunodeficiency virus typ 1 infection: implications for transfusion support of infected patients. Blood 80: 2128–2135

11. Claas FHJ, Smeenk RJT, Schmidt R, van Steenbrugge GJ, Eernisse JG (1981) Alloimmunization against the MHC antigens after platelet transfusion is due to contaminating leukocytes in the platelet suspension. Exp Hematol 9: 84–89

12. Eisenfeld L, Silver H, McLaughlin J, Klevier-Anderson P, Mayo D, Anderson J, Herson V, Krause P, Savidakis J, Lazar A, Rosenkrantz T, Pisciotto P (1992) Prevention of transfusion-associated cytomegalovirus infection in neonatal patients by the removal of white cells from blood. Tansfusion 32: 205–209

13. Faist E, Mewes A, Baker CC, Strasser T, Alkan SS, Rieber P, Heberer G (1987) Prostaglandin E2 (PGE2)-dependent suppression of Interleukin α (IL-2) production in patients with major trauma. J Trauma 27: 837–848

14. Gilbert GL, Hayes K, Hudson JL, James J, The Neonatal Cytomegalovirus Infection Study Group (1989) Prevention of transfusion-acquired

cytomegalovirus infection in infants by blood filtration to remove leukocytes. Lancet 3: 1228–1231

15. Graves TA, Cioffi WG, Mason AD, McManus WF, Pruitt BA (1989) Relationship of transfusion and infection in a burn population. J Trauma 29: 948–952

16. Concil of Europe (1992) Guide to preparation, use and quality assurance of blood components. Council of Europe Press, Straßburg, pp 33–34

17. Harbaugh C, Brecher ME, Torlowi SA, Pineda AA, Moore SB (1991) Accumulation of wbc/platelet metabolites: effect of prestorage versus poststorage leukocyte depletion. Transfusion 31: S56

18. Heiss MM, Mempel W, Delanoff C, Jauch KW, Mempel M, Schildberg FW (1992) Vorläufige Ergebnisse in der Vergleichsstudie von autologer und homologer Bluttransfusion in der kolorektalen Chirurgie. In: Mempel W, Heim MU, Schwarzfischer G (Hrsg) Aktueller Stand der Eigenbluttransfusion. Hämatologie 1, Sympomed München, München, pp 122–128

19. Heiss MM, Mempel W, Delanoff C, Mempel M, Jauch KW, Schildberg FW (1993) Multizentrische Studienplanung zur Immunmodulation bei Tumorpatienten durch die Bluttransfusion. In: Mempel W, Mempel M, Heim MU, Schwarzfischer G (Hrsg) Eigenbluttransfusion – eine aktuelle Übersicht. Hämatologie 2, Sympomed München, München, pp 119–125

20. Hillyer CD, Snydman DR, Berkman EM (1990) The risk of cytomegalovirus infection in solid organ and bone marrow transplant recipients: transfusion of blood products. Transfusion 30: 659–666

21. Hoyt DB, Ozkan AN, Hansbrough JF, Marshall L, vanBerkum-Clark M (1990) Head injury: an immunologic deficit in T-cell activation. J Trauma 30: 759–767

22. Humbert JR, Fermin CD, Winsor EL (1991) Early damage to granulocytes during storage. Semin Hematol 28 [Suppl 5]: 10–13

23. Jensen LS, Andersen AJ, Christiansen PM, Hokland P, Juhl CO, Madsen G, Mortensen J, Moller-Nielsen C, Hanberg-Sorensen F, Hokland M (1992) Postoperative infection and natural killer cell function following blood transfusion in patients undergoing elective colorectal surgery. Br J Surg 79: 513–516

24. Kickler TS, Bell W, Ness PM, Drew H, Pall D (1989) Depletion of white cells from platelet concentrates with a new adsorption filter. Transfusion 29: 411–414

25. Lane TA, Anderson KC, Goodnough LT, Kurtz S, Moroff G, Pisciotto PT, Sayers M, Silberstein LE (1992) Leukocyte reduction in blood component therapy. Ann Int Med 117: 151–162

26. Meryman HT (1989) Transfusion-induced alloimmunization and immunosuppression and the effects of leukocyte depletion. Transfusion Med Rev 3: 180–193

27. Maryman H (1977) Red cell freezing: a major factor in the future of blood banking. In: Clinical practical aspects of the use of frozen blood.

A technical workshop. American Association of Blood Banks, Washington, pp 1–22

28. Müller N (1990) Technische Verfahren zur Leukozytenreduktion in Blutpräparaten. In: Breddin HK, Miehlke K (Hrsg) Herstellung, Prüfung und klinische Anwendung leukozytenreduzierter Blutpräparate. E. Fischer, Heidelberg, pp 72–83

29. Murphy P, Heal JM, Blumberg N (1991) Infection or suspected infection after hip replacement surgery with autologous or homologous blood transfusions. Transfusions 31: 212–217

30. Murphy PJ, Connery C, Hicks GL, Blumberg N (1992) Homologous blood transfusion as a risk factor for postoperative infection after coronary artery bypass graft operations. J Thorac Cardiovasc Surg 104: 1092–1099

31. Opelz G, Sengar DPS, Mickey MR, Terasaki PJ (1973) Effect of blood transfusions on subsequent kidney transplants. Transplant Proc 5: 253–259

32. Persijn GG, Cohen B, Lansbergen Q, van Rood JJ (1979) Retrospective and prospective studies on the effect of blood transfusions in renal transplantation in the Netherlands. Transplantation 28: 396–401

33. Persijn GG (1986) Die wichtige Rolle von Bluttransfusionen bei Nierentransplantationen. In: Höcker P, Müller N (Hrsg) Bluttransfusion und Immunsystem. Springer, Wien New York, pp 68–80

34. Rosemurgy AS, Hart MB, Murphy CG, Albrink MH, Piazza A, Leparc GF, Harris RE (1992) Infection after injury: association with blood transfusion. Am Surg 58: 104–107

35. Salo M (1992) Effects of anaesthesia and surgery on the immune response. Acta Anaesthesiol Scand 36: 201–220

36. Schirrmacher V (1985) Experimental approaches, theoretical concepts and impacts for treatment strategies. Adv Cancer Res 43: 1–32

37. Thompson KS, Plapp FV, Long ND, Heenan TA (1992) CMV infection in heart transplant recipients. Transfusion 32 (8S): S299

38. Gabra GS (1990) Council of Europe Meeting on Automation and Quality Assurance in Blood Transfusion. Transfus Int 51: 6

39. Smith KJ, McDonough W, Angelbeck J, Nelson E (1991) Prestorage leukodepletion with a high effeciency filter: in vitro parameters and in vivo red cell recovery. Transfusion 31 (8S): S54

40. Triulzi DJ, Vanek K, Ryan DH, Blumberg N (1992) A clinical and immunologic study of blood transfusion and postoperative bacterial infection in spinal surgery. Transfusion 32: 517–524

41. Weisbach V, Riess H, Gindi N, Zeiler T, Riewald M, Zingsem J, Eckstein R (1992) Veränderungen an Thrombozytapheresekonzentrate durch Leukozytendepletion mit Polyesterfiltern. Infusionstherapie 19: 146–148

42. Wenz B (1990) Die technische Entwicklung der Leukozytendepletion in den USA. In: Breddin HK, Miehlke K (Hrsg) Herstellung, Prüfung und

klinische Anwendung leukozytenreduzierter Blutpräparate. E. Fischer, Heidelberg, pp 84–97

43. Wenz B, Gurtlinger K, O'Toole A, Dugan E (1980) Preparation of granulocyte poor red blood cells by microaggregate filtration. Vox Sang 39: 282–287

Korrespondenz: Dr. H. Butz, Phillip Reis-Straße 6, D-63303 Dreieich, Bundesrepublik Deutschland.

Diskussionsergänzungen zum Thema

1. Die Auswahl des Deleukozytierungsfilters (EK, TK) ist bei bekanntem Ausgangsmaterial wesentlich für die Erreichung uniformer Endprodukte gemäß einer zu fordernden Spezifikation von Blutkomponentenkonserven.

2. Filterungen zur Leukozytendepletion sollten vom transfusionsmedizinischen Dienst zentral durchgeführt werden, „bedside"-Filtrationen erwiesen sich hinsichtlich der geforderten Qualität als ungünstig.

3. Jede Diskussion zur Qualität von Filtern (z. B. log-Stufen) hat einen Zielpunkt: nach einer Leukozytenfilterung sollten < 0,01% der ursprünglichen Leukozyten im Präparat verbleiben, diese 0,01% sollen < $(5\times)10^6$ Leukozyten ausmachen.

4. Filterungen sollten möglichst frühzeitig und vor der Lagerung der Erythrozytensuspensionen ($4°$ C $\pm$ $2°$ C) bzw. Thrombozytenkonzentrate ($22°$ C $\pm$ $2°$ C) erfolgen, die Lagerungsmöglichkeiten dieser Konserven sind nicht eingeschränkt, wenn ein geschlossenes System angewendet wurde.

5. Das CMV-Problem erscheint durch die Möglichkeit einer weitestgehenden, möglichst frühzeitigen Leukozytendepletion gelöst.

Zusammenfassung der Konsensusdiskussion

Es wurde ein Konsens formuliert, daß die Entwicklung in Richtung einer routinemäßigen Frühleukozytendepletion absehbar ist, eine Ausschaltung von Indikationen aber noch nicht als Routinemethode für alle Erythrozytenkonzentrate akzeptiert werden kann. Auf den Vorteilen der frühen Leukozytenfilterung (< 24 Stunden Herstellungsintervall, $20°$ C) basierend, soll der voraussichtlich benötigte Prozentsatz an gefilterten Erythrozytenkonzentraten im Rahmen des Herstellungsvorganges leukozytendepletiert und – wie bisher – unter Beachtung der entsprechenden Indikation ausgefolgt werden. Eine Leukozytenfiltration bei der Ausgabe eines gelagerten Präparates ist qualitativ minderwertig.

4

Transfusionsmedizinische Präparate: I

Erythrozytenkonzentrate

H. Bergmann

Direktorium für das Blutspendewesen des Österreichischen Roten Kreuzes,
Rottenegg, Österreich

Vollblut

Gelagertes Vollblut kann als eine durch Stabilisator verdünnte Aufschwemmung von Erythrozyten in Eiweißlösung mit Anreicherung von Schlackenprodukten, vornehmlich aus Leukozyten und Thrombozyten, definiert werden [1].

Die Qualität der Vollblutkonserve ist durch ihre Lagerungsdauer und den gewählten Stabilisator bedingt. Beim ACD- und beim CPD-Stabilisator wird die Lagerungsgrenze mit 21 Tagen, bei Nukleosidzusatz und dadurch verbesserten ATP-Reserven mit 28 bis 35 Tagen angegeben. Der CPD-Stabilisator mit Phosphatpufferzusatz bremst den 2, 3-DPG-Abfall während der ersten Lagerungswoche ab.

Volumen, Erythrozyten und auch eine geringe Menge von Albumin können mit der gelagerten Vollblutkonserve zugeführt werden; funktionstüchtige Thrombozyten und labile Gerinnungsfaktoren fehlen.

Eine Verwendung von Vollblut ist sowohl aus medizinischen als auch aus ökonomisch-ethischen Gründen nach der heutigen Anschauung obsolet.

Bei Verwendung von Komponenten kann die Blutkonserve wesentlich rationeller verwertet werden. Als Alternativen für die operative Medizin kommen die Kombination von Erythrozytenpräparationen mit Humanalbumin und anstelle des sogenannten „Frischblutes" auch die Kombination von Erythrozyten mit FFP und Random-Thrombozytenkonzentraten in Frage.

Frischblut

Unter Frischblut (nach bundesdeutscher Nomenklatur etwa mit dem Begriff Warmblut identisch) verstehen wir Blutkonserven, die nicht länger als 12 Stunden gelagert sind und in denen Erythrozyten, Thrombozyten und Gerinnungsfaktoren ohne ins Gewicht fallende biochemische Lagerungsschäden zirkulations- und funktionsfähig erhalten sind.

Die Verwendung von Frischblut kann ebenso wie Vollblut nach den derzeitigen Anschauungen als obsolet angesehen werden und wird ersetzt durch die schon genannte Kombination Erythrozyten + FFP + Random-Thrombozytenkonzentrat. Bedenkt man die schon genannte Maxime „je mehr Blut, desto frischer", kann von dem Begriff einer möglichst frischen Blutkonserve dann gesprochen werden, wenn die Lagerungsdauer 72 Stunden nicht überschritten hat.

Erythrozytenkonserve

Die Erythrozytenkonserve ist ein historischer Begriff, der von der Schweiz ausgegangen ist und in Richtung zum nicht-buffy-coat-freien Erythrozytenkonzentrat geht. Eine partielle Deplasmatisierung mit Abheberung von 100 bis 150 ml Plasma führt zu einem Haematokrit um 45% und zu einem Hb der Konserve bei 15g/dl.

Dieser Weg wird heutzutage nicht mehr beschritten.

Erythrozytenkonzentrat, nicht gewaschen

Das nicht-buffy-coat-freie, nicht gewaschene Erythrozytenkonzentrat wird durch Abheberung von 200 bis 250 ml Plasma hergestellt.

Als Vorteile ergeben sich im Vergleich zum Vollblut bei gleicher Erythrozytenzufuhr eine Volumenreduktion mit geringerer kardiovaskulärer Belastung und eine Plasmareduktion auf etwa 1/4 mit einer Herabsetzung nicht-haemolytischer Transfusionsreaktionen. Des weiteren wird eine möglicherweise vorteilhafte Anwendung bei speziellen Anämieformen (Zirrhose, Urämie), bei deutlicher Abnahme von Ammoniak, Kalium und sauren Valenzen zu diskutieren sein.

Im Lichte der letzten Erkenntnisse ist das Vorhandensein des buffy-coats in diesen Erythrozytenpräparationen jedoch unvorteilhaft, so daß der Weg zum buffy-coat-freien Präparat möglichst umgehend und konsequent verfolgt werden soll.

Erythrozytenkonzentrat, gewaschen

Bei 3 mal mit isotoner Kochsalzlösung gewaschenen Erythrozytenkonzentraten reduzieren sich Plasma um 90%, Leukozyten um 58% und Thrombozyten um 89% [4]. Die Zahl der Mikroaggregate nimmt eindeutig ab, eine Minderung der Alloimmunisierungsrate kommt dadurch jedoch nicht zustande.

Erythrozytenkonzentrat, leukozytenarm

Eine Leukozytendepletierung wird durch eine Reihe von Methoden zustandegebracht:

Die einfachste Vorgangsweise der mechanischen Entfernung des buffy coats hat Ganzoni [3] gehandhabt. 84% Plasma, 71% Leukozyten und 91% Thrombozyten werden dadurch eliminiert. Die Filterung durch Cotton wool schaltet 98% Leukozyten und 90% Thrombozyten aus. Mit der Goldmann'schen Methode [4] von Dextransedimentation und nachfolgender Nylonfaserfilterung ist man imstande, 96% Leukozyten und 98% Thrombozyten zu entfernen. Alloimmunisierungsvorgänge beim Empfänger können dadurch von über 50% beim gewaschenen Erythrozytenkonzentrat auf 4% gesenkt werden, nicht hämolytische Transfusionsreaktionen auf 0,06%.

Der derzeitige Stand der Erkenntnisse läßt im Detail die getrennt zu besprechenden hochspezifischen Leukozyten-Depletionsfilter diskutieren. Auch die Frage der Frühdepletierung wird zu erwähnen sein. Letztlich wird eine Klärung der Situation insoferne hervorgerufen werden müssen, ob die Leukozyten im Bereich der Blutbank selbst oder in der Klinik gefiltert werden sollen.

Erythrozytenkonzentrat, tiefgefroren

Das tiefgefrorene Erythrozytenkonzentrat kann entweder nach der low glycerol-Schnellgefriermethode mit 16–20%

Glycerin und Lagerung bei −196° C in flüssigem Stickstoff oder mit Zusatz von 35 bis 40% Glycerin langsam eingefroren und bei −80° C gelagert, gewonnen werden (high glycerol). Die Lagerzeit dieser Präparate beträgt viele Jahre, das vor der Verwendung nötige Auftauen und Deglycerolisieren ist auch bei Verwendung automatisierter Waschvorgänge umständlich, es lassen sich jedoch damit bis zu 99% Leukozyten und Thrombozyten entfernen. Einmal aufgetaut, muß das Konzentrat innerhalb von 24 Stunden verwendet werden.

Erythrozytenkonzentrat, buffy-coat frei

Diese Erythrozytenpräparation wurde 1978 von der Arbeitsgruppe um Hogman [5] im Vierfachplastikbeutel hergestellt: Plasma und buffy-coat wurden dabei im geschlossenen System aus dem Vollblut eliminiert und die Erythrozyten in einer additiven Nährlösung langzeitkonserviert. Inkludiert in die Herstellungstechnik war die Abtrennung auch eines thrombozytenreichen Plasmas, aus welchem in einem eigenen Herstellungsschritt Thrombozytenkonzentrate gewonnen werden konnten.

Als additive Nährlösungen kommen grundsätzlich SAG-Mannit und auch Paggs-Sorbit in Frage. Für beide Lösungen sind Lagerungszeiten von 42 bzw. 49 Tagen angegeben.

Das buffy-coat freie Erythrozytenkonzentrat ist heutzutage als Methode der Wahl anzusehen, es ist hinsichtlich der Zellkontamination und der Auswirkungen auf den CALL-(critical antigenic leucocyte load) und CILL-(critical immunogenic leucocyte load)-Wert als optimales Präparat zu bezeichnen und mit Nachdruck und Konsequenz überall dort, wo es noch nicht eingeführt worden ist, zu realisieren [1].

Literatur

1. Bergmann H, Blauhut G, Gassner W, Haider M (1991) Neue Wege der Blutkonservierung: Herstellung von Blutkomponenten mittels Mehrfachbeutel. Beitr Anaesth Intens Notfallmed 39: 27
2. Bucher U (1978). Grundlagen der Komponententherapie beim Blutverlust. Forsch Erg Transf Med Immunhaemat 5: 275

3. Ganzoni AM (1978) Die Therapie mit Blutkomponenten. DRR-Blutspendedienst, Baden-Württemberg Ulm
4. Goldmann SF, Fischer M, Bribesnecker K, Spiess H (1979) Zur Vermeidung der Transfusionsbedingten Alloimmunisierung gegen HCA-Antigene. Symposium DGfBuJ, Hannover, 19.–21. 9. 1979
5. Hogman CF, Hedlund K, Zetterstrom H (1978) Clinical usefulness of red cells preserved in protein-poor mediums. N Engl J Med 299: 1377–1382

Korrespondenz: Univ.-Prof. Dr. H. Bergmann, Direktorium für das Blutspendewesen des Österreichischen Roten Kreuzes, Eschelberg 20, A–4112 Rottenegg, Österreich.

Diskussionsergänzungen zum Thema

Für das tiefgefrorene Erythrozytenkonzentrat zählt die frühzeitige Leukozytendepletion ebenfalls zum Standard.

Zusammenfassung der Konsensusdiskussion

Die Themendarstellung war ohne Gegenfrage konsensfähig.

Heparinkonserve – Definition und Zusammensetzung

M. Köhler

Georg August Universität Göttingen, Abteilung Transfusionsmedizin Göttingen,
Bundesrepublik Deutschland

Unfraktioniertes Heparin (UFH) ist ein Gemisch saurer Mukopolysaccharide mit einem MG zwischen 3,000 und 30,000 D. Die therapeutische Aktivität liegt bei < 0,2 E/ml bei der (primären) Thromboseprophylaxe und bei 0,2–1,0 E/ml bei Behandlung einer frischen Thrombose, zur Antikoagulation bei extrakorporaler Zirkulation sind höhere Dosierungen notwendig. UFH wird in der Leber metabolisiert und weist eine Halbwertszeit von ca. 2 h auf. Nebenwirkungen der therapeutischen Gabe von Heparin sind die Heparin-induzierte Blutung (ca. 1%) und die Heparin-induzierte Thrombopenie Typ I (klinisch meist leicht und nicht relevant) sowie Typ II (HIT oder white clot syndrom), ein klinisch schweres, lebensbedrohliches Krankheitsbild.

Die Heparin-Blutkonserve enthält als Antikoagulans 1 E/ml bis 5 E/ml UFH und keine weiteren Stabilisatorzusätze. Aufgrund der geringen Lagerungsstabilität wird sie in der Regel als Frischblutkonserve verwendet. Die Transfusion von sog. „Warmblut", d. h. hinsichtlich der Infektionsmarker nicht ausgetestetem Blut, ist obsolet.

Die Heparinkonserve unterscheidet sich daher von konventionellen Vollblutkonserven durch das Fehlen von Zitrat, physiologischen Na$^+$-, K$^+$- und Glucosespiegel, physiologischen pH und normalen 2,3-DPG-Spiegel. Die Gewinnung von Heparin-Plasma wurde in den 80er Jahren diskutiert, da die Ausbeute an Faktor VIII bei der Fraktionierung größer ist. Bei niedrigen Heparinkonzentrationen bilden sich jedoch häufig Gerinnsel, so daß die Haltbarkeit sehr gering ist. Weiterhin können sich Kältepräzipitate aus Fibrinogen, Fibronectin und Heparin bilden. Daher gilt in USA: *„Heparin is not an acceptable anticoagulant for fresh frozen plasma"* [1].

Literatur

1. AABB (1989) Standards for blood transfusion services, 13th edn. Arlington
2. AABB (1990) Technical manual, Arlington Colman RW, Hirsh J, Marder VJ, Salzman EW (Hrsg) (1987) Haemostasis and thrombosis. Basic principles and clinical practice. JB Lippincott, Philadelphia

Korrespondenz: Univ.-Prof. Dr. M. Köhler, Abteilung Transfusionsmedizin, Georg August Universität Göttingen, Robert-Koch-Straße 40, D-3775 Göttingen, Bundesrepublik Deutschland.

Diskussionsergänzungen zum Thema

1. Ein Patient mit unreifer u/o kranker Leber hat sowohl mit der Zitrat- als auch mit der Heparinmetabolisierung Probleme.

2. Die tatsächliche Einflußnahme des Heparin auf die Gerinnung des Patienten wird von manchem Anwender unterbewertet, zudem ist die Wirkung von Heparin auf Thrombozyten zwiespältig (Hemmung bzw. Aggregation).

3. Die Heparinkonserve entzieht sich einer ordnungsgemäßen Qualitätskontrolle und einer standardisierten Herstellung im Rahmen der Guten Herstellungsordnung (GMP). Dies wiegt umso schwerer, als es wesentlich bessere Alternativpräparate gibt.

4. Es gibt für die Heparinkonserve keine medizinisch haltbare Indikation.

Zusammenfassung der Konsensusdiskussion

Die Themendarstellung war ohne Gegenstimme konsensfähig.

Austauschkonserve

O. Stur

Interne Abteilung für Kinder am Wilhelminenspital der Stadt Wien,
Wien, Österreich

Blut für Austauschtransfusionen darf nicht älter als 48 Stunden, wenn irgendmöglich sollte es jünger als 24 Stunden sein.

Das Blut soll von Spendern der Blutgruppe 0, Rhesus negativ sein, die einen niederen Anti-A-Spiegel aufweisen.

In vielen Zentren wird ein frisches Erythrozyten-Konzentrat, meist mit der Blutgruppe 0, Rhesus negativ, verwendet, das mit Fresh Frozen Plasma und Thrombozytenkonzentrat kombiniert wird. Bei anämischen Neugeborenen kann der Hämatokrit des Erythrozyten-Plasma-Gemisches der erwünschten Korrektur gemäß eingestellt werden.

Bei der Verwendung von Blutkonserven mit Zitratpuffer muß der pH der Konserve kontrolliert und ein pH unter 7,2 mit TRIS-Puffer korrigiert werden. Bei der Verwendung von Konserven mit einem pH von unter 7,0 kann während der Austauschtransfusion eine lebensgefährliche, schwere Azidose auftreten.

Die Blutmenge für eine Austauschtransfusion beträgt 185 bis 250 ml pro Kilogramm Körpergewicht. Bei reifen Neugeborenen wird daher oft Blut von zwei Spendern benötigt.

Da die Indikation zur Austauschtransfusion selten geworden ist, sollte es möglich sein, dafür Blut von bekannten, sicher infektionsfreien Spendern zu erhalten.

Literatur

Stur O (1965) Biochemische Veränderungen bei Austauschtransfusionen mit Zitratblut. Pädiat Path 1: 1–45

Korrespondenz: Univ.-Doz. Prim. em. Dr. O. Stur, Interne Abteilung für Kinder am Wilhelminenspital der Stadt Wien, Montlearstraße, A–1171 Wien, Österreich.

Diskussionsergänzungen zum Thema

1. Der ehemalige „Goldstandard" Heparinkonserve ist heute verlassen.

2. Erythrozytensuspensionen der Blutgruppe 0 Rhesus negativ, soferne logistisch möglich CMV-negativ, < 24 bis 48 Stunden alt, gewaschen und gefiltert, werden mit frischgefrorenem AB Plasma für eine Austauschkonserve zum gewünschten Hämatokrit verdünnt.

3. CMV-Negativität ist – im Gegensatz zu den Verhältnissen bei der Thrombozytensubstitution – für den Erythrozytenersatz keine Grundbedingung soferne die Präparate entsprechend gefiltert werden.

4. Die Plasmaselektion nach CMV-Status ist nicht erforderlich, Plasmen übertragen CMV nicht – auch wenn für die Präparationen von Austauschkonserven mancherorts traditionell ausschließlich CMV-negative Plasmen Verwendung finden.

Zusammenfassung der Konsensusdiskussion

Themendarstellung und Diskussionsergänzungen waren konsensfähig.

5

Pathophysiologische Grundlagen der Transfusionsmedizin: I

Erythrozyten und Sauerstofftransport

B. Blauhut

Blutspendedienst vom Roten Kreuz, Blutzentrale für Oberösterreich,
Blutzentrale Linz, Linz, Österreich

Die Hauptaufgabe der Erythrozyten besteht im Transport von Sauerstoff von der Lunge zu den Zellen bzw. zu den Mitochondrien und der Rückführung von Kohlendioxyd in die Lunge. Außer der Sauerstofftransportfrage sollen bei der Indikation der Gabe von Erythrozyten alle anderen Aufgaben dieser Zellen nicht besprochen werden. Nach Dick [4] wird molekular gelöster Sauerstoff [12, 20] für alle metabolischen Prozesse der menschlichen Zellen bzw. der Mitochondrien in folgender Form benötigt:

– Auf das Cytochromoxydase-System entfallen nahezu 90% des Gesamt-O_2-Verbrauches;

– die Cytochrom-c-Oxydase ist mitverantwortlich für die energiereiche Triphosphatbildung;

– die Dioxygenasen inkorporieren Sauerstoff in verschiedene Substrate (Cytochromoxygenasen, Lipogenasen) und weiters

– wird Sauerstoff für das P-450-System benötigt, durch welches Substrate und Cosubstrate oxidiert werden.

Die Mitochondrien weisen PO_2-Werte zwischen 3,8 und 22,5 mmHg auf; jedoch sind diese Werte von Zelle zu Zelle unterschiedlich [12]. Phosphorylierungsvorgänge in den Mitochondrien sind bis zu PO_2-Werten von 2 mmHg noch beobachtet worden. Die Lactatbildung aus H_2O_2 beginnt dann, wenn nur noch 1/19 ATP/Mol-Glukose entsteht.

Der Organismus verfügt über Sauerstoff-Speicher, deren PO_2-Werte meßbar, jedoch nur im geringen Umfang in Anspruch genommen werden können (Tabelle 1) [12], da das

Tabelle 1

O$_2$-Speicher	Luft-Atmung	100%-O$_2$-Atmung
Lunge	450 ml	3000 ml
Blut	850 ml	950 ml
Gewebsflüssigkeit	50 ml	100 ml
Myoglobin	200 ml	200 ml
Summe	1550 ml	4250 ml

Hämoglobin in der Regel den Sauerstoff erst bei 40 mmHg, Myoglobin bei 20 mmHg abgibt.

Für die Beurteilung des Oxygenierungsgrades des Gesamtorganismus sind verschiedene Begriffe definiert worden, die bei der Gabe von Erythrozyten berücksichtigt werden müssen:

O$_2$-Angebot (O$_2$-Availability, O$_2$-Delivery, Sauerstoff-Flux): $\dot{D}O_2$

$$= \dot{Q} \times CaO_2 \text{ ml/min oder ml/min/m}^2$$

$$= \frac{HZV \text{ ml}}{100} \times \frac{(1,39 \times Hb \times SaO_2)}{100} + 0,0031 \times PaO_2$$

$$= 1000 \text{ ml/min (Norm: } 600 \pm 50 \text{ ml/min/m}^2 \text{ KO)}$$

Unter dem Sauerstoffangebot bzw. der $\dot{D}O_2$ versteht man die Menge Sauerstoff, die unter Ruhebedingungen bei einem Herzzeitvolumen von ca. 5 000 ml in einer Minute transportiert wird [3, 12].

O$_2$-Verbrauch (O$_2$-Aufnahme): $\dot{V}O_2$

$$= \dot{Q} \times Ca\text{-}vDO_2 \text{ ml/min oder ml/min/m}^2$$

$$Ca\text{-}vDO_2 = CaO_2 - CvO_2 \text{ (arterio-venöse Sauerstoff-Gehalts-Differenz)}$$

$$= \frac{(1,39 \times Hb \times SaO_2)}{100} + 0,0031 \times PaO_2 - \frac{(1,39 \times Hb \times SvO_2)}{100}$$

$$= 20\text{--}15 = 5 \text{ ml/100 ml (0,05 ml/ml)}$$

$$= \frac{HZV \text{ ml}}{100} \times 5$$

$$= 250 \text{ ml/min (Norm: } 140 \pm 25 \text{ ml/min/m}^2 \text{ KO)}$$

Der Sauerstoffverbrauch ist die Menge Sauerstoff, die unter Ruhebedingungen bei einem Herzzeitvolumen von 5 000 ml in einer Minute verbraucht wird, d. h. im gemischt-venösen Blut verbleiben 75% Sauerstoff. Diese 75% stellen eine Reserve dar, die ausgenutzt werden kann [24].

O_2-Gehalt (O_2-Content): CaO_2

$$= \frac{(1{,}39 \times Hb \times SaO_2)}{100} + 0{,}0031 \times PaO_2$$

$= $ **20 ml/100 ml Blut** (Norm: 19 ± 1 ml/100 ml)

männlich: 20–21 ml/100 ml

weiblich: 18–19 ml/100 ml

Der Sauerstoffgehalt bezeichnet die Menge an Sauerstoff, die bei einem HZV von 5 000 ml in 100 ml arteriellem Blut enthalten ist.

O_2-Ausnützung (O_2-Extraktionsrate): x-Ratio in %

$$= \frac{\dot{V}O_2}{\dot{D}O_2} \times 100$$

$$= \frac{Ca\text{-}vDO_2}{CaO_2} \times 100$$

$= $ **25%**

Die x-Ratio ist der Prozentsatz, der von der im arteriellen Blut pro Minute transportierten Sauerstoffmenge in der Peripherie extrahiert wird.

Der Sauerstoffverbrauch des Gesamtorganismus beträgt wie schon erwähnt 250–275 ml/min bei einem Herzzeitvolumen von 5 000–5 500 ml. Die arteriovenöse Gehaltsdifferenz ($Ca\text{-}vDO_2$) liegt für den Gesamtorganismus bei 5 ml pro 100 ml. Der Sauerstoffverbrauch und die $Ca\text{-}vDO_2$ der einzelnen Organe [2, 13] ist unter Ruhebedingungen verschieden, von der Durchblutung und dem Sauerstoffangebot unabhängig (Tabelle 2) [5–7]. Entscheidend ist die kritische Grenze der Ausschöpfung. Der Bereich bzw. die Grenze, wo die Sauerstoffschuld entsteht, ist unbekannt. Nach Shoemaker [15–17] ist aus dem Ist-Sauerstoffverbrauch und dem Soll-Sauer-

Tabelle 2. Sauerstoffverbrauch ($\dot{V}O_2$), Durchblutung ($\dot{Q}$) und arterio-venöse O_2-Differenz (Ca-vDO$_2$) der Organe des Menschen in Ruhe

Organ	Gewicht g	$\dot{V}O_2$ ml/min	$\dot{Q}$ ml/min	Ca-vDO$_2$ ml/100 ml	
Leber	2 500	55 (55)	1 400 (2 100)	4,0	2,6
Nieren	300	18 (18)	1 200 (1 800)	1,5	1,0
Gehirn	1 400	50 (50)	775 (1 165)	6,5	4,3
Herz	300	30 (45)	250 (375)	12,0	12,0
		45 [x]	750 [x]	6,0	
Muskel	30 000	60 (60)	850 (1 275)	7,0	4,7
Andere	35 500	62 (62)	1 025 (1 540)	6,0	4,0

()-Werte: Anstieg des HZV um 50% infolge Hypoxämie
[x]-Werte: Anstieg der Coronardurchblutung um 100% [26]

Tabelle 3. Kritische Grenzen: Sauerstoffangebot ($\dot{D}O_2$), Sauerstoffverbrauch (VO$_2$), Sauerstoffextraktion (ER)

	HKT 40%	HKT 30%	HKT 20%
DO$_2$c ml/min	749	504	539
$\dot{V}O_2$c ml/min	399	371	392
ER c %	54	71	70,7

[22]

stoffverbrauch bzw. dem Verhalten von $\dot{V}O_2$ gemessen zu $\dot{V}O_2$ errechnet die Sauerstoffschuld zu kalkulieren, die sich über die Zeit summieren kann.

Die kritischen Grenzen des Sauerstoffangebotes, des Sauerstoffverbrauches und der Sauerstoffextraktion wurden von van der Linden [22] bei verschiedenen Hämatokritwerten berechnet und sind in Tabelle 3 angegeben.

Eine Anämie oder Hypoxie kann durch Hyperventilation, Herzzeitvolumenanstieg infolge Steigerung der Coronardurchblutung, durch Erhöhung der Organdurchblutung und Verschiebung der Sauerstoffdissoziationskurve nach rechts (Sauerstoffabgabe und Cardiacindex werden erhöht) und durch Steigerung der Sauerstoffextraktion bei prinzipiellem Gleichbleiben des Sauerstoffverbrauches in den verschiedenen Organen kompensiert werden. Da zwischen Hämoglobin und Herzzeitvolumen feste Zusammenhänge bestehen, setzt diese

Kompensation beim Gesunden unter normalen pH-Bedingungen bei einem Hämoglobin von 10 g/dl, unter alkalischen Bedingungen bei 11 g/dl und im azidotischen Milieu bei 8 g/dl ein [10, 18]. Bedingt durch die Sauerstoffbindungskurve verursacht ein 50%iger Hämoglobinabfall jedoch nur etwa einen 25%igen Abfall der Sauerstofftransportkapazität [1].

Wird die Sauerstofftransportkapazität gesenkt, so kann der Organismus bei gleichbleibendem Sauerstoffverbrauch den Bedarf durch eine erhöhte Extraktion (Utilisation) über die Ca-vDO$_2$ decken. Das Herz kann jedoch einen solchen Bedarf über die Ca-vDO$_2$ allein nicht kompensieren, da es bereits etwa 70% (Tabelle 2) des verfügbaren Sauerstoffs ausschöpft. Dies kann nur durch Erhöhung der Coronardurchblutung ermöglicht werden. Steigt diese um 100%, so findet sich bei erhöhtem Sauerstoffverbrauch des Herzens eine Ausschöpfung (Ca-vDO$_2$) mit 6 ml/100 ml Blut [23]. Bei einem Hämatokrit von 30% muß daher die Coronardurchblutung verdoppelt, bei einem Hämatokrit von 20% verdreifacht werden. Weiters ist bekannt, daß der kapilläre Hämatokrit dem systemischen nicht parallel geht.

Zander gibt als kritischen Hämoglobinwert bei einem gesunden Menschen rein *rechnerisch* ein Hämoglobin von 7,5 g/dl [20], einen Hämatokrit von 22,5% und einen Sauerstoffgehalt von 10,2 ml/dl an [23–26]. Damit sei die kritische Ca-vDO$_2$ des Herzens mit 9 ml/100 ml Blut, ein Gewebe-PO$_2$ des Herzens von 10 mmHg und des Gehirns von 7 mmHg gesichert.

Nach *Berechnung* von Lundsgaard-Hansen [9–11, 19] mittels Computersimulation ist bei einem Hämoglobin von 7,2 g/dl (Hämatokrit: 21,6%) und einem Sauerstoffgehalt von 10,2 ml/100 ml Blut ein Sauerstoffangebot von 740 ml/min und somit ein Herzzeitvolumen von 7250 ml/min notwendig, um eine Gesamt-Ca-vDO$_2$ von 10,6 ml/100 ml Blut zu garantieren (Tabelle 4).

Die kritischen PO$_2$-Werte variieren von Zelle zu Zelle. Nach Dick [4] bestehen Hinweise, daß normale Strukturen nicht länger funktionieren, wenn ihr Oberflächen-PO$_2$ unter 20 mmHg abfällt. Dieser grenzwertige PO$_2$ von 20 mmHg entspricht im Blut mit normalem Hämoglobin etwa einer Sättigung von 32% oder einem Sauerstoffgehalt von 6,4 ml/ 100 ml Blut [11].

Lundsgaard-Hansen hat bei der Frage des kritischen Hämatokrits auf der Basis von Berechnungen und Auswertung klinischer Studien einen *klinisch meßbaren* Wert, den gemischtvenösen PvO_2 als Parameter herangezogen und die kritische Schwelle für eine beginnende allgemeine anämische Hypoxie mit 35 mmHg angesetzt, da nach Trouwborst (Abb. 1) und anderen Autoren (Tabelle 5) bei Unterschreitung dieses Grenzwertes die Sauerstoffaufnahme abnimmt. Wie aus Abb. 2 ersichtlich ist, wird der gemischtvenöse PvO_2 nicht nur vom Hämoglobin, sondern von einer Reihe von Nicht-Hämoglobin-Größen ($\dot{V}O_2$, PaO_2, pHa, pHv, Temperatur, HZV) beeinflußt. Je stärker die Nicht-Hämoglobin-Größen in Richtung Senkung des PvO_2 abweichen, umso mehr nimmt das Hämoglobin den Standard als Puffer gegen ein Sauerstoffdefizit ein. Die Auswirkungen solcher Abweichungen in ihren zahlreichen Kombinationen auf den adäquaten Hämoglobin- bzw. Hämatokrit-Wert wurden mittels Computersimulation bestimmt und sind in Tabelle 6 dargestellt.

Tabelle 4. Sauerstoffgehalt (CaO_2) und Sauerstoffangebot ($\dot{D}O_2$) bei verschiedenen Hämatokritwerten (HKT)

HKT %	Hb g/dl	CaO_2 ml/100 ml	$\dot{D}O_2$ ml/min ml/min/kg
40,0	13,3	18,5	925 (13,2) HZV: 5 000 ml/min
28,4	9,5	13,5	675 (9,6) HZV: 6 400 ml/min
21,6	7,2	10,2	740 (10,6) HZV: 7 250 ml/min
17,2	5,7	8,2	775 (11,0) HZV: 8 800 ml/min

[10]

Berechnungen für die Sauerstoffversorgung des Gesamtorganismus sind bekannt, ebenfalls für einzelne Organsysteme. Klinisch hat die Behandlung bezüglich der Sauerstoff-

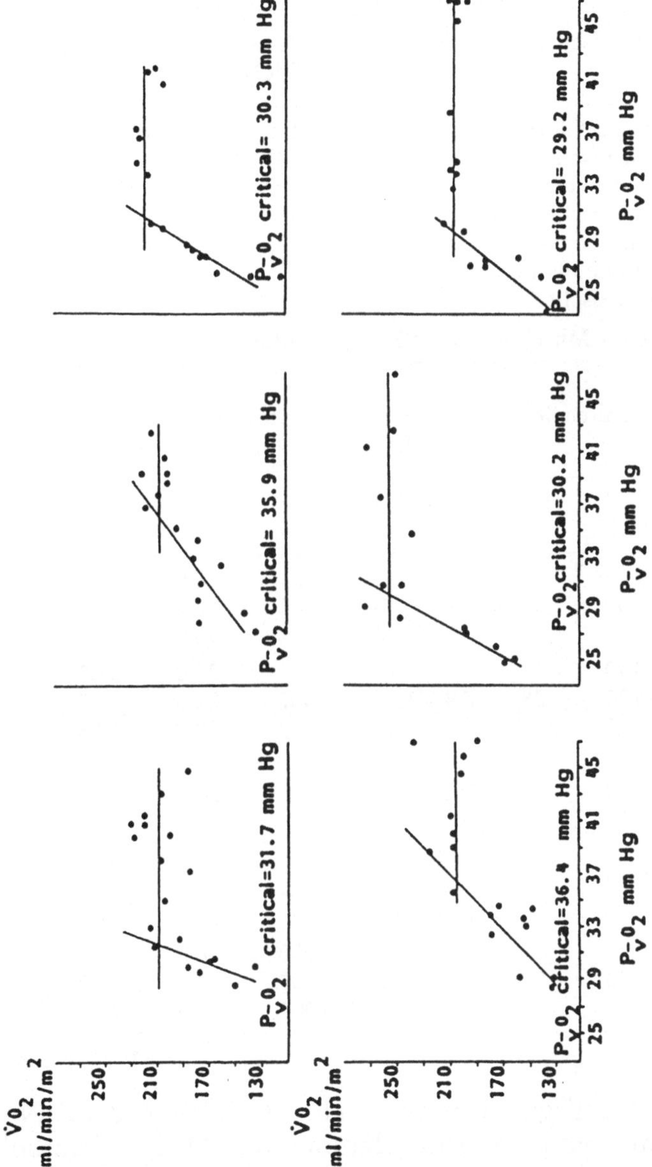

Abb. 1. Kritischer PvO_2: Akute normoxisch-normovolämische Hämodilution. Kriterium: Abfall von $\dot{V}O_2$; Mittlerer kritischer PvO_2: $32,3 \pm 3,1$ mmHg

versorgung in der Regel schnell, quantitativ richtig und oftmals ohne Kenntnis über das Ausmaß eventuell vorhandener eingeschränkter Organfunktionen zu erfolgen.

Tabelle 5. Kritischer PvO_2: Kontrollierte Senkung von $\dot{D}O_2$; Kriterium: Drosselung von VO_2

1. 58 Patienten; Allgemeinnarkose von aortocoronarem Bypass
   Mittlerer kritischer PvO_2: 37,0 mmHg [14]
2. 12 Schafe; 31 Versuche; Änderungen der Hämoglobin-Konzentration
   Mittlerer kritischer PvO_2: 33,7 mmHg [8]
3. 6 Yorkshire-Schweine; Allgemeinnarkose; Gestufte normoxische-normovolämische Hämodilution
   Mittlerer kritischer PvO_2: 32,3 mmHg [21]

(Gewichtetes Mittel mit N = 95: 35,6 mmHg)

Tabelle 6. Verhalten des PvO_2 bei Hb-Konzentrationen von 7, 10 und 13 g/dl in Abhängigkeit von

VO_2 ml/min	PaO_2 mmHg	Temp. °C	pHa/pHv	CI ml/min	PvO_2 mmHg bei Hb g/dl 7	10	13
250					28,5	35,7	40,6
325	100	38	7,40/7,38	5 000	22,0	30,2	35,4
400					15,5	25,4	31,1
	130				23,0	31,2	36,5
325	100	38	7,40/7,38	5 000	22,0	30,2	35,4
	70				19,8	27,8	32,7
		40			24,2	33,2	39,0
325	100	38	7,40/7,38	5 000	22,0	30,2	35,4
		36			20,2	27,6	32,4
			7,30/7,28		24,2	33,2	38,9
325	100	38	7,40/7,38	5 000	−22,0	30,2	35,4
			7,50/7,48		−20,0	27,3	32,1
				6 000	26,6	34,1	39,1
325	100	38	7,40/7,38	5 000	22,0	30,2	35,4
				4 000	14,9	25,1	30,8

[10] (Berechnung)

Nach Lundsgaard-Hansen [10] steht mit dem Normdurchschnitt von 14 g/dl Hämoglobin (42% Hämatokrit) dem Patienten die gesamte Reservekapazität in Ruhe zur Verfügung.

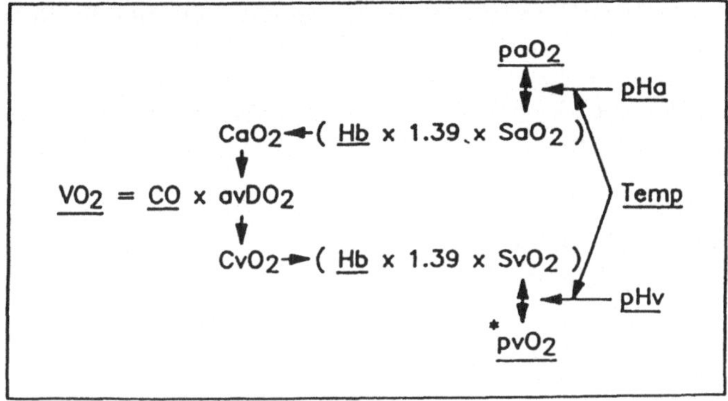

Abb. 2. Darstellung der Größen, die den gemischt-venösen
PvO_2 beeinflussen ([IO], Berechnung)

12 g/dl Hämoglobin (35% Hämatokrit) stellt die untere Normgrenze dar, wenn Nicht-Hämoglobin-Größen die Sauerstoffaufnahme gefährden.

Bei 10 g/dl Hämoglobin (30% Hämatokrit) ist die Schwelle zur Herz-Kreislauf-Belastung (Myocardischämie) erreicht, da die Hämoglobin-Puffer-Wirkung entfällt.

Bei 8 g/dl Hämoglobin (25% Hämatokrit) ist auch in Ruhe und bei normalen Nicht-Hämoglobin-Größen die Herz-Kreislauf-Belastung erhöht, die Leistungsfähigkeit reduziert.

Bei Werten unter 8 g/dl Hämoglobin (< 25% Hämatokrit) ist das Risiko der Sauerstoffschuld jederzeit möglich.

Zusammenfassend kann gesagt werden, daß Sauerstoffträger wegen des geringen (1 : 500 000 bis 1 : 1 Million) jedoch vorhandenen Infektions- und immunogenen Risikos nur begründet angewendet werden sollen, der kritische, d. h. zu behandelnde Hämatokrit des Patienten jedoch immer als eine individuelle und krankheitsabhängige Größe anzusehen ist.

Literatur

1. Allen JB, Allen FB (1982) The minimum acceptable level of hemoglobin. Int Anesthesiol Clin: 1–21
2. Case RB, Berglund E, Sarnoff SJ (1955) Ventricular function VII. Am J Med 18: 397–412

3. Denison DM (1989) Oxygen supply and uses in tissues. In: Reinhart K, Eyrich K (eds) Clinical aspects of O_2 transport and tissue oxygenation. Springer, Berlin Heidelberg New York Tokyo, pp 37–43

4. Dick W, Baur C, Reiff K (1992) Welche Faktoren bestimmen den kritischen Hämatokrit bei der Indikationsstellung zur Transfusion? Anaesthesist 41: 1–14

5. Dobb GJ, Faragher EB (1990) The relationship between oxygen uptake and delivery. Intensive Care World 7 : 131

6. Gutierrez G, Pohil RJ, Strong RJ (1988) Effect of flow on O_2 consumption during progressive hypoxaemia. J Appl Physiol 65: 601–607

7. Gutierrez G, Pohil RJ, Narayana P (1989) Skeletal muscle O_2 consumption and energy metabolism during hypoxaemia. J Appl Physiol 66: 2117–2123

8. Heusser F, Fahey JT, Lister G (1989) Effect of hemoglobin concentration on critical cardiac output and oxygen transport. Am J Physiol 256: H527–H532

9. Lundsgaard-Hansen P (1979) Hemodilution – new clothes for an anemic emperor. Vox Sang 36: 321–336

10. Lundsgaard-Hansen P, Doran JE, Blauhut B (1989) Is there a generally valid, minimum acceptable hemoglobin level? Infusionstherapie 16: 167–175

11. Lundsgaard-Hansen P (1990) Safety of modern transfusion practice. Curr Opin Anaesthesiol 3: 269–274

12. Nunn JF (ed) (1987) Applied respiratory physiology, 3rd edn. Butterworths, London, pp 235–283

13. Race D, Denichen H, Schenk WE (1967) Regional blood flow during dextrane induced normovolaemic hemodilution in dog. J Thorac Cardiovasc Surg 53: 578–586

14. Shibutani K, Komatsu T, Kubal K, Sanchala V, Kumar V, Bizzarri DV (1983) Critical level of oxygen delivery in anesthetized man. Crit Care Med 11: 640–643

15. Shoemaker WC, Apple PL, Kram HB (1988) Tissue oxygen debt as a determinant of lethal and nonlethal postoperative organ failure. Crit Care Med 16: 1117–1120

16. Shoemaker WC (1990) Oxygen transport measured by tissue perfusion in hig-risk surgical patients. In: Wendt M, Lawin P (eds) Oxygen transport in the critically ill patient. Springer, Berlin Heidelberg New York Tokyo, pp 145–152

17. Shoemaker WC, Appel PL, Kram HB (1990) Measurement of tissue perfusion by oxygen transport patterns in experimental shock and in high-risk surgical patients. Intensive Care Med 16 [Suppl 2]: 135–144

18. Sproule BJ, Mitchell JH, Miller WF (1960) Cardiopulmonary physiological responses to heavy exercises and patients with anaemea. J Clin Invest 39: 378–388

19. Sunder-Plassmann L, Klövekorn WP, Messmer K (1976) Präoperative Hämodilution: Grundlagen, Adaptionsmechanismen und Grenzen klinischer Anwendung. Anaesthesist 25: 124–130
20. Thews G (1969) Physiologie des Sauerstofftransportes und Pathophysiologie der Gewebshypoxie. In: Frey R, Halmagyi M, Lang K, Thews G (Hrsg) Hypoxie. Grundlagen und Klinik. Anaesthesiologie und Wiederbelebung, Bd 30. Springer, Berlin Heidelberg New York Tokyo, pp 1–11
21. Trouwborst A, Tenbrink R, van Woerkens EC (1990) Blood gas analysis of mixed venous blood during normoxic acute isovolemic hemodilution in pigs (see comments). Anesth Analg 70: 523–529
22. Van der Linden P, Engelman E, Gilbart E, Paques P, Simon C, Vincent JL (1990) Effects of hematocrit on O_2 tissue extraction capabilities. Anesthesiology 73: A640
23. Zander R (1990) Der arterielle Sauerstoff-Status als limitierender Faktor einer Hämodilution. Infusionstherapie 17 [Suppl 2]: 20–23
24. Zander R, Mertzlufft FO (Hrsg) (1988) Der Sauerstoff-Status des arteriellen Blutes. Karger, Basel
25. Zander R (1988) Berechnung der arteriellen O_2-Konzentration. In: Zander R, Mertzlufft FO (Hrsg) Der Sauerstoff-Status des arteriellen Blutes. Karger, Basel, pp 201–206
26. Zander R (1988) Therapiebedürftige Grenzwerte akuter und chronischer Änderungen der arteriellen O_2-Konzentration. In: Zander R, Mertzlufft FO (Hrsg) Der Sauerstoff-Status des arteriellen Blutes. Karger, Basel, pp 165–177

Korrespondenz: Prim. Univ.-Doz. Dr. B. Blauhut, Blutspendedienst vom Roten Kreuz für Oberösterreich, Blutzentrale Linz, Krankenhausstraße 9, A–4017 Linz, Österreich.

Erythrozytenersatz in der operativen Medizin

H. Gombotz

Klinik für Anästhesiologie, Universität Graz, Österreich

Einleitung

Die früher oft großzügig gehandhabte Verabreichung von homologem Blut und Blutderivaten ist heute nicht mehr gerechtfertigt und darf wegen der potentiellen Nebenwirkungen nur nach strenger Indikationsstellung erfolgen [17]. Dies bedeutet aber meist die Inkaufnahme niedriger Hämatokritwerte in der gesamten perioperativen Phase und die Kenntnis der Grenze des Sauerstofftransportes durch den behandelnden Arzt.

Physiologische Grundlagen

Der Organismus verfügt zwar in beschränktem Ausmaß über Sauerstoffspeicher, die Sauerstoffversorgung ist jedoch fast ausschließlich von dem vom Blut transportierten Sauerstoff abhängig. Bei Absinken des Hämoglobingehaltes des Blutes unter eine kritische Grenze tritt daher eine Sauerstoffschuld ein, welche Kompensationsmechanismen seitens des Organismus notwendig macht. Dazu zählen Hyperventilation, Anstieg des Herzminutenvolumens, Verbesserung der pulmonalen Blutumverteilung, Verschiebung der Sauerstoffdissoziationskurve nach rechts und eine Erhöhung der Sauerstoffextraktionsrate [19]. Diese Kompensationsmechanismen – sollen sie in ausreichendem Umfang erfolgen – setzen die strikte Aufrechterhaltung der Normovolämie voraus und können durch kardiorespiratorische und metabolische Erkrankungen sowie durch medikamentöse Behandlung eingeschränkt werden. Sie sind unabhängig von der Entstehung der Anämie und beginnen bei Gesunden mit normalem Säure-Basenhaushalt bei etwa 10g/dl, bei Patienten mit Alkalose bei 11,5g/dl und bei Patienten mit Azidose bei 8g/dl Hämoglobin [18].

Der kritische Hämatokrit – jener Hämatokrit, bei welchem die Sauerstoffversorgung gerade noch gewährleistet ist – ist eine patientenindividuelle Größe und von zahlreichen Faktoren wie z. B. Körpertemperatur und Säure-Basenstatus oder Grunderkrankung und Dauer der Anämie abhängig. Der niedrigst mögliche Hämatokrit kann auch in begrenztem Ausmaß durch verschiedene therapeutische Maßnahmen weiter gesenkt werden (Senkung des Sauerstoffverbrauchs durch Anästhesie und Hypothermie, Beatmung mit reinem Sauerstoff, extrakorporale Zirkulation usw.)

Durch die Abnahme des Hämatokrits kommt es zu einer linearen Abnahme der Blutviskosität und damit zu einer Verringerung des peripheren Widerstandes mit Erhöhung der Fließgeschwindigkeit des Blutes insbesondere im Bereich der Arteriolen [19]. Dadurch wird der Rückstrom zum Herzen verstärkt und in Folge das Herzminutenvolumen erhöht [10]. Eine zusätzliche systemische Vasodilatation dürfte dabei eine Rolle spielen [19]. Die Folge dieser Kompensationsmechanismen ist eine Durchblutungssteigerung aller Organe.

Der Sauerstoffverbrauch der Organe bleibt gleich und wird durch Utilisation über die arteriovenöse Sauerstoffdifferenz gedeckt. Das Myokard mit der größten Ausnutzung des arteriellen Blutes bedarf jedoch einer im Vergleich zu anderen Organen noch größeren Steigerung der Koronardurchblutung, um seinen durch Mehrarbeit erhöhten Sauerstoffbedarf zu decken [26]. So wird z. B. bei einem Absinken des Hämatokrits auf 20% bei vergleichbarer linksventrikulärer Arbeit die Koronardurchblutung verdreifacht. Die vermehrte Ausschöpfung des arteriellen Blutes dagegen spielt insbesondere bei Hämatokritwerten unter 25% eine Rolle und kann zu einem Abfall der gemischtvenösen Sättigung führen. Ein Anstieg des 2,3-DPG in den Erythrozyten bewirkt bereits innerhalb von 90 Minuten eine Rechtsverschiebung der Sauerstoffdissoziationskurve [23]. Dieser Mechanismus hat aber hauptsächlich bei der chronischen Anämie Bedeutung.

Als theoretischer Grenzwert der isovolämische Hämodilution bei Patienten in Ruhe und unter der Annahme einer

Steigerung der Koronardurchblutung um 100% wurde ein absoluter Grenzwert von 4,4g/dl in Normoxie und von 3,25g/dl in Hyperoxie berechnet. Ohne die angenommene Steigerung der koronaren Perfusion ergab sich ein Grenzwert von 8,8g/dl [26]. Andere Autoren gaben bei normaler Sättigung und einer 5-fachen Steigerung der koronaren Perfusion in Ruhe einen Hämoglobingrenzwert von 7,5g/dl an. Fällt die Sättigung jedoch auf 85%, muß eine koronare Perfusionssteigerung um den Faktor 3 oder 4 und ein Hämatokritwert von mindestens 28% gewährleistet sein [2, 18]. Diese theoretischen Grenzwerte wurden durch Operationen an Zeugen Jehovas eindrucksvoll bestätigt [6, 9].

Säuglinge und Kleinkinder haben im Gegensatz zu Erwachsenen ein unterschiedliches Kreislaufverhalten. Sie sind gegen Änderungen des intravasalen Volumens empfindlicher, da sie aufgrund der geringeren Ventrikelcompliance ihr Schlagvolumen nur beschränkt ändern können. Außerdem sind die venösen Kapazitätsgefäße noch nicht voll ausgebildet, wodurch bei vergleichbarem akuten Blutverlust das Schlag- und Minutenvolumen des Herzens stärker abfällt als bei Erwachsenen [25]. Gelingt es jedoch, das intravasale Blutvolumen aufrecht zu erhalten, dürften ähnliche Kompensationsmechanismen wie bei Erwachsenen in Kraft treten. So konnte ein erhöhtes Herzminutenvolumen bei anämischen Neugeborenen durch Transfusion von Erythrozyten wieder normalisiert werden [1].

Bei Neugeborenen und Säuglingen bis zum 3. Lebensmonat muß mit einem hohen Anteil an fetalem Hämoglobin gerechnet werden. Wegen der damit verbundenen schlechteren Sauerstoffabgabe in der Peripherie muß der Hämoglobinwert entsprechend höher angesetzt werden (Tabelle 1).

Konsequenzen für die Klinik

Das Myokard mit seiner Koronarversorgung stellt die limitierende Komponente der Hämodilution dar. Patienten mit koronarer Herzerkrankung sind daher nicht immer in der Lage, einen Abfall des Hämatokrit ausreichend zu kompensieren. Obwohl der kollaterale Blutstrom mit der Hämodilu-

Tabelle 1. Mittleres Blutvolumen und physiologische Hämoglobinwerte gesunder Patienten sowie Richtwerte unterer Hämoglobingrenzwerte. Diese Grenzwerte sind in Zusammenhang mit Zustand und Grunderkrankung des Patienten zu sehen

	Blutvolumen (ml/kg)	Hb (phys.) (g/dl)	Hb (min.) (g/dl)
Früh- und Neugeborene	70–80	15–24	12
Ältere Früh- u. Neugeborene	80	13–20	10
Ältere Säuglinge u. Kleinkinder	75	10–15	8
Ältere Kinder und Jugendliche	75	10–15	7–8
Erwachsene	70	11–16	7–8

tion zunimmt, dürfte die Versorgung des Endokards bei einem Hämatokrit von 25% kritisch werden [14]. Myokardischämien bei Koronarpatienten sind häufig und erhöhen signifikant das perioperative Risiko. Sie sind zu 80% stumm, haben meist keine unmittelbaren hämodynamischen Auswirkungen und lassen sich nur schwer mit klinisch faßbaren Parametern korrelieren [16]. Ischämien des Myokards sind prognostisch ungünstig, nehmen während der Operation ab, um postoperativ wieder vermehrt aufzutreten. Weiters sind Patienten mit eingeschränkter Ventrikelfunktionen, unabhängig von ihrer Koronarversorgung, nur bedingt in der Lage, ihr Herzminutenvolumen adäquat zu steigern [15].

Für den Kliniker ist aber nicht so sehr die Frage nach der absoluten Grenze der Sauerstofftransportkapazität von Bedeutung, sondern vielmehr, inwieweit der Hämatokrit gefahrlos und ohne unnötiges Risiko für den Patienten abgesenkt werden kann. Das perioperative Risiko hängt neben der Grunderkrankung und der Art des Eingriffs vom präoperativen Hämoglobinwert und dem zu erwartenden Blutverlust ab. Carson und Mitarbeiter fanden eine statistisch signifikante Zunahme der Letalität bei einem Ausgangshämoglobin von unter 8g/dl und einem intraoperativen Blutverlust von mehr als 2 000 ml [3]. Eine retrospektive Untersuchung über fremdblutfrei durchgeführte offene Herzoperationen bei Zeugen Jehovas ergab eine gegenüber dem Normalkollektiv erhöhte Letalität, da in der Gruppe der Patienten mit aortokoronarer Bypassoperation 3 von 13 Patienten verstorben waren [9]. Kiesewetter und Mitarbeiter fanden andererseits bei Koronarpatienten mit 1–2 Gefäßerkrankung und guter Ventrikelfunktion sogar eine Verbesserung ihrer Symptomatik, wobei allerdings der Hämatokrit lediglich durch präoperative Eigenblutspende auf 37% gesenkt und das abgenommene Blut durch Hydroxyäthylstärke ersetzt wurde [13]. Spiess und Mitarbeiter fanden dagegen während präoperativer Eigenblutspende eine Zunahme von Hypotension, Rhythmusstörungen, Synkopen und ST-Streckenveränderungen und empfahlen bei Patienten mit koronarer Herzerkrankung ein adäquates Monitoring, um die Sicherheit für diese Patienten zu erhöhen [22]. Ein Zusammenhang mit erniedrigten Hämatokritwerten konnte jedoch nicht hergestellt werden.

Bei Erstellung eines Risikoscores für die Koronarchirurgie durch Higgins und Mitarbeiter zeigte sich, daß Patienten mit einem Ausgangshämatokrit von unter 34% ein erhöhtes Morbiditäts- und Letalitätsrisiko haben [11]. In einer Untersuchung von 63 Patienten mit peripheren Gefäßoperationen ergab sich bei Hämatokritwerten unter 29% eine deutlich erhöhte Inzidenz von Myokardischämien am 1. und 2. postoperativen Tag [4]. Andererseits konnte bei einer 82-jährigen Frau mit koronarer Herzerkrankung durch Anheben des Hämatokrits mittels homologer Bluttransfusionen von 27% auf 36% ein pathologischer Holterbefund korrigiert werden [20]. Ebenso führte eine Verbesserung des mittleren Hämoglobins von $8,1 \pm 1$ auf $10,3 \pm 1,1$ durch Gabe von rekombinantem Erythropoetin bei 6 dialysepflichtigen Patienten innerhalb von 3 Monaten bei der Ergometrie zu einer signifikanten Verringerung von ST-Strecken Veränderungen [12].

Indikation zur Transfusion von Erythrozyten

Die Indikation zur Transfusion von Erythrozyten muß immer im Zusammenhang mit der Grunderkrankung und dem Zustand des Patienten erfolgen, wobei es nicht im Sinne der Sicherheit des Patienten sein kann, leichtfertig an die absoluten Grenze der Sauerstofftransportkapazität heranzugehen. Dies umso mehr, als es derzeit keinen verläßlichen klinischen Parameter für den kritischen Hämatokrit gibt. Grundsätzlich sollten alle Patienten mit grenzwertigen Hämatokritwerten mittels EKG, nichtinvasiver kontinuierlicher Blutdruckmessung, Pulsoximetrie und ST-Streckenanalyse überwacht werden. Je niedrigere Hämatokritwerte akzeptiert werden, desto aufwendiger muß die Überwachung sein. Jedoch sollte das Akzeptieren niedriger Hämatokritwerte nur in Ausnahmefällen eine Indikation für ein erweitertes invasives Monitoring sein [8].

Hinweise auf den kritischen Bereich sind Blutdruckabfall, Tachykardien, Arrhythmien und ST-Streckenveränderungen. Bei Patienten, welche wegen ihrer Grunderkrankung oder ihres chirurgischen Eingriffs einen Pulmonaliskatheter erhalten, kann die Entscheidung über eine Erythrozytentransfusion durch Bestimmung der gemischtvenösen Sauerstoffsättigung und Berechnung der Sauerstoffextraktionsrate erleichtert werden [24].

Tabelle 2. Deutsche Konsensuskonferenz: Zielgrößen für die Indikationsstellung zur Transfusion von Erythrozyten oder Hämochlution [7]

1. Ein Hämatokrit von mehr als 30% bei allen Patienten ohne erhöhten Sauerstoffbedarf, bei denen die Kompensationsmechanismen im *wesentlichen* funktionsfähig sind und durch Operation und postoperative Phase nicht erkennbar eingeschränkt werden.

2. Ein Hämatokritwert zwischen 25 und 30% bei allen Patienten ohne erhöhten Sauerstoffbedarf, bei denen die Kompensationsmechanismen *in vollem Umfang* funktionsfähig sind und durch Operation und postoperative Phase nicht beeinträchtigt werden.

3. Hämatokritwerte unter 25% sollten nur in *besonderen Fällen* und nur unter erhöhtem Überwachungsaufwand akzeptiert werden. Dies gilt v. a. für die prä- und postoperative Phase.

Sowohl die amerikanische als auch die deutsche Konsensuskonferenz hat nur globale, für den Kliniker nicht immer befriedigende Richtlinien für den kritischen Hämatokrit herausgegeben (Tabelle 2) [5, 7]. Eine von Robertie und Gravlee auf theoretische Untersuchungen und klinische Ergebnisse basierende Zusammenstellung läßt ebenfalls viele Fragen offen, ist jedoch praxisorientierter [21]:

Ein Hämatokritgrenzwert von 18% (6g/dl Hb) kann bei folgenden Patienten akzeptiert werden

1. Gut kompensierte Patienten mit chronischer Anämie mit einem Hämoglobin um 8g/dl vor dem eingetreten akuten Blutverlust

2. Gesunde Patienten (mit ASA I und eventuell ASA II Risikoklassifizierung) während normovolämischer Hämodilution. Diese Grenze kann auch für die postoperative Phase gelten, solange keine Komplikationen auftreten. Komplikationen, welche eine Erythrozytentransfusion rechtfertigen sind Müdigkeit mit schlechter Mobilisationsfähigkeit, Infektionen (insbesondere mit Fieber und Schüttelfrost und respiratorische Komplikationen, welche eine arterielle Sauerstoffsättigung von 95% gefährden).

3. Patienten während extrakorporaler Zirkulation.

Ein Hämatokritgrenzwert von 24% (8g/dl Hb) kann bei folgenden Patienten akzeptiert werden

1. Bei Patienten als unterster präoperativer Grenzwert, bei denen ein Blutverlust von nicht mehr als 500 ml zu erwarten ist.

2. Fast alle Patienten nach kardiochirurgischen Eingriffen mit Ausnahme von Patienten mit linksventrikulärer Hypertrophie, unvollständiger Revaskularisierung, schlecht einstellbarer Tachykardie, Low Cardiac Output oder mit anhaltendem Fieber.

3. Bei vielen Patienten mit der ASA Klassifizierung II oder III (z. B. adipöse Patienten, Patienten mit Diabetes ohne Begleiterkrankung, Patienten mit chronischem Hochdruck ohne linksventrikulärer Hypertrophie).

Ein Hämatokritgrenzwert von 30% (10g/dl Hb) kann bei folgenden Patienten akzeptiert werden

1. Patienten, welche ihr Herzminutenvolumen bzw. den regionalen Blutstrom nicht ausreichend steigern können (Klappenerkrankungen, koronare Herzerkrankung, Patienten mit angeborenen Herzfehlern für nichtkardiochirurgische Eingriffe, Neugeborene, Patienten mit fortgeschrittenen Lungen-

erkrankungen, Patienten mit manifester zerebrovaskulärer Erkrankung).

2. Patienten in der postoperativen Phase mit Komplikationen, welche den Sauerstoffverbrauch erhöhen (Infektionen, Bronchospasmus, erhöhte Atemarbeit) oder die myokardiale Reserve einschränken (Myokardischämie, Vorhofflimmern).

3. Patienten über 65 Jahre (mit Ausnahmen)

4. Die meisten Patienten, welche eine mechanische Beatmung über mehr als 48 Stunden benötigen.

Diese Empfehlungen setzten allerdings die strikte Einhaltung einer Normo- oder Hypervolämie voraus.

Insgesamt erfordert die Indikationsstellung zur Transfusion von homologen Erythrozyten wegen des Fehlens von verläßlichen klinischen Parametern einen erhöhten Überwachungsaufwand und große Erfahrung seitens der behandelnden Ärzte. Weitere Untersuchungen werden notwendig sein, um die Zusammenhänge von noch tolerablen Hämatokritwerten und perioparativer Morbidität und Mortalität abschätzen zu können.

Zusammenfassung

Wegen der potentiellen Nebenwirkungen darf die Transfusion homologer Erythrozyten nur nach genauer Indikationsstellung erfolgen. Dies bedeutet aber die Inkaufnahme niedriger Hämatokritwerte in der gesamten perioperativen Phase. Der noch tolerable niedrigste Hämatokrit hängt von den Kompensationsmöglichkeiten des einzelnen Patienten ab und stellt daher eine patientenindividuelle Größe dar, welche mit den bisherigen klinischen Methoden nur ungenau erfaßt werden kann. Neben der strikten Aufrechterhaltung der Normovolämie als Grundvoraussetzung für eine adäquate Kompensation können demnach kaum allgemeingültige Empfehlungen gegeben werden. Für die Zukunft werden weitere Untersuchungen notwendig sein, um die Zusammenhänge von noch tolerablen Hämatokritwerten und perioparativer Morbidität und Mortalität abschätzen zu können.

Literatur

1. Bifano E, Smith F, Borer J, Goldwasser E (1988) Oxygen supply and demand in infants with anemia of prematurity with and without apnea. Pediatr Res 3:461 A

2. Bretschneider HJ (1967) Aktuelle Probleme der Myokarddurchblutung und des Myokardstoffwechsels. Regensburger Jb Ärztl Fortbildung 15: 1–10

3. Carson JL, Poses RM, Spence RK, Bonaviza G (1988) Severity of anemia and operative mortality and morbidity. Lancet 1: 727–729

4. Christopherson R, Frank S, Norris E, Rock P, Gottlieb S (1991) Low postoperative hematocrit is associated with cardiac ischemia in high-risk patients. Anesthesiology 75: A99, 1991 (Abstract)

5. Consensus conference on perioperative red blood cell transfusion (1988). JAMA 260: 2700–2703

6. Cooper JR (1990) Perioperative considerations in Jehovah's Witnesses. Int Anesthesiol Clin 28: 210–215

7. Ahnefeld FW (1992) Fremdblutsparende Methoden in der operativen Medizin – Ergebnisse einer Konsensuskonferenz Anasthesiol Intensivmed, 161 ff

8. Gombotz H, Lorentz A (1990) Präoperative Eigenblutspende, Hämodilution und Autotransfusion. In: List WF, Oswald PM (eds) Komplikationen in der Anästhesie. Springer, Berlin Heidelberg New York Tokyo, pp 472–483

9. Gombotz H, Rigler B, Matzer C, Metzler H, Winkler G (1989) 10 Jahre Herzoperationen bei Zeugen Jehovas. Anaesthesist 38: 385–390

10. Guyton AC, Richardson TQ (1961) Effect of hematocrit on venous return. Circ Res 9: 157–164

11. Higgins TL, Estafanous FG, Loop FD, Beck GJ, Blum JM (1992) Stratification of morbidity and mortality outcome by preoperative risk factors in coronary artery patients. A clinical severity score. JAMA 6: 2344–2348

12. Imamura Y, Hase H (1991) Effect of recombinant human erythropoietin on angina pectoris in patients with chronic maintenance hemodialysis. Nippon Jinzo Gakkai Shi 33: 403–408

13. Kiesewetter H, Erlenwein S, Jung F, Wenzel E, Vogel W, Dykmans J, Bach R, Hahnmann H, Schieffer H, Bette L (1988) Isovolämische Hämodilution bei Patienten mit koronarer Herzkrankheit. Klin Wochenschr 66 [Suppl 15]: 8–14

14. Kleinman LH, Yarbrough JW, Symmonds JB, Wechsler AS (1978) Pressure flow characteristics of the coronary collaterial circulation during cardiopulmonary bypass: effect of hemodilution. J Thorac Cardiovasc Surg 75: 17–27

15. Klövekorn WP (1990) Die myokardiale Sauerstoffversorgung unter Hämodilution bei herzgesunden und chirurgischen Patienten. Infusionstherapie 17 [Suppl 2]: 24–27

16. Knight AA, Hollenberg M, London MJ, Tubau J, Verrier E, Browner W, Mangano DT, S. P. I. Research Group (1988) Perioperative myocardial ischemia: Importance of the preoperative ischemic pattern. Anesthesiology 68: 681–688
17. Kubanek B (1993) Risiken der homologen Bluttransfusion. In: Ahnefeld FW, Bergmann H, Kilian J, Kubanek B, Weissauer W (Hrsg) Fremdblutsparende Methoden. Springer, Berlin Heidelberg New York Tokyo, pp 11–20
18. Lunsgaard-Hansen P, Doran JE, Blauhut B (1989) Is ether a generally valid, minimun acceptable hemoglobin level? Infusionstherapie 16: 167–175
19. Messner K (1975) Hemodilution. Surg Clin North Am 55: 148–160
20. Parsloe MRJ, Wyld R, Fox M, Reilly CS (1990): Silent ischemia in a patient with anaemia before operation. Br J Anaesthesiol 64: 634–637
21. Robertie PG, Gravlee GP (1990) Safe limits for isovolemic hemodilution and recommendations for erythrocyte transfusions. Int Anesthesiol Clin 28: 197–204
22. Spiess BD, Sassetti R, McCarthy RJ, Narbone RF, Tuman KJ (1992) Autologous blood donation: hemodynamics in a high-risk patient population. Transfusion 32: 17–22, 1992.
23. Sunder-Plassmann L, Kessler M, Jesch F (1975) Acute normovolemic hemodilution: changes in tissue oxygen supply and hemoglobin-oxygen affinity. Bibl Haematol 41: 44–53
24. Trouwborst A, Teubrinek R, Woekens van E (1990) Blood gas analysis of mixed venous blood during normoxic acute isovolemic hemodilution in pigs. Anesth Analg 70: 523–529
25. Wallgreen G, Barr M, Ruhde U (1961) Hemodynamic studies of induced acute hypo- and hypervolemia in the newborn infant. Acta Paediatr 53: 1–12
26. Zander R (1988) Sauerstoff – Konzentration und Säure-Basenstatus des arteriellen Blutes als limitierende Faktoren der Hämodilution. Klin Wochenschr 66 [Suppl 15]: 3–7

Korrespondenz: Univ.-Doz. Dr. H. Gombotz, Klinik für Anästhesiologie, Landeskrankenhaus Graz, Auenbruggerplatz 29, A–8036 Graz, Österreich.

Diskussionsergänzungen zum Thema

1. Die Erkennung eines Transfusionstriggers zur Erythrozytensubstitution ist eine patientenorientierte Entscheidung, die sich aus zahlreichen Variablen, von der Erhebung biochemisch/physikalischer Meßdaten in Gemeinschaft mit dem jeweiligen klinischen Bild ableitet.

2. Für gewünschte Schwellenwerte zur Transfusionsindikation gibt es daher keine absoluten Richtwerte.

3. Die häufig genannten Grenzwerte für eine Transfusionsindikation von Hämatokrit < 30% und Hämoglobin < 10%/dl lassen sich nicht aufrechterhalten.

Zusammenfassung der Konsensusdiskussion

Für die Erkennung der Notwendigkeit zur Erythrozytensubstitution sind zahlreiche biochemisch/physikalische Meßdaten und klinische Zeichen erforderlich, der Status Hb < 10g/dl, Hkt < 30% kann als Bereich gelten, ab dem engmaschige Kontrollen des Patienten einen tatsächlichen Substitutionsbedarf zu erkennen geben.

6

Indikationsrichtlinien für die Therapie mit Blutkomponenten: I

Filtrierte Erythrozytenkonzentrate

P. Höcker

Klinische Abteilung für Transfusionsmedizin, AKH Wien, Wien, Österreich

Ziel der Erythrozytenfiltration ist es, die Konzentration der in der Konserve enthaltenen Leukozyten unter $1,0 \times 10^6$ zu senken. Dafür sind die Filter der dritten und vierten Generation, die aus Zelluloseacetat oder Polyester hergestellt sind, geeignet.

Zwei Möglichkeiten stehen zur Verfügung:

Offene Systeme für die Bedside-Transfusion, die aber nur bedingt verwendet werden sollten, um konstante Ergebnisse zu gewährleisten.

Im Transfusionsdienst können neben offenen Systemen mit nur beschränkter Haltbarkeit *geschlossene Systeme*, die eine Lagerung der Erythrozytenkonzentrate über 24 Stunden erlauben, verwendet werden.

Die Indikation zur Leukozytenfiltration:

– Anamnestisches Auftreten von febrilen, nicht-hämolytischen Transfusionsreaktionen

– Prävention von Alloimmunisierung bei absehbarer Langzeitsubstitution (z. B. Hämato/Onkologisches Krankengut)

– Vermeidung einer CMV-Übertragung/Reaktivierung bei immunsupprimierten Patienten

– Prävention von Lagerungsschäden (nur bei Filtration von frischen Erythrozytenkonzentraten)

– Prophylaxe der transfusionsassoziierten Lungenschädigung (ARDS).

Literatur

1. Leveque CM (1992) The cutting edge of transfusion medicine. In: Chambers LA, Kasprisin CA (eds) Transfusion therapy: from donor to patient. AABB, Bethesda, pp 53–61
2. Walter RH (ed) AABB Technical Manual 1990, pp 1–118

Korrespondenz: Univ.-Prof. Dr. P. Höcker, Klinische Abteilung für Transfusionsmedizin, Allgemeines Krankenhaus Wien, Währinger Gürtel 18–20, A–1090 Wien, Österreich.

Diskussionsergänzungen zum Thema

1. Hinsichtlich einer Leukozytendepletion sollten die Erfahrungen aus der Vor-Cyclosporin-A-Ära der Nierentransplantation nicht außer acht gelassen werden. Zu erhöhten Tumorrezidivraten (kolorektale Karzinome) bzw. vermehrtem Vorkommen von Infektionen nach der Gabe nicht-leukozytendepletierter Präparate stehen abgeschlossene Ergebnisse zwar aus, vor dem Hintergrund experimenteller Daten ist die Nichtbeachtung von Leukozytenauswirkungen jedoch in höchstem Maße unvertretbar.

2. Hinsichtlich der Definition einer quantitativen Grenze zur Langzeitbehandlung wäre – aus praktischen Erwägungen – zwischen chirurgischen und – beispielsweise – Hämato/Onkologischen Therapieaufgaben zu unterscheiden: Ist eine Erfordernis zur langdauernden Thrombozytensubstituion absehbar, ist die Deleukozytierung der Präparate von Anfang an gerechtfertigt.

3. Die Lagerungsfähigkeit gefilterter Erythrozytenkonzentrate in additiver Lösung beträgt 35 Tage, soferne das System nicht eröffnet wurde, bei Systemeröffnung 6 Stunden.

Zusammenfassung der Konsensusdiskussion

Themendarstellung und Diskussionszusätze waren konsensfähig.

Bestrahlte Erythrozytenkonzentrate

P. Höcker

Klinische Abteilung für Transfusionsmedizin, AKH Wien, Wien, Österreich

Die Bestrahlung hat die Aufgabe, die in zellulären Blutkomponenten enthaltenen, vitalen Lymphozyten, die eine Transplantat gegen Wirt-Reaktion (GvHD) auslösen können, zu inaktivieren, um solchen Reaktionen vorzubeugen. Dies geschieht durch Bestrahlung mittels einer Caesium 137- oder Kobalt 60-Quelle, wobei eine Herddosis von mindestens 3000 rad (30 Gy) verabreicht werden soll.

Absolute Indikation

- Intrauterine Transfusionen
- Neugeborene unter 1200 Gramm Geburtsgewicht
- Verwandtentransfusionen 1. Grades (Transfusionen von Verwandtenspendern sollten nach Möglichkeit nicht durchgeführt werden. Falls dies unumgänglich ist, sind die Konserven auf jeden Fall zu bestrahlen)
- Knochenmarktransplantierte solange Immunsuppression besteht
- Lymphoproliferative Erkrankungen während und nach einer Chemotherapie bei Leukozytenzahlen $< 10^9/l$
- SCID oder Wiscott-Aldrich Syndrom.

Relative Indikation

- Lymphoproliferative Systemerkrankungen unter zytostatischer Therapie
- Patienten mit Malignomen unter massiver zytostatischer Therapie

- Patienten mit Autoaggressionserkrankungen unter Immuntherapie
- Transplantation solider Organe.

Literatur

1. Anderson KC (1992) Clinical indications for blood components irradiation. In: Baldwin ML, Jefferies LC (eds) Irradiation of blood components. American Association of Blood Banks, Bethesda, pp 31–44
2. Davey RJ (1992) The effect of irradiation on blood components. In:
   Baldwin ML, Jefferies LC (eds) Irradiation of blood components. American Association of Blood Banks, Bethesda, pp 51–60

Korrespondenz: Univ.-Prof. Dr. P. Höcker, Klinische Abteilung für Transfusionsmedizin, Allgemeines Krankenhaus Wien, Währinger Gürtel 18–20,
A-1010 Wien, Österreich.

Diskussionsergänzungen zum Thema

1. Eine Herddosis von 3 000 rad (30 Gy) inaktiviert > 99%
der bestrahlten Lymphozyten; GvDH-Restaktivitäten sind
dabei nicht auszuschließen.

2. 50% der transfusionsassoziierten GvHD werden bei
Patienten mit lymphoproliferativen Erkrankungen beobachtet.

3. Beispiel einer „Arbeitsgrenze" hinsichtlich von Blutpro-
duktbestrahlungen nach Knochenmarktransplantationen und
bei Frühgeborenen-Versorgung: 6 Monate

4. Die Lagerbarkeit von Erythrozytenkonzentraten ist
nach deren Bestrahlung aus Gründen der zu erwartenden Ka-
liumfreisetzung abgelaufen.

5. Einer Bestrahlung von Erythrozytenkonzentraten sollte
deren Deleukozytierung vorausgehen.

Zusammenfassung der Konsensusdiskussion

Themendarstellung und Diskussionspunkte waren konsensfähig. Hinsichtlich einer Aussage bezüglich der Bestrahlungser-
fordernis von Blutprodukten im Rahmen solider Organtransplantationen müßten weitere Daten abgewartet werden.

Gewaschene Erythrozytenkonzentrate

P. Höcker

Klinische Abteilung für Transfusionsmedizin, AKH Wien, Wien, Österreich

Erythrozytenkonzentrate werden mit physiologischer Kochsalzlösung aufgeschwemmt und zentrifugiert. Nach dem Zentrifugieren wird der Überstand entfernt. Üblicherweise werden Erythrozytenkonzentrate 3 mal gewaschen.

Ziel des Waschens ist es, mehr als 99% der in den Erythrozytenkonserven enthaltenen Plasmaproteine zu entfernen. Weiters werden beim Waschen ein Großteil der Leukozyten (> 90%) und auch der Thrombozyten (> 70%) entfernt. Der Erythrozytenverlust beträgt zwischen 10% und 20%.

Indikationen

An erster Stelle stehen die *Unverträglichkeiten gegenüber Plasmaproteinen*, die sich von leichter Urtikaria bis zu schweren anaphylaktischen Reaktionen erstrecken können. Das Auftreten solcher Reaktionen beruht meist auf dem Vorliegen von IgE-Antikörpern entweder im Empfänger- oder im Spenderplasma. In seltenen Fällen kann es zum Auftreten schwerer anaphylaktischer Reaktionen beim Vorliegen von IgA-Antikörpern im Empfänger kommen, falls beim Empfänger ein IgA-Mangel vorliegt. Frequenz 1 : 10 000.

Weiters kann es bei lange gelagerten Konserven durch den Zerfall der in der Erythrozytenkonserve noch vorhandenen Leukozyten zum Anstieg von Zerfallsprodukten wie Elastase oder Histamin kommen, die ebenfalls Reaktionen auslösen können.

Als eine weitere Indikation für gewaschene Erythrozytenkonzentrate wird die *paroxysmale nächtliche Hämoglobinurie* angeführt. Hier ist die Meinung noch kontroversiell. Es könnte unter Umständen durch Zusatz von Komplement im Plasma der Erythrozyten-haltigen Präparate zum Auslösen eines Krankheitsschubes kommen.

Weitere Indikationen für gewaschene Erythrozytenkonzentrate sind *intrauterine Transfusionen.*

Durch das Waschen können keine Reaktionen durch Leukozyten verhindert bzw. kann einer Alloimmunisierung nicht vorgebeugt werden.

Literatur

1. Simon TH (1991) Red cell transfusion. In: Rossi EC, Simon TL, Moss GS (eds) Principles of transfusion medicine. William Wilkins, Baltimore, pp 95–98
2. Lawrence LD, Tomasulo PA (1987) Red cell transfusion. In: Kolins J, McCarthy L (eds) Contemporary transfusion practice. American Association of Blood Banks, Bethesda, pp 1–22
3. Grant CJ (1992) Component preparation, donor blood processing and pretransfusion testing. In: Chambers LA, Kasprisin CA (eds) Transfusion therapy: from donor to patient. American Association of Blood Banks, Bethesda, pp 35–51
4. Capon SM (1992) Blood component preparation and therapy. In: Chambers LA, Kasprisin CA (eds) Transfusion therapy: from donor to patient. American Association of Blood Banks, Bethesda, pp 11–32

Korrespondenz: Univ.-Prof. Dr. P. Höcker, Klinische Abteilung für Transfusionsmedizin, Allgemeines Krankenhaus Wien, Währinger Gürtel 18–20, A–1090 Wien, Österreich.

Diskussionsergänzungen zum Thema

1. Die Lagerfähigkeit gewaschener Erythrozytenkonzentrate ist auf 6 Stunden limitiert. Kommt ein geschlossenes System zur Anwendung, kann diese Zeit auf 24 Stunden ausgedehnt werden, jedoch ist auf das Fehlen jedweder additiver Lösung hinzuweisen.

2. Die häufig angeführten Indikationsbereiche Paroxysmale Nächtliche Hämoglobinurie (PNH) und Autoimmunhämolytische Anämie (AIHA) – vom Wärmetyp – halten einer Diskussion nicht stand, zumal diese Patienten hinsichtlich ihres Komplementsystems keinen Defekt aufweisen und

der Minimalzufuhr dieser Plasmaproteine somit keine Relevanz zukommt.

3. Als zusätzliche Indikationsbereiche sind anzuführen: Die Substitution nach Knochenmarktransplantationen bei ABO-Spender/Empfänger-Inkompatibilität, die Konservenbehandlung im Rahmen organisatorisch erzwungener Versorgungsumstellungen und auch dringend benötigte Erythrozytenkonzentrate (spezielle Antigenkonstellationen). Konserven mit transfusionsrelevanten Antikörpern sollten gewaschen werden.

Zusammenfassung der Konsensusdiskussion

Themendarstellung mit ergänzenden Diskussionspunkten waren konsensfähig.

Heparinkonserve–Indikationsrichtlinien

M. Köhler

Abteilung Transfusionsmedizin, Georg August Universität Göttingen, Göttingen,
Bundesrepublik Deutschland

Die klassische Indikation für Heparinkonserven wird in der
Austauschtransfusion, besonders im pädiatrischen Krankengut, gesehen. Die Vorteile der Heparinkonserve liegen in der
fehlenden metabolischen Belastung des Empfängers mit Ci-
trat, Natrium und Glucose, sowie nahezu normalen Thrombozytenzahlen, so daß bei großen Austauschvolumina mit
Heparinblut keine Auswasch- (Verdünnungs) Thrombozytopenie auftritt. Die Praktikabilität der Heparinkonserve wird
von manchen Anwendern hervorgehoben, so muß im Unterschied zu Citrat-antikoagulierten Blutkonserven keine Cal-
cium-Substitution erfolgen. Von allen Nachteilen der Heparin-Konserve ist die Blutungsgefährdung des Patienten am
bedrohlichsten. So wird in den Standards der AABB von Heparinblut abgeraten: *„Use of heparinized blood is no longer
recommended due to the risk of bleeding associated with its
use“* [2].
 Bei Anwendung von Heparinblut (das nicht älter als 24 h
sein soll) wird die Neutralisation mit Protamin gefordert [4].
Diese Protaminneutralisation ist schwieriger laboranalytisch
zu kontrollieren als z. B. Messungen des ionisierten Calci-
ums. Bei diesem Vorgehen entstehen zusätzliche Risiken für
den Patienten durch die genuinen Nebenwirkungen des Protamin, inadäquates Heparin/Protamin-Verhältnis und Hepa-
rin-rebound. Von klinischer, d. h. Patientenseite überwiegen
daher die Nachteile und Risiken der Heparinkonserve, selbst
wenn diese in ausreichendem Umfang rechtzeitig hergestellt
werden könnte. Von transfusionsmedizinischer Seite be-

stehen seit langem Bedenken gegen dieses Produkt, da die potentielle Qualität, auch durch die regelmäßige Qualitätssicherung, eines Standard-EK's höher einzuschätzen ist. Auch daher kommt der Pädiater Gaedicke [3] zu folgendem Statement:

„(Austauschtransfusion) . . . Von manchen Zentren wird hierfür Heparin-Frischblut bevorzugt, da es die geringsten metabolischen Nebenwirkungen haben soll. Dies ist bisher nicht bewiesen. Von den meisten Autoren wird heute CPD-Vollblut gegeben."

Selbst wenn die aufwendige Logistik zur Herstellung einer Heparin-Konserve im Tag und Nachtdienst vorhanden ist, sollte dieses Präparat nur als Mittel der letzten Wahl, d. h. bei Austauschtransfusion mit nicht beherrschbarer Entgleisung des Säure-Base- und Elektrolythaushalts, angewendet werden. Die Anwendung von Standardpräparaten ermöglicht auch eine weitgehende Standardisierung der Therapie, und bietet z. B. bei Austauschtransfusion des M. H. N. den Einsatz des verträglichsten Plasmas und der verträglichsten Thrombozyten ohne Zeitverzug.

Literatur

1. AABB (1982) Standards for blood transfusion services, 13th edn. Arlington
2. AABB (1990) Technical Manual, Arlington
3. Gaedicke G, Jonatha WD, Mueller-Eckhardt C (1988) Pädiatrische Transfusionsmedizin. In: Mueller–Eckhardt C (ed) Transfusionsmedizin. Springer, Berlin Heidelberg New York Tokyo, pp 496–532
4. Klemperer M (1989) Perinatal and neonatal transfusion. In: Petz LD, Swisher SN (eds) Clinical practice of transfusion medicine, 2nd edn. Churchill Livingstone, New York, pp 615–634

Korrespondenz: Univ.-Prof. Dr. M. Köhler, Abteilung Transfusionsmedizin, Georg August Universität Göttingen, Robert-Koch-Straße 40, D-37075 Göttingen, Bundesrepublik Deutschland

Diskussionsergänzungen zum Thema

1. (fiktive) Vorteile der Heparinkonserve:
    – metabolische Vorzüge (Glucosegehalt, Natriumgehalt, evtl. pH)

- Zitratbelastung für unreife Neugeborene eventuell problematisch und nach entsprechender Umwandlung von ausgeprägter Alkalose gefolgt

2. Vorteile des Erythrozytenkonzentrates (CPD/bzw. in additiver Lösung):

- die Heparinkonserve ist eine Vollblutkonserve
- das EK ist GMP-gerecht vorgetestet, gefiltert, bestrahlt, gewaschen und in FFP zum gewünschten Hämatokrit verdünnt
- die Rekalzifizierung ist einfacher als eine Protamintitration (Kontrolle: Vollblutgerinnungszeit)
- die Heparinkonserve ist mit 1% schwerer Blutungskomplikationen belastet.

In der Gesamtabwägung der Risiken scheidet ein entsprechend präpariertes konventionelles Erythrozytenkonzentrat deutlich besser ab, transfusionsmedizinischerseits ist zudem die Befolgung der AABB-Richtlinien wünschenswert.

Zusammenfassung der Konsensusdiskussion

Die Heparinkonserve sollte keine Anwendung mehr finden, bei entsprechender Anforderung müßte von transfusionsmedizinischer Seite eine diesbezügliche Aufklärung einsetzen.

Intrauterine Diagnostik und Therapie fetomaternaler Blutgruppenunverträglichkeit

M. Häusler und **F. Kainer**

Geburtshilflich-Gynäkologische Universitätsklinik, Landeskrankenhaus Graz,
Graz, Österreich

Einleitung

Bis in die späten 60er Jahre, als die Rhesus-Prophylaxe eingeführt wurde, machten intrauterine oder neonatale Todesfälle infolge Rhesus-Alloimmunisierung einen wesentlichen Anteil der perinatalen Mortalitätsrate aus. Trotz der nun allgemein üblichen Rhesus-Prophylaxe nach der Geburt und der geringeren Anzahl von Kindern pro Familie werden weiterhin schwere hämolytische Erkrankungen von Feten und Neugeborenen beobachtet. Dies liegt einerseits am Screening nach irregulären Antikörpern (AK) in der Schwangerschaft (Mutter-Kind-Paß/MKP), wodurch eine nahezu lückenlose Erfassung von Risikofällen erreicht wird. Andererseits kann es schon während der Schwangerschaft (Blutungen) zur AK Bildung kommen. In diesen Fällen erfolgt die postpartale Prophylaxe zu spät. In anderen Ländern wird deshalb in der 28. und ev. 34. Schwangerschaftswoche eine Rh-Prophylaxe durchgeführt [1, 2]. Durch diese Maßnahme sank die Inzidenz von Rh Alloimmunisierungen von 3,5 auf 2,0 Promille.

Schon am 30. Tag der Schwangerschaft ist das Rh(D) Antigen der embryonalen Erythrozyten ausgebildet (A und B Antigene werden hingegen wesentlich langsamer gebildet [3]). So kann es schon im Rahmen einer frühen Fehlgeburt zur AK-Bildung kommen. Die Gabe einer Rh Prophylaxe wird in diesen Fällen gelegentlich vergessen. Transfusionen bei Operationen oder nach Unfällen und fetomaternale Transfusionen bei intrauterinen Eingriffen im Rahmen der pränatalen Diagnostik und Therapie können ebenfalls zur Bildung irregulärer AK führen.

Verschiedene mütterliche AK können während einer Schwangerschaft zur fetalen Anämie führen. Es handelt sich durchwegs um IgG, welches die Plazenta passiert. Die schwersten Erkrankungen werden bei anti-D, c, E, K, k und Fy^a beobachtet. Unabhängig vom Typ und der Konzentration ist die Affinität der AK ausschlaggebend für den Schweregrad der kindlichen Erkrankung. Schon relativ niedere AK–Konzentrationen im mütterlichen Blut können manchmal eine schwere fetale Erkrankung hervorrufen.

Wird ein Fetus im Rahmen einer fetomaternalen Blutgruppen-Inkompatibilität zunehmend anämisch, so ist dies zumeist auf eine verstärkte Hämolyse zurückzuführen. Allerdings können hier auch andere pathogenetische Mechanismen wirksam werden: Kell-AK unterdrücken offenbar die Erythropoese.

Ziel der diagnostischen und therapeutischen Anstrengungen ist es, eine hochgradige fetale Anämie mit Myocardschädigung zu verhindern und das Kind mit ausreichender O$_2$-Bindungskapazität in die Geburt gehen zu lassen.

Diagnostik

Im Rahmen der MKP Untersuchungen werden die mütterliche Blutgruppe und etwaige Antikörper bestimmt. Anti-D Titer von < 1:16 rufen nur sehr selten eine schwere fetale Erkrankung hervor. Dies gilt zumeist auch für andere AK.

Neben der AK *Titerhöhe* und dem *Titerverlauf* bestimmen folgende Überlegungen die weitere Vorgangsweise:

Die *Anamnese* gibt Auskunft, ob die AK-Bildung durch Transfusionen oder vorangegangene Schwangerschaften provoziert wurde. Der Schweregrad der fetalen Erkrankung nimmt mit jedem inkompatiblen Kind zu. War beim letzten Kind nur eine Phototherapie nötig, so kann in der nächsten Schwangerschaft durchaus eine Transfusion erforderlich werden. Mußte ein Blutaustausch vorgenommen werden, oder zeigte das Kind einen Hydrops (ev. mit intrauterinem Fruchttod), so muß in der nächsten Schwangerschaft die Diagnostik und Therapie einer neuerlichen fetalen Erythroblastose frühzeitig einsetzen.

Der *Rhesus-Genotyp des Kindesvaters* ist ein weiteres wichtiges Beurteilungskriterium. Handelt es sich um denselben Partner und ist dieser homozygot Rhesus positiv, so ist bei allen Kindern mit einer Rh-Erkrankung zu rechnen. Bei heterozygotem Rh Typ ist das fetale Erkrankungsrisiko 50%. Etwa 45% der Rh positiven Individuen sind homozygot. Der individuelle Genotyp kann allerdings zumeist nicht mit Sicherheit als homo- oder heterozygot definiert werden. Es kann hier nur mit verschieden hoher Wahrscheinlichkeit eine Aussage getroffen werden [3].

Die Bestimmung des *Bilirubingehalts im Fruchtwasser* (FW) wurde 1961 von Liley beschrieben [4]. Hier wurde erstmals durch einen invasiven Eingriff (Amniocentese/AC) eine Information über den Schweregrad der fetalen Erkrankung gewonnen. Weitere Studien führten zu Therapieempfehlungen, welche sich an der Höhe des FW-Bilirubingehaltes in der jeweiligen Schwangerschaftswoche orientierten [5, 6]. Die Amniocentese ist bei entsprechender Übung relativ einfach durchzuführen und oft kann der transplazentare Weg vermieden werden. Die meßtechnischen Schwierigkeiten im Labor sind jedoch zu berücksichtigen. Die Meßergebnisse sind erst nach der 26. SSWoche relevant [7]. Die Amniocentese ist also leichteren Fällen ≥ 26. SSW vorbehalten und der Verlauf der Meßwerte ist aussagekräftiger als ein Einzelwert. Zur Abklärung hydropischer Feten ist diese Methode ungeeignet, da niedere Bilirubinwerte im Fruchtwasser durch die chronische fetale Anämie hervorgerufen werden. Zusätzlich wird das Polyhydramnion einen Verdünnungseffekt bewirken [7]. So ist es zu verstehen, daß nur 4% der hydropischen Feten auffällige Bilirubinwerte im Fruchtwasser zeigten [8].

Durch Ultraschalluntersuchungen läßt sich ein Hydrops fetalis schon im Anfangsstadium erkennen. Verschiedene Untersuchungen [9–11], weisen darauf hin, daß der Hämatokrit (Hkt) bei Feten mit Hydrops unter 15% liegt. Aber auch einige Feten ohne Hydrops können derart niedrige Hkt Werte aufweisen. Ultraschallparameter (Hydramnion, Plazentadikke, Ductus-venosus-Breite [12], Blutflußmessungen [13]) zeigten keine verläßliche Vorhersagekraft der fetalen Anämie. Ultraschalluntersuchungen müssen daher zur Erkennung eines fetalen Hydrops in kurzen Abständen vorgenommen werden. Aufgrund der niederen Sensitivität und Spezifität des Ultraschalls kann jedoch weder auf eine invasive Diagnostik verzichtet, noch kann der Zeitabstand zwischen den Eingriffen durch Ultraschall alleine bestimmt werden.

Die Untersuchung von fetalem Blut erlaubt die Bestimmung der fetalen Blutgruppe (BG), des (Differential-) Blutbildes und die Durchführung des direkten Coomb's Tests. Ist der Vater heterozygot, wird die fetale BG in 50% der Fälle Rh negativ sein. In einem solchen (verifizierten) Fall kann dann jede weitere Diagnostik in dieser Schwangerschaft unterbleiben. Ist das Kind Rh positiv, werden serielle Untersuchungen den Verlauf der Krankheit und die nötige Therapie bestimmen.

Bei der Wahl des Eingriffs (AC oder Nabelschnur (NS) – Punktion) ist auch der Sitz der Plazenta und die Lage des Nabelschnuransatzes zu berücksichtigen. In leichteren Fällen und bei schwer zugänglicher Nabelschnur, wird einer AC der Vorzug zu geben sein. Bei einer Vorderwandplazenta wird man den Eingriff so spät als möglich vornehmen, diesen dann allerdings gleich als NS-Punktion in Transfusionsbereitschaft planen.

Therapiekonzepte

Plasmapherese

Die Plasmapherese stellt durch die Reduktion (Entfernung) der Antikörper im maternalen Kreislauf eine Therapie dar, welche früher in der Kaskade Rh-Inkompatibilität . . maternale AK-Bildung . . fetale Anämie einsetzt, als die intrauterine Transfusion. 1968 wurde diese Therapie erstmals beschrieben [14]. Für die Schwangere ist diese Therapie sehr belastend (10–20 Liter Plasma müssen wöchentlich ersetzt werden) und der Therapieerfolg während der Schwangerschaft bleibt schwer einschätzbar. Die mütterlichen Antikörper geben nur begrenzt Auskunft über den Therapieerfolg, da die Affinität der verbleibenden AK und die Stärke des Rebound-

Effekts nicht bestimmt werden können. Insgesamt rechtfertigt der Nutzen nicht Aufwand, Risiko und Kosten dieser Therapieform [15–17]. Das Argument der höheren Komplikationsrate von intrauterinen Transfusionen (54% perinatale Mortalität bis 1981) [18] ist heute nicht mehr stichhaltig, da die Sonographie und die Erfahrung der Operateure sich wesentlich weiterentwickelt haben. In extremen Fällen kann die Plasmapherese die Zeit überbrücken, bis eine NS Punktion technisch möglich ist. Entschließt man sich für diesen Weg, sollte in der 12.–16. SSW mit der Plasmapherese begonnen werden. In dieser Zeit weisen die fetalen IgG Spiegel schon 10–25% der mütterlichen Spiegel auf.

Es wird unter Plasmapherese-Therapie immer nötig sein, Amniocentesen zur Verlaufskontrolle der fetalen Erkrankung durchzuführen. Moderne Richtlinien empfehlen, in Fällen mit potentiell extrem schwerem Verlauf die Plasmapherese ab der 12. SSW einzusetzen. So früh als möglich ist dann der direkte Zugang zum fetalen Kreislauf zu suchen und die Plasmapherese-Therapie zu beenden.

Intrauterine Transfusion

Die intrauterine Transfusion ist die moderne Therapieform der schweren fetalen Erythroblastose. Die feto-plazentare Einheit erlaubt im Gegensatz zum Neugeborenen eine Erhöhung des zirkulierenden Blutvolumens um bis zu 150%. Teils konnten Studien keine signifikanten Änderungen der Herzfrequenz [19] oder der Druckgradienten in der Nabelschnur-Vene [20] nachweisen, teils wurde über eine Abnahme der cardialen Auswurfleistung berichtet [21].

Die erforderliche Menge an Erythrozytenkonzentrat wird direkt per „top up" Transfusion verabreicht, ohne zeitaufwendige und dadurch risikoreiche Austauschmanöver [22].

Grundlegende Überlegungen: Es besteht eine positive Korrelation zwischen fallendem fetalen Hb und fallenden pH- und Bikarbonat-Werten, sowie einem Anstieg des Basendefizits und des Laktatspiegels [23, 24, 39]. Diese Veränderungen wurden bei einem Absinken des Hb auf 50% der Norm beobachtet. Zu einem Anstieg des Laktats kommt es ab einem Hb von 30% der Norm, i. e. 4–6 g/dl. Dies ist der Punkt, an dem sich eine fetale Hypoxie mit Laktatanstieg und in weiterer Folge eine fetale Acidose entwickeln. Mit einem Laktatanstieg geht auch eine Kreislaufzentralisation einher: Nieren, Darm und Peripherie (Knochen, Haut, Skelettmuskel) werden minder durchblutet.

Durch eine Myocardschädigung und eine Schädigung der Kapillar-Membranen, sowie einer verminderten hepatischen Eiweißbildung wegen massiver extramedullärer Erythropoese kommt es zum *Hydrops fetalis*. Hydropische Feten weisen alle einen Hkt $\leq$ 15% auf. Allerdings zeigen nicht alle Feten mit so niedrigem Hkt auch einen Hydrops [11]. Die Überwachung von Rh-inkompatiblen Schwangerschaften mit mittelgradigem bis hohem Risiko kann deshalb nicht alleine durch die Sonographie erfolgen.

Die intrauterine Transfusion von adulten Spender-Erythrozyten führt zu einer besseren fetalen Sauerstoffbindungskapazität und einer Erhöhung des PO_2. Dadurch wird nicht zuletzt der Geburtsstreß vom Feten besser toleriert.

Transfusionsort: Es gibt drei verschiedene Transfusionsorte: Peritoneum, NS-Vene und die Kombination der beiden Methoden.

Intraperitoneale Transfusion: Seit Ende der 60er Jahre wird diese Technik angewandt [25]. Bis zu 80% der intraperitoneal transfundierten Erythrozyten gelangen in das fetale Kreislaufsystem [26]. Der Vorteil des intraperitonealen Zugangsweges ist eine niedrigere fetale Mortalitätsrate als beim intravasalen Weg. Als Komplikationen werden beschrieben: Transfusion in das Colon, in das Retroperitonaeum oder in die Bauchwand [27]. Keines dieser Ereignisse führte zu Langzeitfolgen.

Bei hydropischen Feten ist die transperitoneale Aufnahme von Spendererythrozyten allerdings gestört, sodaß in diesen Fällen nur intravasale Transfusionen zielführend sind. Vergleichsstudien von intraperitonealem und intravasalem Zugangsweg zeigten einen deutlichen Vorteil des Letzteren im Hinblick auf die Zahl der Eingriffe, der Eingriffs-Versager und der intrauterinen Todesfälle in Verbindung mit dem Eingriff [28]. In leichteren Fällen von fetaler Erythroblastose mag der Unterschied der beiden Techniken nicht so ausgeprägt sein. Bei einer Vorderwandplazenta ist allerdings eine intraperitoneale Transfusion auch in leichteren Fällen kontraindiziert.

Experimentelle Arbeiten haben die klinischen Beobachtungen untermauert, daß bei ansteigendem intraperitonealen Druck durch Kompression des Ductus venosus eine fetale Bradycardie, Anoxie und schließlich der Tod eintreten können [29]. Deshalb ist die fetale Herzfrequenz während und nach dem Eingriff genau zu beobachten und im Idealfall der intraabdominelle Druck zu messen.

Intravasale Transfusion: Dieser Zugangsweg wurde erstmals von Rodeck beschrieben, welcher mittels Fetoskopie das Zielgefäß ansteuerte [30]. Aber schon bald wurde die Punktionsnadel unter Ultraschallkontrolle geführt [31]. Der direkte Zugang zum fetalen Kreislauf hat gegenüber dem intraperitonealen einige entscheidende Vorteile und wird deshalb bevorzugt:

Die fetale Blutgruppe, der direkte Coomb's Test, Retikulozyten, Erythroblasten, Astrup und der fetale Hämatokrit vor und nach dem Eingriff können bestimmt werden.

Bei hydropischen Feten ist nur der direkte intravasale Zugang sinnvoll (s. o.)

Intravasale, kombiniert mit intraperitonealer Transfusion: Die kombinierte Transfusion verbindet theoretisch die Vorteile der beiden Eingriffe: Die manchmal lebensrettende direkte Gabe von Erythrozyten in den fetalen Kreislauf und die intraperitoneale Gabe mit Depot-Wirkung. In letzter Zeit wurde diese Vorgangsweise von Moise erwähnt [32]. Da jedoch auch große Volumina intravasal verabfolgt werden können (s. o.), wird im allgemeinen auf eine zusätzliche, intraperitoneale Transfusion verzichtet. Die Transfusionsintervalle verlängern sich dadurch nicht [28].

Verschiedene Zugangswege und verschiedene Zielgefäße stehen zur Auswahl.

Zugangswege: Meist bestimmt der Sitz der Plazenta den Zugangsweg. Bei einer Vorderwandplazenta wird man transplazentar den Nabelschnuransatz ansteuern. Dadurch vermeidet man die Möglichkeit eines Blasensprunges oder einer

Blutung aus der NS-Punktionsstelle. Andererseits kommt es hier unweigerlich zu einem Übertritt fetaler Erythrocyten in den mütterlichen Kreislauf mit zum Teil extremer Stimulation der mütterlichen Antikörperbildung. Liegt die Plazenta hingegen nicht an der Uterusvorderwand, ist das Aufsuchen des Zielgefäßes meist erschwert, die Gefahr einer Boosterung jedoch geringer.

Zielgefäße: Man empfahl ursprünglich eine der NS-Arterien zur Transfusion zu wählen, da die acidoten Spendererythrozyten dann vor dem Eintritt in den fetalen Kreislauf in der Plazenta oxygeniert würden. Außerdem würde eine thrombotische Okklusion einer der beiden NS-Arterien immer noch besser vertragen als eine Thrombose der NS-Vene [33].

Es hat sich jedoch der intravenöse Zugangsweg durchgesetzt, da es hier seltener zu fetalen Bradycardien kommt. Durch intraarterielle Transfusionen werden offenbar Gefäßspasmen durch die Ausschüttung vasoaktiver Substanzen hervorgerufen [34], die dann schwere Bradycardien zur Folge haben können.

Die NS-Vene ist im Querschnitt etwa 5 mal so groß wie eine der Arterien und somit leichter zu punktieren. Die intravenösen Turbulenzen während der Transfusion erlauben die Kontrolle des Transfusionsvorganges. Bei Dislokation der Nadelspitze in die Whartonsche Sulze können 0,5 ml Paravasat schon eine NS Tamponade verursachen [19].

Die NS Punktion erfolgt vorzugsweise am NS Ansatz an der Plazenta. Ist dieser jedoch nicht erreichbar, kann eine freie Schlinge punktiert werden [35]. Letzteres ist aber erst bei dickerer Nabelschnur, also etwa ab der 28. Schwangerschaftswoche (SSW) möglich.

Ist auch dieser Weg versperrt, so hat sich die zentrale Punktion des Ductus Venosus bewährt [36, 37].

Die intracardiale Transfusion [38, 39] gelangt nur in extremen Fällen zur Anwendung, z. B. bei hydropischem Kind vor der 18. SSW, wenn kein anderer Zugangsweg möglich ist. Die Risiken, wie Bradycardie, Arrhythmie, Asystolie, Hämoperikard und Tamponade, müssen dann in Kauf genommen werden.

Komplikationen: Mögliche Komplikationen bei intrauterinen Transfusionen sind hauptsächlich Amnioninfektion (0,5%), Blasensprung (0,4%) und fetale Bradycardie (6,6%) [40]. Die perinatale Mortalität lag in dieser Studie bei 0,8% (5/594). Jedes dieser fünf retardierten Kinder zeigte eine längere Bradycardie während des Eingriffs, war hypoxisch und acidot, und vier der fünf Kinder wiesen Fehlbildungen auf. Bei Punktion einer freien Schlinge kommt es häufiger zu einer Bradycardie, als bei einer Punktion des plazentaren NS Ansatzes. Bei Punktion einer NS Arterie oder bei retardierten Kindern ist das Eingriffsrisiko erhöht.

Eine wichtige Rolle spielt auch die Erfahrung (Ausbildung, Übung) des Operateurs und seines Teams und die technische Ausrüstung. Auch eine lange Eingriffszeit erhöht die Komplikationsrate.

Bei einer Bradycardie während des Eingriffs wird die Transfusion bis zur Normalisierung der Herzfrequenz gestoppt. Bei persistierender Bradycardie muß eine Schnittentbindung erfolgen [41]. Auch die Möglichkeit einer intrauterinen Reanimation mit L-Adrenalin intracardial muß gegeben sein. Diese Maßnahme wird als ultima ratio z. B. bei Asystolie eines sehr unreifen Feten (< 27. SSWoche) zum Einsatz kommen.

Über das Auftreten einer unilateralen parencephalen Cyste beim Neugeborenen wurde berichtet [42], welche wahrscheinlich durch ein intrauterines Transfusionsproblem bedingt war: Der post-Transfusions-Hkt betrug 60% (Hyperviskosität), und außerdem kam es zu einer fetalen Bradycardie.

Andere Therapiekonzepte

Die Gabe von Promethazin [43] (Verminderung der Phagozytose fetaler Erythrozyten, Stabilisierung der Erythrozytenmembranen, verminderte AK-Produktion) oder der Versuch einer oralen Desensibilisierung [44] (verminderte Immunantwort durch vermehrte Bildung von T-Zellen) oder die Gabe von Kortikosteroiden [45] (Immunsuppression) haben sich nicht bewährt. Die hochdosierte Immunglobulin-Gabe [46] wurde zum Teil auch mit einer Plasmapherese kombiniert.

Der Wirkungsmechanismus ist nicht geklärt. Möglicherweise wird in der Schwangerschaft durch feedback die AK Synthese gehemmt, Makrophagen kompetitiv gehemmt, oder der transplazentare AK Transport blockiert [47]. Der Nachweis einer signifikanten Besserung der fetalen Erkrankung durch diese kostenintensive Therapie konnte jedoch nicht [48], bzw. nur bei nicht hydropischen Feten [49] geführt werden.

Angaben zur Technik

Ausrüstung

Ein modernes Ultraschallgerät mit hochauflösendem B-Bild ist Voraussetzung für das Ansteuern des Zielortes. Sowohl Sektor als auch Linear- oder „curved array" Schallköpfe werden eingesetzt, wobei jeweils eine etwas modifizierte Technik zur Anwendung kommt.

Es kann freihand oder mit einer Nadelführung punktiert werden. Letzteres ist für ungeübte Operateure sehr hilfreich. Nabelschnurpunktionen sollen aber nur von geübten Operateuren mit reicher AC Erfahrung (> 700 Amniocentesen [50]) vorgenommen werden. Diese verwenden meist keine Nadelführung.

Es wird mit einer 20G Spinalnadel (0,95mm) punktiert, vor der 24. SSW mit einer 22G Nadel (0,7mm). Die Nadellänge richtet sich nach der Dicke der Bauchdecke und dem Zugangsweg.

Zeitwahl

Die erste Punktion soll zu einem Zeitpunkt erfolgen, wo der fetale Hkt zwischen 30% (Transfusionsgrenze) und 15% (schwere Anämie) liegt. Diesen Zeitpunkt muß man sich aus Indizien ableiten: Anamnese, AK Titerverlauf, paternaler Rh Genotyp, ev. Trend im Bilirubingehalt des Fruchtwassers.

Die zweite fetale Blutanalyse und ev. Transfusion erfolgt zwei Wochen später, da nach der ersten Transfusion manchmal dramatische „Hkt Stürze" beobachtet werden. Das Blutbild beim zweiten Eingriff erlaubt dann die Berechnung der individuellen Hkt-Abnahme (rate of fall) pro Tag. Diese liegt zwischen 0,5 und 2% Punkten. Mit zunehmendem Ersatz der fetalen Erythrozyten durch adulte Spendererythrozyten wird diese Zahl geringer. Ursache ist die zunehmende Suppression der fetalen Erythropoese und die geringe Hämolyse der Spendererythrozyten.

Die Überlebenszeit der Spender-Erythrozyten im fetalen Kreislauf ist gleich wie im adulten Kreislauf [26] (Halbwertszeit nach intravasaler Transfusion 43 Tage, nach intraperitonealer Transfusion 33 Tage).

Spenderblut

Um eine möglichst lange Überlebenszeit der Spendererythrozyten im fetalen Kreislauf zu gewährleisten, werden nur frische Erythrozytenkonzentrate verwendet. Die passende Blutgruppe (meist O neg) muß zur Verfügung stehen. Um die Volumsbelastung des fetalen Kreislaufs nieder zu halten, muß eine hohe Konzentration der Spendererythrozyten erreicht werden. Additive Lösungen werden entfernt und der Hkt sollte zwischen 75 und 80% betragen. Die Erythrozytenkonzentrate werden weiters gefiltert und bestrahlt.

Monitoring

Während des Eingriffs wird am Bildschirm laufend der richtige Sitz der Transfusionsnadel, sowie die fetale Herzaktion überwacht. Nach dem Eingriff wird eine Stunde lang die fetale Herzfrequenz und eventuelle Kontraktionen des Uterus mittels Cardiotokographie aufgezeichnet.

Pädiatrische Situation nach intrauterinen Transfusionen

Wurde nach mehreren intrauterinen Transfusionen die fetale Erythropoese unterdrückt, so ist nach der Geburt die kindliche Blutgruppe vorerst O neg. Retikulozyten sind meist nicht nachweisbar. Bis zum Einsetzen der fetalen Blutbildung können einige Wochen vergehen und ev. „top up" Transfusionen nötig sein.

Verschiedene Untersuchungen aus dem Nabelschnurblut geben nach der Entbindung wertvolle Hinweise auf den Zustand des Neugeborenen:

Die Bestimmung des dir. Coomb's Tests sollte negativ sein. Der Kleihauer–Test gibt Auskunft über den Anteil von adulten Spendererythrozyten im fetalen Kreislauf, und der Albuminwert erlaubt Rückschlüsse auf die Leberfunktion. Diese kann durch die extramedulläre Erythropoese reduziert sein.

Nach ausreichender intrauteriner Behandlung (Nabelschnurblut post partum: Dir. Coomb's Test negativ, Blutgruppe O neg und Hb > 9 g/dl) wird eine Austauschtransfusion meist nicht nötig sein.

Zusammenfassung

Die schwere fetale Anämie infolge Rh Alloimmunisierung der Mutter wurde zu einem seltenen Ereignis. Die konsequente anti-D Prophylaxe post partum hat diese positive Entwicklung bewirkt. Es ist zu überlegen, ob eine anti-D Gabe während der Schwangerschaft an Rh negative Schwangere nach dem Beispiel der USA angestrebt werden sollte.

Eine kleine, aber hochgefährdete Gruppe von Patienten wird jedoch weiterhin existieren, da die postpartale Rh-Prophylaxe nicht alle Fälle von Immunisierung verhindern und es auch durch Transfusionen zur AK Bildung kommen kann.

Ohne Behandlung weisen die betroffenen Feten/Neugeborenen eine hohe Mortalitätsrate auf, und sind von einer höheren Zahl an geburtshilflichen Komplikationen und pädiatrischen Problemen betroffen.

Die Betreuung dieser Schwangerschaften in spezialisierten Zentren mit der Möglichkeit, eine intrauterine Therapie vorzunehmen, verbessert wesentlich die Chancen dieser oft schwerkranken Kinder. Die Diagnostik und Therapie erfolgt in enger Zusammenarbeit zwischen Geburtshelfern und Transfusionsmedizinern und in weiterer Folge mit Kinderärzten. Außerdem ist ein Labor erforderlich, welches verschiedene Untersuchungen an minimalen Blutproben vornehmen kann. Grundsätzlich wird eine Mindestfrequenz von 12 intrauterinen Transfusionen pro Jahr gefordert. Sollte diese Zahl nicht erreicht werden, wird empfohlen, die Patientinnen einem größeren Zentrum zuzuweisen [51].

Der intrauterine Zugang zum fetalen Kreislauf hat wesentliche Erkenntnisse über den Krankheitsverlauf der fetalen Erythroblastose [52] gebracht und eine gezielte und effektive pränatale Therapie ermöglicht.

Literatur

1. Whittle MJ (1992) Rhesus haemolytic disease. Arch Dis Child 67: 65–68
2. Witter FR, Shirey RS, Nicol SL, Ness PM (1990) Postinjection kinetics of antepartum Rh immune globulin. Am J Obstet Gynecol: 163: 784–786
3. Bowman JM (1989) Maternal blood group immunization. Hemolytic disease (erythroblastosis fetalis). In: Creasy RK, Resnik R (eds) Maternal-fetal medicine: principles and practice. W. B. Saunders, Philadelphia London Toronto, pp 613–655
4. Liley AW (1961) Liquor amnii analysis in the management of the pregnancy complicated by rhesus sensitization. Am J Obstet Gynecol 82: 1359–1370
5. Whitfield CR, Neely RA, Telford ME (1968) Amniotic fluid analysis in Rhesus Iso-immunization. J Obstet Gynecol Br Commonwealth 75: 121–127
6. Robertson JG (1969) Management of patients with Rh isoimmunization based on amniotic fluid examination. Am J Obstet Gynecol 103: 713–722.
7. Spinnato JA, Ralston KK, Greenwell ER, Marcell CA, Spinnato JA III (1991) Amniotic fluid bilirubin and fetal hemolytic disease. Am J Obstet Gynecol 165: 1030–1035
8. Nicolaides KH, Rodeck CH, Mibasham RS, Kemp JR (1986) Have Liley charts outlived their usefulness? Am J Obstet Gynecol 155: 90–94
9. Nicolaides KH, Rodeck CH, Millar DS, Misbashan RS (1985) Fetal haematology in rhesus isoimmunisation. Br Med J 290: 661–663
10. Nicolaides KH, Clewell WH, Mibashan RS Soothill PW, Rodeck CH, Campbell S (1988) Fetal haemoglobin measurement in the assessment of red cell isoimmunisation. Lancet: 1073–1075
11. Chitkara U, Wilkins I, Lynch, Lynch L, Mehalek K, Berkowitz RL (1988) The role of sonography in assessing severity of fetal anaemia in Rh- and Kell-isoimmunized pregnancies. Obstet Gynecol 71: 393–397
12. Reece EA, Gabrielli S, Abdalla M, O'Conner TZ, Hobbins JC (1988) Reassessment of the utility of fetal umbilical vein diameter in the management of isoimmunization. Am J Obstet Gynecol 159: 937–938
13. Mari G, Moise KJ, Deter RL, Kirshon B, Stefos T, Carpenter RJ (1990) Flow velocity waveforms of the vascular system in the anaemic fetus before and after intravascular transfusion for severe red blood cell alloimmunization. Am J Obstet Gynecol 162: 1060–1064
14. Powell jr LC (1968) Intense plasmapheresis in the pregnant Rh-sensitized woman. Am J Obstet Gynecol 101: 153

15. Robinson EAE, Tovey LAD (1980). Intensive plasma exchange in the management of severe Rh disease. Br J Haematol 45: 621

16. Erkkola R, Ekblad U, Piiroinen O, Kero P, Rajamaki A, Karanko M, Katka K (1989) Plasma exchange and intrauterine transfusion in the management of severe rhesus isoimmunization. Int J Feto-Mat Med 2: 11–14

17. Tannirandorn Y, Rodeck CH (1990) Management of immune haemolytic disease in the fetus. Blood Rev 13: 1–14

18. Weiss PAM (1985) Plasmapherese zur Behandlung der schweren fetalen Rhesuserkrankung. In: Burghardt E (Hrsg) Spezielle Gynäkologie und Geburtshilfe mit Andrologie und Neonatologie. Springer, Wien New York, pp 312–319

19. Nicolaides KH, Soothill PW, Rodeck Ch, Clewell W (1986) Rh disease: intravascular fetal blood transfusion by cordocentesis. Fetal Ther 1: 185–192

20. Nicolini U, Talbert DG, Fisk NM, Rodeck CH (1989) Pathophysiology of pressure changes during intrauterine transfusion. Am J Obstet Gynecol 160: 1131–1145

21. Moise KJ, Mari GM, Fisher DJ, Huhta JC, Cano LE, Carpenter RJ (1990) Acute fetal hemodynamic alterations after intrauterine transfusion for treatment of severe red blood cell alloimmunization. Am J Obstet Gynecol 163: 776–784

22. Grannum PA, Copel JA, Plaxe SC, Scioscia AL, Hobbins JC (1986) In utero exchange transfusion by direct intravascular injection in severe erythroblastosis fetalis. New Engl J Med 314: 1431–1434

23. Soothill PW, Nicolaides KH, Rodeck CH (1987) Effect of anaemia on fetal acid-base status. Br J Obstet Gynecol 94: 880–883

24. Soothill PW, Nicolaides KH, Rodeck CH, Clewell WH, Lindridge J (1987) Relationship of fetal haemoglobin and oxygen content to lactate concentration in Rh isoimmunized pregnancies. Obstet Gynecol 69: 268–271

25. Frigoletto FD, Umansky I, Birnholz J, Acker D, Easterday CL, Harris GB, Griscon NT (1981) Intrauterine fetal transfusion in 365 fetuses during fifteen years. Am J Obstet Gynecol 139: 781–790

26. Pattison N, Roberts A (1989) The management of severe erythroblastosis fetalis by fetal transfusion: survival of transfused adult erythrocytes in the fetus. Obstet Gynecol 74: 901–904

27. Watts HD, Luthy DA, Benedetti TJ, Cyr DR, Easterling TR, Hickok D (1988) Intraperitoneal fetal transfusion under direct ultrasound guidance. Obstet Gynecol 71: 84–88

28. Harman CR, Bowman JM, Manning FA, Menticoglou SM (1990) Intrauterine tansfusion – intraperitoneal versus intravascular approach: a case-control comparison. Am J Obstet Gynecol 162: 1053–1059

29. Crosby WM, Brobmann GF, Chang ACK (1970) Intrauterine transfusion and fetal death. Am J Obstet Gynecol 108: 135–138

30. Rodeck CH, Holman CA, Karnicki J, Kemp JR, Whitmore DN, Austin MA (1981) Direct intravascular fetal blood transfusion by fetoscopy in severe rhesus isoimmunisation. Lancet: 625–627
31. Daffos F, Capella-Pavlovsly M, Forestier F (1983) Fetal blood sampling during pregnancy with use of a needle guided by ultrasound: a study of 606 consecutive cases. Am J Obstet Gynecol 153: 655–660
32. Moise KJ, Carpenter RJ jr, Kirshon B (1990) Comparison of four types of intrauterine transfusion: Effect on fetal hematocrit. Fetal Ther 158: 768–76
33. Rodeck CH, Nicolaides KH, Warsof SL, Fysh WH, Gamsu HR, Kemp JR (1984) The management of severe rhesus isoimmunization by fetoscopic intravascular transfusions. Am J Obstet Gynecol 150: 769–774
34. Weiner CP (1987) Cordocentesis for diagnostic indications: a two year experience. Obstet Gynecol 70: 664–685
35. Berkowitz RL, Chitkara U, Wilkins I, Lynch L, Mehalek KE (1987) Technical aspects of intravascular intrauterine transfusions: lessons learned from thirty-three procedures. Am J Obstet Gynecol 157: 4–9
36. Berkowitz RL, Chitkara U, Goldberg JD Wilkins I, Chervenak FA, Lynch L (1986) Intrauterine intravascular transfusions for severe red blood cell isoimmunization: ultrasound guided percutaneous approach. Am J Obstet Gynecol 155: 574–581
37. Nicolini U, Nicolaides KH, Fisk NM Tannirandorn Y, Rodeck CH (1990) Fetal blood sampling from the intrahepatic vein: analysis of safety and clinical experience with 214 procedures. Obstet Gynecol 76: 47–53
38. Westgren M, Selbing A, Stangenberg M (1988) Fetal intracardiac transfusions in patients with severe rhesus isoimmunisation. Br Med J 296: 885–886
39. Westgren M, Selbing A, Stangenberg M, Phillips R (1989) Acid-base status in fetal heart blood in erythroblastotic fetuse: a study with special reference to the effect of transfusions with adult blood. Am J Obstet Gynecol 160: 1134–1138
40. Weiner CP, Wenstrom KD, Sipes SL, Williamson RA (1991) Risk factors for cordocentesis and fetal intravascular transfusion. Am J Obstet Gynecol 165: 1020–1025
41. Benacerraf BR, Barss VA, Saltzmann DH, Greene MF, Penso CA, Frigoletto FD (1987) Acute fetal distress associated with percutaneous umbilical blood sampling. Am J Obstet Gynecol 156: 1218–1220
42. Dildy GA 3rd, Smith LG jr, Moise KJ jr, Cano LE, Hesketh DE (1991) Porencephalic cyst: a complication of fetal intravascular transfusion. Am J Obstet Gynecol 165: 76–78
43. Gusdon JP jr, Witherow C (1973) Possible ameliorating effects of erythroblastosis by promethazine hydrochloride. Am J Obstet Gynecol 117: 1101
44. Biermé SJ, Blanc M, Abbal M, Fourmé A (1979) Oral Rh-treatment for severely immunized mothers. Lancet i: 604–605

45. Caudle MR, Scott JC (1982) The potential role of immunosuppression, plasmapheresis and desensitization as treatment modalities for Rh-immunization. Clin Obstet Gynecol 25: 313–319
46. Berlin G, Selbing A, Ryden G (1985) Rhesus haemolytic disease treated with high-dose intravenous immunoglobulin. Lancet i: 1153
47. Sacher RA, King JC (1988) Intranvenous gamma-globulin in pregnancy. A review. Obstet Gynecol Surv 44: 25–34
48. Chitkara U, Wilkins I, Lynch L, Mehalek K, Berkowitz RL (1990) High-dose intravenous gammaglobulin: does it have a role in the treatment of severe erythroblastosis fetalis? Obstet Gynecol 76: 703–708
49. Margulies M, Voto LS (1990) High-dose intravenous gamma globulin: does it have a role in the treatment of severe erythroblastosis fetalis? Obstet Gynecol 76: 804
50. Hackeloer BJ (1993) Persönliche Mitteilung
51. Weiner CP, Williamson RA, Wenstrom KD, Sipes SL, Widness JA, Grant SS, Estle L (1991) Management of fetal hemolytic disease by cordocentesis. II. Outcome of treatment. Am J Obstet Gynecol 165: 1302–1307
52. Nicolaides KH (1989) Studies on fetal physiology and pathophysiology in rhesus disease. Semin Perinatol 13: 328–337

Korrespondenz: Univ.-Ass. OA Dr. M. Häusler, Geburtshilflich-Gynäkologische Universitätsklinik, Landeskrankenhaus Graz, Auenbruggerplatz 14, A-8036 Graz, Österreich.

Austauschtransfusion

O. Stur

Interne Abteilung für Kinder am Wilhelminen Spital der Stadt Wien,
Wien, Österreich

Die Austauschtransfusion (AT) wurde entwickelt, um den Ikterus gravis (IG) der Neugeborenen zu verhindern. Der IG verursacht schwere neurologische Störungen und in vielen Fällen den Tod. Die Hauptursache des IG war die Rhesus-Faktor-Unverträglichkeit. Im Jahre 1941 wurde von Landsteiner und Wiener der Rhesus-Faktor entdeckt [1] und von Levine die Pathogenese des Ikterus gravis aufgeklärt [2]. In den nächsten Jahren wurde festgestellt, daß es auch bei ABO-Unverträglichkeit durch den Übertritt von mütterlichen Antikörpern beim Neugeborenen zur Hämolyse und zum IG kommen kann.

Bei der Hämolyse entsteht aus Hämoglobin freies Bilirubin, das fettlöslich, aber nicht wasserlöslich ist. Es kann daher weder in der Galle, noch im Harn ausgeschieden werden. Freies Bilirubin ist im Blut an Albumin locker gebunden. Es dringt in Fettgewebe und in die Haut ein. Bei Bilirubinkonzentrationen über 5–6 mg% im Serum zeigt sich auf der Haut bereits ein leichter Ikterus, der mit steigenden Bilirubinkonzentrationen immer intensiver wird.

Bei Serumkonzentrationen über 20 mg% Bilirubin durchdringt es die Blutliquorschranke und dringt in Ganglienzellen ein. Bei einer Hämolyse durch Rhesusunverträglichkeit kann es innerhalb weniger Stunden zu einem solch intensiven Bilirubinanstieg kommen. In den Ganglienzellen wirkt das Bilirubin toxisch, die Zellen werden zerstört. Beim Neugeborenen sind dabei in erster Linie die Stammganglien betroffen. Es wird dadurch Athetose, eine Form der zerebralen Parese verursacht. In schweren Fällen ist auch die Hirnrinde geschädigt. Es entstehen dadurch schwere neurologische Defektzustände. Viele Neugeborene sterben in den ersten Lebenstagen.

Bei der Obduktion findet man in den Stammganglien und in anderen Bereichen der Grauen Substanz eine deutliche Gelbfärbung durch das eingelagerte Bilirubin. Das wird als Kernikterus bezeichnet.

Bei Frühgeborenen tritt der Ikterus gravis auch ohne gesteigerte Hämolyse auf. Bei der Obduktion findet man ebenfalls Kernikterus.

Die Ursache liegt in der Unreife des Enzymsystems, das zur Ausscheidung von Bilirubin erforderlich ist.

Bereits vor der Entbindung werden Erythrozyten nach Ablauf ihrer Lebensdauer abgebaut. Das freie Bilirubin, das bei diesem physiologischen Abbau entsteht, wird über die Plazenta zur Leber der Mutter gebracht und dort an Glukuronsäure gekoppelt und dadurch wasserlöslich gemacht. Es wird über die Galle der Mutter ausgeschieden. Nach der Abnabelung muß diese Koppelung des Bilirubins an Glukuronsäure von der Leber des Kindes vollzogen werden. Die dafür erforderlichen Enzyme sind zwar vorhanden, aber ihre Menge reicht noch nicht aus, um die gesamte physiologischerweise entstehende Bilirubinmenge wasserlöslich zu machen, sodaß es ausgeschieden werden kann. Die Funktion dieser Glukuronyltransferasen wird beim reifen Neugeborenen innerhalb von 3–4 Tagen ausreichend, um einen Ikterus zu verhindern. Es steigt aber bei allen Neugeborenen der Bilirubinwert im Blut an. Wenn die Glukuronyltransferasen aber erst nach einer Woche ihre volle Funktion ausüben, kann auch bei vielen Neugeborenen ein leichter, „physiologischer" Ikterus auftreten, der völlig harmlos ist.

Bei Frühgeborenen dauert es meist viel länger, bis die Bilirubinausscheidung normal funktioniert. Es kann sich daher in den ersten Lebenstagen Bilirubin im Körper des Frühgeborenen ansammeln und innerhalb von 4–5 Tagen ebenfalls die Grenze von 20 mg% erreicht werden. Dasselbe kann auch bei reifen Neugeborenen diabetischer Mütter, aber auch bei Neugeborenen nach schwierigen Entbindungen beobachten werden. Bei Frühgeborenen liegt das große Problem darin, daß bei unreifen Kindern und vor allem bei Auftreten von Komplikationen der Kernikterus schon bei Bilirubinkonzentrationen über 8–10 mg% auftreten kann.

Indikation zur Austauschtransfusion

Hämolyse

Bei Rhesusunverträglichkeit richtet sich die Indikation zur AT nach dem Bilirubinanstieg und dem Hämatokrit. Es kann in der Regel bereits in den ersten Lebensstunden entschieden werden, ob eine AT notwendig wird. Als Hilfsmittel für die Entscheidung stehen Bilirubinkurven nach Polacek, Rossi u. a. zur Verfügung [3].

Bei Neugeborenen nach intrauteriner Transfusion wird unter Berücksichtigung aller Informationen so schonend wie möglich vorgegangen. Wenn bei dem Neugeborenen nur die intrauterin transfundierten Erythrozyten vorhanden sind, ist eine AT nicht notwendig. Es muß nur vorsichtig die Anämie mit kleinen Transfusionen ausgeglichen werden.

Wenn ein Hydrops aufgetreten ist, sind die Überlebenschancen sehr gering. Man muß damit rechnen, daß durch die Herzinsuffizienz ein erhöhter Venendruck besteht und die Zufuhr von Erythrozytenkonzentrat sehr vorsichtig erfolgen muß.

Frühgeborenen-Hyperbilirubinämie

Indikationsstellung nach den Angaben von Rossi [4]. Zur Beurteilung des Risikos kann auch der Serum-Albumin-Spiegel und der pH herangezogen werden, da die Grenze von 20 mg% auf normale Serumalbuminkonzentration und ein pH von 7,4 bezogen ist. Unreife Frühgeborene haben sehr oft sehr niedere Albuminspiegel und eine Azidose, sodaß die Bindungskapazität für Bilirubin stark reduziert ist.

Neugeborenensepsis

Bei Neugeborenensepsis kann im Einzelfall durch eine AT eine lebensgefährliche Situation günstig beeinflußt werden.

Stoffwechselstörung

Bei Galaktosämie, bei Hyperammonämie, auch bei Hyperkaliämie und anderen Stoffwechselstörungen kann eine AT die Situation des Kindes entscheidend bessern.

Thrombopenie

Bei Thrombopenie des Neugeborenen, die durch Antikörper der Mutter verursacht ist, ist durch eine AT eine entscheidende Verbesserung möglich.

Technik

Weg: In vielen Zentren wird die AT so durchgeführt, daß das Blut einer peripheren Arterie entnommen und über eine große periphere Vene zugeführt wird.

Auch der früher übliche Zugang über die Nabelvene wird heute noch verwendet. Es ist dabei zu beachten, daß der eingeführte Katheter in eine Lebervene eingeführt wird, da sonst Komplikationen entstehen können.

Dauer: Bei einer AT sollen maximal 2,5 ml pro kg KG pro Minute ausgetauscht werden. Das führt zu einer Gesamtzeit von ca. 2 Stunden.

Monitor: Atemfrequenz, EKG, PO_2, RR.

Kontrolle: pH, Blutgase, Blutzucker.

Ergänzung: Bei Zitratblut Kalzium-Gluc., bei Heparinblut Protamin-Sulfat.

Wärme: Kind auf Wärmekissen, Wärmebett oder offenen Inkubator. Blutkonserve vorsichtig anwärmen, maximal 36°.

Andere Behandlungsmöglichkeiten bei Ikterus neonatorum

Durch intensive Bestrahlung mit Blaulicht mit der Wellenlänge 420–470 ist es möglich, das in der Haut befindliche Bilirubin durch eine photochemische Reaktion in eine wasserlösliche Form umzuwandeln. Es kann dann über die Galle ausgeschieden werden. Diese Phototherapie wird in erster Linie bei der Frühgeborenen-Hyperbilirubinämie eingesetzt. Wenn sie rasch eingesetzt und intensiv durchgeführt wird, läßt sich bei sehr vielen Kindern eine AT vermeiden.

Auch bei einem leichten Grad der Hämolyse kann durch Phototherapie eine AT vermieden werden. Es ist aber dann zu beachten, daß diese Neugeborenen in den ersten Lebenswochen sehr anämisch werden können. Es sind auch noch andere Komplikationen möglich.

Bei Rhesus-Unverträglichkeit laufen derzeit Versuche durch eine Immunglobulin-Infusion von 500 mg pro kg KG, die Hämolyse zu unterdrücken. Es kann dabei möglich sein, mit Phototherapie allein das Auslangen zu finden oder wenn doch eine AT notwendig ist, die Wiederholung einer AT einzusparen. Es ist nämlich leider immer noch notwendig, bei massiver Hämolyse eine zweite und auch dritte AT durchzuführen.

Durch die Anti-D-Prophylaxe ist die Zahl der Kinder, die wegen einer Rhesus-Unverträglichkeit einer AT unterzogen werden müssen, so sehr reduziert worden, daß in allen Zentren nur mehr einzelne Kinder eine AT benötigen. Trotzdem gibt es immer noch Rhesus-sensibilisierte Mütter. Da zur Behandlung der Kinder große Erfahrung notwendig ist, soll die Entbindung solcher Frauen nur dort erfolgen, wo ein Neonatologie-Team zur Verfügung steht.

Literatur

1. Landsteiner K, Wiener AS (1941) Studies on an agglutinogen (Rh) in human blood reacting with anti-rhesus sera and with human isoantibodies. J Exp Med 74: 309
2. Levine P, Katzin EM, Burnham L (1941) Isoimmunisation in pregnancy. Its possible bearing on the etiology of erythroblasosis foetalis. JAMA 116: 825
3. Polacek K (1984) Das universale Diagramm zur Behandlung der Hyperbilirubinämie der Neugeborenen. Padiatr Praxis 29: 1–3
4. Rossi E (1989) Pädiatrie. Thieme, Stuttgart

Korrespondenz: Univ.-Doz. Prim. em. Dr. O. Stur, Interne Abteilung für Kinder am Wilhelminen Spital der Stadt Wien, Montleartstraße, A-1171 Wien, Österreich.

Diskussionsergänzungen zum Thema

1. Im Rahmen feto-maternaler Rhesus-Inkompatibilitäten ist mit einem oft sehr frühen (12. bis 14. SSW) diaplazentaren Antikörperübergang zu rechnen.

2. Neben einer genauen Antikörperdefinition und der entsprechenden Antikörper-Titerdiagnostik ist auch die Ig-Subklassenanalyse für eine Prognosestellung wesentlich (IgG 3, IgG 1). Dazu können durchflußzytometrische Untersuchungen und präparative Säulen in Kombination mit Gel-Testen eingesetzt werden, hinsichtlich der Phagozytose-Inhibitions-Teste sind Aufwand gegen Nutzen abzuwägen.

3. Eine hochdosierte iv-Immunglobulintherapie (z. B. 500 mg/kg/KG) zur Antikörpersuppression bei Rhesus-Unverträglichkeit kann noch nicht abschließend beurteilt werden.

4. 1 Mol Albumin bindet 1 Mol Bilirubin entsprechend dem „Gefahrengrenzwert" von 20 bis 25 mg/dl (evtl. Albuminsubsitution). Ohne Ausscheidung über die Leber beträgt der Bilirubinanstieg/Tag ca. 5 mg/dl.

5. Eine Austauschindikation ergibt sich bei einem Bilirubinanstieg > 0,5 mg/dl/h.

6. Ein 90%iger Blutaustausch wird bei der Anwendung des zweifachen Blutvolumens erreicht.

Zusammenfassung der Konsensusdiskussion

Themendarstellung mit ergänzenden Diskussionspunkten waren konsensfähig.

Rhesusprophylaxe

W. Schöll und **M. Häusler**

Geburtshilflich-Gynäkologische Universitätsklinik, Graz, Österreich

Einleitung

Bis zur Einführung der Rhesusprophylaxe in den späten sechziger Jahren trat in Mitteleuropa eine fetale Erythroblastose in 0,2–0,6% aller Schwangerschaften auf. Seither konnte durch die postpartale Rhesusprophylaxe die Rate der Sensibilisierungen gegen das Antigen D um 90% gesenkt werden, sodaß in nur mehr 1,5–2% aller Schwangerschaften mit Rhesuskonstellation Alloimmunisierungen auftraten [1, 4, 14, 18, 21]. Die meisten Versager dieser Prophylaxe sind durch eine bereits in der Schwangerschaft erfolgte Sensibilisierung zu erklären. Eine in Großbritannien oder in Deutschland seit 1990 allgemein durchgeführte antenatale Rhesusprophylaxe für rhesusnegative Schwangere ermöglichte den Rückgang der Inzidenz des Morbus hämolyticus neonatorum auf knapp 0,2 Promille aller Schwangerschaften [3, 4, 15, 26].

Alloimmunisierung im Rhesussystem

Das Rhesusblutgruppensystem wird durch drei erythrozytäre Antigenpaare, nämlich C-c, D-d, E-e, charakterisiert, deren genetische Grundlage in eng benachbarten Allelen mit voneinander unabhängigen Genloci liegt, die infolge ihrer räumlichen Nähe am Chromosom meist gemeinsam vererbt werden.

Die Immunreaktion bei der Sensibilisierung im Rhesussystem fällt in die Gruppe der Alloimmunisierung. Das bedeutet, daß die Mutter Antikörper gegen ein zugeführtes Antigen (Antigen D an der Zelloberfläche fetaler Erythrozyten)

eines individualverschiedenen Organismus derselben Spezies – des Feten – produziert.

Bereits nach dem 30. postkonzeptionellen Tag ist das Rhesusantigen auf embryonalen Erythrozyten ausgebildet [7, 14], die nach der 6. Schwangerschaftswoche mit Fortdauer der Schwangerschaft in steigendem Ausmaß transplazentar in den mütterlichen Kreislauf übertreten können. Das Volumen einer fetomaternalen Blutung beeinflußt entscheidend das Risiko einer Sensibilisierung. Bei Volumina unter 0,1 ml, die 75 bis 80% aller fetomaternalen Blutungen ausmachen, liegt es bei 3%, 0,4 ml fetalen Blutes erhöhen das Risiko einer Sensibilisierung auf 22% [9, 12, 24].

Ab der 20. Schwangerschaftswoche werden auch bei unauffälligen Schwangerschaften bis zu 1 Promille aller peripheren Zellen des mütterlichen Blutes als fetale Erythrozyten analysiert [23]. Dieser vergleichsweise hohe Anteil steht ganz im Gegensatz zur geringen Zahl fetaler kernhaltiger Zellen im mütterlichen Blut. Fetale Erythroblasten im mütterlichen Blut, die sich als nucleotierte Zellen zur fetalen Genomanalyse in der pränatalen Diagnostik eigneten, sind nur als jede 10^{-5}te, also jede hunderttausendste Zelle aller kernhaltigen Zellen des peripheren mütterlichen Blutes anzutreffen [8]. Die größten Volumina fetalen Blutes von selten mehr als 25 ml treten zum Zeitpunkt der Geburt in den mütterlichen Kreislauf über.

98% aller Unverträglichkeiten in den Blutgruppensystemen werden gegen das Antigen D hervorgerufen. Im üblichen Sprachgebrauch bedeutet „Rhesus positiv" deshalb auch das Vorkommen des Antigens D auf Erythrozyten. In 2% aller Unverträglichkeiten sind irreguläre, d. h. plazentagängige, nicht genuine mütterliche Antikörper der Immunglobulinklasse G für eine hämolytische fetale Erkrankung ursächlich, die gegen die Rhesusmerkmale c, E, C und e, sowie gegen die Blutgruppenmerkmale Kell, Fy^a, Fy^b, S, s, U, Jk^a Jk^b, Di^a und andere gerichtet sind.

In der mitteleuropäischen Bevölkerung sind 15–17% aller Frauen rhesusnegativ. Nur 12% aller Schwangerschaften sind als klassische Rhesuskonstellation, d. h. rhesus-negative Mutter mit rhesuspositivem Fetus, durch eine Rhesusinkompatibilität bedroht [24, 25]. Bis zu einem Drittel dieser Mütter zeigen durch eine mögliche genetische Variante als sogenannte Nonresponder keine Reaktion. Ein weiters Fünftel aller Schwangerschaften mit Rhesuskonstellation ist durch eine Inkompatibilität im ABO System durch reguläre Antikörper, die übergetretene fetale Erythrozyten noch vor einer möglichen Immunisierung sofort zerstören [19, 24], vor einer Rhesusinkompatibilität geschützt. In dem verbliebenen Anteil, der knapp weniger als die Hälfte der Schwangerschaften mit klassischer Rhesuskonstellation oder 5% aller Schwangerschaften umfaßt, bietet nur die Rhesusprophylaxe sicheren Schutz vor einer schweren Erkrankung des Kindes.

Wirkungsmechanismus der Rhesusprophylaxe

Zwei Wirkmechanismen werden als wesentlich erachtet.

Anti-D-Immunglobuline besetzen entsprechende Antigene fetaler rhesuspositiver Zellen und führen sie der Zerstörung über das Komplementsystem bzw. der Phagozytose durch Zellen des retikuloendothelialen Systems zu, bevor das mütterliche Immunsystem auf das fremde Antigen mit entsprechender Antikörperbildung reagieren kann.

Ein zweiter wahrscheinlicher Mechanismus ist aus der Tatsache abzuleiten, daß die üblichen Impfstoffe aus menschlichen Seren gewonnen werden. Ihr Proteinanteil besteht zumindest zu 95% aus Gammaglobulinen. Diese beinhalten nicht nur Anti-D, sondern auch antiidiotypische Antikörper, d. h. Anti-Anti-D-Antikörper, die die Bildung mütterlicher Anti-D-Antikörper durch eine Suppression von entsprechenden B- und T-Lymphozyten unterdrücken [22, 24]. Diesem Weg wird auch bei der Sensibilisierungsprophylaxe nach Fehltransfusionen größerer Mengen rhesuspositiven Blutes an rhesusnegative Patienten Bedeutung zugesprochen. So bewirken zum Beispiel 300 µg Anti D Immunglobulin, die nach experimenteller Fehltransfusion von 15 ml Rhesus-positiven Blutes zur Immunisierungsprophylaxe zugeführt wurden, nur eine etwas mehr als 20%ige Neutralisierung der fehltransfundierten erythrozytären Antigene beim Empfänger. Mehr als 98% der applizierten Antikörper werden für diese nur 20%ige Abbindung erythrozytärer Antigene verbraucht. Die verbliebenen ungebundenen 80% der D-Antigene führen wegen der postulierten Blockade der primären immunologischen Informationsübertragung durch antiidiotypische Antikörper nicht zur Sensibilisierung [23].

Indikation zur Rhesusprophylaxe

Rhesusnegative Schwangere, deren Rhesus-Antikörpertiter negativ sind, die also noch nicht gegen das Antigen D sensibilisiert wurden, sind die Zielgruppe der Rhesusprophylaxe.

Sehr niedrige Titer (kleiner oder gleich 1 : 4 im ID-Microtyping System, einer modifizierten, empfindlicheren Form des indirekten Coombstests) sollten wegen der Möglichkeit eine unspezifischen Reaktion nicht von der Rhesusprophylaxe ausgeschlossen werden. Bei bereits erfolgter Sensibilisierung ist eine Anti D Gabe nicht angezeigt.

Die Rhesusprophylaxe ist notwendig nach jedem geburtshilflichen Eingriff in der Frühschwangerschaft, wie z. B. nach Abortgeschehen, allen Arten der Molenschwangerschaft, einer Extrauteringravidität oder nach einem Schwangerschaftsabbruch. Jede Form der Pathologie in der Frühschwangerschaft, die zur Beendigung der Schwangerschaft führt und die keine operative Therapie nach sich zieht, sollte ebenso eine Rhesusprophylaxe zur Folge haben. Entsprechende Indikationen sind fallweise nach komplettem Abort oder nach einer konservativ therapierten Extrauteringravidität gegeben. Die Rhesusprophylaxe ist unbestritten nach allen invasiv diagnostischen oder therapeutischen Eingriffen in der gesamten Schwangerschaft, wie z. B. nach Amniozentese, Chorionbiopsie, Plazentacentese oder Nabelschnurpunktion. Stumpfe Bauchtraumen in der zweiten Schwangerschaftshälfte sowie äußere Wendungen aus Lage- oder Poleinstellungsanomalien erfordern eine in der Schwangerschaft vorgezogene Anti-D-Gabe möglichst bald nach dem Ereignis.

Bei Abortus imminens fließt mütterliches Blut aus der teilweise gelösten Haftstelle von Embryonalanlage und Decidua ab. Vor der 12. Schwangerschaftswoche sind embryomaternale Transfusionen dabei unwahrscheinlich; sollten sie erfolgen, so sind nur minimale Volumina unter 0,1 ml zu erwarten. Die Rhesusprophylaxe wird deshalb als nicht obligat angesehen, obwohl einige Empfehlungen hiefür vorliegen [23]. Bei Abortus imminens nach der 12. Schwangerschaftswoche ist das Vorgehen uneinheitlich, die Rhesusprophylaxe wird an einigen Zentren vom positiven Nachweis fetaler Erythrozyten im mütterlichen Kreislauf abhängig gemacht.

Nach Blutungen in der Spätschwangerschaft, wie bei vorzeitiger Lösung oder Plazenta prävia, bei vorzeitiger Wehentätigkeit sowie bei schwangerschaftsinduzierter Hypertonie (EPH-Gestose) mit diastolischen Blutdruckwerten größer als 100 mm Hg wird die Gefahr einer Sensibilisierung diskutiert und die Anti-D-Gabe erwogen [23, 24].

Um das Risiko der Alloimmunisierung während der Schwangerschaft generell zu minimieren, wird in einigen Ländern [6, 14, 24, 26, 28] in der 28. und eventuell in der 34. Schwangerschaftswoche eine Rhesusprophylaxe durchgeführt. Mit der Zunahme der Durchlässigkeit der Plazenta für fetale Erythrozyten im letzten Trimenon der Schwangerschaft können kleine Menge übergetretener Erythrozyten auch bei Primigraviden den Sensibilisierungsvorgang initiieren. Der Sensibilisierungsvorgang dauert auch bei Injektion einer größeren Menge des Antigens 6 bis 12 Wochen. Folgt ein zweiter Schub des Antigens – antenatal oder postpartal – so resultiert aus dieser Boosterung eine rasche maternale Anti-D-Produktion. Daraus wurde der Nutzen einer in die Schwangerschaft vorgezogenen Rhesusprophylaxe abgeleitet, vor allem als man erkannt hatte, daß antenatal verabreichtes Anti-D den Feten nicht schädigt [23]. Eine Bestimmung von mütterlichen Rhesusantikörpern sollte noch vor Verabreichung einer antenatalen Rhesusprophylaxe erfolgen. Im Anschluß daran durchgeführte Tests weisen wegen des zuvor zugeführten Antikörpers positive Titer auf.

Die klassische Indikation zur Rhesusprophylaxe ist die Geburt eines rhesuspositiven Kindes einer rhesusnegativen Mutter. Allein die Einführung dieser postpartalen Prophylaxe in den späten sechziger Jahren führte zu einem 90%igen Rückgang der Inzidenz der fetalen Erythroblastose.

Bei 1% aller Rhesuspositiven wird die antigene Eigenschaft D äußerst schwach exprimiert und als D^u bezeichnet. Trotz der Tendenz in der Transfusionsmedizin, auf die Bezeichnung D^u zu verzichten und Probanden dieser Eigenschaft generell der Blutgruppe D zuzuordnen, wird diese Unterscheidung weiterhin vielfach beibehalten. Verschiedene Ansichten bestehen bei Trägerinnen eines D^u zur Durchführung einer Rhesusprophylaxe. Eine Sensibilisierung durch ein rhesuspositives Kind gilt als äußerst unwahrscheinlich, außerdem würde sich zugeführtes Immunglobulin eher auf schwach antigenen mütterlichen Erythrozyten verteilen, als fetale Erythrozyten in entscheidendem Umfang zu eliminieren [24]. Da bei der Anti-D-Gabe an eine Mutter mit D^u kein Schaden zugeführt werden kann, weil eine eventuelle Hämolyse maternaler Erythrozyten nur in minimalem Umfang auftreten kann, wird aber auch in dieser Situation die Rhesusprophylaxe empfohlen [23]. Kindliches D^u sollte bei rhesusnegativen Müttern zur Anti-D Gabe veranlassen.

Dosierung, Vorgehen

Im ersten Trimenon wird infolge der geringen Volumina fetomaternaler Transfusionen die Verabreichung von 100 µg Anti D als ausreichend erachtet. Eine Frist von 72 Stunden nach dem indizierenden Ereignis sollte zu keinem Gestationszeitpunkt überschritten werden. Die beiden z. B. in Österreich erhältlichen Präparate Partobulin Inject® (Österreichisches Institut für Hämoderivate Wien und Immuno Wien) und Partogloman® (Schwab Wien) enthalten als Fertigspritzen 250 µg Anti-D. Die Verabreichung von z. B. 100 µg aus Fertigspritzen ist unpraktikabel, so daß zu jedem Zeitpunkt, also unabhängig vom Gestationsalter oder auch postpartal, eine Standarddosis von 250 µg empfohlen wird [20, 24]. Diese Menge ist ausreichend, soferne das fetomaternal transfundierten Volumen 25 ml nicht übersteigt. Die vereinzelten Herstellerangaben von 20 µg Anti-D pro Milliliter fetalen Blutes können zwar keinen Schaden zufügen, sind aber zur kompletten Schutzwirkung in dieser hohen Dosis nicht nötig [5]. Die Resorption ist bei der einfacheren intramuskulären Gabe sicher und erreicht nahezu dieselben Blutspiegel wie bei intravenöser Verabreichung (250 µg i. m. entsprechen 200 µg i. v.), deshalb wird der intramuskulären Applikation allgemein der Vorrang eingeräumt [24]. Die Frist von 72 Stunden bietet bei der postpartalen Prophylaxe die Möglichkeit der kindlichen Blutgruppenbestimmung und läßt damit ein differenzierteres Vorgehen zu, im Falle eines rhesusnegativen Kindes wird auf die Rhesusprophylaxe verzichtet.

Dauert eine Schwangerschaft 12 Wochen nach antenataler Verabreichung von Anti-D noch an, so ist die Rhesusprophylaxe – jeweils in 12wöchigen Abständen – zu wiederholen. Den wiederholten Gaben während der Schwangerschaft liegt folgende Überlegung zugrunde [19, 23]: Das zugeführte Immunglobulin hat eine Halbwertszeit von ca. 21 Tagen. In der Standarddosis injiziertes Anti-D von 250 µg ist mindestens für 4 und je nach verwendetem System des Antikörpernachweises für maximal 8 Wochen (indirekter Coombstest) bzw. 11 Wochen (ID-Microtyping System) nachweisbar [3]. 12 Wochen nach Gabe von Anti-D in der Schwangerschaft sind abbaubedingt noch ca. 20 µg Anti-D im mütterlichen Kreislauf vorhanden, das entspricht einem Serumspiegel von mindestens 1 ng/ml, der einen gerade noch ausreichenden Schutz vor einer Sensibilisierung bietet [11, 23]. Spiegel unter diesem Grenzbereich führen über einen „Augmentationseffekt" sogar zu einem höheren Sensibilisierungsrisiko als ohne Vorhandensein von Spuren von Anti-D. Der protektive Effekt der Antikörper beginnt erst bei einer gewissen Mindestdosis; darunter liegende Mengen von Antikörper bewirken bei vorhandenem Antigen sogar eine Augmentation der Immunantwort im Sinne einer Isoimmunisierung. Um diesen minimalen Wirkspiegel zu keiner Zeit zu unterschreiten, sind 12wöchige Applikationsintervalle während der Schwangerschaft angezeigt. Eine antenatale Rhesusprophylaxe in der 28. bis 30. Schwangerschaftswoche bietet demnach auch ohne weitere Titerkontrollen bis zur Geburt eine annähernd komplette Schutzwirkung [4, 13]. Als letzte aussagekräftige Titerkontrolle wird bei der routinemäßigen Durchführung der Rhesusprophylaxe in der Schwangerschaft jene vor Verabreichung von Anti-D in der 28. bis 30. Schwangerschaftswoche angesehen.

Erfolge und Versager der Rhesusprophylaxe

Seit Einführung der postpartalen Rhesusprophylaxe in den späten sechziger Jahren in Westeuropa und den USA konnte die historisch beschriebene Sensibilisierungsrate von 8–13% aller Schwangerschaften mit Rhesuskonstellation um 90% auf 0,9 bis 1,6% aller rhesusnegativen Schwangerschaften gesenkt werden [1, 4, 18, 21]. In Ländern mit routinemäßig durchgeführter antenataler Rhesusprophylaxe wird von einer weiteren Senkung der Sensibilisierungsrate um bis zu 94% berichtet [4], sodaß nur mehr knapp 0,2 Promille aller Schwangerschaften durch eine fetale Erythroblastose infolge von Rhesusinkompatibilität kompliziert sind. Die Zahl schwangerer Frauen mit anderen Blutgruppenantikörpern als Anti-D übersteigt dort jene mit Anti-D [26].

Versager der Rhesusprophylaxe liegen im versehentlichen Unterlassen einer indizierten Prophylaxe, aber auch im relativen Unterdosieren bei nicht erkannten Makrotransfusionen. Bei irrtümlichem Vergessen kann eine Impfung noch bis zu 14 Tage später mit einer dann allerdings dreifachen Standarddosis versucht werden [17]. Alleine bei der postpartalen Verabreichung sind 1,2 bis 1,7% Versager zu erwarten. Makrotransfusionen, d. h. Infusionen von mehr als 10 bis 25 ml fetalen Blutes in den mütterlichen Kreislauf werden bei Spontangeburten, vaginal operativen Entbindungen und Kaiserschnitten in gleicher Häufigkeit von 1 bis 4 Promille beobachtet [10]. In diesem Fall ist zur ausreichenden Schutzwirkung eine Erhöhung der Anti-D Dosis um ein entsprechendes Vielfaches der Standarddosis nötig.

Kontrolle der Wirksamkeit

Zwei Testmethoden stehen zur Verfügung. Der indirekte Coombstest (ICT) dient zum Nachweis freier Antikörper im mütterlichen Blut. Die Anwendung des ICT zur Kontrolle der Wirksamkeit setzt die Annahme voraus, daß bei ausreichender Dosierung von Anti-D ungebundene Antikörper nachweisbar seien. Ein negatives Ergebnis müßte dann zu einer Nachinjektion führen. Die Sensitivität des indirekten

Coombstests zur Beurteilung der Wirksamkeit der postpartalen Rhesusprophylaxe beträgt nur 75% [17].

Die Methode der Wahl ist deshalb die aufwendigere Zählung fetaler Erythrozyten nach der Methode von Kleihauer et al. [16]: Im fixierten mütterlichen Blutausstrich wird durch Säureeluation Hämoglobin aus adulten Erythrozyten gelöst, während fetales Hämoglobin in den entsprechenden Erythrozyten weiterverbleibt und selektiv angefärbt wird. Damit ist die Größe der fetalen Bluteinschwemmung annäherungsweise errechenbar. In der Praxis werden positive oder negative Ergebnisse angegeben. Ein positiver Befund nach postpartaler Rhesusprophylaxe sollte zur neuerlichen Verabreichung einer Standarddosis veranlassen, so lange bis keine fetalen Erythrozyten im peripheren Blut der Mutter identifizierbar sind.

Probleme der antenatalen Rhesusprophylaxe

Die routinemäßige Verabreichung einer Standarddosis Anti D in der 28. bis 30. Woche an alle rhesusnegativen Schwangeren läßt eine Verdoppelung des Verbrauches von Anti D Ampullen erwarten. Ein großer Teil der Frauen wird außerdem völlig unnötig prophylaktisch behandelt, da 34 bis 41% aller Rhesusnegativen von ebenso rhesusnegativen Kindern entbunden werden [23, 25]. In Deutschland verursacht die antenatale Rhesusprophylaxe bei etwa 600 000 Geburten pro Jahr einen Mehraufwand von 14 Millionen DM, für Österreich liegen niedrig angelegte Schätzungen bei mehr als drei Millionen Schilling [2, 23]. Kosten-Nutzen Analysen wurden vielfach angestellt. Neben dem beträchtlichen medizinischen Nutzen der antenatalen Prophylaxe steht auch ein in seiner Größenordnung schwer ermittelbarer materieller. Durch die Verminderung des diagnostischen und therapeutischen Aufwandes bei einer verminderten Inzidenz der Rhesusinkompatibilität sind Einsparungen denkbar.

Außer ökonomischen Problemen wirft die antenatale Prophylaxe manchmal auch immunhämatologische und klinische Probleme auf. Unspezifische Antikörpersuchtests werden mit Zellpopulationen durchgeführt, die auf ihrer Oberfläche definierte erythrozytäre Antigene tragen. Die meisten für diese Tests gelieferten Erythrozyten tragen auch das D-Antigen an ihrer Oberfläche. Nach antenataler Anti-D Gabe wird ein Suchtest deshalb immer positive Befunde liefern; er wird somit unbrauchbar für die Aufdeckung einer möglichen Sensibilisierung in anderen Blutgruppensystemen. Deshalb können positive Befunde nach antenataler Anti-D Gabe im unspezifischen Antikörpersuchtest eine trügerische Sicherheit bedeuten, da sie auf die Anti-D Gabe zurückgeführt würden. In einem Fallbericht [18] verbarg sich hinter einem erwartungsgemäß positiven unspezifischen Antikörpersuchtest nach Rhesusprophylaxe in der 28. Schwangerschaftswoche eine Inkompatibilität im Kidd Blutgruppensystem, die postpartal zu serologischen Problemen und Austauschtransfusion führte. Ebenso kann nach Versagen der antenatalen Rhesusprophylaxe die Ausbildung eines echten Immun Anti-D im Sinne einer echten Rhesusinkompatibilität verdeckt werden – ein unspezifischer Antikörpersuchtest würde zwangsläufig falsch interpretiert werden [18]. Ein weiteres Problem stellen Kinder dar, bei denen sowohl ein positiver direkter Coombstest als mögliche Folge der antenatalen Rhesusprophylaxe als auch eine Hyperbilirubinämie als möglicher Ausdruck einer fetalen Erythroblastose vorliegen. Eine größere Studie konnte allerdings keine Zusammenhänge zwischen positivem direktem Coombstest und Anämie bzw. Hyperbilirubinämie nach antenataler Prophylaxe beweisen [6].

Der Nutzen der antenatalen Rhesusprophylaxe, die aufgrund der bisherigen internationalen Erfahrung die Inzidenz der Rhesussensibilisierung um weitere 90% senkt, kann nicht bestritten werden, selten kann sie schwer interpretierbare serologische und klinische Befunde zur Folge haben. Nach erfolgter antenataler Rhesusprophylaxe müßten differenzierte Suchtests auf andere erythrozytäre Antigene durchgeführt werden. Kosten-Nutzen-Berechnungen zur Ermittlung des finanziellen Mehraufwandes sowie immunhämatologische und klinische Nebeneffekte müssen bedacht werden.

Literatur

1. Ascari WQ, Levine P, Pollack W (1969) Incidence of maternal Rh-immunization by ABO compatible and incompatible pregnancies. Br Med J 1: 399–401

2. Baumgarten K (1993) Rhesus Prophylaxe. Persönliche Mitteilung: 1. Grazer Konsensustagung Transfusionsmedizin
3. Behrens O, Bader W, Holle W, Maas DHA, Schneider J (1993) Antikörpernachweis nach antepartaler Rhesusprophylaxe: Normalfall oder Sensibilisierung? Geburtshilfe Frauenheilkd 53: 342–345
4. Bowmann JM (1982) Efficacy of antenatal Rh prophylaxis. In: Frigoletto jr FD, Jewett JF (eds) Rh hemolytic disease – new strategy for eradication. Hall Medical Publishers, Boston, pp 57–68
5. Bowmann JM (1988) The prevention of haemolytic disease. Transfus Med Rev 2: 129–131
6. Bowmann JM (1988) The prevention of Rh immunization. Transfus Med Rev 2: 131–150
7. Bowmann JM (1989) Maternal blood group immunization. Haemolytic disease (erythroblastosis fetalis). In: Creasy RK, Resnik R (eds) Maternal – fetal medicine: principles and practice. WB Saunders, Philadelphia, London, Toronto, pp 163–179
8. Büsch J (1992) Enrichment of fetal erythroblasts from maternal blood for analysis of the fetal genome by PCR. Persönliche Mitteilung: Heidelberger Zytometriesymposium
9. Clarke CA, Donohoe WT, McConnel RB (1963) Further experimental studies on the prevention of Rh haemolytic disease. Br Med J 1: 979–984
10. du Bois A, Quaas1, Lorbeer H, Rasenak R, Geyer H (1991) Fetomaternale Transfusionen in Abhängigkeit vom Geburtsmodus. Zentralbl Gynäkol 113: 927–933
11. Eklund J, Hermann H, Kjellmann H (1982) Turnover rate of anti D IgG injected during pregnancy. Br Med J 284: 854–857
12. Finn R, Clarke CA, Donohoe WTA, McConnell RB (1961) Experimental studies on the prevention of Rh haemolytic disease. Br Med J 1: 1486–1490
13. Gormann JG (1982) New applications of Rh immune globuline – effect on protocols. In: Frigoletto jr FD, Jewett J (eds) Rh hemolytic disease – New strategy for eradication. Hall Medical Publishers, Boston, pp 212–221
14. Häusler M, Kainer F (1993) Intrauterine Diagnostik und Therapie fetomaternaler Blutgruppenunverträglichkeit. Persönliche Mitteilung: 1. Grazer Konsensustagung Transfusionsmedizin
15. Hussey RM, Clarke CA (1991) Deaths from Rhesus haemolytic disease in England and Wales in 1988 and 1989. Br Med J 303: 445–452
16. Kleihauer E, Braun H, Betke K (1957) Demonstration von fetalem Hämoglobin in den Erythrozyten eines peripheren Blutausstriches. Klin Wochenschr 35: 637–638
17. Maas DH, Bader W, Holle W, Sasse U (1990) Anti D Titerkontrolle nach postpartaler Rhesusprophylaxe. Frauenarzt 31: 745–752
18. Marzusch K, Mayer G, Gonser M, Menton M (1992) Klinische und immunhämatologische Probleme mit der antenatalen Prophylaxe der Rhessussensibilisierung. Geburtshilfe Frauenheilkd 52: 516–519

19. Pollack W, Gorman JG, Hagen J (1968) Antibody mediated immunsuppression to the Rh factor: animal models suggesting mechanisms of action. Transfusion 8: 134–145
20. Pollack W, Ascari WQ, Kochesky RJ, O'Connor RR (1971) Studies on Rhesus prophylaxis. I. Relation between Dosis of Anti-Rh and size of antigenic stimulus. Transfusion 11: 333
21. Schneider J, Brinkmann SJ, Jesdinsky HJ (1970) Forschungsbericht Rhesusfaktor negativ. Zur Prophylaxe der Rhesussensibilisierung mit Anti-D. Gemeinschaftsstudie 1965–1970. Boldt Verlag, Boppard, pp 4–26
22. Schneider J, Preisler O (1985) Untersuchungen zur serologischen Prophylaxe der Rhesussensibilisierung. Blut 12: 4–8
23. Schneider J (1989) Grundprinzipien der Diagnostik und Therapie und Stand der Porphylaxe bei der hämolytischen fetalen Erkrankung. In: Bolte A, Wolff F (Hrsg) Hochrisikoschwangerschaft. Steinkopff Verlag, Darmstadt, 41–47
24. Schneider J, Behrens O (1992) Rhesusproblem heute. Gynäkologe 25: 36–40
25. Speiser P (1983) Erfolge und Mißerfolge der Rhesusprophylaxe. Wien Med Wochenschr 133: 595–604
26. Tovey LA (1986) Haemolytic disease of the newborn – the changing scene. Br J Obst Gynaecol 93: 960–966
27. Whitter FR, Shirey RS, Nicol SL (1990) Postinjection kinetics of antepartum Rh immune globuline. Am J Obstet Gynecol 163: 784–786
28. Whittle MJ (1992) Rhesus haemolytic disease. Arch Dis Child 67: 65–68

Korrespondenz: Dr. W. Schöll, Geburtshilflich-Gynäkologische Universitätsklinik, Auenbruggerplatz 14, A-8036 Graz, Österreich.

Diskussionsergänzungen zum Thema

1. Das European Council fordert in seinen „Guidelines for Transfusion and Plasma" Rhesus-kompatible Transfusionen. Dies würde erfordern, daß – im Gegensatz zur derzeitigen Gepflogenheit – auch Plasma hinsichtlich der Rhesusmerkmale ausgewiesen werden müßte. Die Diskussionswürdigkeit dessen leitet sich davon ab, daß sowohl nach der Transfusion eines Rhesus-positiven Plasmas als auch bei Hämophilie A-Patienten nach der Behandlung mit Faktor VIII-Konzentraten Anti-D-Antikörper im Gefolge der Behandlung beobachtet wurden.

2. Im Hinblick auf eine D-Sensibilisierung Rhesus-negativer Frauen im gebärfähigen Alter wäre davon abzuleiten nicht nur den Thrombozytenersatz sondern auch eine Plasmasub-

stitution Rhesus-kompatibel durchzuführen, anderenfalls eine Rhesusprophylaxe anzuschließen.

3. Jede Rhesus-negative Frau sollte nach einem Abort eine Rhesusprophylaxe erhalten – unabhängig von den Rhesus-merkmalen des Kind-Vaters.

4. Transfusionsmedizinischerseits ergibt sich für die Aufrechterhaltung des Begriffes „D^u" keine zwingende Veranlassung. Bisher sind Antikörperbildungen bei „D^u"-Konstellationen nicht zweifelsfrei nachgewiesen. Dennoch wird im Hinblick auf ein Deletions-D^u eine Rhesusprophylaxe mancherorts als unverzichtbar eingestuft und daher durchgeführt.

5. Aus Praktikabilitätsgründen (Fertigampullen) beträgt die Standarddosis für eine Rhesusprophylaxe 250 µg = 1 250 I. E. Anti-Rho (D)-Immunglobulin.

Zusammenfassung der Konsensusdiskussion

Hinsichtlich der Notwendigkeit einer Rhesusprophylaxe bei „D^u"-Konstellation war keine einhellige Meinung zu erzielen.

Die übrige Themendarstellung sowie die ergänzenden Diskussionspunkte waren jedoch konsensfähig.

Serologische Aspekte der Erythrozytensubstitution nach Knochenmarktransplantation

W. R. Mayr

Klinische Abteilung für Blutgruppenserologie, AKH Wien, Wien, Österreich

ABO Identität

ABO gleiche Erythrozytenkonzentrate (EK)

Rhesus D Inkompatibilität

Empfänger D+, Spender D–: D– EK
Empfänger D–, Spender D+: D+ EK

ABO Inkompatibilität

„Major" Inkompatibilität (z. B. Empfänger 0, Spender A)

Reduktion des Isoagglutininspiegels beim Empfänger, Transfusion von Erythrozyten-armem Knochenmark.

Die Erythrozytensubstitution richtet sich nach den vorhandenen freizirkulierenden Isoagglutininen im Empfänger: beim Vorliegen von Isoagglutininen gegen die Blutgruppe des Spenders (z. B. Anti-A): gewaschene Erythrozyten der Empfängerblutgruppe (z. B. der Blutgruppe 0) zur Vermeidung der passiven Zufuhr von weiteren Isoagglutininen gegen die Spendererythrozyten; später, beim Fehlen der Isoagglutinine gegen die Spenderblutgruppe: EK der Spenderblutgruppe (z. B. A)

„Minor" Inkompatibilität (z. B. Empfänger A, Spender 0)

Da nach dem Angehen des Knochenmarks eine Bildung von Spenderisoagglutininen (Anti-A und Anti-B) auftreten wird, soll die Substitution gleich mit Erythrozyten der Spenderblutgruppe (z. B. 0) erfolgen. Solange im Empfänger noch eigene Blutkörperchen vorhanden sind, sollen die Präparate als gewaschene Erythrozyten verabreicht werden, um die Isoagglutinine (Anti-A bzw. Anti-B) des Blutspenders zu entfernen.

„Major" und „minor" Inkompatibilitäten (z. B. Empfänger A, Spender B)

Vorgehen wie bei „Major Inkompatibilität", nur Einsatz von gewaschenen EK, um die Transfusion von Isoagglutininen zu vermeiden (solange Empfängererythrozyten noch vorhanden sind).

Korrespondenz: Univ.-Prof. Dr. W. R. Mayr, Klinische Abteilung für Blutgruppenserologie, AKH Wien, Währinger Gürtel 18–20, A-1090 Wien, Österreich.

Diskussionsergänzungen zum Thema

Zur Untermalung der Themeninhalte werden Substitutionsschemata (nach: Walker RH (ed) (1993) Tissue banking and organ transplantation. AABB Technical Manual, 11th edn. 123–139) angeschlossen.

Blutkomponentensubstitution bei ABO Major-Inkompatibilität im Rahmen einer KMT

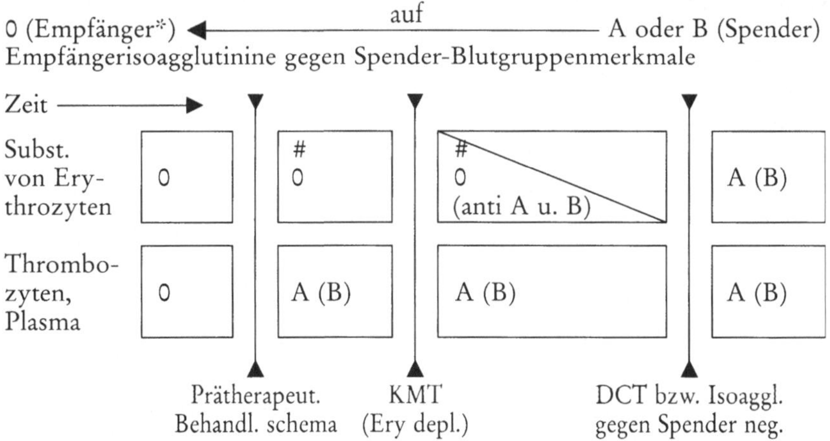

* anti A/B Isoagglutinine werden noch nach KMT (maximal 20 Monate) vom Empfänger gebildet
# gewaschene, bestrahlte Erythrozytenkonzentrate

Blutkomponentensubstitution bei ABO Minor-Inkompatibilität im Rahmen einer KMT

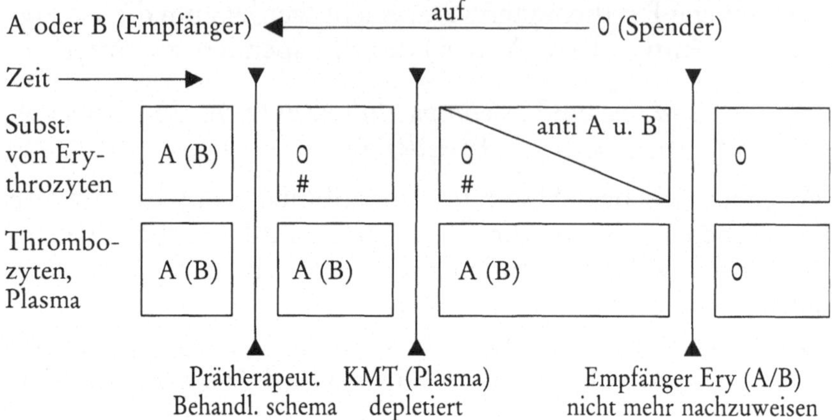

\# gewaschene, bestrahlte Erythrozytenkonzentrate

Blutkomponentensubstitution bei ABO Major/Minor-Inkompatibilität im Rahmen einer KMT

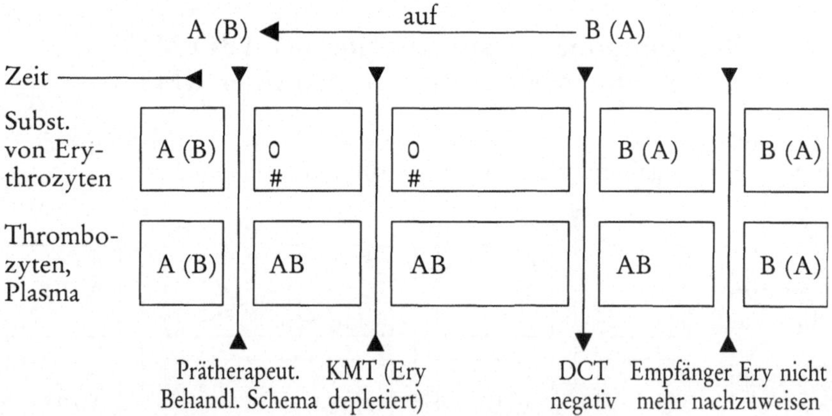

\# gewaschene, bestrahlte Erythrozytenkonzentrate

Die Massivtransfusion

B. Blauhut

Blutspendedienst vom Roten Kreuz für Oberösterreich, Blutspendezentrale Linz,
Linz, Österreich

Die Definition der Massivtransfusion ist eine Ermessensfrage. Nach Hossli [7] versteht man darunter, wenn 1,5 ml Blut/kg KG/Min. innerhalb von 20 Minuten transfundiert werden. Harke [6] definiert eine solche als den eineinhalbfachen Austausch des Blutvolumens und Sobel [10] spricht vom Austausch eines Blutvolumens innerhalb von 3–4 Stunden.

Die Pathophysiologie der Massivtransfusion hat zumeist einen hämorrhagischen Schock zur Ursache. Dieser kann durch ein absolut oder relativ unzureichendes Herzzeitvolumen (HZV) gekennzeichnet sein, zu hypoxisch bedingten Zellschädigungen mit organspezifischen Auswirkungen führen und als prolongierter Schock unter Mitbeteiligung metabolischer und rheologischer Pathomechanismen ablaufen. Letztlich besteht ein Mißverhältnis zwischen Gefäßkapazität und Gefäßinhalt. Neben den Veränderungen des Blutvolumens, d. h. Verlust von Blut und Plasma oder extrazellulärer Flüssigkeit, können eine Herabsetzung der Leistungsfähigkeit des Herzens (Pumpversagen, Füllungsmangel) und primäre Veränderungen der Gefäßwand hinzukommen. In der Makrozirkulation steht als zentraler Mechanismus die HZV-Abnahme im Vordergrund, die zu Herzfrequenzanstieg, zur Abnahme des venösen Rückstromes, damit des Systemdruckes und zu entsprechenden Rückkoppelungen führt. Im Bereich der Mikrozirkulation führt die adrenerge Reaktion zur venösen und arteriellen Vasokonstriktion, der dann verschiedene Stadien folgen („Ischämische Anoxie", „Stagnierende Anoxie", und „Venöse Anoxie").

140   B. Blauhut

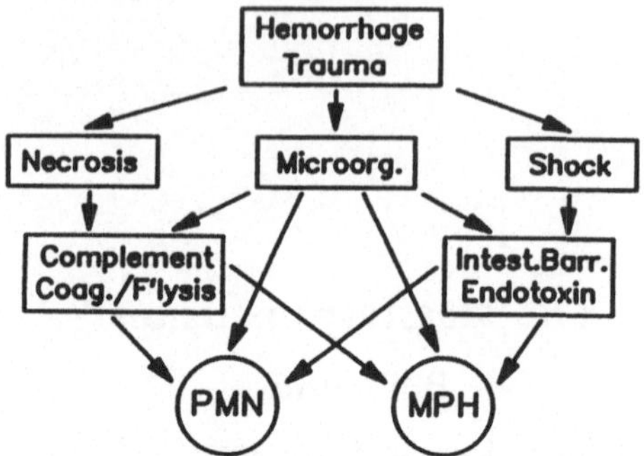

Abb. 1. Schematische Darstellung der Aktivation der zellulären Systeme (*PMN* Polymorphkernige Leukozyten, – *MPH* Makrophagen) durch hämorrhagisch-traumatische Insulte, Nekrosen, mikrobielle Invasion, Kaskadensysteme und Schock

Der primäre hämorrhagische Insult [8] (Abb. 1), häufig verbunden mit Gewebsnekrose und schneller mikrobieller Invasion, triggert die großen Kaskadensysteme des Organismus: Das Komplementsystem, das plasmatische (einschließlich der Inhibitoren) und fibronolytische System. Diese Systeme aktivieren die natürlichen Abwehrmechanismen des menschlichen Organismus, die polymorphkernigen Leukozyten (PMN) und die Makrophagen (MPH). Die aktivierten Zellen setzen die in Abb. 2 dargestellten Mediatoren frei. Der Elastase-α 1-Proteinasen-Inhibitor wird von den polymorphkernigen Leukozyten, das Neopterin von den Makrophagen liberiert. Beide Zellarten setzen weitere Mediatoren frei: Die

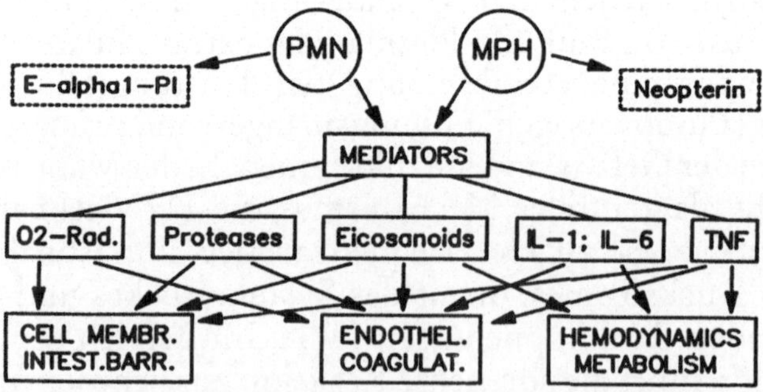

Abb. 2. Schematische Darstellung der Freisetzung von Elastase-α1-Proteasen-Inhibitor, Neopterin, der Mediatoren und ihre Wirkungen auf die Organsysteme

Sauerstoffradikale, die Proteasen, die Prostaglandine, die Interleukine 1 und 6 sowie den Tumornekrosefaktor (TNF). Generell verändern die Sauerstoffradikale, Proteasen und Prostaglandine die Zellmembran, die für die intestinale Barriere von Bedeutung ist. Die Prostaglandine, Interleukine und der Tumornekrosefaktor können für das Entstehen eines Low output-Syndroms, Veränderungen der Hämodynamik und des Metabolismus der Organsysteme verantwortlich sein. Alle Mediatorgruppen agieren am Endothel und propagieren somit die Entstehung einer Verbrauchskoagulopathie. Im Konzept der Massivtransfusion müssen neben dem Ersatz von hohen Blutverlusten der Therapie der durch Mediatorwirkung entstandenen Verbrauchskoagulopathie, der Synthe-

Tabelle 1. Diagnostik bei Massivtransfusion (erste 24 Stunden)

Labor	
Quick	
aPTT	
Fibrinogen	
Thrombinzeit	2 stdl.
Thrombinkoagulasezeit	(später 4–6 stdl.)
Antithrombin III	
Blutbild mit Thrombozyten	
Blutgasanalyse (evt. mit Na^+, K^+, Ca^{++})	1 stdl.
Serumionogramm: Na^+, K^+, Cl^-, BUN, Kreat., Gesamteiweiß	
Blutzucker	4 stdl.
Lactat	(später 6–12 stdl.)
Osmolalität	
Klinik	
Kreislauf (MAD, ZVD), Beatmung (paO_2, $paCO_2$) und Temperatur: Online oder alle 10 min	
Blut (Flaschen, Tücher)-, Harn-, Sekret-Verlust: ml	2 stdl.
Blut-, Gerinnungsprodukt-, Kolloid-, Kristalloid-Zufuhr: ml	
Dokumentation	
Für jeden einsehbar: Wand	
Verantwortlichen delegieren	
Alle 2 Stunden ab Therapie-Beginn:	
Labor-Daten	
Einfuhr: ml	
Ausfuhr: ml	

sestörung der Blutgerinnungsfaktoren in der Leber und der durch die Primärtherapie bedingte Verdünnungskoagulopathie enthalten sein. Neben dem Blutverlustsyndrom liegt also eine multifaktorielle Gerinnungsstörung vor.

Um eine effiziente Therapie durchführen zu können, ist eine zeitgestaffelte Diagnostik [2] (Tabelle 1) und die Bewer-

Tabelle 2. Normogramm zur Ermittlung des Sollblutvolumens *(BV)* in ml beim Erwachsenen. 1. Die lineare Interpolation der zutreffenden Größe und des Gewichtes in kg ergeben die *KO*. 2. Von dem so gefundenen Punkt aus wird das Sollblutvolumen durch eine waagrechte Ablesung nach links oder rechts ermittelt

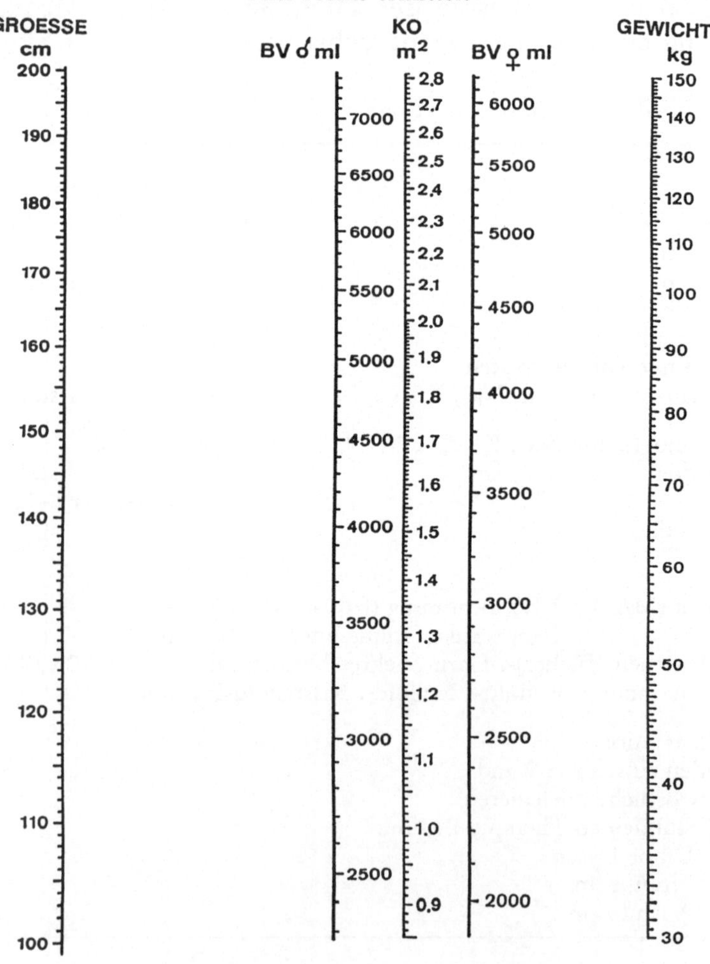

tung klinischer Parameter unabdingbar. Besonderer Wert ist bei der Massivtransfusion auf eine für das Team sichtbare Dokumentation der Diagnostik, der Klinik, der Ein- und Ausfuhr durch eine verantwortlich gemachte Person zu legen, um ungewollte Entgleisungen vermeiden zu können.

Vor Einsatz einer Massivtransfusion sind gedanklich folgende Besonderheiten zu berücksichtigen: Neben der Verlustdokumentation und den Laboruntersuchungen ist das Blutvolumen [3] des Patienten zu berechnen. Bei Fehlen einer solchen Berechnungstabelle (Tabelle 2) ist das Körpergewicht des Mannes mit 77 ml, das einer Frau mit 67 ml zu multiplizieren. Das so grob errechnete Sollblutvolumen muß nicht immer dem Bedarfsvolumen des Patienten entsprechen. Letzteres liegt häufig über dem Sollvolumen. Weiters betragen normalerweise die stündlichen Nachschubraten von Gerinnungsfaktoren [4] aus dem Extravasalraum etwa 15% (Tabelle 3). Durch rechnerische Überprüfung ergibt sich, daß bei Prothrombin, Fibrinogen, Antithrombin III und den Thrombozyten diese Nachschubraten bei nur 1–5% liegen. Kommen erhöhte fibrinolytische Aktivitäten (Schädelhirntrauma, Aortenruptur) hinzu, so würden bei ausgedehnten Blutungen die unteren Grenzen dieser Faktoren noch früher, besonders bei Verdünnungszuständen des Patienten, erreicht

Tabelle 3. Normaler Nachschub hämostatischer Blutbestandteile % von i. v. Pool/Stunde

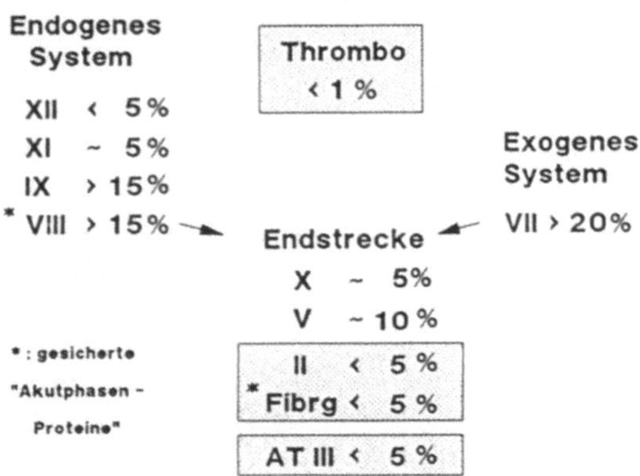

Tabelle 4. Kritische „Schwellen" (KS)

	Norm	KS	
		% d. Norm	Absolutwert
Blutvolumen	100%	100%	cm, kg KG
Haematokrit	~ 43%	70%	32%
Thrombozyten	~ 200 000/µl	25%	~ 50 000/µl
Fibrinogen	~ 300 mg%	50%	150 mg%
Plasmatische Faktoren			
(V, VIII)	100%	35%	35%
Antithrombin III	100%	80%	80%
Gesamteiweiß	75 g/l	67%	50 g/l

werden. Des weiteren sind die kritischen Schwellen [5] von Gerinnungsfaktoren und anderen Blutparametern bekannt (Tabelle 4), die nicht unterschritten werden sollten, da z. B. durch eine Verminderung des Finrinogens allein auf unter 100 mg% eine Blutung perpetuiert würde, obwohl anatomisch kein Gefäßleck besteht.

Tabelle 5. Standard-Erythrozytenpräparationen

	„Vollblut"-Einheit	Erythro-Konzentrat	Erythro-Hochkonzentrat	SAG-M-Konzentrat
Gesamtvolumen, ml	~ 510	260	200	300
Erythrozyten, ml	180	180	180	180
Hämatokrit, %	35	70	90	60
Plasma, ml	270 ⎫			
Stabilisator/Zusatz-	⎬300	80	20	20
lösung, ml	~ 60 ⎭			+100 SAG-M
Eiweißkonzentration, g/l	57	57	57	17
Plasma entfernt, ml	–	250	310	310
Gehalte pro E				
Eiweiß in g				
ursprünglich	20→			
entfernt	0	15	18	18
verbleiben pro E, g	20	5	2	2
Zusätze:				
(CPD-A1)				
Citrat mmol	6,5	1,5		0,2
Glukose mmol	12,5	6		9
Adenin mmol	0,125	0,06		0,125

Bei der Anwendung von Blutprodukten sollte der dabei tätig werdende Arzt mit den Therapieeffekten der transfusionsmedizinischen Produkte vertraut sein.

Sauerstoffträger, d. h. *Erythrozyten* [1, 9], stehen in verschiedenen Produktformen zur Verfügung (Tabelle 5). In der Regel sollten heute nur mehr buffycoatfreie Erythrozytenkonzentrate in additiver Lösung angewendet werden, da sie durch Entfernung von Leukozyten, Makrophagen und Fibringerinnsel kein Mediatorenrelease verursachen. Durch die additive Lösung wird der Stoffwechsel der Erythrozyten bis zu 35 Tagen im Normalbereich gehalten. Zwecks Vermeidung einer Restinfektion wäre eine Filterung der Erythrozytensuspension 12 Stunden nach der Abnahme ideal. Die Dosierung von Erythrozytenpräparationen sollte in Abhängigkeit vom Blutvolumen und der Zielgröße des zu erreichenden Hämatokrits erfolgen (Abb. 3). Bei einem 70 kg schweren Menschen (Blutvolumen: 5 000 ml) erzielt nach einer Computersimulationsstudie eine Erythrozytensuspension einen Hämatokritanstieg von ca. 2%, wobei 3% Hämatokrit 1 g Hämoglobin entsprechen. Bei kleinerem Blutvolumen wird man eine stärkere Hämatokriterhöhung, bei einem 80 kg schweren Menschen nur eine solche um 1,5% erreichen. *Thrombozyten* [9] werden heute als Poolkonzentrate, d. h. aus dem Buffycoat von meistens 6 Erythrozytensuspensionen oder als Zellseparatorkonzentrate hergestellt (Tabelle 6). Beide sollten mindestens 4×10^{11} Thrombozyten enthalten. Die Poolpräparate sind therapeutisch für chirurgisch bedingte Thrombozytopenien geeignet, da sie sofort verfügbar sind. Bei einem 70 kg schweren Menschen (Computersimulationsstudie) (Abb. 4) und einem Blutvolumen von 5 l erreicht man mit einem Thrombozytenkonzentrat einen Thrombozytenanstieg um etwa 50 000/µl, wobei gedanklich die bekannte Sequestrierung von Thrombozyten in der Milz von 35%, d. h. ein intravasaler Wirkanteil der transfundierten Thrombozyten von 0,65 abzuziehen ist. Bei Patienten mit einem Gewicht von 80 kg bringt das Thrombozytenkonzentrat aufgrund des größeren Blutvolumens einen Thrombozytenanstieg von etwa 25 000 µl.

Fresh frozen plasma (FFP) [9] hat dann eine Indikation, wenn bei massiver Blutung die Laborwerte des plasmati-

B. Blauhut

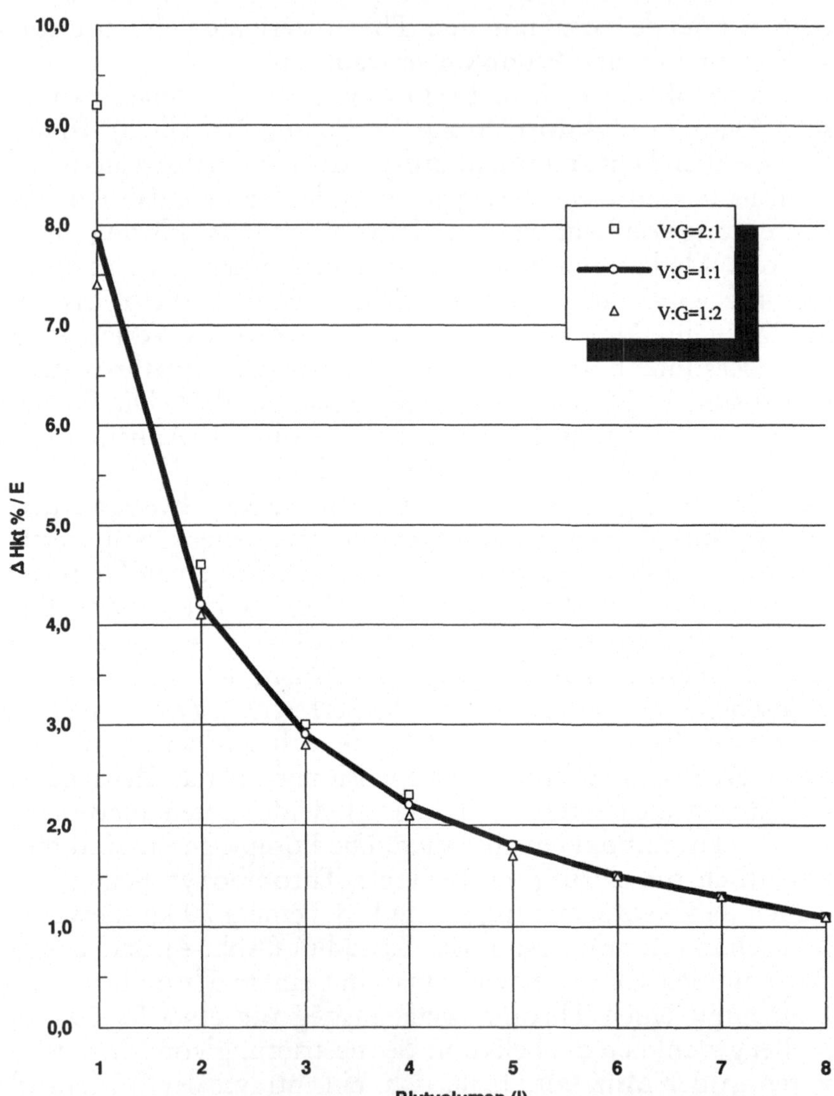

Abb. 3. Darstellung des Zusammenhanges der Wirkung des SAG-M-Erythrozytenkonzentrates (Saline-Adenin-Glukose-Manitol, HKT ca. 60%) auf den Hämatokrit als Funktion des Empfängerblutvolumens. 1 Einheit = 180 ml Erythrozyten; HKT: 0,60 (180/300)

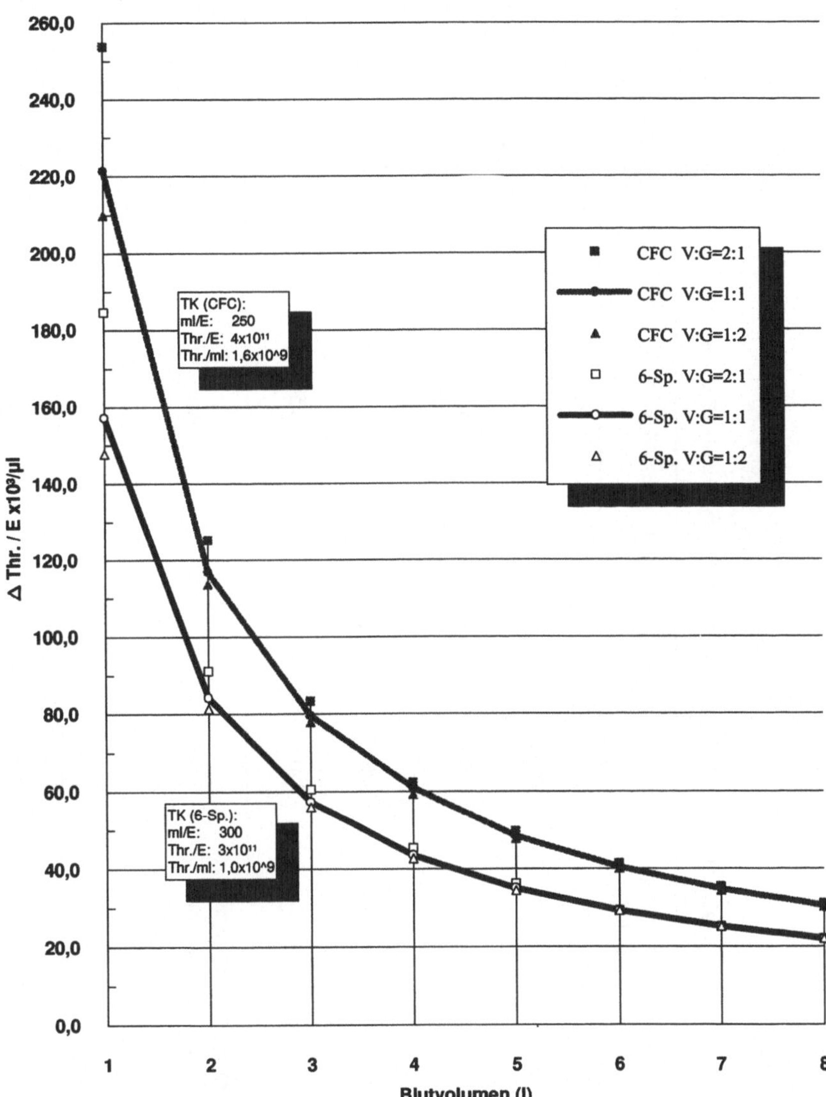

Abb. 4. Thrombozytenanstieg im Empfängerkreislauf als Funktion der Thrombozytenzahl in den Thrombozytenkonzentraten (TK: CFC, TK: 6-SP) und des Empfängerblutvolumens

Tabelle 6. Präparate für die Thrombozytensubstitution

Präparat	Thrombozyten/ Einheit	ml/Einheit	Thrombozyten/ml	relative Potenz	Bedarf für definiertes Inkrement	
					ml	Spender
Frischblut	$0,9 \times 10^{11}$	500	$0,2 \times 10^9$	1	nur bei Hämorrhagie	
Plättchenreiches Plasma aus Frischblut	$0,5 \times 10^{11}$	200	$0,25 \times 10^9$	1,25	3 400	17
Thrombozyten-Konzentrat Viererbeutel 6-Spender-Pool	$3,84 \times 10^{11}$	384	$1,0 \times 10^9$	5,0	845	13
Thrombozyten-Konzentrat „IFC"	$3,1 \times 10^{11}$	280	$1,11 \times 10^9$	5,5	840	3
Thrombozyten-Konzentrat „CFC"	$4,3 \times 10^{11}$	250	$1,72 \times 10^9$	8,5	500	2

„IFC" Intermittent Flow Centrifugation
„CFC" Continuous Flow Centrifugation

schen Systems einschließlich der Inhibitoren nicht vorliegen und eine hämorrhagische Diathese besteht oder anzunehmen ist. FFP zeigt einen minimalen Wirkungsunterschied bezüglich der labilen und stabilen Gerinnungsfaktoren. Eine FFP-Einheit (Abb. 5) bewirkt bei einem 70 kg schweren Menschen mit einem Hämatokrit von 30% einen Faktorenanstieg um etwa knapp 4% und eine Fibrinogenerhöhung um 10 mg%; 1 Liter FFP demzufolge einen Faktorenanstieg um ca. 16–20% und einen Fibrinogenanstieg um 40 mg%; letzterer kann auch mit 1 g eines 100 ml-Fibrinogenkonzentrates erreicht werden.

Das Transfusionskonzept bei der Massivtransfusion ist in Tabelle 7 angegeben. Als bekannt vorausgesetzt gelten dabei die Kenntnisse über die Pathophysiologie der Massivtransfusion, der Bedeutung der Gesamt-Labordiagnostik, der Schätzung des Blutverlustes und des Blutvolumens des Patienten,

Tabelle 7. Transfusionskonzept

- Massivtransfusion
- Dosierungsrichtlinien beachten!

- O_2-Träger: Autologes (Saving u. Waschen) oder Fremdblut (HKT 60%)
  bis HKT 32%
- Fresh frozen plasma im Verhältnis 1:1 zum O_2-Träger
  bis ZVD 10 cm H_2O
- Thrombozyten bis 150.000/µl nach Laborwert
  (besonders nach Behebung der „Makroblutung")
- Fibrinogen bis 250 mg% (Konzentrate erforderlich)
  - Aprotinin 1 Mill./Std., ab der 1. bis zur 4. Std. (4 Mill.)
  - Fremdkolloide nur bei Gesamteiweiß < 5 g/l
  - Kristalloide: Während der Blutung vermeiden, summieren sich als Basislösung für Antibiotika, Katecholamine etc.

Ständige Korrektur
Kreislauf: MAD $\sim$ 100 mmHg, ZVD $\sim$ 10 cm H_2O
Beatmung: $paO_2 \sim$ 120 mmHg, $paCO_2$: 34–36 mmHg, SaO_2: 98–100%
Säure-Basen-Haushalt: Normbereich
Elektrolyte: Normbereich, besonders K^+, ionis. Ca^{++}
Serum-Osmolalität $\sim$ 300 mosmol, Blutzucker < 200 mg%
Gesamteiweiß > 5 g/l, KOD > 18 mmHg
Harnmenge > 1 ml/kg/Std., Temperatur $\sim$ 37° C:
Bei Patienten u. zugeführten Lösungen sowie Blutkomponenten

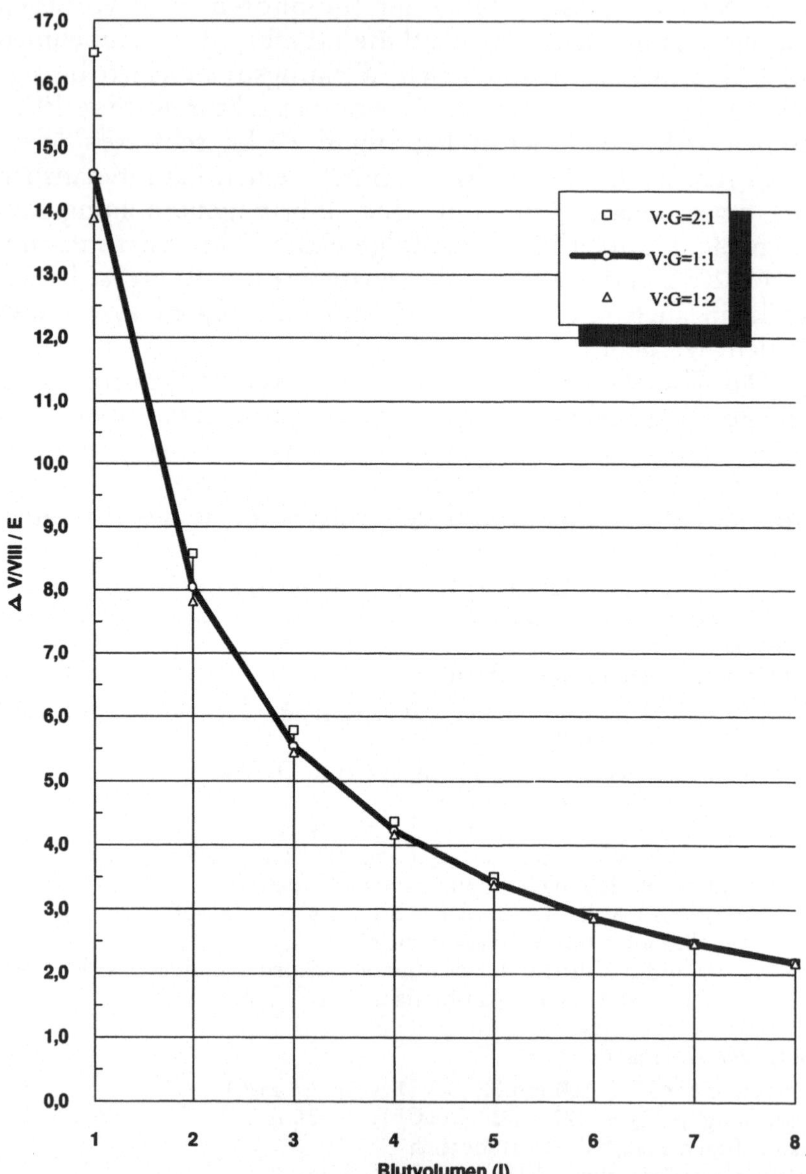

Abb. 5. Faktorenanstieg im Empfängerkreislauf als Funktion des Inhaltes pro Einheit FFP (Fresh Frozen Plasma) und des Empfängerblutvolumens. 1 Einheit = 240 ml FFP; Aktiv. V/VIII 80%; HKT: 0,30

der allgemein bekannten kritischen Schwellen einiger Laborparameter, der stündlichen Nachschubraten von Gerinnungsfaktoren und des Wirkeffektes von Blutprodukten in Abhängigkeit vom Blutvolumen. Sauerstoffträger, ob autolog gewonnen (saving) oder als Fremdblut, und Fresh frozen plasma sollten in einem Verhältnis von 1:1 bis zu einem Hämatokrit von 32% und einem ZVD von 10 cm H_2O kontinuierlich verabreicht werden, da der Zerebrale- bzw. Koronarstatus des Patienten in der Akutsituation in der Regel nicht bekannt sind. Besonders bei großflächigen Blutungen werden nach Stillung der Makroblutung Thrombozytenwerte zwischen 100–150 000/µl (= unterer Grenzwert des Normalwertes) angestrebt, da im Rahmen der physiologischen Blutstillung nach der Gefäßkontraktion die Thrombozytenadhäsion vor der Wirkung der plasmatischen Gerinnung erfolgt. Die Fibrinogenwerte sind, je ausgedehnter das Wundgebiet und je größer die fibrinolytische Potenz des betroffenen Organs und je älter der Patient ist, in den Normalbereich zu bringen; Konzentrate werden gelegentlich erforderlich sein. Situationsgerechte und patientenindividuelle Werte der Thrombozyten, des Inhibitor-, des plasmatischen und fibrinolytischen Systems, müssen unter Bedachtnahme der voneinander abhängigen Funktionen schnellstens in den Normalbereich gebracht werden, wobei eine gemeinsame Wirkzeit bis zum Effekt – Blutpropf – von 15–20 Minuten anzunehmen ist.

Aprotinin (Trasylol®), dem aufgrund von eigenen Untersuchungen eine Schutzwirkung auf die Glykoproteine der Thrombozyten, die Antiplasminwirkung im Plasma und damit eine Verminderung der Fibrinspaltproduktbildung einschließlich deren Folgewirkung als Wirkungsmechanismus im Sinne des Blutsparens zugrunde liegt, kann mit 1 Million E pro Stunde bis zu einer Gesamtmenge von 4 Millionen E in den ersten 4 Stunden eingesetzt werden. Fremdkolloide sollten bei einem Gesamteiweiß unter 5 g/l nicht mehr verabreicht werden; Kristalloide – außer als Basislösungen für Antibiotika usw. – vermieden werden, da die Verdünnungskoagulopathien zunehmen. Neben den transfusionsmedizinischen Maßnahmen müssen Kreislauf, Beatmung, Säure-Basen-Haushalt, Elektrolyte, Osmolalität, Stundenharn im patientenindividuellen Normbereich gehalten werden. Besonders ist darauf zu achten, daß zugeführte Lösungen, Blutkomponenten aber auch die Temperatur des Patienten selbst im Normbereich zu halten sind, denn Hypothermie führt zur Abnahme der Kontraktilität und Rhythmusstörungen des Herzens mit den entsprechenden Folgen.

Abschließend kann gesagt werden, daß die effektive Durchführung einer Massivtransfusion vom Therapeuten grundsätzlich ein breites diagnostisches und therapeutisches Wissen sowie praktische Erfahrung erfordert.

Literatur

1. Bergmann H (1980) Vollblut oder Blutkomponenten? Differentialindikation zur Erythrozytengabe. Klin Anasthesiol Intensivther 21: 94–105
2. Blauhut B (1980) Die Therapie mit Blutkomponenten im Bereich der Intensivmedizin. Klin Anasthesiol Intensivther 21: 152–168
3. Blauhut B, Lundsgaard-Hansen P (1988) Akuter Blutverlust und Verbrennungen in der operativen Medizin. In: Mueller-Eckhardt C (Hrsg) Transfusionsmedizin. Springer, Berlin Heidelberg New York Tokyo, pp 280–321
4. Blauhut B, Lundsgaard-Hansen P (1990) Blut und Blutersatzmittel. In: Deutsch E, Lasch H-G, Lenz K (Hrsg) Lehrbuch der Internistischen Intensivtherapie. Schattauer, Stuttgart New York, pp 120–134
5. Blauhut B, Lundsgaard-Hansen P (1992) Hämostase und Hämostasestörungen. In: Niemer M, Nemes C, Lundsgaard-Hansen P, Blauhut B (Hrsg) Datenbuch Intensivmedizin. Fischer, Stuttgart Jena New York, pp 839–878
6. Harke H, Rahman S (1988) Massivtransfusion. In: Mueller-Eckhardt C (Hrsg) Transfusionsmedizin. Springer, Berlin Heidelberg New York Tokyo, pp 452–465
7. Hossli G (1980) Probleme der Massivtransfusion und Bluterwärmung. Klin Anästhesiol Intensivther 21: 169–176
8. Lundsgaard-Hansen P, Blauhut B (1992) Markers and mediators in enterogenic infectious-toxic shock. Curr Stud Hematol Blood Transfus 59: 163–203
9. Lundsgaard-Hansen P, Blauhut B (1992) Blut und Blutbestandteile/ Transfusionsmedizin. In: Niemer M, Nemes C, Lundsgaard-Hansen P, Blauhut B (Hrsg) Datenbuch Intensivmedizin. Fischer, Stuttgart Jena New York, pp 879–951
10. Sobel M, McNeill P M (1991) Diagnosis and management of intraoperative and postoperative hemostatic defect. In: Rossi EC, Simon TL, Moss GS (eds) Principles of transfusion medicine. Williams & Wilkins, Balti-

more Hongkong London Munich San Francisco Sydney Tokyo, pp 461–469

Korrespondenz: Prim. Univ.-Doz. Dr. B. Blauhut, Blutspendedienst vom Roten Kreuz für Oberösterreich, Blutzentrale Linz, Krankenhausstraße 9, A-4017 Linz, Österreich.

7

Transfusionsmedizinische Präparate: II
(Thrombozytenbereich)

Thrombozytenkonzentrate aus gepooltem Buffy-Coat – Lagerungsveränderungen an Thrombozyten

H. Klüter[1] und M. Klinger[2]

[1]Institut für Immunologie und Transfusionsmedizin und
[2] Institut für Anatomie der Medizinischen Universität zu Lübeck,
Lübeck, Bundesrepublik Deutschland

Zusammenfassung

Der wachsende klinische Bedarf an Thrombozytenkonzentraten bedingt die Suche nach neuen Konzepten der Thrombozytenpräparation. Wir untersuchten eine neue Methode der Herstellung von Thrombozytenkonzentraten aus vier bei der Aufbereitung von Vollblut anfallenden Buffy-Coats. Neben dem Thrombozytengehalt war die Frage der Lagerbarkeit dieser Präparate von besonderem Interesse. Hierzu wurden biochemische Parameter (pH, pCO_2, pO_2, Bikarbonat, Glukose, Laktat und LDH) an verschiedenen Lagerungstagen gemessen und ultrastrukturell-morphologische Untersuchungen mittels Elektronenmikroskopie durchgeführt. Bei hoher Thrombozytenausbeute und geringer Leukozytenkontamination zeigen die Ergebnisse eine sehr gute Erhaltung der Thrombozyten über den beobachteten Lagerungszeitraum von 8 Tagen. Ein Bikarbonat-Puffersystem mit hoher Kapazität und ein O_2- und CO_2-durchlässiges Beutelmaterial gewährleisten die Aufrechterhaltung des zellulären Stoffwechsels und sind die Basis für die morphologisch nachgewiesene gute ultrastrukturelle Erhaltung.

Summary

With the rising demand for platelet concentrates new concepts for platelet preparation and therapy are investigated. We examined a recent method for the preparation of platelet concentrates by pooling four buffy coats from whole-blood donations. Platelet content and storability of these preparations were of special interest. Therefore different biochemical parameters (pH, pCO_2, pO_2, bicarbonate, glucose, lactate and LDH) were evaluated and ultrastructural-morphological studies were performed by electron-microscopy. The results show a high yield of thrombocytes, a low rate of leukocyte contamination and a very good preservation of platelets over the storage period of 8 days. Cellular metabolism is guaranteed by a high capacity bicarbonate buffer-system and the O_2- and CO_2-diffusible storage bag material, thus providing a morphometrically intact ultrastructure.

Einleitung

Die zunehmende Bedeutung der Thrombozytentherapie und der wachsende Bedarf an Thrombozytenkonzentraten (TK) ist Anlaß zur Suche nach neuen Konzepten der Thrombozytenpräparation. Mit der Einführung des Top-and-Bottom Blutbeutelsystems [4] entstand Bedarf nach einer neuen Methode zur Thrombozytengewinnung aus Vollblut-Spenden. Bei der von Eriksson und Högmann [3] beschriebenen Methode werden durch Poolen von Buffy-Coats (BC), die bei der Aufbereitung von Vollblut-Spenden anfallen, lagerfähige TK hergestellt. Diese Herstellungsart wurde von uns modifiziert und als Routine-Herstellungsmethode etabliert. Untersuchungen über die Qualität und Lagerbarkeit dieser in Plasma suspendierten Thrombozyten liegen kaum vor. Wir bestimmten die Zellausbeute und untersuchten biochemische und ultrastrukturelle morphologische Veränderungen während einer 8tägigen Lagerung. Das Überleben und die Funktion retransfundierter Thrombozyten hängen im wesentlichen von ihrer strukturellen Integrität ab. Zur Erfassung der zellulären Intaktheit wendeten wir ein spezielles Verfahren zur morphometrischen, d. h. quantifizierbaren Messung der morphologischen Veränderungen an. Gegenstand der Morphometrie waren sowohl die Populationen von lysosomalen und α-Granula und das offene kanalikuläre System (OCS).

Material und Methoden

Präparation der Thrombozytenkonzentrate

Die gepoolten TK wurden nach einer modifizierten Methode von Eriksson und Högmann [3] und Bertolini et al. [2] hergestellt. Hierzu wurden 450 ml Vollblut von Blutspendern in einem 3fache Blutbeutelsystem (Optipac®, Baxter) in CPD gewonnen und nach vierstündiger Lagerung für 7 min bei 4 500 **g** zentrifugiert. Unmittelbar anschließend erfolgte die Fraktionierung in Erythrozytenkonzentrat und gefrorenes Frischplasma (FFP) durch Überführung der jeweiligen Fraktionen in die entsprechenden Satellitenbeutel. Ein Rest von etwa 60 ml BC verblieb im Primärsammelbeutel. Nach weiteren 2 bis 3 Stunden und virusserologischer Freigabe der Blutspende wurden vier BC-Beutel und ein dazugehöriges FFP unter sterilen Bedingungen mit einem speziellen Steril-Schweißgerät (SCD 312®, Du-Pont/Haemonetics) „in Reihe" verbunden und die Beutelinhalte bei ausgiebigem Nachspülen mit Plasma im unteren BC-Beutel vereinigt (s. Abb. 1). Nach Abschweißen der überzähligen, leeren Blutbeutel wurde ein spezieller Thrombozyten-Lagerungsbeutel (PL-732, Life-Cell®, Baxter) steril angeschweißt und das Präparat anschließend bei 500 g für 8 min zentrifugiert. Der resultierende Plättchen-reiche-Plasma (PRP)-Überstand wurde langsam (10–12 min) in den Lagerungsbeutel überführt und dieser anschließend, nach Abschweißen des BC-Beutels auf einem Flachbett-Agitator unter ständiger Bewegung mit 60 U/min in einem Thrombozyteninkubator bei 22° C unter Raumatmosphäre gelagert.

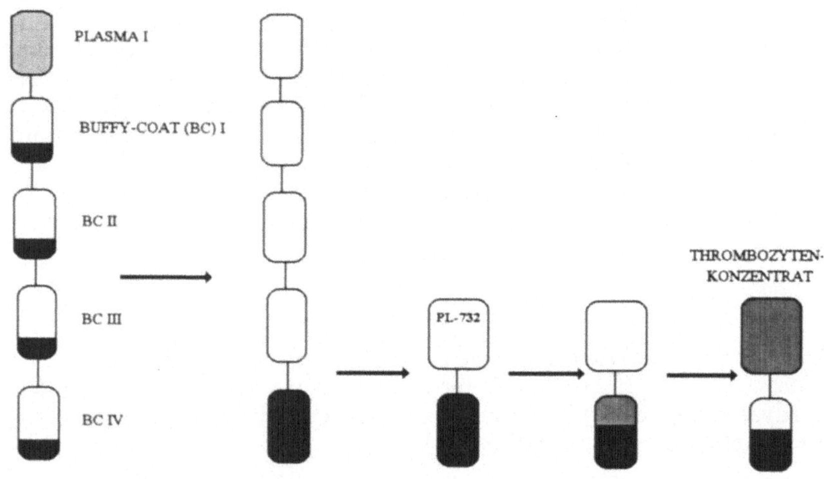

Abb. 1. Herstellung gepoolter Thrombozytenkonzentrate aus vier Buffy-Coats und einem Plasma

Zellzahl-Bestimmungen

Unmittelbar nach TK-Präparation und nach Abwiegen des Beutels wurden etwa 5 ml TK unter sterilen Bedingungen gewonnen und die Zellzahlen mittels einer automatischen Zellzählung (Hl-Technicon®, Hitachi), die Leukozytenkonzentration zusätzlich durch manuelle Zählung in der Nageotte-Zählkammer ermittelt.

Biochemische Untersuchungen

Am 1., 3., 5. und 8. Tag der Lagerung entnahmen wir jeweils 15 ml TK unter sterilen Bedingungen. Daraus wurden unmittelbar das pH, die CO_2-,

O_2- und Bikarbonat-Konzentrationen mit einem Blutgasanalysegerät bei 22° C bestimmt; der größere Anteil wurde für 10 min bei 3 000 **g** zentrifugiert. In dem zellfreien Überstand erfolgte die Bestimmung der Konzentrationen von Glukose nach der Glukose-Dehydrogenase-Methode, von Laktatdehydrogenase (LDH) nach der optimierten Standard-Methode und von Laktat nach der vollenzymatischen LDH-Methode.

Morphologie

Für die Transmissionselektronenmikroskopie wurden jeweils 9 ml am 1., 3., 5. und 8. Lagerungstag unter sterilen Bedingungen entnommen und innerhalb einer Stunde nach Entnahme für 30 min bei 37 ° C inkubiert. Die weitere Aufbereitung der Proben erfolgte nach einer kürzlich beschriebenen Methode [5]. Für die morphometrische Auswertung wurde von jeder Probe der dünnste Schnitt ausgesucht und bei 50 kV im Elektronenmikroskop EM 109 (Zeiss) mit Hilfe des Meßtabletts MOP3 (Contron) quantifiziert. In jeder Probe wurden 50 Thrombozyten, randomisiert nach Weibel [12], ausgemessen. Dilatierte und lysierte Plättchen sowie Anschnitte mit weniger als drei Organellen wurden ausgeschlossen. Von jedem Plättchen wurden Umfang sowie Fläche gemessen, desgleichen von jedem lysosomalen und α-Granulum sowie von jedem Anschnitt des offenen kanalikulären Systems.

Statistik

Die gesamten Einzeldaten wurden mit Hilfe von SuperCalc 5.00A (Computer Associates International, Inc.) zusammengefaßt. Für die statistische Analyse wurde der t-Test nach Student angewandt. Alle Ergebnisse sind als Mittelwerte $\pm$ SD angegeben.

Ergebnisse

Zellzahlen

Der durchschnittliche Thrombozytengehalt im TK war $287{,}3 \pm 44{,}0 \times 10^9$ bei einer Leukozytenzahl von $0{,}069 \pm 0{,}050 \times 10^9$ und einem durchschnittlichen Volumen von 337 ± 18 ml (n=36). Bei einer durchschnittlichen Ausgangskonzentration von 212×10^6 Thrombozyten pro ml gespendetem Vollblut lag die Thrombozytenausbeute im TK bei 75,3 %.

Biochemische Befunde

Die Ergebnisse sind in Tabelle 1 wiedergegeben. Der pH-Wert hielt sich über die gesamte Lagerungsdauer in einem Bereich zwischen 7,1 und 7,5. Kein Einzelwert lag unter pH 7,0.

Das pO_2 blieb mit etwa 50 mmHg über die Lagerungszeit unverändert. Der pCO_2- und Bikarbonatgehalt nahm über die Lagerungsdauer stetig ab. Die Glukose-Konzentration nahm mit der Zeit konstant ab. Gleichzeitig stieg der Laktatwert an. Die Laktatdehydrogenase-Konzentration war in den ersten Tagen gleichbleibend und erhöhte sich leicht vom 5. bis 8. Tag.

Tabelle 1. Biochemische Veränderungen in Thrombozytenkonzentraten aus gepooltem Buffy-Coat während 8tägiger Lagerung; Mittelwert $\pm$ Standardabweichung, n = 15

	Tag der Lagerung			
	1	3	5	8
pO_2 [mm Hg]	$49{,}0 \pm 10{,}9$	$59{,}8 \pm 15{,}9$	$59{,}9 \pm 13{,}1$	$50{,}6 \pm 12{,}5$
pH	$7{,}33 \pm 0{,}06$	$7{,}33 \pm 0{,}09$	$7{,}39 \pm 0{,}08$	$7{,}17 \pm 0{,}09$
pCO_2 [mm Hg]	$27{,}0 \pm 4{,}33$	$21{,}9 \pm 3{,}35$	$17{,}14 \pm 3{,}39$	$16{,}5 \pm 2{,}66$
Bikarbonat [mmol/l]	$18{,}96 \pm 3{,}47$	$11{,}05 \pm 0{,}86$	$9{,}8 \pm 1{,}27$	$6{,}92 \pm 0{,}98$
Glukose [mg/dl]	399 ± 13	375 ± 13	367 ± 18	321 ± 23
Laktat [mmol/l]	$3{,}06 \pm 0{,}4$	$4{,}66 \pm 0{,}68$	$6{,}37 \pm 0{,}77$	$9{,}82 \pm 1{,}93$
LDH [U/l]	127 ± 15	128 ± 16	133 ± 14	142 ± 9

Morphologie

Am ersten Lagerungstag wiesen 90% der Thrombozyten die für den ruhenden Zustand typische Spindelform mit einem glatten Plasmalemm ohne Ausfaltungen auf. Die Plättchen waren reichlich mit lysosomalen und α-Granula, Mitochondrien, dense bodies, Mikrotubuli, Teilen des OCS, elektronendichten Tubuli und zum geringen Teil mit Resten des Golgi-Apparates ausgestattet. Die Anschnitte des OCS zeigten dabei meist nur eine geringgradige Dilatation. Die α-Granula waren von weitgehend gleicher Größe (Abb. 2).

Am dritten Tag der Lagerung war der Anteil der Spindelformen auf etwa 70% zurückgegangen. Die Konzentration der Organellen im Zentrum der Thrombozyten und die beginnende Entwicklung von Pseudopodien in einem Teil der Plättchen deuten auf die Anwesenheit aktivierender Stimuli hin. Ferner war eine geringgradige Dilatation der Anschnitte des OCS zu beobachten. Ein kleiner Anteil der Plättchen (<1%) war ballonartig dilatiert.

Am fünften Lagerungstag setzte sich die bereits beschriebene Entwicklung fort. Etwa 50% Spindelformen standen einer wachsenden Zahl abgerundeter bzw. mäßig aktivierter

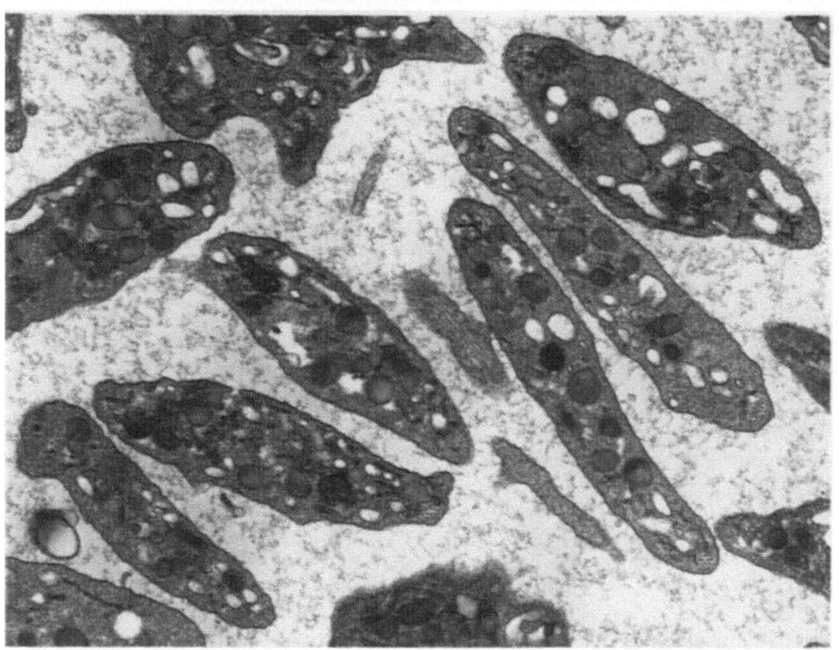

Abb. 2. Thrombozyten im Konzentrat aus gepooltem Buffy-Coat am 1. Lagerungstag: Spindelformen mit reichlicher und homogener Organellenausstattung; × 13 000

Plättchen gegenüber. Es traten vereinzelt konfluierende Granula mit deutlichen Binnenstrukturen (Membranreste, Tubuli) auf. Derartig zusammengesetzte Granula erreichten Durchmesser von bis zu 0,5 µm (Abb. 3).

Am achten Lagerungstag waren nur noch wenige Thrombozyten mit typischer Spindelform vorhanden. Es überwogen abgerundete Formen mit gering bis mäßig ausgebildeten Pseudopodien und verringertem Granulagehalt. Ballonartig dilatierte bzw. lysierte Plättchen traten in den einzelnen Präparationen in unterschiedlich starkem Maße auf (Abb. 4).

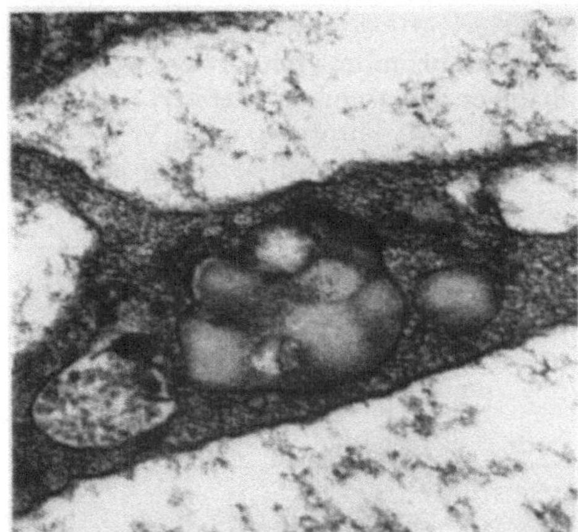

Abb. 3. Veränderte Granula-Morphologie am 5. Lagerungstag: Durch Fusion entstandenes Riesengranulum mit Binnenstrukturen; × 36 000

Die morphometrischen Daten bestätigen die allenfalls geringgradigen Veränderungen hinsichtlich des Organellengehaltes der nicht-lysierten Fraktion (Tabelle 2). Für die relativen Volumenfraktionen von lysosomalen und α-Granula sowie Anschnitten des OCS konnten keinerlei Ab- bzw. Zunahmen statistisch gesichert werden. Lediglich der Quotient aus Umfang aller OCS-Anschnitte und Gesamt-Umfang des Plättchens zeigte am 8. Lagerungstag eine Abnahme (p = 0,05).

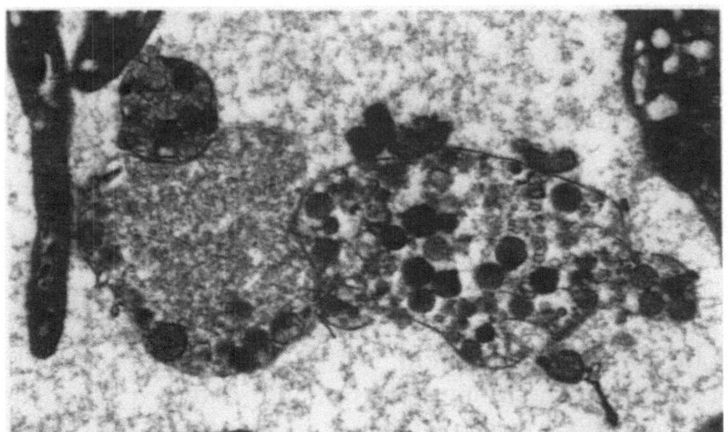

Abb. 4. Lysierte Thrombozyten am 8. Lagerungstag; × 10 000

Tabelle 2. Morphometrie von lysosomalen und α-Granula sowie offenem kanalikulärem System in Thrombozytenkonzentraten aus gepooltem Buffy-Coat während 8tägiger Lagerung; Mittelwert ± Standardabweichung, n = 10 Präparationen mit je 50 Thrombozyten; V/V-Volumenanteil der jeweiligen Organelle; P/P Verhältnis von Umfang aller OCS-Zisternen zu Thrombozytenumfang

Tag der Lagerung	V/V Granula	V/V$_{OCS}$	P$_{OCS}$/Thrombozyt
1	13,7 ± 1,65	11,1 ± 1,57	0,898 ± 0,099
3	13,8 ± 1,25	12,7 ± 1,92	1,069 ± 0,399
5	12,8 ± 1,86	11,3 ± 1,02	0,802 ± 0,075
8	12,1 ± 1,35	11,3 ± 0,99	0,725 ± 0,09

Diskussion

Die beschriebene Methode zur Herstellung von Thrombozytenkonzentraten aus Vollblut-Spenden durch Poolen von Buffy-Coats stellt eine geeignete Alternative zu etablierten Präparationsverfahren dar [8]. Der durchschnittliche Thrombozytengehalt dieser TK liegt weit über der geforderten Mindestmenge von 2×10^{11} und es wird mit 75% eine sehr gute Ausbeute der gespendeten Thrombozyten erreicht. Die durchschnittliche Leukozytenkontamination im TK liegt deutlich unter 10^8. Damit sinkt das Risiko einer nicht-hämolytischen Unverträglichkeitsreaktion [7]. Eine vor oder bei der Transfusion durchgeführte Leukozytendepletion (Bed-Side-Filtration) reduziert die Leukozytenkonzentration um weitere 2–3 log, so daß die Leukozytenzahl nach Filtration sicher unter der angenommenen Immunisierungsschwelle (Critical Immunogenic Load of Leukocytes) von 10^6 Leukozyten liegt.

Eine wichtige Bedeutung kommt der Frage nach der Lagerbarkeit dieser TK zu. Hierzu wurden biochemische und ultrastrukturell-morphologische Untersuchungen durchgeführt. Unter den beschriebenen Lagerungsbedingungen stellen Thrombozyten ihren Stoffwechsel keineswegs ein. Durch anaerobe Glykolyse entsteht unter Verbrauch von Glukose eine entsprechende Menge Laktat. Die dadurch anfallenden sauren Valenzen müssen durch ein geeignetes Puffersystem abgefangen werden. Hierfür steht im TK ein Bikarbonat-Puffer zur Verfügung. Durch Verbrauch von Bikarbonat und Abrauchen von CO_2 wird das pH stabilisiert und in einem günstigen Bereich gehalten. Damit stellt die Bikarbonat-Konzentration im TK einen entscheidenden Faktor bei der Aufrechterhaltung eines neutralen pH und damit für die Lagerbarkeit des Präparates dar. Deutliche Lagerungsschäden sind bei pH-Werten unterhalb von 6,4 beschrieben [9]. Unsere Ergebnisse zeigen, daß nach 8tägiger Lagerung noch ausreichend Pufferkapazität zur Aufrechterhaltung eines pH von über 7,0 vorhanden ist. Die beschriebene Gefahr einer Übersäuerung konnten wir nicht beobachten. Hierfür scheinen das TK-Volumen von etwa 335 ml und die gute CO_2-Permeabilität des benutzten Lagerungsbeutels verantwortlich. Diese guten metabolischen Voraussetzungen spiegeln sich schließlich in einem relativ-konstant niedrigen LDH-Spiegel im Überstand wider. Ein Anstieg dieses zytosolischen Markers gilt als Hinweis auf eine deutliche Aktivierung und Verlust der zellulären Integrität. Erst nach mehrtägiger Lagerung kommt es zu einem moderaten Anstieg der gemessenen LDH-Konzentration.

Die morphometrischen Daten bestätigen die biochemischen Befunde. Wir fanden eine sehr gute Strukturerhaltung der Thrombozyten hinsichtlich ihres Gehaltes an lysosomalen und α-Granula. Eine Freisetzungsreaktion fand offensichtlich unter den gegebenen Bedingungen kaum statt. Es fanden sich allenfalls bei einzelnen Granula Hinweise auf eine, jedoch nur sehr geringgradige Aktivierung. Diese äußerten sich durch minimalen Gestaltwandel, Fusion sowie Konzentration der Granula im Zentrum der Thrombozyten [14].

Das OCS als sehr empfindlich auf Stimulantien reagierendes Organell [1] blieb ebenfalls über den gesamten Beobachtungszeitraum in seiner Ausdehnung konstant. Eine subjektiv wahrzunehmende Dilatation einzelner Abschnitte mit zunehmender Lagerungsdauer war statistisch nicht zu sichern. Die Konstanz dieses Systems ist ebenfalls Beleg dafür, daß eine Freisetzungsreaktion kaum stattgefunden hat. Andernfalls wäre durch Fusion der Granula mit den Zisternen des OCS ebenfalls eine Zunahme an Membranmaterial dieses Systems zu erwarten gewesen [10, 11, 13]. Unsere Befunde zeigen jedoch eine relative Abnahme im Vergleich zur äußeren Membran.

Der leichte Anstieg der LDH am 8. Lagerungstag korreliert gut mit der Beobachtung einer Fraktion von dilatierten bzw. bereits lysierten Thrombozyten. Diese Fraktion blieb stets unter 5%. Die Freisetzung von aktivierenden Substanzen aus den Granula derart geschädigter Thrombozyten dürfte aber bei der Entwicklung des Konservierungsschadens an den noch intakten Plättchen eine erhebliche Rolle spielen [15].

Die Methode zur Präparation von TK aus gepooltem Buffy-Coat zeigt neben einer hohen Ausbeute eine gute Strukturerhaltung der Thrombozyten über den gesamten untersuchten Lagerungszeitraum. Beim klinischen Einsatz wird jedoch die übliche Lagerungsbeschränkung von maximal 5 Tagen eingehalten. Die in der Studie durchgeführten Sterilitätskontrollen ergaben jedoch keine Hinweise auf eine bakterielle Kontamination. Aus infektions-epidemiologischer Sicht besteht gegenüber herkömmlichen TK aus Vollblut-Spenden ein Vorteil in der Beschränkung auf vier Buffy-Coat.

Literatur

1. Bearer E (1990) Platelet membrane skeleton revealed by quick-freeze-deep-etch. Anat Rec 227:1–11
2. Bertolini F, Tebulla P, Riccardi M, Cortellaro M, Ranzi ML, Sirchia G (1989) Evaluation of platelet concentrates prepared from buffy coats and stored in a glucose-free crystalloid medium. Transfusion 29: 605–609
3. Eriksson L, Högmann CF (1990) Platelet concentrates in an additive solution prepared from pooled buffy coats. 1. In vitro studies. Vox Sang 59: 140–145
4. Högman CF, Eriksson L, Hedlund K, Wallvik J (1988) The bottom and top system: a new technique for the blood component preparation and storage. Vox Sang 55: 211–217
5. Klinger MHF, Klüter H (1993) Morphological changes in thrombocytes during blood bank storage. An ultrastructural morphometric study. Ann Anat 175: 163–170
6. Morgenstern E (1980) Ultracytochemisty of human blood platelets. Prog Histochem Cytochem 12: 1–86

7. Muylle L, Joos M, Wouters E, De Bock R, Peetermans ME (1993) Increased tumor necrosis factor α (TNFα), interleukin 1, and interleukin 6 (IL-6) levels in the plasma of stored platelet concentrates: relationships between TNFα and IL-6 levels and febrile transfusion reactions. Transfusion 33: 195–199

8. Pietersz RN, Loos JA, Reesink HW (1985) Platelet concentrates stored in plasma for 72 hours at 22° C prepared from buffycoats of citrate-phosphate-dextrose blood collected in quadruple-bag saline-adenine-glucose-mannitol system. Vox Sang 9: 81–85

9. Solberg C, Holme S, Little C (1986) Morphological changes associated with pH changes during storage of platelet concentrates in first-generation 3-day containers. Vox Sang 50: 71–77

10. Stenberg PE, McEver RP, Shuman MA, Jacques Y, Bainton DF (1985) A platelet alpha-granule membrane protein (GMP-140) is expressed on the platelet membrane after activation. J Cell Biol 101: 880–886

11. Suzuki H, Nakamura S, Itoh Y, Tanaka T, Yamazaki H, Tanoue K (1992) Immunhistochemical evidence for the translocation of α-granule glycoprotein IIb/IIa (integrin αIIbβ3) of human platelets to the surface membrane during the release reaction. Histochemistry 97: 381–388

12. Weibel ER (1979) Stereological methods I. Practical methods for biological morphometry. Academic Press, London

13. Wencel-Drake JD, Plow EF, Kunicki TJ, Woods VL, Keller DM, Ginsberg MH (1986) Localization of internal pools of membrane glycoproteins involved in platelet adhesive responses. Am J Pathol 124: 324–334

14. Wurzinger LJ (1990) Histophysiology of the circulating platelet. Advances of anatomy, embryology and cell biology, vol 120. Springer, Berlin Heidelberg New York Tokyo

15. Wurzinger LJ, Opitz R, Wolf M, Schmid-Schönbein H (1987) Ultrastructural investigation on the question of mechanical activation of blood platelets. Blut 54: 97–107

Korrespondenz: Dr. med. H. Klüter, Institut für Immunologie und Transfusionsmedizin, Medizinische Universität zu Lübeck, Ratzeburger Allee 160, D-23538 Lübeck, Bundesrepublik Deutschland.

Diskussionsergänzungen zum Thema

1. Ein aus vier Buffy Coats gepooltes, ungefiltertes Thrombozytenkonzentrat hat < 10^8 Leukozytenkontamination, wobei eine gegenseitige zelluläre Aktivierung im Verlauf der Lagerung nicht zu beobachten ist.

2. Eine Prozeß-integrierte Frühfilterung ist leicht möglich, verursacht keinerlei Einbußen der Präparate-Lagerbarkeit und einen Thrombozytenverlust von rund 10%.

3. Die Leukozytenkontamination im gefilterten Pool-Präparat beträgt (Medianwert) 4×10^4, die thrombozytäre Mindestkonzentration 3×10^{11}.

4. Die Anwendung von additiven Thrombozytenlösungen erreicht eine gleich gute Lagerbarkeit der Präparate, durch die gegenüber dem Plasma unterschiedliche Dichte ergeben sich jedoch Einbußen im Hinblick auf die Thrombozytenausbeuten nach Zentrifugation.

5. Hinsichtlich einer Thrombozytenpräparat-Herstellung in plasmafreien Medien wären demgegenüber folgende Vorteile anzuführen:

Die Medien sind definierbar, dadurch exakt zu kontrollieren und ermöglichen eine gleichbleibende Produktqualität. Die Einsparung an Plasma hätte für eine optimale Ressourcenausnutzung Vorteile, würde das Infektionsrisiko reduzieren, durch die Verminderung von aktivierten Plasmafaktoren und Toxinen würden Transfusionsreaktionen seltener werden, zudem wäre das Problem der Hämolysine gelöst. Untersuchungen von Plättchenfreisetzungsreaktionen (β-Thromboglobulin, Plättchenfaktor 4) und Thrombozytenaggregationen erbringen derzeit mit der Plasmalagerung vergleichbare Resultate. Abschließende Daten sind hier jedoch abzuwarten.

Zusammenfassung der Konsensusdiskussion

Die Gewinnung von Thrombozytenkonzentraten aus plättchenfreiem Plasma ist wissenschaftlich überholt.

Die Präparation von Thrombozytenkonzentraten aus gepoolten Buffy Coats erlaubt eine quantitativ und qualitativ zufriedenstellende Präparation eines gut lagerbaren Präparates.

Themendarstellung und Diskussionsergänzungen waren konsensfähig.

Verhalten von Thrombozytenglykoproteinen während unterschiedlicher Präparations- und Lagerungsmodalitäten

E. Seifried[1], M. Mohren[2], H. Müller[2], K. Körner[3], M. Wiesneth[3], B. Kubanek[3] und H. Heimpel[2]

[1]DRK-Blutspendedienst Hessen, Zentralinstitut Frankfurt, Frankfurt/Main, [2]Abteilungen Innere Medizin III und [3]Transfusionsmedizin der Medizinischen Klinik und Poliklinik der Universität Ulm und [3]DRK-Blutspendezentrale Ulm, Ulm, Bundesrepublik Deutschland

Einleitung

Die zytostatische Therapie von Patienten mit akuter myeloischer Leukämie führt zu einer bis zu mehreren Wochen dauernden Knochenmarksaplasie, die – unter anderem – durch eine Thrombozytopenie bedingte Blutungsneigung charakterisiert ist.

Zur Vermeidung, bzw. Therapie dieser gefürchteten Komplikationen werden Spenderplättchen in der Regel als „Random-Thrombozytenkonzentrate" substituiert. Die Möglichkeit der Plättchensubstitution ist eine der wesentlichen Bedingungen, die eine aggressive zytostatische Therapie möglich machen.

„Random-Thrombozytenkonzentrate" können mittels verschiedener Methoden, z. B. durch Präparation von Plättchen-reichem Plasma (PRP) oder durch Präparation von Buffy coat (BC) hergestellt werden [1]. Veränderungen der Plättchenfunktion während der anschließenden Lagerung wurden vermutet und in früheren Studien bereits untersucht [4, 6].

Ein besonders nach multiplen Plättchentransfusionen häufig beobachtetes Phänomen ist die Alloimmunisierung des Empfängers. Hierbei handelt es sich um eine Sensibilisierung des Empfängers gegenüber Spenderzellen, die zu einer gegen diese gerichtete Antikörperbildung mit konsekutiver Zelldestruktion führt.

Eine Beschleunigung dieses Prozesses wird durch leukozytäre Kontamination der Plättchenkonzentrate verursacht. Alloimmunisierte Patienten zeigen entsprechend keinen adäquaten Anstieg der Thrombozytenzahl nach Transfusion mit „Random-Thrombozyten". Die Gabe autologer, d. h. während der Remission entnommener und anschließend kryokonservierter Thrombozyten stellt eine gute Möglichkeit dar, eine suffiziente Substitution durchführen zu können.

Ziel unserer Studie war die Untersuchung des Einflusses von Präparation, Lagerungsmodalität und -dauer und Kryokonservierung auf die Glykoproteine der Plättchenmembran. Letztere analysierten wir durchflußzytometrisch [3] mittels Markierung oberflächenassoziierter Antigene [2] mit unten aufgelisteten Antikörpern.

Material und Methoden

Herstellung von „Random-Thrombozytenkonzentraten" (n = 40)

500ml Vollblut wurden von gesunden Spendern in 70ml CPD abgenommen und bei Raumtemperatur 15 h gelagert. Anschließend erfolgte die Herstellung nach einer der unten beschriebenen Methoden:

PRP-Methode (n = 20)

Das Vollblut wurde bei 2 400 × **g** über 5 Minuten zentrifugiert und das überstehende PRP in einen leeren 400ml-Thrombozytenbeutel abgepreßt. Anschließend erfolgte die Zentrifugation des PRP bei 3 300 × **g** über 20 Minuten. Das überstehende plättchenarme Plasma wurde in einen leeren Satellitenbeutel bis auf ein Volumen von 70 ml abgepreßt. Die Resuspension der Thrombozyten erfolgte nach 1 h Ruhiglagerung.

BC-Methode (n = 20)

Das Vollblut wurde bei 3 300 × **g** 12 Minuten zentrifugiert und das Plättchen-arme Plasma sowie die Erythrozyten in Satellitenbeutel abgepreßt. Die im Originalbeutel verbliebene Zwischenschicht, der Buffy Coat, wurde bei 320 × **g** über 4 Minuten zentrifugiert. Der thrombozytenhaltige Überstand wurde abschließend in einen 400 ml-Lagerungsbeutel abgepreßt.

Lagerung und Probenentnahme

Die Lagerung der Thrombozytenkonzentrate erfolgte entweder unter kontinuierlicher vertikaler Schwenkung bei 6 UpM (n = 20) oder unter horizontaler Rotation bei 60 UpM (n = 20) (s. Abb. 1, Tabelle 1).

Expression von GP IIb-IIIa während Lagerung

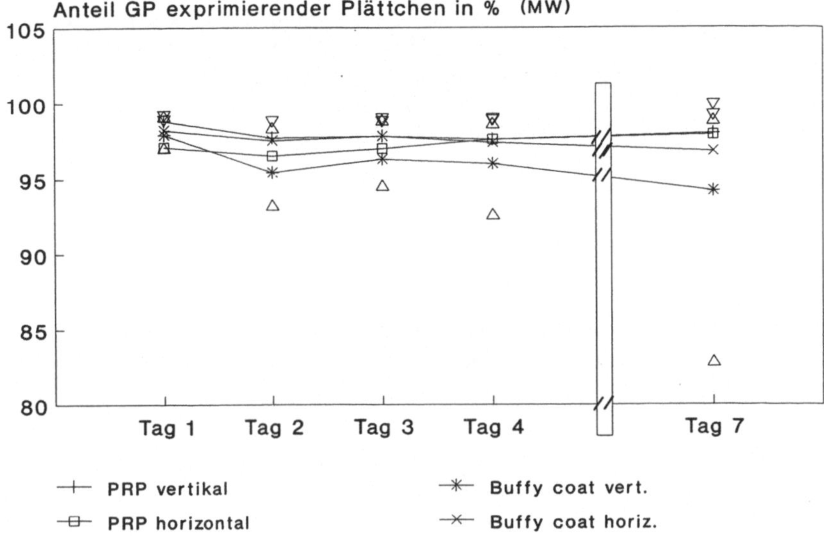

Abb. 1. Einfluß von Präparation und Lagerung von Thrombozytenkonzentraten auf Plättchenglykoproteine

Probenentnahmen aus den Thrombozytenkonzentraten wurden über eine Kanüle unter sterilen Bedingungen an Tag 1, 2, 3, 4 und 7 durchgeführt.

Kryokonservierung von Thrombozytenkonzentraten

Von Leukämiepatienten in Remission (n = 7) wurde mittels Thrombozytapherese 160 ml Plasma mit einer Gesamtthrombozytenanzahl von $2–5 \times 10^{11}$ entnommen und nach einer 30-minütigen Inkubation mit

Tabelle 1. Einfluß von Präparation, Lagerungsmodalität und Kryokonservierung auf die Thrombozytenqualität

Studiendesign

Präparateuntersuchung über 7 Tage

→ PRP-Präparate (n = 20)
   1. Horizontale Mischung (n = 10)
   2. Vertikale Mischung (n = 10)

→ Buffy coat-Präparate (n = 20)
   1. Horizontale Mischung (n = 10)
   2. Vertikale Mischung (n = 10)

DMSO 5% langsam (–1° C/min) bei einer Endtemperatur von –100° C eingefroren und in dampfförmigem Stickstoff aufbewahrt. Vor der Transfusion
wurden die Plättchenkonzentrate (n = 31) in einem 42° C warmen Wasserbad mit 250 ml einer Pufferlösung pH 5,0 5 Minuten unter ständiger Rotation bei 50 UpM inkubiert. Anschließend erfolgte eine 15-minütige Zentrifugation bei 2 800 × **g** und die Resuspension des Thrombozytenpellets in
50 ml Plasma. Die Retransfusion in den Patienten erfolgte binnen 4 h.

Patientenuntersuchungen

Von Leukämiepatienten in Aplasie (n = 5) wurde kurz vor der Substitution
mit 10 „Random-Thrombozyten-Konzentraten" 30 ml Blut mittels steriler
Punktionskanüle abgenommen.

Aus einem der 10 Plättchenkonzentrate wurde eine Probe von 1–2 ml
entnommen. 1 h nach Transfusion des letzten Konzentrates erfolgte wiederum eine Blutabnahme von 30 ml Patientenblut.

Bestimmung der Plättchenmembran-Glykoproteine mit folgenden verwendeten Antikörpern

anti GPIb   AN 51 (DAKO)
anti GPIIb-IIIa   P2 (Dianova)
anti GPIa-IIa   Gi9 (Dianova)
anti GPIV   OKM5 (Dianova)

Präparation der Plättchen

9 ml Patientenblut wurde in 1 ml eines Entnahmemediums bestehend aus
130 mM NaCitrat, 55 µM ASS und 30 µM Prostaglandin E1 in PBS ge-
füllt. Die Plättchen wurden anschließend in 3 Zentrifugationsschritten bei
250 × **g**, 200 × **g** und 700 × **g** über jeweils 10 Minuten pelletiert. Das Pellet
wurde in 1,8 ml 3,8% NaCitrat in PBS resuspendiert. Zur Abbindung unspezifischer Antikörper wurde die Suspension mit 200 µl Kaninchenserum
10 min inkubiert. Darauf folgte die Zentrifugation dieser Lösung und die
Resuspension des Pellets in 1ml 3,8% NaCitrat.

Die Thrombozytenzahl in der Suspension wurde per Thrombocounter
(Coulter) gemessen und durch Verdünnung mit PBS auf 50 000/µl eingestellt. Anschließend wurden jeweils 200 µl der Thrombozytensuspension
mit 50 µl von 4 verschiedenen Antikörperlösungen über 1 h inkubiert.
50 µl polyklonales Maus IgG (Coulter) wurde als unspezifische Kontrolle
verwendet. Es folgte eine 30-minütige Inkubation in einer Dunkelkammer
mit 100 µl Fluoreszeinisothiocyanat-gekoppelten F(ab)2-Fragmenten (Sig-
ma). Den Suspensionen wurde 1 ml 3,8% NaCitrat zugegeben und eine
Zentrifugation bei 2 500 × **g** über 5 Minuten angeschlossen. Von den Über-
ständen wurde abschließend jeweils 1 ml abpippetiert und durch 1 ml 0,9%
NaCl ersetzt. Diese Lösungen konnten nun flow-cytometrisch analysiert
werden.

Durchflußzytometrie

Die wie oben beschrieben präparierten Plättchen wurden in einem Durchflußzytometer (FASCAN, Becton Dickinson) auf Expression bestimmter Membran-Glykoproteine untersucht.

Ergebnisse

Expression der Plättchenmembran-Glykoproteine GPIb, GPIIb-IIIa, GPIa-IIa und GPIV nach Herstellung und Lagerung von Thrombozytenkonzentraten

Plättchenmembran-Glykoproteine (Tabelle 2) bleiben bei Lagerung über 7 Tage erhalten. Hierbei zeigen Herstellungsverfahren und Lagerungsmodalität der Konzentrate keinen signifikanten Einfluß auf den Grad der Expression der einzelnen Glykoproteine.

Die Belegung der Plättchenmembran mit Glykoproteinen lag für beide Herstellungsverfahren und Lagerungsmodalitäten über einen Zeitraum von 7 Tagen gemessen für GPIb, GPIIb-IIIa, GPIa-IIa und GPIV zwischen 71 und 99%.

Expression von Plättchenmembran-Glykoproteinen in thrombozytopenischen Leukämiepatienten vor und nach Substitution mit 10 Thrombozytenkonzentraten

Die fünf thrombozytopenischen Leukämiepatienten wiesen insgesamt eine gute Belegung mit Glykoproteinen auf. Die Bindungsrate der entsprechenden Antikörper an die jeweiligen Oberflächenantigene vor Substitution lag zwischen 70 und 87%.

1 h nach der Gabe von 10 „Random-Thrombozytenkonzentraten" wurde eine geringgradig höhere Glykoproteinbelegung gemessen, die zwischen 84 und 97% lag (s. Abb. 2).

Expression von Plättchenmembarn-Glykoproteinen nach Kryokonservierung und anschließender Therapie

Die Plättchenmembran-Glykoproteine blieben zu 74–93% nach Kryokonservierung und zu 67–83% nach Transfusion erhalten.

Tabelle 2. Thrombozytenmembran – Glykoproteine und Aktivierungsmarker

1. Glykoproteine (GP)		Korrespondierende Antikörper
GP IIb–IIIa	– Aktivierungsabhängiger Rezeptor für Fibrinogen, Kollagen, vWF, Fibronektin und Vitronektin	P2
GP Ia–IIa	– Kollagen-Rezeptor	Gi9
GP IB	– Bestandteil des GPIb-IX-Komplexes – Interaktion mit vWF	AN51
GP IV (IIIb)	– Rezeptor für Thrombospondin und Kollagen	CD36, OKM5
GP V	– Thrombinrezeptor?	–
2. Aktivierungsmarker		
GMP-140 (PADGEM)	– Bestandteil der Membran der in den Plättchen gelegenen α-Granula – Expremierung auf der Thrombozytenoberfläche nach Aktivierung	CD62
GP 53	– Bestandteil der Membran intrathrombozytärer Lysosomen. Expremierung s.o.	CD63
TSP	– Bei Aktivierung an Rezeptoren der Plättchenmembran gebundenes Protein – Adhäsives Protein	Anti-TSP
Weitere Adhäsive Proteine	– Fibrinogen, vWF, Fibronektin, Vitronektin	–

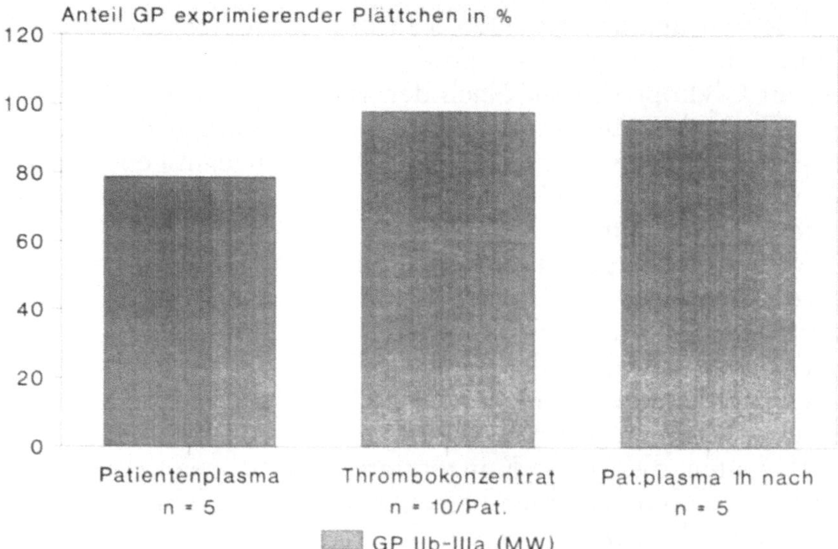

Abb. 2. Plättchenglykoproteine nach Transfusion von Random-Thrombozytenkonzentraten bei Leukämie-Patienten

Diskussion

Unsere Untersuchungen bestätigen die Ergebnisse von Bertolini et al. [6], die zeigte, daß der Expressionsgrad von Plättchenmembran-Glykoproteinen GPIb und GPIIb-IIIa keinen Unterschied zwischen den beiden Herstellungsverfahren, PRP- und BC-Methode, erkennen läßt. Die Arbeitsgruppe von Bertolini zeigte zusätzlich, daß nach der Buffy coat-Methode präparierte Thrombozyten einen höheren ATP-Gehalt- und Ausstoß nach Thrombinaktivierung aufweisen und sich nach Induktion mit Kollagen besser aggregieren als anders hergestellte Blutplättchen. Wir konnten darüberhinaus nachweisen, daß der Expressionsgrad zweier weiterer Oberflächenantigene, GPIa-IIa und GPIV, unverändert bleibt.

Im Gegensatz zu den Ergebnissen von George et al. [4] konnten wir keinen Einfluß der Lagerungsmodalität auf die Belegung der Blutplättchen mit Glykoproteinen sehen. Horizontale und vertikale Rotation der Plättchenkonzentrate während der Lagerung zeigten einen gleichen Expressionsgrad der Membran-Glykoproteine.

Die von uns untersuchten 5 thrombozytopenischen Leukämiepatienten zeigten eine gute Belegung ihrer Thrombozyten mit Glykoproteinen. Nach der Transfusion mit 10 „Random-Thrombozytenkonzentraten" fand sich ein leichter Anstieg des Expressionsgrades der Oberflächenantigene, was zeigt, daß die entsprechenden Rezeptoren der Plättchen von hoher Stabilität sind.

Wie in vorhergehenden Arbeiten [7, 8] gezeigt, geht die Kryokonservierung von Thrombozyten mit einer durch das Einfrieren bedingten Schädigung der Blutplättchen einher. So beschrieben Towell et al. [7] eine Veränderung der Thrombozytenmorphologie zu einem sphärischen Umriß nach Einfrieren und Auftauen der Plättchen.

Patienten, die frische Konzentrate erhielten zeigten in diesen Untersuchungen einen besseren Anstieg der Thrombozytenzahl als die Empfänger von kryokonservierten Blutplättchen. Die von uns durchgeführten Untersuchungen wiesen jedoch einen weitgehenden Erhalt der Plättchenmembran-Glykoproteine nach Kryokonservierung und Transfusion bei klinisch ausreichender Hämostase auf.

Insgesamt konnten wir in den vorliegenden Untersuchungen nachweisen, daß Plättchenmembran-assoziierte Glykoproteine nach Präparation durch unterschiedliche Herstellungsverfahren, Lagerung über 7 Tage und Kryokonservierung weitgehend erhalten bleiben und die Transfusion entsprechender Konzentrate zu einer wirksamen Hämostase bei den blutungsgefährdenten Empfängern führt.

Literatur

1. Murphy S (1991) Methoden zur Plättchenlagerung. Infusionstherapie (Suppl 1): 3–9
2. Kunicki TJ (1989) Platelet membrane glycoproteins and their function. An overview. Blut 59: 30–34
3. Kruth HS (1982) Flow cytometry: rapid biochemical analysis of single cells. Anal Biochem 125: 225–242
4. Geroge JN, Pickett EB, Heinz R (1988) Platelet membrane glycoprotein changes during the preparation and storage of platelet concentrates. Transfusion 28: 123–126
5. Seghatchian MJ (1991) An overview of current quality control procedures in platelet storage lesion and transfusion. Blood Coagul Fibrinolysis 2: 357–360

6. Bertolini F, Poretti RL, Murphy S (1992) Platelet quality after 15-day storage pf platelet concentrates prepared from buffy coat and stored in a glucose-free crystalloid medium. Transfusion 32: 9–16
7. Towell BL, Levine SP, Knight WA, Andersaon JL (1986) A comparison of frozen and fresh platelet concentrates in the support of thrombocytopenic patients. Transfusion 26: 525–530
8. Lazarus HM, Kanicki-Green EA, Warm SE, Aikama M, Herzig RH (1981) Therapeutic effectiveness of frozen concentrates for transfusion. Blood 57: 243–249

Korrespondenz: Priv.-Doz. Dr. E. Seifried, Blutspendedienst Hessen des DRK, Sandhofstraße 1, D-60528 Frankfurt/Main, Bundesrepublik Deutschland.

Erfordernisse einer „single donor"
Thrombozytenkonzentrat-Spende

E. Seifried

DRK-Blutspendedienst Hessen, Zentralinstitut Frankfurt, Frankfurt/Main,
Bundesrepublik Deutschland

Einleitung

Single donor Thrombozytenkonzentrate werden für die klinische Versorgung insbesondere hämatologischer und onkologischer Patienten in zunehmender Häufigkeit benötigt. Zur Herstellung eines effektiven und sicheren Präparates bedarf es hoher Anforderungen an Herstellung und Qualitätsprüfung sowie Lagerung. Insbesondere muß auch der Schutz des Spenders gewährleistet sein. Im folgenden seien die wichtigsten Kriterien, die bei der Herstellung von Thrombozytenkonzentraten aus einer single donor Spende notwendig sind, skizziert.

Single Donor Thrombozytenkonzentrate – Zusätzliche Gefährdung

– extrakorporaler Kreislauf
– Zitrat (1:10)
– Infektionsrisiko
– Blutungsrisiko
– Muskelkrämpfe, Herzrhythmusstörungen
– Luftembolie
– Hämolysen
– schwierige Aufklärung
– Nebenwirkungsrate 5–10% (vorwiegend Parästhesien)
– Gerinnselbildung
– Hämatombildung

Spendefrequenz: – 26 Pheresen/Jahr,
                 – während 5 Tagen täglich dann 14 Tage Pause,
                 – 5 Tageszyklen nach 3 Monaten;

Lagerdauer: möglichst kurz, maximal 5 Tage,
                 Cave: Bakterielle Kontamination.

Behältnisse: sind durch das angewandte System vorgegebene geschlossene Systeme.

Thrombozytenkonzentrate – Lagerung

– notwendig aus logistischen Gründen,
– bis 5 Tage (120 Stunden) unter Bewegung bei 22° C $\pm$ 2° C;
– Voraussetzungen:
  adäquate Behältnisse: pyrogenfrei
                        steril
                        zugelassen nach AMG
                        chargengeprüft

  spezielle Beutelfolien
  – Poliolefinfolien für 5 Tagelagerung
  – PVC-Folien mit Trimelitat (Baxter)
  – PVC-Folien mit besonders dünner Folie (Biotest)

  – für Lagerung wichtige Bedingungen
  – Austausch von O_2 und CO_2 durch Diffusion
  – möglichst geringer pH Abfall pH 6.0–7.4
  – Bewegung

Zytapherese-Spender: Über das Blutspende-Diagnose-Programm hinausgehende Anforderungen

– Alter $\leq$ 60 Jahre $\geq$ 18 Jahre
– gute Venenverhältnisse
– stabile Kreislaufverhältnisse
– Thrombozytenzahlen $\geq$ 120 000 $\leq$ 500 000/µl

- Leukozytenwerte $\geq 4\,000 \leq 10\,000/\mu l$,
- Gesamteiweiß ≥ 60 g/l,
- gut erreichbar und verfügbar,
- 7–10 Tage zuvor keine Aggregationshemmer,
- Frauen nicht während Menstruation,
- extrakorporales Blutvolumen $< 10\%$ des zirkulierenden,
- ausführliche Grunduntersuchung;

Zytapherese-Spender – Zusätzliche Laborbestimmungen

Grunduntersuchung

- Differentialblutbild
- Zellzählung
- Gesamteiweiß i. S.
- plasmatische Gerinnung
- Harnstoff oder Kreatinin
- Urinstatus
- evtl. Blutzucker, Thorax-Röntgen (Granulozytenspender)
- Wiederholung nach 10 Pheresen oder nach 2 Jahren.

Regelmäßige Untersuchung

- Zellzählung
- nach Zytapherese: RR, Puls, Temperatur, Zellzählung.

Eingehende Aufklärung

- Verfahren, Nebenwirkungen einschl. der Medikamente (Steroide, HAES)
- schriftliche Einverständniserklärung mit detaillierten Angaben,

Zusätzliche Probleme bei „Single Donor" Konzentraten

- erhöhtes Risiko bakterieller Kontamination,
- hohe Plättchenzahlen ⟶ pH-Abfall
  Formveränderung
  Aggregation
- grundsätzlich baldmöglichste Verabreichung;

„Single-Donor" Thrombozytenkonzentrate

Thrombozytenkonzentrationen

untere Grenze	2×10^{11}/Präparat
obere Grenze	4×10^{11}/Präparat
durchschnittlicher Ertrag	3×10^{11}/Präparat
Plasmaanteil	< 300 ml/Präparat
Leukozytenkontamination	$< 0,5 \times 10^8$/Präparat
Erythrozyten	$< 0,5 \times 10^8$/Präparat

Literatur

1. Kretschmer V, Rossa W, Eisenhardt G (1991) Plateletpheresis with the new COBE spectra®. Infusionstherapie 18 [Suppl 1]: 24–28
2. Kretschmer V (1991) Vergleich von Thrombozytapheresesystemen. Beitr Infusionther 28: 162–176
3. Borberg H, Kretschmer V, Godehardt E, Sojka G (1991) Evaluierung eines neuen vollautomatischen Blutzellseperators AS 104 mit kontinuierlichem Durchfluß. Beitr Infusionther 28: 177–187
4. Wiesneth M, Freudenberg J, Platow S, Kalinowa J, Vogel M, Kubanek B (1991) Comparison of plateletpheresis with two different cellseparators using 100 identical donors. Beitr Infusionther 28: 201–203
5. Kretschmer V, Söhngen D, Göddecke W, Kadar JK, Pelzer H, Prinz H, Eckle R (1989) Biokompatibilität und Sicherheit von Zytapheresen. Infusionstherapie 16 [Suppl 2]: 10–20
6. Borberg H, Böhm R (1989) Die Spendersicherheit in der apparativen Zytapherese. Infusionstherapie 16 [Suppl 2]: 21–29
7. Empfehlungen der Hämapheresekommission der Deutschen Gesellschaft für Transfusionsmedizin und Immunhämatologie „Zur Durchführung apparativer Hämapheresen zur Gewinnung von Blutbestandteilkonserven" (1987). Infusionstherapie [Suppl 4]: 57
8. Ergänzungen zu den Empfehlungen der ständigen Hämapherese-Kommission zur apparativen Zytapherese bei Blutspendern vom 16. 06. 1990 (1990). Infusionstherapie 17: 284
9. Medizingeräteverordnung – MedGV. Verordnung über die Sicherheit medizinisch-technischer Geräte vom 14. 01. 1988. Bundesgesetzblatt 1985; Teil I: 93–99

Korrespondenz: Priv.-Doz. Dr. E. Seifried DRK-Blutspendedienst Hessen, Sandhofstraße 1, D-60528 Frankfurt/Main, Bundesrepublik Deutschland.

Diskussionsergänzungen zum Thema

1. Die vor einer Zytapherese bestimmte Thrombozytenkonzentration im Spenderblut sollte aus Gründen einer entspre-

chenden Ausbeute und zur Spendersicherheit nach Möglichkeit > 150 000/µl betragen. In Einzelfällen – insbesondere bei HLA-kompatiblen Notfallsubstitutions-Erfordernissen – kann dieser Wert auf Verantwortung des Plasmapheresearztes unterschritten werden.

2. Thrombozytenkonzentrate sollten so frisch als möglich transfundiert werden. Für die Lagerung in adäquatem Beutelmaterial (Gasdurchlässigkeit) sollte eine Konzentration von $1{,}6 \times 10^9$ Thrombozyten/ml nicht überschritten werden, das Lagerungsvolumen > 35 ml betragen. Die optimale Lagerungstemperatur ($22°$ C $\pm$ $2°$ C) ist strikte einzuhalten und zu dokumentieren, Lagerungstemperaturen > $18°$ C sind wesentlich. Auf dauernde Durchbewegung der Präparate (Inkubation mit kontinuierlicher Agitation) ist zu achten.

3. Die Leukozytenkontamination der Thrombozytenkonzentrate ist genau zu beachten. Bei der Verwendung von Zellseparatoren ist mit einer Kontamination von 10^7 bis 10^8/E zu rechnen. Zur Erhöhung der Lagerungsqualität empfiehlt sich die Leukozytendepletion mittels Filter vor der Einlagerung der Präparationen.

4. Bei entsprechender technischer Überwachung der Zellseparatoren müssen für die Qualitätskontrolle nicht alle Präparate hinsichtlich der Leukozytenkontamination untersucht werden. Stichproben sind ausreichend.

5. Für die Qualitätsangaben von Thrombozytenkonzentraten fehlen klare Parameter; die Messung von Aggregationen, Freisetzungsreaktionen, Oberflächenmarkern wie Glykoproteinen und Untersuchungen der Morphologie sind von großem wissenschaftlichen Interesse, aber nicht unmittelbar in die Routinediagnostik umzusetzen. Als Qualitätsangaben für die Routine bietet sich die Erhebung der thrombozytären Zellzahl an, mit der Angabe von Obergrenzen der Leukozytenkontamination mit Stichprobenerfassungen. Bei Ausgabe der Präparate sollte auf den Swirling (Oszillations)-Effekt geachtet werden und gegebenenfalls eine pH-Messung erfolgen.

Zusätzliche Beurteilung der Präparate-Qualität ist der erreichte therapeutische Erfolg. Bezüglich notwendiger Stichproben gibt es bei guter Thrombozytenfunktion in vitro keinen nachvollziehbaren Grund, warum in vivo diese Funktion nicht erhalten bleiben sollte.

Zusammenfassung der Konsensusdiskussion

Themendarstellung und Diskussionsergänzungen waren konsensfähig.

8

Transfusionsmedizinische Behelfnisse: II
(zur Thrombozytentransfusion)

Die Leukozytendepletion von Thrombozytenkonzentraten

R. N. I. Pietersz

Blutbank des Roten Kreuzes, Amsterdam, Niederlande

In anderen Beiträgen dieses Bandes wird bereits auf die allgemeinen Qualitätsbedürfnisse für die Lagerbarkeit von Thrombozytenkonzentraten eingegangen. Zu diesem Themenkreis sind noch folgende methodische Ergänzungen anzuführen:

Von immunologischen Konsequenzen für den potentiellen Präparate-Empfänger abgesehen, bewirkt die Leukozytenkontamination in Thrombozytenkonzentraten (PVC-Beutel)

– Glucoseverbrauch <,
– Milchsäureproduktion <,
– Abfall des pH und
– Freisetzung von Lactatdehydrogenase (LDH)

Sind Thrombozytenpräparationen für eine Lagerung > 24 Stunden vorgesehen, so sollte eine rechtzeitige Leukozytendepletion erfolgen. Prinzipiell kann dies durch Zentrifugationsschritte (Restleukozyten 0,1%–1%) und, daran angeschlossen, durch Filtrationen (Restleukozyten < 0,01%) erreicht werden.

Hinsichtlich einer Zentrifugation stehen zwei prinzipielle Methoden zur Verfügung: die Buffy-Coat(BC)-Methode und die Isolation aus plättchenreichem Plasma (PRP-Methode).

Die Unterschiede im Zentrifugationsablauf 1., 2.) stellen sich wie folgt dar:

	BC-Methode	PRP-Methode
1.	10 min 2 960 × g	9 min 1 000 × g
2.	6 min 380 × g	7 min 2 200 × g

Dazu ist festzuhalten, daß sich im Fall der niedrig-**g**-Zentrifugation die Blutkomponenten ihrer Größe nach anordnen: Plättchen – Erythrozyten – Lymphozyten – Granulozyten – Monozyten.

Bei der hoch **g**-Zentrifugation erfolgt die Auftrennung der Komponenten der spezifischen Dichte entsprechend: Plasma – Thrombozyten – Monozyten – Lymphozyten – Granulozyten – Erythrozyten.

Auf die Nachteile der niedrig-**g**-Zentrifugation hinsichtlich einer klaren Blutkomponentenauftrennung wurde bereits hingewiesen.

Die Leukozytenkontamination der Präparate sollte 10^7 nicht überschreiten und dabei jene Werte erreichen, mit denen man auch bei der maschinellen Einzelspender-Thrombozytenpräparation (Geräte der 3. Generation) zu rechnen hat.

Da Thrombozytenkonzentrate schwerpunktmäßig im Therapieablauf für eine ganz spezielle Patientengruppe zur Anwendung kommen, ist eine weiterreichendere Leukozytendepletion (in den Dimensionen von ca. 5×10^8 auf $< 10^7$) – die möglichst früh erfolgen sollte – anzuschließen.

Hinsichtlich des zu zentrifugierenden Ausgangsproduktes sind folgende Möglichkeiten aufzuzählen:

Zentrifugation von Buffy Coat-Einzeleinheiten

Nachteile

– methodisch aufwendig (Beutelstütze)
– erfahrenes Personal erforderlich
– Adaption der Zentrifugierbecher notwendig

Vorteile

– gute Thrombozytenausbeute
– niedrige Leukozytenkontamination
– Qualitätsüberprüfung der Einzeleinheiten möglich
– Einzelpräparate-Lagerung
– individuelle Verwaltung

Zentrifugation von Pools aus Buffy Coats (4–6)

Nachteile

- Sterilkonnexion erforderlich
- Lagerung als Poolpräparat
- große Lagerungsbehälter (z. B. Polyolefin Pl 732)
- hoher Preis

Vorteile

- hohe Thrombozytenausbeuten
- niedrige Leukozytenkontamination
- leichte Handhabung (keine Beutelstütze)
- normale Zentrifugationsbecher

Zentrifugation von Pools aus PRP (4–6)

Nachteile

- späte Leukozytenentfernung
- bis 30% Thrombozytenverlust
- Leukozytenfragmente?
- thrombozytäre Lebensfähigkeit?
- eine Lagerung kann nicht empfohlen werden, das Produkt
  ist heute als obsolet einzustufen

Ehemalige Vorteile (?)

- niedrige Leukozytenkontamination
- leichte Handhabung (keine Beutelstütze)
- normale Zentrifugierbecher

Anstelle einer Zentrifugation können Leukozyten auch mittels Filterung entfernt werden.

Für diese *Filterungen von Präparations-Pools* (4–6 Buffy Coats bzw. 4–6 PRP's) ergeben sich als

Nachteile

- Erfordernis einer Sterilkonnexion
- Lagerung als Poolpräparat
- großer Lagerungsbehälter

– Thrombozytenverlust (je höher die Konzentration, desto niedriger der prozentuelle Verlust)

Vorteile

– niedrige Leukozytenkontamination
– Depletion vor der Einlagerung
– unbeeinflußte Thrombozyten Lagerbarkeit

Korrespondenz: Dr. R. N. I. Pietersz, Rode Kruis – Bloedbank, Amsterdam en Omstreken, Plesmanlaan 125, NL-1066 CX Amsterdam, Niederlande.

Diskussionsergänzungen zum Thema

1. Bei der Leukozytendepletion sollen die Thrombozyten zur Minimierung der Verluste nicht aktiviert sein – wie beispielsweise bei PRP-Präparationen. Aktivierte Thrombozyten verbleiben im Depletionsfilter. Bei der Filterung von Poolpräparaten ist mit einem Thrombozytenverlust von rund 10% zu rechnen. Frühfilterung bringt Vorteile.

2. Filterungen von Thrombozytenpräparaten sollten ausschließlich in transfusionsmedizinischen Diensten durchgeführt werden.

3. Grundsätzlich ist eine routinemäßige Leukozytendepletion zu begrüßen, vor dem Hintergrund enormer Kosten jedoch nur im Zusammenhang mit ganz bestimmten Anwendungsindikationen vertretbar. Indikationsgegenpole in diesem Zusammenhang sind (als Beispiele genommen): Chirurgische Einmalanwendung und Panmyelopathie (nicht gefiltert – grundsätzlich gefiltert).

4. Die Kosten einer HLA-Typisierung übersteigen jene der Filterung bei weitem (Transfusion 33, 665–670, 1993).

5. Zur Frage der Leukozytenkontamination bestehen widersprüchliche Angaben, weil prospektive Studien mit zweifelsfreien Untersuchungsergebnissen fehlen:

Febrile, nicht hämolytische Transfusionsreaktionen nach Buffy Coat-reduzierten Erythrozytenkonzentraten sind bei Leukozytenkontaminationen $< 5 \times 10^8$ Leukozyten/E kaum mehr zu erwarten.

Hinsichtlich einer primären Immunisierung gegenüber HLA Klasse I-Merkmalen war retrospektiv sowohl bei Erythrozytenkonzentraten – als auch bei Thrombozytenkonzentraten das Ausbleiben diesbezüglicher Reaktionen bei Leukozytenkontaminationen von $< 1\text{–}5 \times 10^6$/E ersichtlich.

Bei $> 50 \times 10^6$ Leukozyten/E fand sich im Gefolge der Gabe von Thrombozytenkonzentrationen bis zu 40% eine klinisch relevante Alloimmunisierung. In Auswertung dieser Ergebnisse und offenbar auch unter dem Eindruck des Kostenfaktors wurden als Grenzwertbelastung für Erythrozytenkonzentrate/Thrombozytenkonzentrate Dimensionen von $< 10^7$ genannt (CILL demgegenüber mit $< 1 [\text{-}5] \times 10^6$ definiert).

6. Die derzeit feststellbaren Leukozytenkontaminationen von Blutprodukten haben folgende Ausmaße (pro Einheit):

(Vollblut 3×10^9), Buffy Coat reduziertes Erythrozytenkonzentrat 10^9, gewaschenes Erythrozytenkonzentrat $10^7\text{–}10^8$, Apherese-Thrombozytenkonzentrat $10^6\text{–}10^8$, Pool-Thrombozytenkonzentrat 10^7. Zur – nach heutiger Auffassung – sicheren Verhinderung einer Alloimmunisierung gegen HLA Klasse I-Merkmale empfiehlt sich die Leukozytendepletierung von Ery- und Thrombozytenkonzentraten mittels Filterung auf $1 (\text{-}5) \times 10^6$.

7. Die Frage der Alloimmunisierungskonzentration ist zu trennen von der Frage einer Qualitätseinbuße durch die Leukozytenkontamination von Thrombozytenkonzentraten.

8. Derzeit in Anwendung stehende Zellseparatoren erreichen Werte $< 10^7$ im Regelfall nicht, die präparierten Thrombozytenkonzentrate müßten demnach zusätzlich gefiltert werden, wenn sie für ein Alloimmunisierungs-Risikopatientenkollektiv vorgesehen sind.

9. Vor der Filterung von Thrombozytenkonzentraten ist eine Ablagerung der Präparate von mindestens 1 Stunde erforderlich, um thrombozytäre Verklebungen zu lösen.

10. Für die Bestrahlung von Thrombozytenkonzentraten empfiehlt sich eine Mindestdosis von 3000 rad = 30 Gy.

11. Thrombozytenkonzentrate werden normalerweise über Standardfilter (170 μ) appliziert. Gelagerte Thrombozytenkonzentrate (CPD-Blut, Lagerzeit > 8 Stunden) werden

von 40 μ Mikroaggregationsfiltern nicht aktiviert, in frischen Präparationen sind bei der Anwendung von 40 μ-Filtern Thrombozytenverluste bis zu 30% zu erwarten, Mikroaggregatfilter sind nicht generell zu empfehlen.

Zusammenfassung der Konsensusdiskussion

Themendarstellung und Diskussionsergänzungen waren konsensfähig.

9

Pathophysiologische Grundlagen der Transfusionsmedizin: II (Thrombozytenbereich)

Thrombozytentransfusion I: Pathophysiologische Grundlagen zur Thrombozytentransfusion

S. Panzer

Klinische Abteilung für Blutgruppenserologie, AKH Wien, Wien, Österreich

Physiologie der Thrombozytentransfusion

Theoretische Überlegungen zu den Thrombozytenproteinen und deren Funktion

In den vergangenen Jahren war eine Vielzahl biologischer Funktionen der Thrombozyten, vor allem durch die Untersuchungsmöglichkeiten mit spezifischen monoklonalen Antikörpern und molekularbiologischer Methoden, verständlich geworden. Thrombozyten weisen eine Reihe biochemischer Eigenschaften auf, welche sowohl für die Gewährleistung der Hämostase, aber auch für die Entstehung von Atherosklerose, Immunkompetenz und Infektabwehr von Bedeutung sind. Die einzelnen Plättcheneigenschaften sind qualitativ und quantitativ unterschiedlich. Beispielsweise werden quantitativ mehr Proteine des Thrombozytenglykoprotein (GP) IIb/IIIa pro Thrombozyt an dessen Oberfläche exprimiert, als etwa vom GP-Komplex Ib/IX. Jedes dieser GP-Komplexe trägt die Bindungsstelle für eine Reihe von Proteinen, die definierte Funktionen für die Hämostase haben. Ein Defekt von GPIIb/IIIa (Glanzmann Thrombasthenie) wirkt sich in der klinischen Blutungsbereitschaft genauso aus wie ein Defekt von GPIb/IX (Bernard-Soulier Syndrom). Man muß daher den Thrombozyt als System mit unterschiedlichen Funktionen ansehen, wobei, analog dem plasmatischen Gerinnungssystem, ein Mangel oder eine Funktionsstörung eines der Proteine nicht durch die normale Funktion anderer Strukturen kompensiert werden kann. Auf Grund dieser verschiedenen Funktionen von Thrombozytenproteinen kann eine theoretisch notwendige Mindestzahl von Thrombozyten nicht einmal für eine der Globalfunktionen der Thrombozyten, wie z. B. Hämostase, angeführt werden. Die in der Folge angegebenen Zahlen für eine Gewährleistung der Hämostase ergaben sich durch klinisch-empirische Erfahrungen.

Die Lebenszeit frischer Thrombozyten aus einem Plättchenkonzentrat beträgt 8–10 Tage [9]. Etwa ein Drittel der transfundierten Plättchen gelangt bei Gesunden in die Milz und steht im Austausch mit den in der Zirkulation befindlichen Thrombozyten. Bei Milzvergrößerung ist der „Pool"-Effekt der Milz gesteigert [9]. Der normale Abbau der Plättchen erfolgt in der Milz; bei manchen Erkrankungen kann eine gesteigerte Sequestrierung in der Leber beobachtet werden und bei Vorhandensein komplementaktivierender Plättchenantikörper, kommt es zur intravaskulären Lyse. Bei vergrößertem Herz-Kreislaufvolumen wird die Thrombozytenzahl „verdünnt".

Der Transfusionserfolg läßt sich am besten klinisch abschätzen. Wenn jedoch die Plättchentransfusion prophylaktisch durchgeführt wird, so läßt sich der Erfolg der Transfusion anhand des Anstieges der Plättchenzahl bestimmen. Diese Zahl gibt allerdings keinen Aufschluß über die Funktion der Thrombozyten. In der Regel hat sich aber die Erfassung dieser Zahl klinisch sehr gut bewährt. Es wurden unterschiedliche Berechnungsmodelle entwickelt, die den posttransfusionellen Plättchenanstieg, und damit den Transfusionserfolg dokumentieren sollen. Diese umfassen die Bestimmung des Blutvolumens des Patienten, der Menge transfundierter Plättchen und der Plättchenzahl vor bzw. nach Transfusion. Vergleicht man unterschiedliche Modelle, so kommt man zu dem Schluß, daß der „korrigierte Plättchenanstieg" der beste Parameter zur Erfassung des Transfusionserfolges – gemessen an der Plättchenzahl – ist [11]. Es soll jedoch betont werden, daß dieser Parameter empirisch gefunden wurde.

Dieser korrigierter Thrombozytenanstieg (corrected count increment, CCI) errechnet sich folgendermaßen:

$$\frac{(\text{PLT}/\mu l \text{ nach} - \text{PLT}/\mu l \text{ vor Transfusion}) \times \text{Körperoberfläche (m}^2)}{\text{Anzahl der transfundierten PLT } (\times 10^{11})}$$

PLT: Thrombozyten

In dieser Berechnung werden weder die Einheiten in den Klammern noch der exponentielle Wert beachtet.

PLT vor Transfusion: Diese Thrombozytenzahl soll unmittelbar vor der Transfusion ermittelt werden

PLT nach Transfusion: Ein Wert 10 Minuten oder eine Stunde nach Transfusion sind bezüglich ihrer Aussage gleichwertig. Klinisch hat sich die Bestimmung am nächsten Morgen als praktikabel erwiesen [11].

Als Transfusionserfolg ist ein CCI von $> 7\,500/\mu l$

nach einer Stunden oder von $> 5\,500/\mu l$ nach 24 Stunden anzusehen.

Mit Hilfe dieser Formel kann auch die theoretisch notwendige Anzahl von Thrombozyten für die Transfusion ermittelt werden, die einen bestimmten Postransfusionswert erwarten läßt. Dabei muß man den CCI schon aus vorangegangenen Transfusionen kennen, oder einen fiktiven Wert annehmen. Würde man beispielsweise die Plättchenzahl bei 70 kg schweren Patienten und einer Körperoberfläche von $1{,}8\,m^2$ von $10\,000/\mu l$ auf $100\,000/\mu l$ anheben wollen so kann man die notwendige Thrombozytenzahl folgendermaßen errechnen:

$$\frac{(100\,000/\mu l - 10\,000/\mu l)}{10\,000} \times 1{,}8 = 16{,}2\ (\times 10^{11})\ \text{Thrombozyten}$$

Diese effektive Thrombozytendosis von $16{,}2\ (\times 10^{11})$ würde also etwa 5 durch Thrombozytenapherese gewonnenen Konzentraten entsprechen.

Pathologie der Thrombozytentransfusion

1. Fehlender Anstieg der Plättchenzahl nach Transfusion
2. Immunisierung gegen plättchenspezifische Antigene
3. Transfusionsreaktion

ad 1: Ein Patient wird als *refraktär* für Thrombozytentransfusionen eingestuft, wenn nach 2 aufeinanderfolgenden Transfusionen kein entsprechender CCI zu verzeichnen ist.

Am häufigsten sind klinische Begleitumstände dafür verantwortlich, daß ein refraktärer Zustand auftritt [11].

Der Plättchenumsatz ist dabei oft gesteigert und, da nicht ausreichend Thrombozyten produziert werden, resultiert eine Thrombozytopenie. Als wichtigste dieser Ursachen sind zu nennen die Splenomegalie (die Milz wirkt wie ein Sack, in dem die Thrombozyten verschwinden), disseminierte intravasale Gerinnung (DIG), Infektion, Fieber und Blutung. Unter der Therapie mit Amphotericin ist der CCI ebenfalls niedriger als erwartet. Dies ist wahrscheinlich darauf zurückzuführen, daß Amphotericin wie auch bei Erythrozyten sich an Sterolverbindungen der Membran bindet und dadurch eine Membranschädigung herbeiführt. Auch Patienten, die einer Knochenmarktransplantation unterzogen werden, haben einen niedrigeren CCI als erwartet [3]. Dies kann immun-mediiert sein (medikamentös-allergische Antikörper, Antikörper bei GvHD [1]) oder durch bisher nicht definierte Ursachen bedingt sein.

Eine vorbestehende Immunisierung hat einen sehr wichtigen Einfluß auf den Transfusionserfolg. Isoagglutinine (hohe Titer bei ABO inkompatibler Transfusion), HLA Antikörper und thrombozytenspezifische Antikörper können einen refraktären Zustand hervorrufen [2, 4, 12]. Weiters können medikamentös-allergische Antikörper, wie z. B. durch Amphotericin, Vancomycin oder Quinidin den Transfusionserfolg beeinträchtigen.

ad 2: Durch die Plättchentransfusion kann eine Immunisierung ausgelöst oder geboostert werden, welche gleich nach der Transfusion oder erst zu einem späteren Zeitpunkt einen negativen Einfluß auf Thrombozytentransfusionen haben kann [7]. So kann durch die Boosterung von plättchenspezifischen Antikörpern das Syndrom einer post-transfusionellen Purpura ausgelöst werden [10, 12]. Eine Immunisierung im HLA-System kann ebenfalls transfusionsbedingt auftreten. Durch eine solche Immunisierung kann der Patient für weitere Transfusionen refraktär werden [8].

ad 3: Durch die Transfusion von Plasma im Thrombozytenkonzentrat kann es, wie bei anderen Transfusionen, zu allergischen Reaktionen kommen. Von klinisch größerer Bedeutung ist die Mitverabreichung von eventuell relevanten Isoagglutininen, durch die eine Hämolyse ausgelöst werden kann.

Literatur

1.–12. Siehe Panzer S (1994) Thrombozytentransfusion II: Arten der Thrombozytenkonzentrate und Indikationen zur Transfusion. In: Lanzer G (Hrsg) Transfusionsmedizinische Therapiekonzepte zur Blutkomponentensubstitution. Springer, Wien New York, pp 203–206

Korrespondenz: Univ.-Prof. Dr. S. Panzer, Klinische Abteilung für Blutgruppenserologie, Allgemeines Krankenhaus Wien, Währinger Gürtel 18–20, A-1090 Wien.

Diskussionsergänzungen zum Thema

1. Für die Errechnung des CCI ist die Thrombozytenzahl unmittelbar vor der Transfusion wesentlich.

2. Die Bestimmung des sogenannten „24-Stunden-Wertes" ist auch ab der 12. Stunde nach der Transfusion möglich, ohne die Aussage zu verfälschen.

3. Der Streit um Substitutionslimits beim Thrombozytenersatz ist nicht zielführend: Bei der Indikationsdefinition steht Blutungsneigung vor Thrombozytenzahl unter Einbeziehung empirischer Kenndaten der Grundkrankheit (z. B. chronisch produktionsbedingte Thrombopenie zu akuter Leukämie unter Chemotherapie bzw. septisch toxische Patienten).

4. 20 000 Thrombozyten/µl verbleiben als vage Orientierungshilfe:

> 70% der Chemotherapie-Patienten aquirieren Infekte (mit erhöhtem Thrombozytenverbrauch), zudem ist die Thrombozytenbestimmungsmethodik im Bereich 10 000–50 000/µl aufgrund großer Standardabweichungen nicht störungsfrei.

Vor diesem Hintergrund bedeuten 20 000 Thrombozyten/µl keinen grundsätzlichen Akutbedarf, sondern kennzeichnen einen Bereich, der kurzfristige klinisch-laborunterstütze Kontrollen erfordert. In jedem Fall ist die Entscheidung zur

Thrombozytensubstitution eine Patienten-individuelle Therapiemaßnahme.

5. Der präventive Aspekt der Thrombozytensubstitution ist therapeutisch sehr wesentlich und die vorschauende Erstellung eines Therapieplans zwischen Transfusionsmediziner und Kliniker aus organisatorischen/therapeutischen Gründen anzustreben.

Zusammenfassung der Konsensusdiskussion

Themendarstellung und Diskussionsergänzungen waren konsensfähig.

10

Indikationsrichtlinien für die Therapie mit Blutkomponenten: II

Thrombozytentransfusion II: Arten der Thrombozytenkonzentrate und Indikationen zur Transfusion

S. Panzer

Klinische Abteilung für Blutgruppenserologie, AKH Wien, Wien, Österreich

Arten der Thrombozytenkonzentrate

Wir unterscheiden folgende Arten der Plättchenkonzentrate:

„RANDOM" (ein nicht speziell ausgewähltes Spenderkollektiv)

„NON-RANDOM" (nach bestimmten Kriterien ausgewählte Spender, zB. HLA-Kompatibilität).

Herstellungsart:

a) von mehreren Spendern, „POOL"

b) von einem Spender, z. B. Apheresekonzentrat.

Indikationen für „random" Einzelspende und „Pool"-Konzentrate

Die „random" Einzelspende und die „Pool"-Konzentrate haben die gleiche Indikationspalette. Um eine Alloimunisierung gegen HLA Antigene zu vermeiden, müssen Thrombozytenkonzentrate leukozytenarm sein [5]. Auf Grund neuerer Technologie kann jedes Konzentrat filtriert, und dadurch leukozytenarm präpariert werden. Ein „Pool"-Konzentrat ist von Seiten der Herstellung für die meisten transfusionsmedizinischen Einrichtungen wesentlich ökonomischer als die Apherese.

Indikationen für „non-random" Konzentrate

a) Intrauterine oder neonatale Thrombozytentransfusion (hier in der Regel die Thrombozyten eines einzelnen Spenders ausreichend [10]).

b) bekannte oder vermutete Alloimmunisierung.

Indikationen zur Plättchentransfusion

Die einzige Indikation zur Thrombozytentransfusion ist die Gewährleistung der hämostatischen Funktion. Dieses kann therapeutisch notwendig sein (bei bestehender Blutung), oder – ohne bestehende Blutung – prophylaktisch.

Indikationen für therapeutische Thrombozytentransfusionen *(bestehende Blutung):*
1. Thrombozytopenie < 50 000/µl,
2. Thrombozytenfunktionsstörung;
   a) kongenital
      – Glanzmann Thrombasthenie
      – Bernard-Soulier Syndrom
      – von Willebrand IIb und schwerer von Willebrand
      – andere
   b) erworben
      – Urämie
      – Hyperglobulinämie

Indikationen für prophylaktische Thrombozytentransfusionen

Die Indikationen sind jenen der therapeutischen Thrombozytensubstitution gleich. Zusätzlich ergibt sich die prophylaktische Verabreichung vor invasiven Eingriffen und bei Patienten mit Chemotherapie und Thrombozytopenie. Bei den invasiven Eingriffen kann die geplante Splenektomie bei Autoimmunthrombozytopenie ausgenommen werden. Ein erfahrener Operateur kann zumeist auf die Thrombozytensubstitution, die auf Grund der Erkrankung häufig nur für wenige Minuten klinisch bedeutsam sein kann, verzichten, da sofort nach Abklemmen der Milzvene die Thrombozytenzahl ansteigt.

Richtwerte erwünschter Thrombozytenzahl bei invasivem Eingriff

– kontrollierbare (sichtbare) Läsion: > 50 000/µl (z. B. gastrointestinale Polypektomie)
– nicht kontrollierbare (nichteinsehbare) Läsion: höhere Plättchenzahl (z. B. Leberpunktion)

– stark vaskularisierte Organe: höhere Plättchenzahl (z. B. Tonsillektomie)

Prophylaktische Verabreichung bei Chemotherapie [6]

a) Plättchenzahl < 10 000/µl, aber keine Heparintherapie, Splenomegalie, DIG, Infektion, Fieber
b) Plättchenzahl < 20 000/µl, bei Bestehen einer der angeführten Symptome, und bei gastrointestinalen Tumoren (da diese eine hohe Blutungsbereitschaft aufweisen)

Auf Grund des derzeitigen Standes der Technologie zur Thrombozytenzählung muß jede Thrombozytenzahl < 50 000/µl manuell erfaßt werden!

Literatur

1. Benda H, Panzer S, Kiefel V, Mannhalter C, Hinterberger W, Lechner K, Mueller-Eckhardt C (1989) Identification of the target platelet glycoprotein in autoimmune thrombocytopenia occuring after allogeneic bone marrow transplantation. Blut 58: 151–153
2. Brand A, Leeuwen van A, Eernisse JG, Rood van JJ (1978) Platelet transfusion therapy: Optimal donor selection with a combination of lymphocytotoxicity and platelet fluorescence tests. Blood 51: 781–788
3. Brand A, Claas FH, Falkenburg JHF, Rood van JJ, Eernisse JG (1984) Blood component therapy in bone marrow transplantation. Semin Haematol 21: 141–155
4. Duquesnoy RJ, Filip DJ, Rodey GE, Rimm, AA, Aster RH (1977) Successful transfusion of platelets „mismatched" for HLA-antigens to alloimmunized thrombocytopenic patients. Am J Hematol 2: 219–226
5. Eernisse JG, Brand A (1981) Prevention of platelet refractoriness due to HLA-antibodies by administration of leukocytepoor blood components. J Exp Hematol 9: 77–83
6. Gmur J, Burger J, Schanz U, Fehr J, Schaffner A (1991) Safety of stringent prophylactic platelet transfusion policy for patients with acute leukemia. Lancet 338: 1223–1226
7. Murphy MF (1985) Immunological aspects of platelet transfusions. Br J Haematol 60: 409–414
8. Murphy MF, Waters AH (1990) Platelet transfusion: the problem of refractoriness. Blood Rev 4: 16–24
9. Panzer S (1986) Die thrombozytenkinetische Untersuchung: Methodik und Anwendung. Hamostasiologie 6: 29–37
10. Panzer S, Kiefel V, Mayr WR, Fielder AHL, Lachmann D, Mueller-Eckhardt C (1987) Pedigree of the major histocompatibility complex in a family with a neonatal alloimmune thrombocytopenia. Biol Neonate 51: 194–197

11. Panzer S, Maier F, Höcker P, Mayr WR, Hinterberger W (1987) Platelet transfusion: influence of clinical immunological states on platelet increment. Infusionstherapie 14: 10–14
12. Panzer S, Kiefel V, Bartram CR, Haas OA, Hinterberger W, Mueller-Eckhardt C, Lechner K (1989) Immune thrombocytopenia more than a year after allogeneic marrow transplantation due to antibodies against donor platelets with anti-P1[A1] specificity: evidence for a host/derived immune reaction. Br J Haematol 71: 259–264

Korrespondenz: Univ.-Prof. Dr. S. Panzer, Klinische Abteilung für Blutgruppenserologie, Allgemeines Krankenhaus Wien, Währinger Gürtel 18–20, A-1090 Wien, Österreich.

Diskussionsergänzungen zum Thema

1. Die Hauptversorgung zur Thrombozytensubstitution erfolgt mit gepoolten „random donor"-Konzentraten. Durch die Filterung dieser Präparate ist das Problem einer Alloimmunisierung weitgehend gelöst.

2. Ausnahmeindikationen, die mit gepoolten Thrombozytenkonzentraten nicht versorgt werden sollten und einer „single donor"-Präparation bedürfen sind: intrauterine bzw. neonatale Transfusionen sowie vermutete bzw. nachgewiesene Alloimmunisierungszustände.

Zusammenfassung der Konsensusdiskussion

Themendarstellung und Diskussionsergänzungen waren konsensfähig.

Thrombozytenkonzentrate vom Einzelspender

P. Höcker

Klinische Abteilung für Transfusionsmedizin, AKH Wien, Wien, Österreich

Thrombozytenkonzentrate von Einzelspendern (Apheresekonzentrate) werden mittels Zellseparator gewonnen. Die bisherige Meinung, daß durch Einsatz von Thrombozytenkonzentraten von unausgewählten Einzelspendern die Rate der Alloimmunisierung und damit die Zahl der gegen Thrombozyten refraktären Patienten gesenkt werden kann, ist trotz zahlreicher Untersuchungen nicht bestätigt worden, da sich kein wesentlicher Vorteil gegenüber gepoolten, auch unausgewählten Thrombozytenkonzentraten aus Vollblutspenden oder Buffycoat gezeigt hat.

Es erscheint daher sinnvoll, daß Einzelspenderkonzentrate nur in ausgewählten Fällen zum Einsatz kommen, um eine Substitution mit Thrombozyten bei Patienten mit Refraktärstatus oder fraglicher Alloimmunisierung durchführen zu können.

Thrombozytenkonzentrate, die von Einzelspendern mittels Zellseparatoren hergestellt werden, sollten in 75% der Fälle mehr als 3×10^{11} Thrombozyten pro Konzentrat enthalten und eine Leukozytenkontamination von weniger als 5×10^8 aufweisen.

Absolute Indikation:
Alloimmunisierung gegenüber HLA-Antigenen,
Refraktärstatus bei Thrombozytenkonzentratempfängern;
Bei Bestehen eines Refraktärstatus gegenüber gepoolten Thrombozytenkonzentraten sollten zuerst klinische Gründe eines insuffizienten Anstieges wie Sepsis, Koagulopathie, Medikamente, Splenomegalie ausgeschlossen werden.

Literatur

Simon TL (1987) Platelets: uses, abuses and indication. In: Kolins J, McCarthy LJ (eds) Contemporary transfusion practice. AABB, Arlington, pp 47–63
Herrman JH (1992) Single-donor (apheresis) vs pooled platelet concentrates. In: Kurtz SR, Brubaker DB (eds) Clinical decisions in platelet therapy. American Association of Blood Banks, Bethesda, pp 19–29
Kickler TS (1992) The platelet transfusion refractory state: transfusion practises and clinical management. In: Kurtz SR, Brubaker DB (eds) Clinical decisions in platelet therapy. American Association of Blood Banks, Bethesda, pp 87–101

Korrespondenz: Univ.-Prof. Dr. P. Höcker, Klinische Abteilung für Transfusionsmedizin, Währinger Gürtel 18–20, A-1090 Wien, Österreich.

Diskussionsergänzungen zum Thema

1. Thrombozytenkonzentrate für alloimmunisierte Empfänger sollen HLA-kompatibel und Crossmatch-negativ sein, bestenfalls ABO Minor-Inkompatibilitäten sind akzeptabel.

2. Es liegen keine überzeugenden Daten vor, daß der Einsatz von „random"-Einzelspenderkonzentraten hinsichtlich einer Alloimmunisierung gegenüber den „random"-Pool-Thrombozyten-Konzentraten Vorteile hätte.

3. Als Dosierungsrichtlinie kann verwendet werden: $0,5 \times 10^{11}$ Thrombozyten (Anzahl einer Einheit entsprechend)/ 10 kg KG.

Bei der Annahme eines Patientendurchschnittsgewichtes von 70 kg müßte somit eine Dosis von $3,5 \times 10^{11}$ Thrombozyten transfundiert werden, um einen Anstieg von 30.000–50.000 Thrombozyten/µl zu erreichen.

Darauf basierend geht die Bemühung zurück, als Mindestdosis einer Thrombozytenpräparation 4×10^{11} Thrombozyten bereitzustellen („Erwachsenendosis").

4. Als fundierte Hilfe in Dosierungsfragen könnte die „effektive" Thrombozytendosis errechnet werden, durch die Multiplikation des gewünschten Anstieges mit der Körperoberfläche des Patienten, dividiert durch den bekannten oder zu erwartenden CCI.

5. Dosierungsempfehlungen können nur eine grobe Orientierungshilfe bilden, entscheidend ist das klinische Zu-

standsbild unter Beachtung des zu versorgenden Verteilungs-volumens (kg KG, m^2). Richtschnur einer Dosisempfehlung bleibt in jedem Fall das CCI.

Zusammenfassung der Konsensusdiskussion

Themendarstellung und Diskussionsergänzungen waren kon-sensfähig.

Thrombozytentransfusion: Gepoolte Thrombozyten versus Präparationen vom Einzelspender

W. R. Mayr

Klinische Abteilung für Blutgruppenserologie, AKH Wien, Wien, Österreich

Erstes Ziel: Vermeidung einer Immunisierung gegen HLA Klasse I Merkmale durch Verwendung Leukozyten-freier Präparate (Filter).

Nicht vorimmunisierte Patienten: gefilterte Thrombozytenpoolpräparate sind akzeptabel.

Vorimmunisierte Patienten: gefilterte Einzelspenderpräparate, eventuell mit einer geringen Zahl von HLA Klasse I Inkompatibilitäten (Berücksichtigung der kreuzreagierenden Gruppen!)

Antikörper gegen „Thrombozyten-spezifische" Faktoren: relativ selten, müssen im Einzelfall berücksichtigt werden.

Diskussionsergänzungen zum Thema

1. Das Problem einer Immunisierung gegenüber HLA Klasse I-Antigenen durch Thrombozytenkonzentrate ist durch eine Präparate-Filterung weitgehend entschärft: auch für Knochenmarkempfänger sind die gefilterten und bestrahlten Poolpräparate verwendbar. Einzig das – möglicherweise – erhöhte Infektionsrisiko von Poolpräparaten läßt auf Apheresepräparationen zurückgreifen, soferne dies organisatorisch machbar ist.

2. Bei Patienten, die einer Dauersubstitution bedürfen, empfiehlt sich die regelmäßige HLA-Antikörperdiagnostik in 14-tägigen Abständen.

Zusammenfassung der Konsensusdiskussion

Themendarstellung und Diskussionsergänzungen waren konsensfähig.

Die Wirksamkeitsbeurteilung von Thrombozytentransfusionen

W. Nußbaumer

Zentralinstitut für Bluttransfusion und Immunologische Abteilung,
Universitätsklinik Innsbruck, Innsbruck, Österreich

Einleitung

Während vor 1960 Blutungskomplikationen eine der Haupt-
todesursachen von akuten Leukämien darstellten – sowohl
isoliert als auch in Kombination mit anderen Komplikationen, vorzugsweise Infekten – änderte sich dies rapide mit Einführung von Plättchentransfusionen [1]. 1960 bis 1963 wurde
diese Technik etabliert und ständig verbessert. Eine weitere
Verbesserung in der Thrombozytensubstitution war mit der
Möglichkeit der Gewinnung von Einzelspenderpräparaten
durch die Entwicklung von Zellseparatoren gegeben. Deren
Anwendung führte in den Jahren 1980 bis heute zu einem
ständig stark steigenden Bedarf an sog. „Single Donor Konzentraten". An unserem Institut verzehnfachte sich die Anzahl der hergestellten SD-Präparate von 1983 bis 1992. Ähnliches gilt auch für die sog. „gepoolten" Thrombozyten, welche
aus Vollblutkonserven hergestellt werden. So berichtet Müller-Eckhardt von einer Zunahme um 600% an transfundierten Thrombozyteneinheiten am Klinikum der Universität
Gießen im Zeitraum 1982 bis 1989 [2]. Mit der steigenden
Zahl von transfundierten Einheiten ergab sich nun aber auch
die Notwendigkeit einer schnellen und einfach zu interpretie-
renden Möglichkeit den Erfolg der Therapie zu überprüfen.
Die derzeit hauptsächlich verwendeten Parameter werde ich
im folgenden näher beleuchten.

Inkrement

Das Messen des Thrombozytenanstieges nach erfolgter Transfusion ist eine einfach durchzuführende Testmethode, um einen ersten Anhaltspunkt über den Erfolg der Transfusion zu bekommen. Sowohl der Plättchenwert, gemessen nach einer Stunde (= 1-Stundenwert) als auch nach 24 Stunden, erlaubt eine erste Beurteilung des Transfusionserfolges bzw. Mißerfolges. Bei Bedarf kann der erste Kontrollwert bereits nach 10 Minuten gemessen werden [3, 4]. So konnte O'Connell et al. eine lineare Beziehung zwischen dem Inkrement, gemessen nach 1 Stunde und dem nach 10 Minuten, nachweisen. Dies ist vor allem bei ambulanten Patienten von Vorteil, sowohl für den Patienten als auch für das Personal. Die Aussagekraft der Differenz zwischen 1-Stundenwert und 24-Stundenwert wird unterschiedlich beurteilt. Während Daly et al. über eine gute Korrelation zwischen fehlendem 1-Stunden-Inkrement und dem Vorliegen von Antikörpern gegen HLA-Antigenen berichtet [5], wird diese Aussagekraft des 1-Stundenwertes von Müller-Eckhardt [2] nicht bestätigt.

Das korrigierte Inkrement

Das korrigierte Inkrement, allgemein als KI oder CCI (corrected count increment) abgekürzt, erlaubt eine genauere Aussage über den Transfusionserfolg. Mit Hilfe dieses Wertes wird der absolut gemessene Thrombozytenanstieg im peripheren Blut mit der Anzahl der transfundierten Thrombozyten korrigiert, und auch die Patientengröße mittels Körperoberfläche in die Berechnung miteinbezogen. Dies erfolgt nach der Formel:

$$KI = \frac{\text{Inkrement } (10^9/\text{L}) \times \text{Körperoberfläche } (\text{m}^2)}{\text{Anzahl der transf. Thrombozyten} \times (10^{11})}$$

Das KI wird auch zur Definition eines Refraktärzustandes verwendet. In zahlreichen Studien wird ein CCI von >7 500 bis >10 000 als Transfusionserfolg beurteilt, ein Nichterreichen dieses Wertes, vor allem bei wiederholten Transfusionen, als Refraktärzustand bezeichnet. Wenngleich bei 83% aller Thrombozytenempfänger, welche lymphozytotoxische

Antikörper aufweisen, ein CCI unter 10 000 nach einer Stunde gemessen wird [5], muß man auch eventuelle nicht immunologische Ursachen für den Nichtanstieg mit berücksichtigen. So konnte Bishop et al. [6] eine deutliche Beeinflussung des 1-Stunden-CCI durch DIC, Knochenmarktransplantation, Splenomegalie und antimykotische Therapie zeigen. Ebenfalls negativ auf den Anstieg wirken sich erhöhte Temperatur, akute Blutungen und Antibiotika aus.

Die Recovery

Hier wird im Gegensatz zum CCI die Milz in die Kalkulation mit einbezogen, allerdings bezieht sich der Korrekturfaktor von 0,67 auf einen gesunden Erwachsenen mit normaler Milzgröße und einer Recoveryrate von 67%. Die Berechnung erfolgt nach der Formel

$$\%\,\text{Recovery} = \frac{\text{Inkrement} \ (10^9/\text{L}) \times \text{Blutvolumen} \ (\text{L}) \times 100}{\text{transfund. Thrombozyten} \ (10^9/\text{L}) \times 0{,}67}$$

Das Blutvolumen der Patienten kann man diversen Nomogrammen entnehmen, oder annäherungsweise durch Multiplikation des Körpergewichtes (kg) mit 77 bei Männern bzw. 67 bei Frauen hochrechnen. Der Korrekturfaktor von 0,67 berücksichtigt jenes Drittel der zirkulierenden Thrombozyten, welche beim Gesunden in der Milz verbleiben und damit der Erfassung im peripheren Blut entzogen werden.

Die Blutungszeit

Die Blutungszeit bleibt auch bei gestörter Thrombozytenproduktion im Normbereich, sofern deren Zahl 100 000 nicht unterschreitet [7]. Bei Werten unter 10 000 überschreitet die Blutungszeit 30 Minuten. Zwischen diesen beiden Werten verhält sich die Blutungszeit linear zur Thrombozytenzahl. Auf grund dieser Tatsache läßt sich durch Bestimmung der Blutungszeit sicherlich der Erfolg einer Plättchentransfusion objektivieren. Auch kann die Blutungszeit eine wertvolle Befunderänzung bei gesteigertem Abbau bzw. Funktionsstörung der Thrombozyten liefern. Während die Blutungsneigung bei ausgeprägten Funktionsstörungen der Thrombozyten wesentlich ausgeprägter sein kann, als auf grund der Plättchenzahl zu erwarten wäre, ist speziell bei Patienten mit ITP die Blutungszeit wesentlich kürzer, als sie auf grund der Thrombozytenzahl zu veranschlagen wäre [7].

Dennoch wird die Blutungszeit kaum zur Kontrolle eines Substitutionserfolges eingesetzt, da sie einerseits starken subjektiven Unterschieden, bedingt durch verschiedene Untersucher, unterworfen ist (unterschiedliche Einstichtiefe), aber auch vom Patientenzustand verfälscht werden kann (unterschiedlich durchblutete Haut, Hauttemperatur, Hautdicke), andererseits den Patienten auch stark belastet. Speziell Patienten mit thrombozytären Bildungsstörungen müssen oft wochen- und monatelang mit Blutplättchen substituiert werden, und wären deshalb bei konsequentem Einsatz der Blutungszeit als Kriterium der Transfusionspflichtigkeit bzw. des Transfusionserfolges einer zusätzlichen Infektionsgefahr ausgesetzt.

Zusammenfassung

Immer mehr wird die Möglichkeit der Thrombozytensubstitution zur Behandlung thrombopenischer Patienten eingesetzt. Damit steigt aber der Bedarf an objektiven Methoden zur Beurteilung eines Transfusionserfolges. Da klinische Beobachtungen nicht objektivierbar sind, bzw. die Bestimmung der Blutungszeit für den Patienten zu belastend gilt, hat sich in der Praxis als erste und schnelle Beurteilung der Plättchentransfusion das Inkrement nach einer Stunde (frühestens nach 10 Minuten) der sogenannte „Stundenwert" durchgesetzt. Sofern eine weitere Beurteilung notwendig erscheint, muß dieser Wert noch durch Einbeziehung der Anzahl transfundierter Thrombozyten und der Körperoberfläche des Patienten korrigiert werden (CCI, Recovery). Allerdings darf man bei Betrachtung dieser Werte nicht außer acht lassen, daß nicht nur immunologische Ursachen wie HLA-Antikörper für den fehlenden Substitutionserfolg in Frage kommen, sondern auch thrombozytenschädigende Medikamente, Sepsis, Splenomegalie und natürlich auch qualitativ unzureichende Plättchenpräparate.

Literatur

1. Hersh EM, Bodey GP, Nies BA, Freireich EJ (1965) Causes of death in acute leukemia. JAMA 193: 105–109
2. Müller-Eckhardt C (1991) Immunologische Aspekte der Thrombozytentransfusion. Beitr Infusionsther 28: 132–141
3. O'Connel B, Lee EJ, Schiffer CA (1988) The value of 10-minute posttransfusion platelet counts. Transfusion 28: 66–67
4. Gorgone BC, Andersen JW, Andersen KC (1986) Comparison of 15 minute and 1 hour post platelet counts in pediatric patients. (Abstract) Transfusion 26: 555
5. Daly A, Schiffer A, Aisner J, Wiernik P (1980) Platelet transfusion therapy. JAMA 5: 243
6. Bishop JF (1988) Clinical factors influencing the efficacy of pooled platelet transfusions. Blood 71: 383–387
7. Harker LA, Slichter SJ (1972) The bleeding time as a screening test for evaluation of platelet function. N Engl J Med 287: 155–159

Korrespondenz: Dr. W. Nußbaumer, Zentralinstitut für Bluttransfusion, Anichstraße 35, A-6020 Innsbruck, Österreich.

Diskussionsergänzungen zum Thema

1. Zur Überwachung von Thrombozytensubstitutionen ist der 1-Stundenwert unverzichtbar. Aus organisatorischen Gründen kann die Probennahme zu diesem Wert bereits 10 Minuten nach Beendigung der Transfusion erfolgen (neue Nadel!).

2. Für transfusionsmedizinische Dienste empfiehlt sich eine nach Möglichkeit EDV-gestützte Dokumentation der klinischen und Labordaten des Patienten zur entsprechenden Bedarfsplanung.

3. Die immer wieder angeführte Zuziehung der Blutungszeit als Dosierorientierung ist an dem zu behandelnden Patientengut nicht praktikabel bzw. kontraindiziert.

Zusammenfassung der Konsensusdiskussion

Themendarstellung und Diskussionsergänzungen waren konsensfähig.

Refraktärzustand bei Thrombozytentransfusionen

W. R. Mayr

Klinische Abteilung für Blutgruppenserologie, AKH Wien, Wien, Österreich

Definition

Wiederholt – nach zwei aufeinanderfolgenden Transfusionen – fehlendes Ansprechen der Thrombozytenkonzentration des Patienten auf eine adäquate Menge transfundierter Thrombozyten bei Fehlen von verbrauchsfördernden Zuständen (Messung 1 Stunde nach der Transfusion).

Ursachen

1. immunologisch:
   Antikörper gegen HLA Klasse I u/o „Thrombozyten-spezifische" Faktoren.
2. nicht immunologisch:
   Fieber, Splenomegalie, Infektionen, disseminierte intravasale Koagulopathie.

Korrespondenz: Univ.-Prof. Dr. W. R. Mayr, Klinische Abteilung für Blutgruppenserologie, Allgemeines Krankenhaus Wien, Währinger Gürtel 18–20, A-1090 Wien, Österreich.

Diskussionsergänzungen zum Thema

1. Im Regelfall sollen Thrombozyten ABO-kompatibel transfundiert werden, beim Vorliegen von HLA-Antikörpern ist diese Regel jedoch nicht immer beachtbar. In diesem Fall geht HLA-Kompatibilität über ABO-Inkompatibilität.

   2. Hinsichtlich der im Rahmen ABO-inkompatibler Thrombozytentransfusionen zugeführter Hämolysine sollte eine Antikörper-Titerdiagnostik erfolgen, um etwaige Neben-

wirkungen abschätzen zu können (Kinder!). Etwaige Notwendigkeiten zur Plasmaentfernung sind mit Einbußen der präparierten Thrombozyten vergesellschaftet.

3. Ist ein Rhesus-kompatibler Thrombozytenersatz nicht möglich und das Präparat mit Erythrozyten-kontaminiert, ist bei Frauen im gebärfähigen Alter mit entsprechender Prognose eine Anti-D Rhesusprophylaxe anzuschließen.

Zusammenfassung der Konsensusdiskussion

Themendarstellung und Diskussionsergänzungen waren konsensfähig.

Thrombozytentransfusion: Einsatz HLA identischer (kompatibler) Präparate

W. R. Mayr

Klinische Abteilung für Blutgruppenserologie, AKH Wien, Wien, Österreich

1. Vorliegen von HLA Klasse I Antikörpern;
2. fehlender Nachweis solcher Antikörper bei refraktären Patienten, die keine nicht immunologische Ursache für den Refraktärzustand aufweisen.

Korrespondenz: Univ.-Prof. Dr. W. R. Mayr, Klinische Abteilung für Blutgruppenserologie, Allgemeines Krankenhaus, Währinger Gürtel 18–20, A-1090 Wien, Österreich.

Intrauterine Diagnostik und Therapie fetomaternaler Thrombozytenunverträglichkeit

M. Häusler und F. Kainer

Geburtshilflich-Gynäkologische Universitätsklinik, Landeskrankenhaus Graz,
Graz, Österreich

Einleitung

Zwei verschiedene immunologische Vorgänge können eine fetale Thrombozytopenie hervorrufen. Einerseits kann die Mutter Antikörper bilden, welche gegen fetale Thrombozyten gerichtet sind (alloimmunologische Thrombozytopenie). Andererseits können mütterliche Autoantikörper gegen eigene Thrombozyten (autoimmunologische Thrombopenie) auch fetale Thrombozyten angreifen.

Fetale/neonatale alloimmunologische Thrombozytopenie (AITP)

Während der Schwangerschaft kann, ähnlich der Rhesus Inkompatibilität, eine fetomaternale Unverträglichkeit der thrombozyten-spezifischen Alloantigene bestehen. Diese Antigene stellen den individuellen Phenotyp dar. Bei Europäern handelt es sich bei AITP in 80% der Fälle um eine Platelet Antigen 1 (Pl^{A1}) Unverträglichkeit. Die Immunisierung gegen Pl^{A1} erfolgt fast ausschließlich durch eine Schwangerschaft und nur extrem selten durch eine Transfusion.

Nur 1,5–3% der Bevölkerung sind Pl^{A1} negativ.

Das zweithäufigste Antigen (15% der Fälle) bei Europäern ist Br a, welches sich allerdings derzeit nur in spezialisierten Labors nachweisen läßt [1]. Es gibt in bezug auf die vorherrschenden Thrombozyten-Antigene beträchtliche rassische Unterschiede. Japaner sind z. B. zu 99,9% Pl^{A1} homozyt, sodaß eine Pl[A1] Inkompatibilität und daraus resultierende AITP in Japan bisher unbekannt ist. Dagegen werden AITP Fälle aufgrund einer Unverträglichkeit im Yuk/Pen System beobachtet, welches in der Europäischen Bevölkerung unbekannt ist [2].

In mehr als 50% der AITP Fälle reagieren die mütterlichen Alloantikörper spezifisch auf das Thrombozytenantigen Pl[A1] (HPA-1a) [3]. Die Folge ist dann eine AITP. Die Inzidenz einer solchen perinatalen Thrombozytopenie liegt etwa bei 1: 5 000 [4], eine Alloimmunisierung erfolgt noch häufiger (1: 1 000) [5]. Das fetale Erkrankungsrisiko bei elterlicher Inkompatibilität in anderen Thrombozyten-Antigen Systemen, wie Pl[A2], Br[a] oder Bak[a], ist derzeit noch nicht abschließend beurteilbar [1].

Ist eine Schwangere Pl[A1] negativ, ohne Anti-Pl[A1] aufzuweisen, so ist das Risiko, ein erkranktes Kind zu gebären, gering (<1:10) [5]. Obwohl die Inzidenz einer AITP relativ niedrig ist, ist die kindliche Mortalitätsrate aus verschiedenen Gründen dennoch hoch. Etwa 10–30% dieser Neugeborenen weisen eine intracranielle Blutung (intracranial haemorrhage – ICH) mit einer 13%igen Mortalitätsrate auf [6]. 25% dieser ICH ereignen sich bereits vor der Geburt [7, 8, 9], teilweise schon vor der 20. SSWoche [10].

Das alloimmunologische Geschehen wird zumeist erst nach der Geburt des ersten betroffenen Kindes diagnostiziert. Die nachfolgenden Schwangerschaften müssen dann jedoch intensiv betreut werden.

AITP Risikofaktoren [8]
AITP bei vorangegangener Schwangerschaft diagnostiziert
    Pl[A1] negativ
    Blutsverwandte hatte AITP
    Vorangegangene Schwangerschaft: Neugeborenes mit Thrombozyten <100 000/µl

Fetale/neonatale autoimmunologische Thrombozytopenie, idiopathische thrombozytopenische Purpura (ITP)

Meist handelt es sich um eine während der Schwangerschaft zufällig diagnostizierte Erkrankung. Der Nachweis zirkulierender Antikörper ist in diesen Fällen schwierig und oft nicht zu führen. Die Inzidenz wird mit bis zu 10% trotz Ausschluß von Infektionen und Fällen von Präklampsie angegeben.

Das Risiko für eine signifikante neonatale Thrombozytopenie liegt bei 10–20%, für eine ICH nur bei 3% [11, 12]. Der Fetus ist bei Geburt meist nicht geschädigt und eine pränatale Intervention erscheint nicht erforderlich. Der Schweregrad der fetalen Erkrankung ist auch in den folgenden Schwangerschaften gleich.

ITP Charakteristika [8]

Diagnose während der Schwangerschaft;
Mütterliche Thrombozyten < 75 000/μl–100 000/μl bei der Entbindung;
Keine verstärkte maternale Blutungstendenz.

Diagnostik

In den meisten Fällen wird eine AITP erst nach der Geburt des ersten betroffenen Kindes diagnostiziert (Petechien, ICH). Das Wiederholungsrisiko ist dann 97% [13] und der Schweregrad der fetalen Thrombozytopenie ist in der folgenden Schwangerschaft meist höher [14].

Auch bei der AITP ist es wichtig, ähnlich wie bei Rhesus Inkompatibilität, frühzeitig den Thrombozyten-Genotyp des Vaters zu bestimmen. Dieser kann homozygot (Pl^{A1}/Pl^{A1}), oder heterozygot sein (Pl^{A1}/Pl^{A2}). In letzterem Fall besteht eine 50%ige Chance, daß der Fetus Pl^{A1} negativ ist und daher nicht erkrankt. Fast alle bisher getesteten Väter waren allerdings homozygot (Pl^{A1}/Pl^{A1}) [15].

Eine ITP wird meist während der Schwangerschaft aufgrund einer maternalen Thrombozytopenie diagnostiziert. Thrombozytenassoziierte oder freie Antikörper können durch konventionelle Testmethoden manchmal nachgewiesen werden. Spezifische Tests auf Thrombozytenantigene werden bei Schwangeren erst erprobt.

Therapie der AITP

Die Therapie muß etwa in der 20. SSWoche einsetzen, da Pl^{A1} Antigene zu diesem Zeitpunkt bereits vom Feten gebildet werden und das Risiko einer ICH besteht.

Da es vereinzelt Fälle von väterlicher Heterozygosität gibt [15], ist es immer wichtig, bei der ersten NS-Punktion neben der Thrombozytenanzahl auch deren Charakteristik zu bestimmen. Ist der Fetus Pl^{A1} negativ, besteht kein Erkrankungsrisiko und weitere diagnostische oder therapeutische Schritte in dieser Schwangerschaft können unterbleiben. Auf jeden Fall muß bei der ersten Punktion bereits ein Thrombozytenkonzentrat bereitgehalten werden, da eine hochgradige fetale Thrombozytopenie vorliegen kann. Aus der NS-Punktionsstelle kann es ohne Thrombozytentransfusion zu einer bedrohlichen Nachblutung kommen.

Die optimale Therapie ist noch nicht gefunden und an einer Lösung dieses Problems wird an einigen Zentren intensiv gearbeitet.

Thrombozytentransfusion

Die Substitution mit Antigen-negativen Thrombozytenkonzentraten erfordert aufgrund der geringen Halbwertszeit der Thrombozyten (4–5 Tage) eine große Zahl von Eingriffen (1/Woche), mit entsprechend hohem Risiko [16]. In Fällen von hohem fetalem Erkrankungsrisiko sind Transfusionen trotzdem die Therapie der Wahl [17]. Als Zielwert wird eine fetale Thrombozytenzahl von 600 000/µl angestrebt. Höhere Werte sind wegen Viskositätsproblemen zu vermeiden und wesentlich niedrigere Werte bedeuten wegen der geringen Halbwertszeit einen ungenügenden therapeutischen Erfolg. Die fetale Thrombozytenzahl sollte 20 000/µl nicht unterschreiten. (Als Normalwert gesunder Feten gelten 187 000/µl ± 47 000 in der 15. SSWoche und 274 000/µl ± 47 000 am Geburtstermin [18]).

Es wurde auch eine einmalige Transfusion mit anschließender Entbindung propagiert [19], wobei eine ICH vor Therapie damit allerdings nicht verhindert werden kann. Derzeit wird die Transfusion bei Versagen der medikamentösen Therapie (siehe unten) empfohlen.

Die Transfusion erfolgt mit einer 20G Nadel, welche im Idealfall innen mit Teflon beschichtet ist, um eine Thrombozytenaggregation zu verhindern [20]. Bei Transfusionen von Thrombozyten kommt es häufiger zu fetaler Bradycardie oder Asystolie, als bei Erythrozytentransfusionen, weil sich Thrombozytenaggregate bilden, welche auf dem Bildschirm als „microbubbles" (kleine Bläschen) imponieren.

Spenderthrombozyten

Passende Spender sind oft schwer zu finden, insbesondere, wenn andere Antikörper als gegen Pl^{A1} vorliegen. Die Konzentrate müssen y-bestrahlt sein, um eine mögliche graft-versus-host Reaktion zu verhindern. Durch Zentrifugieren sollte eine Konzentration von 2–3 000 000/µl erreicht werden.

Orale Steroidmedikation der Mutter

Dieser Therapieversuch hatte meist keinen positiven Einfluß auf die fetale Thrombozytenzahl [21, 22], sodaß dann kurz vor der Geburt eine Transfusion verabreicht wurde [23].

Intravenöse Immunglobulin (IVIG) Therapie der Mutter

Die IVIG Therapie ist vielversprechend [8, 14, 21, 24, 25], muß allerdings durch fetale Blutanalysen in größeren Abständen kontrolliert werden. Einerseits muß der Therapieerfolg verifiziert werden, andererseits könnte dieser auch nur passager sein. Gegebenenfalls wird dann zusätzlich Dexamethason verabreicht, um den Therapieerfolg zu verbessern. Bei Fällen mit geringerem fetalem Erkrankungsrisiko ist diese Therapie meist ausreichend.

Frühe Entbindung durch Kaiserschnitt

Diese Vorgangsweise [26] kann intrauterine ICH nicht verhindern und bringt zusätzlich das Problem der Frühgeburtlichkeit. Ob durch eine Schnittentbindung der kindliche Kopf schonender entwickelt wird, als bei einer vaginalen Geburt ist nicht entschieden. Bei Beckenendlage und AITP ist eine vaginale Entbindung allerdings kontraindiziert.

Allgemeine Empfehlungen

Die Schwangere sollte Aktivitäten meiden, welche den Feten traumatisieren können. Eine Aspirin-Gabe ist kontraindiziert.

Weibliche Verwandte im gebärfähigen Alter sollten getestet werden. Sind diese PI^{A1} negativ, muß bei eingetretener Schwangerschaft nach entsprechenden Antikörpern gesucht und gegebenenfalls eine entsprechende Therapie eingeleitet werden.

Ausblick

Es müssen Anstrengungen unternommen werden, die Diagnostik und Therapie zu optimieren und auch dem ersten betroffenen Kind eine adäquate Therapie zukommen zu lassen. Dies wäre nur durch ein Screeningprogramm nach dem häufigsten Thrombozyten Antikörper (anti-Pl^{A1}) zu erreichen. Eine weitere Möglichkeit wäre, Pl^{A1} negative Mütter zu diagnostizieren und diese dann auf Antikörper hin zu untersuchen. Eine vorläufige Kosten-Nutzen Rechnung liegt dazu aus Kanada vor [27].

Therapie der ITP

Auch wenn die perinatale Morbidität bei ITP relativ gering ist, werden in Zukunft verstärkt Anstrengungen unternommen werden, eine maternale Thrombozytopenie schon vor Geburt zu diagnostizieren. Die optimale Therapie ist bisher allerdings nicht gefunden.

Das Fehlen zirkulierender maternaler Antikörper bei Thrombozytopenie wurde als gutes prognostisches Zeichen für den neonatalen Erkrankungsgrad gewertet [12] (100 Fälle, Bericht allerdings nur von einem Labor).

Fetale Scalp-Blut-Untersuchungen unter der Geburt liefern unter Umständen falsch positive Resultate, welche unnötige Sectiones nach sich ziehen können.

Das Risiko einer NS-Punktion muß dem relativ niedrigen fetalen Erkrankungsrisiko bei ITP gegenübergestellt werden.

Prospektive Studien der Zentren mit hohen Fallzahlen sind nötig, um fundierte Therapieempfehlungen zu liefern.

Literatur

1. Mueller-Eckhardt C, Mueller-Eckhardt G, Gruber A, Weisheit M, Kiefel V, Kroll H, Schmidt S, Santoso S (1989) 348 cases of suspected neonatal alloimmune thrombocytopenia. Lancet 2: 363–366

2. Shibata Y, Miyaji T, Ichikawa Y, Matsuda I (1986) A new platelet system juka/jukb. Vox Sang 51: 334–336

3. Mueller-Eckhardt C, Kiefel V, Jovanovic V, Kunzel W, Becker T, Wolf H, Zeh K (1988) Prenatal treatment of fetal alloimmune thrombocytopenia. Lancet ii: 910

4. Shulman NR, Marder VJ, Hillar MC, Collier EM (1964) Platelet and leucocyte isoantigens and their antibodies. Serologic, physiologic and clinical studies. Prog Haematol 4: 222–304

5. Blanchette VS, Chen L, De Friedberg A, Hogan V, Trudel E (1990) Alloimmunization to the PIA1 platelet antigen: Results of a prospective study. Br J Haematol 74: 209–315

6. Muller JY (1987) Neonatal alloimmune thrombocytopenia. Bailliere's Clin Immun Allergy 1: 427–442

7. Herman JH, Jumbelic MI, Ancona RJ, Kickler TS (1986) In utero cerebral hemorrhage in alloimmune thrombocytopenia. Am J Pediatr Hematol Oncol 8: 12–17

8. Bussel JB, Kaplan C, McFarland J (1991) Recommendations for the evaluation and treatment of neonatal autoimmune and alloimmune thrombocytopenia. Thromb Haemost 65: 631–634

9. Burrows RF, Caco CC, Kelton JG (1988) Neonatal alloimmune thrombocytopenia: spontaneous in utero intracranial hemorrhage. Am J Hematol 28: 98–102

10. Giovangrandi Y, Daffos F, Kaplan C (1990) Very early intracranial haemorrhage in alloimmune fetal thrombocytopenia. Lancet 2: 310

11. Burrows RF, Kelton JG (1990) Low fetal risks in pregnancics associated with idiopathic thrombocytopenic purpura. Am J Obstet Gynecol 163: 1147–50

12. Samuels P, Bussel J, Braitman L, Tomaski A, Druzin M, Mennuti M, Cines D (1990) Estimation of the risk of thromboytopenia in the offspring of pregnant women with presumed ITP. N Engl J Med 323: 229–235

13. Shulman NR, Jordan JV (1982) Platelet immunology. In: Colman A, Hirsh AC, Marder JR, Salzmann S (eds) Haemostasis and thrombosis: basic principles and clinical practice. J. B. Lippincot, Philadelphia, pp 274–342

14. Bussel JB, Merkowitz RL, McFarland JG, Lynch L, Chitkara U (1988) Antenatal treatment of neonatal alloimmune thrombocytopenia. N Engl J Med 319: 1374–1378

15. Lipitz S, Ryan G, Murphy MF, Robson SC, Haeusler MCH, Metcalfe P, Kelsey H, Rodeck CH (1992) Neonatal alloimmune thrombocytopenia due to anti PlA1 (Anti-HPA-1a): importance of paternal and fetal platelet typing for assessment of fetal risk. Prenat Diagn 12: 955–958

16. Lipitz S, Ryan G, Haeusler MCH, Robson SC, Rodeck CH (1992) Management of perinatal alloimmune thrombocytopenia by in utero platelet transfusions. Isr J Obstet Gynecol 3: 19–20
17. Waters A, Murphy M, Hambley H Nicolaides K (1991) Management of alloimmune thrombocytopenia in the fetus and neonate. In: Nance SJ (eds) Clinical and basic science aspects of immunohematology. American Association of Bloodbanks, Arlington, pp 155–177
18. Van-den-Hof MC, Nikolaides KH (1990) Platelet count in normal, small and anaemic fetuses. Am J Obstet Gynecol 162: 735–739
19. Kaplan C, Daffos F, Forestier F, Cox WL, Lyon-Caen D, Dupuy-Montbrun MC, Salmon C (1988) Management of alloimmune thrombocytopenia: antenatal diagnosis and in utero transfusion of maternal platelets. Blood 72: 340–343
20. Rodeck CH (1993) Persönliche Mitteilung
21. Wenstrom KD, Weiner CP, Williamson RA (1992) Antenatal treatment of fetal alloimmune thrombocytopenia. Obstet Cynecol 80: 433–435
22. Daffos F, Forestier F, Kaplan C (1988) Prenatal treatment of fetal alloimmune thrombocytopenia. Lancet 2: 90
23. Kaplan C, Daffos F, Forestier F (1991) Current trends in neonatal alloimmune thrombocytopenia: diagnosis and therapy. In: Kaplan-Gouet C, Schlegel N, Salmon CH (eds) Platelet immunology: fundamental and clinical aspects. Colloque Inserm. Paris 1991: John Libby Eurotext. 206: 267–278
24. Lavery PJ, Koontz WL, Liu YK, Howell R (1985) Immunologic thrombocytopenia in pregnancy; use of antenatal immunoglobulin therapy: case report and review. Obstet Gynecol 66: 41S
25. Bussel JB, McFarland JG, Berkowitz RL (1990) Antenatal management of fetal alloimmune and autoimmune thrombocyteopenia. Transfus Med Rev 2: 49–62
26. Schulman MR, Jordan JV (1988) Platelet immunology. In: Coleman RW, Hirsh J, Marder VI, Salzman FW (eds) Hemostasis and thrombosis. Lippincott, Philadelphia, pp 452–529
27. Gafni A, Blanchette VS (1988) Screening for neonatal thrombocytopenia: An economic perspective. Curr Stud Hematol Blood Transfus 54: 140–147

Korrespondenz: Univ.-Ass. OA Dr. M. Häusler, Geburtshilflich-Gynäkologische Universitätsklinik, Landeskrankenhaus Graz, Auenbruggerplatz 14, A-8036 Graz, Österreich.

11

Blutkomponentenherstellung
(zellulärer, nicht-erythrozytärer Bereich)

Zytapherese: Programmübersicht der Hauptanwendung

P. Höcker

Klinische Abteilung für Transfusionsmedizin, AKH Wien, Wien, Österreich

Zytapherese-Standards

Zellseparatoren der dritten Generation müssen halb- bis vollautomatisch arbeiten und mit Sicherheitseinrichtungen und Anzeigen für Hämolyse, zu niedrigem Druck bei der Entnahme, zu hohem Druck bei Rückgabe und Luftblasen im System aufweisen. Ferner sollten nach Möglichkeit geschlossene Systeme vor allem für die Thrombapherese verwendet werden.

Technik: kontinuierlich oder diskontinuierlich.

Notfalleinrichtungen: Sauerstoffzufuhr, EKG, Defibrillator, Notfallmedikamente.

Ausbildung: Personal mindestens 5–10 Pheresen monatlich, Reanimationsausbildung, Grundkurse über Physiologie und Pathophysiologie vor allem des Blutes, des Herz- und Kreislaufsystems, und der Rheologie.

Thrombapherese

Standards: Thrombozytenausgangswert vor der Spende über $150 \times 10^9/l$;

Leukozytenwerte vor der Spende sollten unter $10 \times 10^9/l$ und über $4 \times 10^9/l$ betragen;

über 75% der Thrombozytenkonzentrate sollten mehr als 3×10^{11} Thrombozyten enthalten,

maximale Pheresefrequenz: $26 \times$ im Jahr. In besonderen Fällen kann an fünf aufeinanderfolgenden Tagen eine Thrombapherese (HLA-Match) durchgeführt werden. Eine Pause von mindestens 4 Wochen ist dann einzuhalten.

Granulozytapherese

Standards: Thrombozyten über $150 \times 10^9/l$;
   Leukozyten über $4 \times 10^9/l$;
   Sedimentationsbeschleuniger niedermolekulare Hydroxyaethylstärke.
   Prednisolon oral oder parenteral unter Beachtung der Gegenanzeigen;
   rekombinante Wachstumsfaktoren zunächst noch im Versuchsstadium.
   Ausbeute sollte für Erwachsene mindestens $> 1 \times 10^{10}$ Granulozyten pro Konzentrat betragen;
   Frequenz maximal $10 \times$ im Jahr;
   Bestrahlung des Leukozytenkonzentrates mit mindestens 3000rad.,
   Falls indiziert CMV-Ak negative Spender verwenden.

Literatur

1. Richtlinien zur Blutgruppenbestimmung und Bluttransfusion (1991) Deutscher Ärzte Verlag, Köln
2. Simon TL (1991) Apheresis: principles and practices. In: Rossi T, Moss S (eds) Principles of transfusion medicine. Williams & Wilkins, Baltimore, pp 521–525
3. Price TH (1991) Plateletpheresis and leukapheresis. In: Rossi T, Moss S, Moss G (eds) Principles of transfusion medicine. Williams & Wilkins, Baltimore, pp 527–535

Korrespondenz: Univ.-Prof. Dr. P. Höcker, Klinische Abteilung für Transfusionsmedizin, Allgemeines Krankenhaus Wien, Währinger Gürtel 18–20, A-1090 Wien, Österreich.

Diskussionsergänzungen zum Thema

1. Die Ausrüstung einer Zytapherese-Notfalleinrichtung einschließlich Medikamentenausstattung ist in Absprache mit dem zuständigen Notfallarzt schriftlich festzulegen und hinsichtlich ihrer Funktionalität entsprechend zu überprüfen.

2. Das Personal einer transfusionsmedizinischen Einrichtung muß – nachweislich – mindestens 2 × jährlich zur Festigung notfallmedizinischer Kenntnisse geschult bzw. nachgeschult werden.

3. Trotz der Fachüberschreitung mit dem Bereich „Notfallmedizin" ist einem organisatorischen Verschulden der transfusionsmedizinischen Einheit im Ernstfall nach bestem Wissen vorzubeugen.

4. Serien von Thrombapheresen dürfen – unter Beachtung der untersten Normalgrenzen im Spenderkreislauf – frühestens nach 3 Monaten wiederholt werden.

Zusammenfassung der Konsensusdiskussion

Themendarstellung und Diskussionsergänzungen waren konsensfähig.

Therapeutische Apherese mit Zellseparatoren

P. Höcker

Klinische Abteilung für Transfusionsmedizin, AKH Wien, Wien, Wien, Österreich

Therapeutische Apherese mit Zellseparatoren

Mit Zellseparatoren können große Mengen an pathologischen Zellen in kurzer Zeit aus dem Kreislauf entfernt werden = *therapeutische Zytapherese.*

Nach Auftrennung des Blutes in Plasma und zelluläre Bestandteile kann das Plasma entfernt und durch eine geeignete Flüssigkeit ersetzt werden = *Plasmaaustausch* oder es kann das mittels des Zellseparators aufgetrennte Plasma durch entsprechende Reinigungsverfahren wie Immunadsorption von pathologischen Stoffen abgereichert werden.

Therapeutische Zytapherese

Die therapeutische Zytapherese wird bei hoher Zellkonzentration im peripheren Blut durchgeführt, um die Hyperviskosität, die zu klinischen Symptomen führt, rasch zu beheben. Dies trifft vor allem auf akute myeloische Leukämien zu, wenn die Zellzahl über $200 \times 10^9/l$ liegt. Vereinzelt können auch chronische myeloische Leukämien mit sehr hohen Zellkonzentrationen über $500 \times 10^9/l$ Hyperviskositätssymptome hervorrufen. Wesentlich seltener trifft dies auf lymphatische Leukämien zu bei denen in der Regel die zytostatische Therapie zur raschen Zellreduktion ausreicht.

Die *Indikation* zur therapeutischen Zytapherese bei Hyperleukozytose wird bei hoher Zellzahl *und* klinischen Symptomen der Hyperviskosität wie Schwindel, Sehstörungen, Benommenheit und eventuell Atemnot gestellt. Weitere seltene Indikationen sind Resistenz gegen zytostatische Therapie und Gravidität. Als Dauerbehandlung ist eine therapeutische Zytapherese *nicht indiziert*.

Zur *Durchführung* können Zellseparatoren sowohl mit kontinuierlichem als auch mit intermittierendem Durchfluß verwendet werden.

Therapeutische Zytapheresen werden noch bei Thrombozythämien, Polyzythämien und lymphatischen Systemerkrankungen in Einzelfällen, falls eine der bereits erwähnten Indikationen besteht, durchgeführt.

Plasmaaustausch

Dient zur Entfernung pathologischer Substanzen aus dem Blut, wenn ein nachgewiesener Zusammenhang zwischen der pathologischen Substanz, der Erkrankung und einer Besserung der Erkrankung durch messbare Verringerung dieser pathologischen Substanz besteht. Bei strikter Einhaltung dieser Vorgaben reduziert sich die Unzahl der Indikationen für den Plasmaaustausch auf einige wenige gesicherte Indikationen und einige Indikationen, bei denen zumindest ein positiver Effekt nachgewiesen werden konnte.

Gesicherte Indikationen

– Hyperviskositätssyndrom bei Dys- oder Paraproteinämien;
– Hemmkörperhämophilie;
– Myasthenia gravis;
– Refsum'sche Erkrankung und
– Thrombotisch thrombozytopenische Purpura (TTP).

Indikationen bei denen ein positiver Effekt nachgewiesen wurde

– chronische Polyradiculitis;
– Guillain Barrè-Syndrom;
– Idiopathische Thrombopenie.

Alle anderen Indikationen sind nicht abgesichert und sollten nur bei Nichtansprechen auf andere Therapiemöglichkeiten eingesetzt werden.

Als Austauschflüssigkeit steht an erster Stelle die isoonkotische Albuminlösung. Weiters können Elektrolytlösungen für den Plasmaaustausch eingesetzt werden. Gefrorenes Frischplasma ist nur bei der TTP als Austauschflüssigkeit indiziert.

Literatur

1. Price TH (1991) Plateletpheresis and leukapheresis. In: Rossi T, Moss S, Moss G (eds) Principles of transfusion medicine. Williams & Wilkins, Baltimore, pp 527–535
2. Khatri BO, Dau PC (1991) Plasma exchange in neurological disorders. In: Rossi T, Moss S, Moss G (eds) Principles of transfusion medicine. Williams & Wilkins, Baltimore, pp 537–542
3. Berkmann EM, Hillyer CD (1991) Plasma exchange in the dysproteinemias. In: Rossi T, Moss S, Moss G (eds) Principles of transfusion medicine. Williams & Wilkins, Baltimore, pp 543–549

Korrespondenz: Univ.-Prof. Dr. P. Höcker, Abteilung für Transfusionsmedizin, Allgemeines Krankenhaus Wien, Währinger Gürtel 18–20, A-1090 Wien, Österreich.

Diskussionsergänzungen zum Thema

1. Therapeutische Apheresen bei Thrombozythämien sind nicht indiziert.

2. Therapeutische Apheresen zur Stammzellengewinnung und zur Immuntherapie (Lymphapherese) sind in der Programmübersicht zu ergänzen.

3. Hinsichtlich eines therapeutischen Plasmaaustausches werden auf Basis zahlreicher anekdotischer Mitteilungen in der Literatur an transfusionsmedizinische Dienste zahlreiche Aphereseanforderungen gestellt:

Prinzipiell ist aber festzuhalten, daß eine Indikation nur dann gegeben ist, wenn ein nachweisbares pathogenes Agens vorhanden ist, dessen Entfernung eine klinische Besserung erwarten läßt (Autoimmunerkrankungen, Stoffwechselerkrankungen).

Zusammenfassung der Konsensusdiskussion

Themendarstellung und Diskussionsergänzungen waren konsensfähig.

12

Indikationsrichtlinien für die Therapie mit Blutkomponenten: III

Granulozytenersatz

P. Höcker

Klinische Abteilung für Transfusionsmedizin, AKH Wien, Wien, Österreich

Granulozytenkonzentratgewinnung mittels Zellseparatoren

Von nicht konditionierten Spendern ist – ohne Zusatz eines Sedimentationsbeschleunigers – nur eine Menge von etwa $0,5 \times 10^{10}$ Granulozyten zu gewinnen. Diese Menge reicht nicht aus um bei neutropenischen Patienten mit bakteriellen Infektionen einen therapeutischen Erfolg zu erzielen.

Unter Cortisonmedikation und Applikation von Sedimentationsbeschleunigern kann es zu einer Verbesserung der Ausbeute auf bis 2×10^{10} Granulozyten kommen. Doch auch diese Menge reicht bei Erwachsenen in nur wenigen Fällen zu einer erfolgreichen therapeutischen Maßnahme bei granulozytopenischen Patienten mit schweren bakteriellen Infektionen. Es wurde daher die Granulozytentransfusion zugunsten des Einsatzes von Wachstumsfaktoren, Antibiotikakombinationen und entsprechender supportiver Therapie mittels Dekontamination weitgehend verlassen. Durch die Gabe von rekombinanten Wachstumsfaktoren konnten markante Anstiege der Granulozyten bei gesunden Spendern beobachtet werden bei denen dann durch Granulozytapherese doch therapeutisch wirksame Dosen gewonnen wurden [1], sodaß der Granulozytenersatz neu überdacht werden muß.

Indikation

- Neugeborenensepsis,
- Sepsis bei ausgeprägter Neutropenie und einer weitgehend gesicherten bakteriellen Infektion.

Wichtig ist, daß eine Knochenmarkserholung wahrscheinlich ist.

Nebenwirkungen des Granulozytenersatzes, sind rasche Immunisierung und massive Reaktionen durch Antikörper.

Literatur

1. Bensinger WI, Price TH, Dale DC, Appelbaum FR, Clift R, Lilleby K, Williams B, Storb R, Thomas ED, Buckner CD (1993) The effects of daily recombinant human granulocyte colony stimulating factor administration on normal granulocyte donors undergoing leukapheresis. Blood 81: 1883–1888
2. Strauss RG (1987) Granulocyte transfusions: uses, abuses and indications. In: Kolins and McCarthy (eds) Contemporary transfusion practice. American Association of Blood Banks, Arlington, pp 65–83
3. Strauss RG (1993) Therapeutic granulocyte transfusions in 1993. Blood 81: 1675–1678

Korrespondenz: Univ.-Prof. Dr. P. Höcker, Klinische Abteilung für Transfusionsmedizin, Allgemeines Krankenhaus Wien, Währinger Gürtel 18–20, A-1090 Wien, Österreich.

Diskussionsergänzungen zum Thema

1. Hauptproblem für den Granulozytenersatz bleibt die Diskrepanz zwischen Granulozytenbedarf $(0,5–1,0 \times 10^{11}/m^2)$ und durchschnittlich herstellbarer Granulozytenkonzentration im Aphereseprodukt $(0,1–0,2 \times 10^{11}/m^2)$. Damit sind oft 2 (bis 3) Aphesepräparate pro Tag erforderlich.

2. Der Granulozytenersatz ist mit schweren Nebenwirkungen belastet.

3. Granulozytenersatz bedeutet die Applikation der therapeutischen Dosis an 5–7 aufeinanderfolgenden Tagen.

4. Der Granulozytenersatz soll – gemeinsam mit dem Kliniker – nur dann überlegt werden, wenn bei einem Patienten aplastisches Knochenmark, schwere Sepsis, Nichtansprechen auf ausgesuchte Antibiotika-Kombinationen mit einer entsprechenden Erkrankungsprognose zusammenfallen. Der Thrombozytenersatz im Rahmen nicht-kurativer symptomatischer Maßnahmen ist abzulehnen.

5. Die Bestrahlung von Granulozytenpräparationen erfolgt mit 3 000 rad (30 Gy).

Zusammenfassung der Konsensusdiskussion

Themendarstellung und Diskussionsergänzungen waren konsensfähig.

13

Cytokine
(Themenbereich „Transfusionsmedizin")

Erythropoetin

B. Kubanek

Abteilung Transfusionsmedizin der Universität Ulm, DRK-Blutspendezentrale Ulm,
Ulm, Bundesrepublik Deutschland

Einleitung

Erythropoetin (EPO) als eine im Blut zirkulierende Regelsubstanz der Erythropoese wurde in den klassischen Experimenten von Reissmann [36] an parabiotischen Ratten und später von Stohlmann [41] für den Menschen beschrieben. Nachdem Jacobson [20] die Niere als Hauptproduktionsort des EPO bei erwachsenen Säugern beschrieben hatte, war Erythropoetin als Hormon der Erythropoese funktionierend in einem Regelkreis mit negativer Rückkopplung klar definiert [9], längst bevor nach jahrelangen Versuchen ein weitgehend reines Erythropoetinpräparat von Miyake und Goldwasser [32] mit einer spezifischen Aktivität von 70 000 U/mg aus dem Urin von Patienten mit aplastischer Anämie aufgereinigt worden war. 1985 wurde von zwei Gruppen [19, 27] über sehr ähnliche Strategien das EPO-Gen kloniert und in Säugetierzellen exprimiert. Für die gentechnologische Herstellung werden CHO-Zellen (Chinese Hamster Ovary) ausgewählt, da sie die für die biologische Aktivität notwendige Glykosylierung und eine sterischen Konfiguration mit den typischen Disulfidbrücken gewährleisten.

Die Verfügbarkeit von großen Mengen von rekombinantem Erythropoetin (rHu-EPO) mit einer hohen spezifischen Aktivität bewirkte in kurzer Zeit: 1. Die Entwicklung von sensitiven spezifischen und einfach durchführbaren Immunassays. Die EPO-Konzentration konnte dadurch in verschiedenen Körperflüssigkeiten zuverlässig gemessen werden. 2. Neue Forschungsaktivitäten zur Lokalisation und Regulation der Produktion von Erythropoetin, zum Verständnis seiner molekularen Funktion und die seines Rezeptors, 3. die zügige Durchführung klinischer Studien [11, 44] mit pharmakologischen Dosen von Erythropoetin an Patienten mit renaler Anämie und Anämien anderer Ursachen.

Das EPO-Gen ist beim Menschen auf dem Chromosom 7 lokalisiert. Über eine relativ kurzlebige mRNA [40] wird letztlich ein 165 Aminosäuren enthaltendes Peptid kodiert, das nach Glykosylierung ein Molekulargewicht von 30,4 kd hat [16]. 39% des Molekulargewichts machen Kohlehydrate aus, die wesentlich für die Protektion des zirkulierenden EPO sind, nicht aber für die Interaktion mit dem EPO-Rezeptor der Zielzelle. Das Glykoprotein wird vorwiegend in der Cortex der Niere gebildet. Es besteht inzwischen Einverständnis, daß EPO in einer nichtglomerulären Zelle produziert wird [22, 26]. Nach den Untersuchungen von Maxwell und Mitarbeitern an transgenen Mäusen wird EPO in paratubulären Zellen der Niere produziert [29]. 10 bis 20% des Erythropoetins werden extrarenal in der Leber und in den Makrophagen des Knochenmarks produziert [33, 37]. Ob das EPO aus den Makrophagen des Knochenmarks eine parakrine Funktion in der Basisregulation der Erythropoese hat, wird von I. Rich und Mitarbeitern diskutiert [43].

Erythropoetin wird nirgendwo im Organismus gespeichert, so daß EPO-Konzentrationen im Plasma eine Resultante aus der Synthese und der Abbaurate des Hormons sind. Die Synthese von renalem EPO und in geringem Maße auch von extrarenalem Erythropoetin wird durch einen anämisch-hypoxischen Stimulus gesteigert. Zwei Stunden nach einem solchen Stimulus kann EPO-mRNA in der Nierenrinde nachgewiesen werden[40]. Die Sauerstofftransportkapazität als Garant der Sauerstoffversorgung der Zellen ist eine vitale Größe. Sie wird vorwiegend durch die an den Sauerstoffbedarf angepaßte Erythrozytenkonzentration im peripheren Blut gewährleistet. Die bedarfsgerechte Erythrozytenproduktion wird durch den EPO-Regelkreis bestimmt. Er ist ein klassischer negativer Rückkopplungsregelkreis, der aus den Stellgliedern Gewebshypoxie als Sollwert, dem Signal Erythropoetin und der Erythrozytenproduktion im Knochenmark besteht. Die Sauerstoffspannung im Gewebe, die durch einen O_2-Sensor gemessen wird, ist das Resultat von Sauerstoffangebot und -verbrauch [25]. Von Goldberg [14] wurde die attraktive Hypothese erarbeitet, daß ein Hämprotein als Sensor funktioniert. Dieses Protoporphyrin unterscheidet sich in seiner sterischen Konfiguration in der Oxy- und Deoxyform. Damit wird wahrscheinlich die EPO-Genexpression und/oder -Gentranskription in den EPO-produzierenden Zellen reguliert. Die inverse exponentielle Beziehung zwischen der Hämoglobinkonzentration und der EPO-Produktion, gemessen an der Serumkonzentration des Erythropoetins, ist das Resultat dieses negativen Rückkopplungsmechanismus. Von Koury wird postuliert, daß ein hypoxischer Stimulus die Zahl der EPO-produzierenden Zellen in der Cortex der Niere, nicht aber die Produktion pro Zelle exponentiell vermehrt [23].

Die Zielzellen des Erythropoetins im Knochenmark sind die erythropoetischen Vorläuferzellen, CFU-E und BFU-E, die eine relativ kleine Zahl von hochaffinen EPO-Rezeptoren, etwa 300 pro Zelle, tragen [24]. Erythropoetin ist vorwiegend ein Differenzierungsfaktor, der die Proliferation und Ausreifung determinierter Vorläuferzellen zum reifen Erythrozyten steuert. Die späten erythropoetischen Vorläuferzellen, die CFU-E, bedürfen zum Überleben einer bestimmten EPO-Konzentration. Die Reduktion der EPO-responsiven Vorläuferzellen trotz fast unveränderter Proliferationskinetik der EPO-sensitiven Vorläuferzellen nach Hypertransfusion wurde schon in den 60er Jahren von Stohlman [42] mit einer „death function" erklärt. Die kürzlich aufgestellte Hypothese der Apoptose wurde kürzlich von Koury [23] anhand der DNA-Protektion durch EPO in den erythropoetischen Vorläuferzellen bestätigt. Die Proliferation des BFU-E-Kompartiments ist nur wenig von der EPO-Konzentration abhängig. Diese kann vielmehr durch IL-3 und GM-CSF stimuliert werden.

Erythropoetin ist damit ein linienspezifisches, nichtpleiotopes hämopoetisches Regelmolekül. Die vorwiegend in klinischen Studien berichtete Stimulation der Thrombozytenproduktion durch pharmakologische Dosen von Erythropoetin ist meines Erachtens durch Sekundäreffekte wie Pertubation des Eisenstoffwechsels zu erklären.

Die Verfügbarkeit von rekombinantem Erythropoetin zur Therapie stimulierte die Entwicklung von Immunoassays, mit denen normale oder subnormale Konzentrationen von Erythropoetin reproduzierbar gemessen werden konnten, um die EPO-Konzentration als differentialdiagnostischen Parameter einzuordnen, um seine pathophysiologische Bedeutung bei den verschiedenen Störungen der Erythropoese zu bestimmen, und um die Pharmakokinetik des rekombinanten Erythropoetins bei der Behandlung von Anämien zu charakterisieren. Es wurden von mehreren Gruppen Radioimmunoassays beschrieben [7, 8, 31]. Unsere Gruppe entwickelte einen ELISA, der als nichtradioaktiver Assay in jedem Labor handhabbar ist [34]. Dieser Assay ist im unteren Meßbereich sehr empfindlich und erlaubt es, subnormale EPO-Konzentrationen im Serum bis zu 1,5 mU/ml genau zu messen. Der Assay wurde an dem internationalen Referenzpräparat geeicht. Die Normalwerte für EPO im Serum liegen zwischen 5 und 25 mU/ml.

Nachdem Serumkonzentrationen zuverlässig gemessen werden können und damit die pathophysiologische Bedeutung des EPO bei den verschiedenen Anämieformen bestimmbar wurde, konnten die möglichen therapeutischen Anwendungen in klinischen Studien geprüft werden.

Die therapeutische Anwendung von rekombinantem Erythropoetin bei Patienten mit renaler Anämie sowohl in der Prädialysephase als auch während einer Dialysebehandlung ist unumstritten [16, 44]. Für diese Indikationen ist das rekombinante Erythropoetin ein zugelassenes Medikament. Die renale Anämie ist die einzige Anämie, die durch einen absolut endogenen Erythropoetinmangel bedingt ist. Das Ausmaß des Erythropoetinmangels korreliert in etwa mit dem Grad der Niereninsuffizienz. Sehr rasch nach der Verfügbarkeit von rHu-EPO führten die therapeutischen Studien an Patienten mit renalen Anämien zu Erkenntnissen über die Wirksamkeit und mögliche Nebenwirkungen des Erythropoetins. Die Dosisfindungsstudien von Eschbach [11] zeigten eindeutig dosisabhängige Anstiege des Hämatokrits (Hkt)

Tabelle 1. Mögliche therapeutische Anwendung von rHu-EPO bei
Erwachsenen

Anämie bei chronischer Entzündung und Tumor

Myelodysplastische Syndrome

Vermeidung perioperativer Transfusionen

Anämie nach Chemotherapie (z. B. AZT, Cisplatin)

Sichelzellanämie (HbF-Induktion)

---

bei Dosen von 15 bis 1500 U/kg 3 × wöchentlich i. v. bei den
Patienten mit niedrigen EPO-Konzentrationen.

Bei den Phase-I- und den anschließenden Phase-II- und
Phase-III-Therapiestudien an Patienten mit renaler Anämie
wurden folgende wesentliche Nebenwirkungen beobachtet:
[11, 44] (Tabelle 1). Bei etwa 30% der Patienten trat ein Blut-
druckanstieg auf, der wahrscheinlich nicht mit der Höhe der
Erythropoetindosierung und mit der Geschwindigkeit des
Hkt-Anstiegs in Beziehung gebracht werden kann. Bei etwa
4% der mit EPO behandelten Patienten führten krisenhafte
Blutdruckanstiege zu Krampfanfällen. Limitierend für die
Korrektur der Anämie war häufig ein relativer oder ein absoluter Eisenmangel. Durch eine sorgfältige Überwachung und
Behandlung des Blutdrucks sowie der Serumelektrolyte während der Korrekturphase der Anämie mit rHu-EPO sind hy-
pertensive Krisen weitgehend zu vermeiden.

Aus den vorliegenden Therapiestudien mit rekombinantem Erythropoetin ist offensichtlich, daß es ein Pharmakon
mit sehr geringen Nebenwirkungsraten ist, wenn man von
den Blutdruckerhöhungen absieht, die spezifisch für Patienten mit Nierenerkrankungen sind [10]. Vor allem führt re-
kombinantes Erythropoetin extrem selten zu einer Antikörperbildung oder zu allergischen Reaktionen. Eine therapeutische Wirkung, d. h. eine Mehrproduktion von Erythrozyten,
ist mit pharmakologischen Dosen von EPO immer dann zu
erwarten, wenn ausreichend EPO-stimulierbare Vorläuferzellen vorhanden sind und genug Eisen für die Hämoglobinsyn-
these zur Verfügung steht.

Tabelle 2. Gesicherte therapeutische Anwendung von rHu-EPO

Dialysepflichtige renale Anämie
Präterminale renale Anämie

Noch offene Fragen:
Welchen Ziel-Hkt ? > 30% > 35%?
Subkutan oder i. v.?
Eisensubstitution?

Aus den therapeutischen Erfahrungen an den Patienten mit renaler Anämie erwuchsen mögliche therapeutische Anwendungen von pharmakologischen Dosen von EPO bei relativem Erythropoetinmangel und Zuständen, bei denen eine Stimulierung der Erythropoetinproduktion sinnvoll erschien (Tabelle 2).

Bei der *Anämie der Entzündung* und des Tumors wird eine relative Verminderung der Erythropoetinproduktion als einer von mehreren pathogenetischen Faktoren diskutiert [5, 18, 38]. Eine eigene Untersuchung an 124 Patienten mit einer Anämie bei einer aktiven rheumatoiden Arthritis erbrachte, daß die EPO-Konzentrationen dieser Patienten durchwegs unter den Mittelwerten der Referenzgruppe, aber fast alle noch innerhalb des 95-%-Konfidenzintervalls lagen. Diese Daten zeigen, daß die EPO-Antwort auf eine erniedrigte Hämoglobinkonzentration abgeschwächt ist. Fandrey und Jelkmann [12] konnten zeigen, daß IL-1 die EPO-Produktion in vitro unterdrückt. IL-1 und TNFα sind bei Patienten mit rheumatoider Arthritis erhöht. Außerdem haben diese Zytokine einen direkten negativen supprimierenden Effekt auf die Erythropoese [39]. Obwohl nach unseren Befunden eine relativ ungenügende EPO-Produktion bei der Anämie der rheumatoiden Arthritis pathogenetisch eine Rolle spielt, ist die Frage zu stellen, ob eine Therapie mit pharmakologischen Dosen von EPO bei diesen Patienten sinnvoll ist. Ohne Zweifel ist ein Anstieg des Hämoglobins mit pharmakologischen Dosen von EPO zu erzielen. Inwieweit sich aber ein Anstieg der Hämoglobinkonzentration bei diesen bewegungseingeschränkten Patienten auf deren Lebensqualität auswirkt, da die physische Aktivität und die Muskelarbeit die Hauptdeterminanten des Sauerstoffverbrauchs sind, ist zu hinterfragen. Meines Erachtens sollte nur der „Subset" von transfusionsbedürftigen Patienten in einer prospektiven Studie mit EPO behandelt und die subjektive sowie objektive Besserung der körperlichen Befindlichkeit geprüft werden. Außerdem bleibt abzuwarten, ob in den angelaufenen Studien mit dem IL-1- Rezeptorantagonisten sich nicht ein ursächlich wirksameres Therapieprinzip der komplexen Anämie der Entzündung ergeben wird.

Patienten mit ausgedehnten soliden Tumoren, Lymphomen und Myelomen, haben häufig eine Anämie, die u. a. durch eine nicht adäquat erniedrigte EPO-Produktion verursacht werden kann [6, 28]. In mehreren Studien wurden 100 bis 300 mm/kg Erythropoetin dreimal die Woche mit oder ohne Chemotherapie gegeben und ein Anstieg des Hämatokrits um etwa 7% gegenüber den mit Placebo behandelten Gruppen beobachtet [1]. Außerdem wurde eine Verringerung des Transfusionsbedarfs beschrieben, der allerdings nicht signifikant war. Am augenfälligsten waren die Therapieerfolge bei Patienten, bei denen Cisplatin ein Teil der Chemotherapie war. Ein Medikament, das an den Tubuli der Niere toxische Wirkung zeigt, also an einer Region, in der auch EPO gebildet wird.

Patienten mit *myelodysplastischem Syndrom (MDS)* sind meist älter und haben häufig als erste erkennbare Symptomatik eine transfusionsbedürftige Anämie. Es ist daher nicht überraschend, daß in den letzten Jahren viele Phase-I- und Phase-II-Studien mit rekombinantem Erythropoetin publiziert wurden [2, 6, 13]. Allen Studien gemeinsam ist eine niedrige Ansprechrate von < 20%, obwohl adäquate pharmakologische Dosen verabreicht wurden. Weiterhin waren prädiktive Faktoren, wie eine relativ niedrige EPO-Konzentration oder residuelle EPO-sensitive Vorläuferzellen, nicht auszumachen, um das Subset von Patienten zu identifizieren, das auf eine EPO-Therapie ansprechen würde.

Diese Ergebnisse sind nicht verwunderlich, da die MDS eine klonale Stammzellerkrankung ist [21], bei der nicht ausreichend normale erythropoetische Vorläuferzellen zur Differenzierung zur Verfügung stehen und in der Regel die endogene EPO-Konzentration adäquat erhöht ist. Meines Erachtens ist aufgrund der bisherigen Studien nur bei Patienten mit relativ erniedrigter EPO-Konzentration < 100 Einheiten/l der Versuch einer EPO-Therapie sinnvoll.

Bei der Dosierung von EPO bei Patienten mit erhöhten endogenen EPO-Konzentrationen ist zu bedenken, daß die Dosis-/Wirkungsbeziehung zwischen Serum-EPO-Konzentrationen zum Hämatokrit invers exponentiell ist und damit ein therapeutischer Effekt nur durch eine logarithmische Steigerung der Plasma-EPO-Konzentration zu erzielen ist. Erslev [10] äußert sich daher sehr skeptisch, ob es realistisch ist, Patienten mit hohen endogenen Serumkonzentrationen mit rHU-EPO zu behandeln.

Eine weitere mögliche therapeutische Anwendung von rHu-EPO ist bei der *präoperativen autologen* Blutspende.

In einer in den USA durchgeführten prospektiven Studie an orthopädischen Patienten, bei denen eine präoperative Blutentnahme geplant wurde, konnte gezeigt werden, daß durch die Gabe von 600 U EPO/kg zweimal wöchentlich die Zahl der Blutentnahmen pro Patient auf 5,4 Einheiten gegenüber 4,1 Einheiten in der Placebogruppe gesteigert werden konnte. Die rHu-EPO-behandelten Patienten hatten auch signifikant höhere Hämatokrit- und Retikulozytenwerte [17]. Sehr interessant ist die randomisierte Studie von Mercuriali [30] mit verschiedenen EPO-Dosen und dem Vergleich oraler und intravenöser Eisengabe an einer Gruppe von Frauen mit einem Hämatokrit von < 40%, die erfahrungsgemäß autologe Blutentnahmen schlecht tolerieren. Schon eine Dosis von 300 U/kg 2× wöchentlich führt zu einer Mehrproduktion von Erythrozyten, gemessen an den Retikulozyten und einer vermehrten Spendefähigkeit. Allerdings war ein wesentlicher Faktor für die Erythrozytenmehrproduktion die Verfügbarkeit von Eisen. I. v. Eisen allein erhöhte die Menge der gespendeten Erythrozyten auf ein Volumen, das vergleichbar war mit den Patienten, die mit oralem Eisen und einer EPO-Dosis von 300 U/kg behandelt worden waren. Eine Dosis von 600 U/kg erhöhte bei optimaler Eisensubstitution die Ausbeute nur unwesentlich. Auch die Untersuchungen von P. M. Osswald und Mitarbeitern belegen [35], daß EPO bei der präoperativen autologen Spende eine höhere Ausbeute erlaubt, wenn ausreichend Eisen zur Verfügung steht. Auch wenn aus diesen Untersuchungen eine endgültige Bewertung zum Einsatz von rHu-EPO bei der präoperativen Eigenblutentnahme noch nicht möglich ist, zeigen die Befunde eindeutig, daß bei einer Anwendung von EPO, kombiniert mit einer optimalen Eisensubstitution, bei bestimmten Patientengruppen die Zahl der gespendeten Erythrozyten erhöht werden kann und damit eine autologe Transfusion erst möglich wird. Umfangreichere Untersuchungen einschließlich Studien über die optimale Eisensubstitution sind zur endgültigen Bewertung notwendig, um die Kollektive herauszuarbeiten, die von der relativ aufwendigen Behandlung profitieren. Limitierend ist häufig die ungenügende Resorption von oralem Eisen. Orales Eisen führt zusätzlich zu gastrointestinaler Symptomatik und damit zu einer mäßigen Compliance. Die intravenöse Eisensubstitution bedeutet eine zusätzliche Behandlung.

EPO als ein die Bluttransfusion einsparendes Medikament bei Patienten, die sich kardiovaskulären Operationen unterziehen, wurde in einer noch nicht veröffentlichten großen Studie in den USA beschrieben [3]. Dabei wurden 300 Einheiten EPO/kg fünf Tage vor und 150 Einheiten/kg fünf Tage nach der Operation gegeben und damit die Zahl der Transfusionen von allogenem Blut um etwa 50% reduziert.

Sichelzellanämie

Die klinische Symptomatik der Sichelzellanämie, bedingt durch die Veränderungen der Plastizität der Erythrozyten und der damit verbundenen erhöhten Blutviskosität in der Endstrombahn, bessert sich durch die Stimulation der HbF-Produktion. HbF kann durch die Stimulation der Erythropoese durch rHu-EPO in Kombination mit zellzyklusspezifischen Zytostatika wie Hydroxyurea vermehrt werden [4, 15]. Dieses Therapieschema wurde bis jetzt bei nur wenigen Patienten erprobt, so daß keine verbindlichen therapeutischen

Empfehlungen möglich sind. In zukünftigen klinischen Studien ist der therapeutische Einsatz von EPO zu definieren.

Mit pharmakologischen Dosen von EPO kann, wenn Eisen und erythropoetische Vorläuferzellen verfügbar sind, ohne wesentliche Nebenwirkungen fast immer eine Erhöhung der Hämoglobinkonzentration erzielt werden. Ob sich dabei die Lebensqualität von multimorbiden Patienten mit chronischen Anämien, bei denen z. B. das Hämoglobin von 9 g% auf 11 g% verbessert wird, ist in Studien zu hinterfragen. EPO ist für Indikationen, außer der renalen Anämie, bisher nicht zugelassen und zudem zu teuer, um außerhalb von Studien zur „Anämiekosmetik" angewendet zu werden.

Der finanzielle Aufwand muß von uns, den behandelnden Ärzten, im Kontext einer machbaren erfolgreichen medizinischen Versorgung und der knapper werdenden Ressourcen beantwortet werden. Es ist daher notwendig, in Studien die Patienten zu identifizieren, die von einer EPO-Therapie profitieren, um letztendlich die machbare „beste" Therapie für den individuellen Patienten zu definieren.

Literatur

1. Abels RI (1992) Recombinant human erythropoietin in the treatment of the anaemia of cancer. Acta Haematol [Suppl 1]: 4–11
2. Adamson JW (1991) The effectiveness of recombinant human erythropoietin therapy in myelodysplastic syndromes. ISH Basel, September 1991
3. Adamson J (1993) Persönliche Mitteilung
4. Al-Khatti A, Papayannopoulou T, Knitter G, Fritsch EF, Stamatoyannopoulous G (1988) Cooperative enhancement of F-cell formation in baboons treated with erythropoietin and hydroxyurea. Blood 72: 817–819
5. Baer A, Dessypris EN, Goldwasser E, Krantz SB (1987) Blunted erythropoietin response to anaemia in rheumatoid arthritis. Br J Haematol 66: 559–564
6. Cazzola M, Ponchio L (1992) Subcutaneous erythropoietin for treatment of refractory anemia in hematologic disorders. Blood 80: 841–846
7. Cotes PM, Canning CE, Gaines Das RE (1983) Modification of a radioimmunoassay for human serum erythropoietin to provide increased sensitivity and investigate nonspecific serum responses. In: Hunter WM, Corrie JET (eds) Immunoassays for clinical chemistry. Churchill Livingstone, Edinburgh, pp 106–112, 124–127

8. Egri JC, Cotes PM, Lane J, Gaines Das RE, Tam RC (1987) Development of radioimmunoassays for human erythropoietin using recombinant erythropoietin as tracer and immunogen. J Immunol Methods 99: 235–241
9. Erslev AJ (1953) Humoral regulation of red cell production. Blood 8: 349–571
10. Erslev AJ (1991) Erythropoietin. N Engl J Med 324: 1339–1344
11. Eschbach JW, Egrie JC, Downing MR, Browne JK, Adamson JW (1987) Correction of the anemia of end-stage renal disease with recombinant human erythropoietin. N Engl J Med 316: 73–78
12. Fandrey J, Jelkmann JEB (1991) Interleukin-1 and tumor necrosis factor-a inhibit erythropoietin production in vitro. Ann NY Acad Sci 628: 250–255
13. Ganser A, Seipelt G, Hoelzer D (1991) The role of GM-CSF, G-CSF, interleukin-3, and erythropoietin in myelodysplastic syndromes. Am J Clin Oncol 14 [Suppl 1]: S34–S39
14. Goldberg MA (1990) Biology of erythropoietin. In: Garnick MB (ed) Erythropoietin in clinical applications. Marcel Dekker, New York, pp 59–104
15. Goldberg M, Brugnara C, Dover GJ, Schapira L, Charache S, Bunn HF (1990) Treatment of sickle cell anemia with hydroxyurea and erythropoietin. N Engl J Med 323: 366–372
16. Goldwasser E (1991) The structure-function relationship of erythropoietin. In: Erslev AJ, Adamson JW, Eschbach JW, Winearls CG (eds) Erythropoietin. The Johns Hopkins University Press, Baltimore, pp 41–52
17. Goodnough LT, Geha AS (1991) A new era in blood conservation (editorial). Ann Thorac Surg 51: 703–704
18. Hochberg MC, Arnold CM, Hogans BB, Spivak JL (1988) Serum immunoreactive erythropoietin in rheumatoid arthritis: impaired response to anaemia. Arthritis Rheum 31: 1318–1321
19. Jacobs K, Shoemaker C, Rudersdorf R, Neill SD, Kaufman RJ, Mufson A, Seehra J, Jones SS, Hewick R, Fritsch EF, Kawakita M, Shimizu T, Miyake T (1985) Isolation and characterization of genomic and cDNA clones of human erythropoietin. Nature 313: 806–810
20. Jacobson LO, Goldwasser E, Fried W, Plzak L (1957) Role of the kidney in erythropoiesis. Nature 179: 633-634
21. Janssen JWG, Buschle M, Layton M, Drexler HG, Lyons J, Van den Berghe H, Heimpel H, Kubanek B, Kleihauer E, Mufti GJ, Bartram CR (1989) Clonal analysis of myelodysplastic syndromes: Evidence of multipotent stem cell origin. Blood 73: 248–254
22. Koury ST, Bondurant MC, Koury MJ (1988) Localization of erythropoietin synthesizing cells in murine kidneys by in situ hybridization. Blood 7: 524-527
23. Koury ST, Koury MJ, Bondurant MC (1991) The biogenesis of erythropoietin in vivo. In: Erslev AJ, Adamson JW, Eschbach JW, Winearls CG

(eds) Erythropoietin. The Johns Hopkins University Press, Baltimore, pp 65–78

24. Krantz SB (1991) Erythropoietin. Blood 77: 419–434

25. Kubanek B (1969) Erythropoietin: The haematologist's hormone. Horm Metab 1: 151–156

26. Lacombe C, Da Silva J-L, Bruneval P, Fournier J-G, Wendling F, Casadevall N, Camilleri J-P, Bariety J, Varet B, Tambourin P (1988) Peritubular cells are the site of erythropoietin synthesis in the murine hypoxic kidney. J Clin Invest 81: 620-623

27. Lin FK, Suggs S, Lin C-H, Browne JK, Smalling R, Egrie JC, Chen KK, Fox GM, Martin F, Stabinsky Z, Badrawi SM, Lai P-H, Goldwasser E (1985) Cloning and expression of the human erythropoietin gene. Proc Natl Acad Sci USA 82: 7580–7584

28. Ludwig H, Fritz E, Kotzmann H, Gisslinger H (1990) Erythropoietin treatment of anemia associated with multiple myeloma. N Engl J Med 322: 1693–1699

29. Maxwell PH, Pugh CW, Osmond M, Herryet A, Nicholls LG, Doe B, Ferguson D, Johnson M, Ratcliffe PJ (1993) Erythropoietin producing cells in transgenic mice expressing SV40 large T antigen directed by erythropoietin control sequences (Abstract). The New York Academy of Science Workshop „Molecular, Cellular and Developmental Biology of Erythropoietin and Erythropoiesis", Irsee, Germany, 26–30 April

30. Mercuriali F, Zanella A, Barosi G, Inghilleri G, Biffi E, Vinci A, Colotti MT (1993) Use of erythropoietin to increase the volume of autologous blood donated by orthopedic patients. Transfusion 33: 55–60

31. Miller ME, Garcia JF, Cohen RA (1981) Diurnal levels of immunoreactive erythropoietin in normal subjects and subjects with chronic lung disease. Br J Haematol 49: 189–200

32. Miyake T, Kung CKH, Goldwasser E (1977) Purification of human erythropoietin. J Biol Chem 252: 5558–5564

33. Nathan DG, Schupak E, Stohlman F Jr, Merill JP (1964) Erythropoiesis in anephric man. J Clin Invest 43: 2158–2165

34. Noé G, Riedel W, Kubanek B, Rich IN (1992) A sensitive sandwich ELISA for measuring erythropoietin in human serum. Br J Haematol 80: 285–292

35. Osswald PM, Osmers A (1993) Persönliche Mitteilung

36. Reissmann KR (1950) Studies on the mechanism of erythropoietic stimulation in parabiotic rats during hypoxia. Blood 5: 372–380

37. Rich IN, Heit W, Kubanek B (1982) Extrarenal erythropoietin production by macrophages. Blood 60: 1007–1018

38. Spivak JL, Barnes DC, Fuchs E, Quinn TC (1989) Serum immunoreactive erythropoietin in HIV-infected patients. JAMA 261: 3104–3107

39. Schooley JC, Kullgren B, Allison AC (1987) Inhibition by interleukin-1 of the action of erythropoietin on erythroid precursors and its possible role in the pathogenesis of hypoplastic anaemias. Br J Haematol 67: 11–17

40. Schuster SJ, Wilson JH, Erslev AJ, Caro J (1987) Physiologic regulation and tissue localization of renal erythropoietin messenger RNA. Blood 70: 316–318
41. Stohlman F Jr, Rath CR, Rose JC (1954) Evidence for a humoral regulation of erythropoiesis. Blood 9: 721–733
42. Stohlman F Jr, Ebbe S, Morse BS (1968) Regulation of erythropoiesis. XX. Kinetics of red cell production. Ann NY Acad Sci 149: 156–172
43. Vogt C, Noé G, Rich IN (1991) The role of the blood island during normal and 5-fluorouracil-perturbated hemopoiesis. Blood Cells 17: 105–125
44. Winearls CG, Oliver DO, Pippard M (1986) Effect of human erythropoietin derived from recombinant DNA on the anemia of patients maintained by chronic hemodialysis. Lancet 2: 1175–1181

Korrespondenz: Univ.-Prof. Dr. B. Kubanek, DRK-Blutspendezentrale Ulm und Abteilung Transfusionsmedizin der Universität Ulm, Helmholtzstraße 10, Postfach 15 64, D-89081 Ulm, Bundesrepublik Deutschland.

Diskussionsergänzungen zum Thema

1. In einem Teil der EPO-Studien ist der Therapieeffekt allein durch die adjuvante Eisengabe bedingt.

2. Bei Überschreitung der Fe^{++}-Sättigungskapazität ist eine iv-Eisengabe massiv toxisch, ein Umstand der hinsichtlich einer 1 : 1 000 000 HIV- und 1 : 20 000 HCV-Risikoausschaltung zu beachten ist. Die iv-Eisengabe bleibt umstritten.

3. Bei leeren Eisenspeichern (Serumferritin) ist die EPO-Gabe sinnlos. Demgegenüber kann die Hämatopoese nur 26 mg Eisen/die einbauen. Eine darüberhinausgehende Eisenzufuhr ist daher therapeutisch unverwertbar.

4. Die EPO-Standarddosierung ist derzeit mit 200 (maximal 300) E/kg KG 2–3 × wöchentlich anzugeben.

5. Eine Kosten/Nutzenrechnung ist für diese Therapie ganz besonders wesentlich, eine teuer erkaufte Blutbildkosmetik entbehrlich.

6. Die indirekte Wirkung von EPO (via Eisenstoffwechsel?) hinsichtlich einer postoperativen Thrombophilie ist zu beachten.

7. Die Cryopräservation autologer Blutkonserven, insbesondere für den Bereich orthopädischer Operationen bleibt ein logistisch schwer zu lösendes Problem und wird daher nicht allerorts als vollwertige Alternative eingestuft.

Zusammenfassung der Konsensusdiskussion

Angesichts des Kosten/Nutzenvergleiches wird eine Erythropoetin-Therapie – abgesehen von den gesicherten Indikationen bei renaler Anämie – derzeit noch sehr reserviert beurteilt.

Periphere Blutstammzellen und hämatopoetische Wachstumsfaktoren

W. Linkesch

Medizinische Klinik I, AKH Wien, Wien, Österreich

Einleitung

Die autologe Transplantation mit peripheren Blutstammzellen (PBSC) kann heute bereits als akzeptable Alternative zu einer autologen Knochenmarktransplantation angesehen werden.

Einige wesentliche Beobachtungen waren die Voraussetzungen, um den klinischen Einsatz von peripheren Blutstammzellen (PBSC) zur autologen Transplantation zu ermöglichen:

- Erfolgreiche Durchführung von allogenen und syngenen Knochenmarktransplantationen;
- Entdeckung von humanen peripheren Blut-Progenitor-Zellen (PBSC);
- Die Fähigkeit des Engraftments von PBSC nach myeloablater Therapie;
- Die Fähigkeit des Engraftments von PBSC nach Kryopräservation;
- Recovery von humanen PBSC nach Kryopräservation.

Mobilisierung von peripheren Blutstammzellen

Peripheres Blut enthält nur 1% des CFU-GM Gehaltes des Knochenmarks. Ein engraftment mit nicht mobilisierten PBSC tritt daher meist nur verzögert auf.

Für die Mobilisierung von Stammzellen aus dem Knochenmark-Kompartment ins periphere Blut kann das Potential von Zytokinen genützt werden. Nach kontinuierlicher Infusion von rh GM-CSF konnte ein 18facher Anstieg von

Tabelle 1. Mobilisierung von humanen PBSC
(vielfaches des Ausgangswertes)

Methode	CFU-G	BFU-E	CFU-GEMM
Erythropoietin	0	5	7
GM-CSF	8.4–18	3.3–8	
G-CSF	41		
IL-3	3–10	2	0.28
IL-3→GM-CSF	24	5.9	7.5
CYC (4 g/m^2)	14		
CYC (7 g/m^2)	60		
CYC (7 g/m^2) + GM-CSF	370		

CFU-GM und ein 8facher Anstieg von BFU-E im peripheren Blut beobachtet werden. In der Folge wurden die Mobilisierungseffekte anderer Zytokine (rh G-CSF, rh IL 3) und der Reboundeffekt einer myelosuppressiven Chemotherapie näher untersucht (Tabelle 1). GM-CSF und G-CSF können mehr PBSC mobilisieren als rh EPO oder rh IL 3. Die sequentielle Gabe eines frühwirksamen Zytokins (IL 3) kombiniert mit GM-CSF bewirkt eine 24fache Steigerung der CFU-GM. Bemerkenswert ist bei dieser Kombination der 7fache Anstieg der CFU-GEMM, einem früheren Vorläufer als CFU-GM. Die alleinige Gabe von rh IL 3 bewirkt ein Absinken der CFU-GEMM.

Eine weitere Möglichkeit der Stimulation von PBSC ergibt sich in der „rebound phase" nach myeloablativer Chemotherapie. Nach Gabe von Cyclophosphamid (4 g/m²) steigen die CFU-GM Werte im peripheren Blut etwa um das 14fache an. Durch Dosissteigerung von Cyclophosphamid (um 2 g/m²) kann die Ausbeute nochmals vervierfacht werden, jedoch ist dieser Vorteil gegenüber den Nachteilen einer zusätzlichen Hospitalisierung und dem Auftreten von bakteriellen Infekten abzuwägen.

Durch die Kombination von Zytokinen mit myelosuppressiver Chemotherapie kann schließlich eine Mobilisierung von PBSC bewirkt werden. Patienten, die Cyclophosphamid (7 g/m²) und GM-CSF in der „rebound phase" erhielten, wiesen im Vergleich zu einer Kontrollgruppe, die nur Cyclosphosphamid erhielt, im Mittel 8,3fache höhere zirkulierende CFU-GM Werte auf. Die Gabe von G-CSF stimulierten PBSC in Kombination mit der Gabe von G-CSF posttransplantationem verkürzt die Zeit der hämatopoetischen Recovery signifikant, außerdem wurde die Häufigkeit einer nicht ausreichenden Transplantatfunktion vermindert.

Kollektion von peripheren Blutstammzellen

Wenn die maximale Konzentration der mobilisierten Progenitorzellen auftritt, sollte die Leukapherese durchgeführt werden. In Tabelle 2 sind die optimalen Zeitpunkte nach GM-CSF oder IL 3 Gabe angegeben. In einer Studie wurde ein biphasischer Anstieg der PBSC Werte nach GM-CSF beobachtet. Nach Therapie mit Cyclophosphamid steigen die Vorläuferzellen dann an, wenn die Leukozytenzahl > 1 000/µl erreicht bzw. überschreitet.

Engraftment

Die einfachste und praktikabelste Methode, um die Fähigkeit eines engraftments einschätzen zu können, stellt die Bestimmungen der geernteten mononukleären Zellen dar (MNC). Die Mehrzahl der Arbeitsgruppen hält als Minimum eine Zahl von 2×10^8 MNC pro kg erforderlich, um ein adäquates Angehen der Zellen nach Konditionierungstherapie zu erzielen. Die Dauer bis zu einem Engraftment ist abhängig von der Zahl der gesammelten Vorläuferzellen, während das dau-

Tabelle 2. Timing der PBSC-Kollektion

Methode	Tage bis maximale CFU-GM im peripheren Blut
Erythropoietin	7
GM-CSF	5
GM-CSF	10
IL-3	11–14
CYC	13*
CYC + GM-CSF	14*

* Leukozyten > 1 000/µl

erhafte Anhalten eines Engraftments im wesentlichen von der Zahl der infundierten Stammzellen bestimmt wird.

Nahezu alle menschlichen Progenitorzellen sind CD 34 +. Diese Beobachtung wird weiters unterstützt von einer Korrelation von CD 34 + Zellen und den CFU-GM. Bei Normalpersonen enthält peripheres Blut verglichen mit dem Knochenmark weniger Vorläuferzellen (1% CFU-GM, 46% BFU-E, 31% CFU-GEMM). CD 34 wird in 1% bis 2% der MNC des Knochenmarks exprimiert, aber nur in 0% bis 1% der Zellen des peripheren Blutes.

Zahlreiche Faktoren können den Gehalt der geernteten CFU-GM des peripheren Blutes beeinflussen: Technik der Mobilisierung, Zahl der MNC, vorangegangene Chemotherapie, Tumorbefall des Knochenmarks, CFU-GM Gehalt des Knochenmarks.

Nicht alle Autoren konnten die Korrelation zwischen dem Gehalt an CFU-GM und CD 34 + Zellen und dem Engraftment nachweisen. Dies könnte aber darauf zurückzuführen sein, daß mehr Vorläuferzellen geerntet wurden als für ein Engraftment notwendig sind. Es könnte auch möglich sein, daß eine adäquate Kollektion von peripheren Blutstammzellen durch ein Mindestmaß an CD 34 + Zellen definiert werden kann. So mußte bei 100 Patienten mit Hochdosistherapie und peripheren Blutstammzellen am Memorial Sloan Kettering Cancer Center nur in 2 Fällen ein back up Knochenmark reinfundiert werden. In diesen beiden Fällen betrug das Produkt der Leukapherese an reinfundierten CD 34 + Zellen weniger als $0{,}4 \times 10^6$ Zellen pro kg.

Klinische Studien mit peripheren Stammzellen

Gianni et al. [1] berichteten, daß durch die Retransfusion von mobilisierten peripheren Blutstammzellen nach Cyclophosphamidgabe, zusammen appliziert mit Knochenmark nach Hochdosischemotherapie, die Tage mit Neutropenie von 17 auf 9,5 und die Tage der Abhängigkeit von Thrombozytentransfusionen von 24 auf 9 reduziert werden konnten im Vergleich zu historischen Kontrollen, die nur Knochenmark alleine erhielten. Patienten mit peripheren Blutstammzellen,

Tabelle 3. Klinische Studien mit CSF-mobilisierten PBSC vs. autologem Knochenmark

Autor	Regime	Neutrophile* > 0,5 × 10^9/l	Thrombozyten* > 50 × 10^9/l
Gianni [1]	BM	11.4	16.9
	BM+GM+PBP	9.1	10.7
Elias [2]	BM	21	24
	PBP+GM+BM	14	12
Peters [3]	BM	19	–
	BM+G	12	–
	BM+GM	13	–
	BM+PBP+GM	9.5	–
	BM+PBP+G	9	–
Sheridan [4]	BM	17	40
	BM+G	10	39
	BM+G+PBP	9	15
Huan [5]	BM+GM	18	24
	BM+GM+PBP	17	19

* Recovery in Tagen nach Stammzellinfusionen

die mit Cyclophosphamid und GM-CSF mobilisiert wurden, zeigten mit zusätzlicher autologer Knochenmarksgabe (Tabelle 3). Eine Neutrophilenrecovery (> 1,0 × 10^9/l) von 9,9 versus 12,7 Tagen und eine Thrombozytenrecovery (über 50 × 10^9/l) von 10.7 versus 16,9 Tagen verglichen mit historischen Kontrollen, die nur Knochenmark allein erhielten. Ähnliche Ergebnisse wurden auch bei einer Arbeitsgruppe des Dana Faber Cancer Instituts in Boston publiziert [2]. Peters et al. [3] berichteten, daß die zusätzliche Gabe von peripheren Blutstammzellen in einem Regime bestehend aus autologem Knochenmark und GM-CSF die Periode der absoluten Leukopenie verkürzen konnte, mit einer daraus resultierenden Reduktion der Mortalität.

In einer anderen Studie [4] wurde der hämatologische Wiederanstieg der Neutrophilen und Thrombozyten bei Patienten mit Lymphomen und einer Hochdosistherapie, die periphere Blutstammzellen, autologes Knochenmark und G-CSF erhielten, verglichen mit einer Gruppe ähnlicher Patienten die nur autologes Knochenmark und G-CSF und einer zweiten Gruppe die nur autologes Knochenmark allein erhielt. Die Gruppe mit den peripheren Blutstammzellen zeigte eine akzellerierte Thrombozytenrecovery, die recovery der Neutrophilen war in beiden Gruppen mit G-CSF nicht unterschiedlich. Untersuchungen am MD Anderson Cancer Center [5] beschäftigten sich mit der recovery von Neutrophilen und Thrombozyten bei Tandem-Kursen einer Hochdosischemotherapie mit autologem Knochenmark und GM-CSF nach dem 1. Zyklus und autologem Knochenmark, GM-CSF und peripheren Blutstammzellen nach dem 2. Zyklus. Es konnte kein signifikanter Vorteil bezüglich der Neutrophilen recovery in der Gruppe mit peripheren Blutstammzellen gefunden werden, jedoch ein rascherer Wiederanstieg der Thrombozyten.

Die Vorteile einer Transplantation mit peripheren Blutstammzellen gegenüber einer Transplantation mit Knochenmark liegen für den Patienten in der Vermeidbarkeit einer Vollnarkose, einer erhöhten Ausbeute an nukleären Zellen, einer erhöhten Ausbeute an CFU-GM, in der ambulanten Durchführbarkeit und möglicherweise in einer verminderten Kontamination von Tumorzellen. Mit der kontinuierlichen Entwicklung und dem klinischen Einsatz von hämatopoetischen Wachstumsfaktoren und deren Kombination, sowie mit der Verbesserung der technischen Durchführung von Leukapheresen kann in Zukunft peripheres Blut zur Gewinnung von Vorläuferzellen in immer besserem Maße herangezogen werden.

Literatur

1. Gianni AM, Bregni M, Stern AC, Gianni AM, Bregni M, Stern AC, Siena S, Tarella C, Pileri A, Bonadonna G (1989) Granulocyte-macrophage colony-stimulating factor to harvest circulating haemopoietic stem cells for autotransplantation. Lancet ii 580–584
2. Elias AD, Ayash L, Anderson KC, Elias AD, Ayasl L, Anderson KC, Hunt M, Wheeler C, Schwartz G, Tepler I, Mazanet R, Lynch C, Pap St, Pelaez J, Reich E, Critchlow J, Demetri G, Bibbo J, Schnipper L, Griffin JD, Emil Frei III, Antmann KH (1992) Mobilization of periphe-

ral blood progenitor cells by chemotherapy and granulocyte-macrophage colony-stimulating factor for hematologic support after high-dose intensification for breast cancer. Blood 79: 3036–3044
3. Peters WP, Jurtzberg J, Kirkpatrich G (1989) GM-CSF primed peripheral blood progenitor cells coupled with autologous bone marrow transplantation will eliminate absolute leukopenia following high-dose chemoherpy. Blood 74 [Suppl 1]: 50a
4. Sheridan WP, Begley GC, Juttner CA, Sheridan WP, Begley GC, Juttner ChA, Szer J, BikToL, Maher D, McGrath KM, Morstyn G, Fox RM (1992) Effect of peripheral-blood progenitor cells mobilized by filgrastim (G-CSF) on platelet recovery after high-dose chemotherapy. Lancet 339: 640–644
5. Huan SD, Hester J, Spitzer G, Huan SD, Hester J, Spitzer G, Yan JC, Duphy FR, Wallenstein RO, Dicke K, Spencer V, Le Maistre DhF, Andersson BS, Deisseroth A, Ventura GJ (1992) Influence of mobilized peripheral blood cells on the hematopoietic recovery by autologous marrow and recombinant human granulocyte-macrophage colony-stimulating factor after high-dose cyclophosphamide, etoposide, and cisplatin. Blood 79: 3388–3393

Korrespondenz: Univ. Prof. Dr. Werner Linkesch, Univ. Klinik für Innere Medizin I, Knochenmarktransplantationen, Lazarettgasse 14, 1090 Wien, Österreich.

Diskussionsergänzungen zum Thema

1. Optimierte Ausbeuten an geprimten Stammzellen sind nach sequentieller Chemotherapie und Cytokingabe (G-CSF oder GM-CSF) zu erwarten. Nach autologer Knochenmarktransplantation sind diese Cytokine hinsichtlich einer Granulopoesebeschleunigung (bzw. Funktionsverbesserung) gleichwertig.

2. Die Erfolgsaussichten der autologen Knochenmarktransplantation werden von der Präparateanwendung signifikant beeinflußt (aufsteigende Reihenfolge): Knochenmark < Knochenmark plus periphere Stammzellen < Knochenmark plus stimulierte periphere Stammzellen.

3. Zur CSF-Stimulierung peripherer Blutstammzellen werden G-CSF 5 µg/kg KG/die, Tag 1–8 bzw. GM-CSF 5 µg/kg KG/2 × /die, Tag 1–8 verwendet und subkutan appliziert. Bei WBC > 75×10^9/l erfolgt die Dosisreduktion auf 50%, bei WBC > 90×10^9/l wird CSF abgesetzt.

4. Mit wenigen Ausnahmen (akute Leukämien) ist es heute nicht mehr gerechtfertigt, Stammzellen allein mit Chemotherapie zu primen: nach Chemotherapie und G-CSF werden die Stammzellenentnahmen bei Leukozytenwerten $> 10\ 000/\mu l$ (willkürlich gesetzter Richtwert) begonnen; nach GM-CSF-Stimulation werden Entnahmen gestartet, wenn Leukozytenkonzentrationen $> 1\ 000/\mu l$ betragen und eine deutliche Anstiegstendenz zu verzeichnen ist. Häufig wird in diesem Zusammenhang die Kontrolle der Erfolgsaussicht mit CD-34[+] Zellen angewendet, die Pheresen bei CD-34[+] $> 0{,}3\%$ der Gesamtleukozytenpopulation begonnen (ebenfalls individueller Erfahrungswert).

Regulation der Megakaryopoese – Einsatz hämatopoetischer Wachstumsfaktoren bei Thrombopoesestörungen

D. Geissler

1. Medizinische Abteilung, A. Ö. Krankenanstalt des Landes Kärnten,
Klagenfurt, Österreich

Biochemische, molekularbiologische und gentechnologische Methoden haben in den letzten Jahren unser Wissen über Regulationsmechanismen der Hämatopoese explosionsartig vermehrt und haben uns vor allem über die Gentechnologie neue therapeutische Wege in der Behandlung von Hämatopoesestörungen eröffnet. Alle Reihen der Hämatopoese einschließlich der Lymphopoese werden aus einem Pool pluripotenter hämatopoetischer Stammzellen gespeist, die zwei Hauptmerkmale aufweisen:

1. Die Fähigkeit zur Selbstreduplikation und

2. zur Determinierung in die unterschiedlichen hämatopoetischen Reihen.

Dieser Vorgang läuft in Form eines stöchiastrischen Prozesses ab, der unter dem Einfluß eines komplexen Zytokinnetzwerkes steht, in das sowohl positiv als auch negativ wirkende Faktoren eingreifen. Wie die Erythro- und Granulopoese unterliegt auch die Megakaryopoese diesem komplexen Netzwerk von interagierenden Zytokinen, die die verschiedenen Differenzierungsstufen der hämatopoetischen Vorläuferzellen beeinflussen [7]. Die Untersuchung dieser Regulationsmechanismen wurde erst durch die Entwicklung von in vitro Systemen ermöglicht, die das Wachstum megakaryopoetischer Vorläuferzellen erlauben [6, 8]. Der Einfluß unterschiedlicher hämatopoetischer Wachstumsfaktoren auf die megakaryopoetische Zellreihe soll in der Folge diskutiert werden.

Stammzell-Faktor c-kit Ligand

Die primitivste Entwicklungsstufe steht unter dem Einfluß des sogenannten Stammzellfaktors, der auch als c-kit Ligand bezeichnet wird. Der c-kit Ligand ist ein Peptid-Wachstumsfaktor mit einer breiten hämatopoetischen Aktivität, der auch in der Lage ist, primitive megakaryopoetische Vorläuferzellen zur Proliferation anzuregen [1]. Alle hämatopoetischen Wachstumsfaktoren wirken über spezifische Oberflächenrezeptoren an den entsprechenden Zielzellen. Als Rezeptor für den hämatopoetischen Stammzellfaktor wurde eine Oberflächenstruktur identifiziert, die durch das c-kit Proto-oncogen kodiert wird. Es konnte gezeigt werden, daß der Stammzellfaktor in Kombination mit Zytokinen wirkt, die an ausgereiften Vorläuferzellen angreifen, wie z. B. Interleukin 3 oder GM-CSF [2]. Klinische Studien an Patienten mit chemotherapieinduzierten Zytopenien oder aplastischen Anämien sind im Planungsstadium.

Interleukin-1 (IL-1)

Mehrere in vitro und in vivo Untersuchungen haben gezeigt, daß auch IL-1, ein Zytokin das hauptsächlich von stimulierten Makrophagen produziert wird in der Lage ist, die Megakaryopoese zu stimulieren. Es konnte allerdings nicht eindeutig in diesen Untersuchungen geklärt werden, ob es sich bei der Interleukin 1 Wirkung auf die Thrombopoese auf einen direkten Effekt oder um einen indirekten Effekt über die Freisetzung anderer Zytokine, wie z. B. dem IL-6 handelt.

Auch die bei chronischen Infekten, wie z. B. der PcP oder der Kolitis ulcerosa auftretende reaktive Thrombozytose ist durch Interleukin-1 mitbedingt. Eine klinische Studie mit Il-1 bei chemotherapieinduzierter Zytopenie wurde vor kurzem publiziert und zeigte eine Steigerung der Thrombozyten im IL-1 Arm bei einem Drittel der Patienten. Andere Studien bei unterschiedlichen hämatopoetischen Systemerkrankungen, sind entweder in Planung oder im Anfangsstadium, sodaß über die klinische Wertigkeit von IL-1 noch keine definitive Aussage gemacht werden kann [9].

Interleukin-3 (IL-3)

IL-3 wird von T-Lymphozyten produziert und ist in der Lage, eine sehr breite Palette hämatologischer Vorläuferzellen entweder alleine oder in Kooperation mit anderen Wachstumsfaktoren zu stimulieren. Sowohl in vitro als auch in vivo konnte eine Stimulation megakaryopoetischer Vorläuferzellen gezeigt werden, wobei eine Steigerung des Effektes durch die Zugabe von Erythropoietin und Interleukin-6 erzielt werden konnte. Eigene Untersuchungen an megakaryopoetischen Vorläuferzellen von Patienten mit myelodysplastischem Syndrom zeigen, daß durch die Kombination von IL-3 plus IL-6 plus Erythropoietin eine Wachstumsoptimierung auch bei transformierten Vorläuferzellen erzielt werden kann. Erste klinische Phase 1 Studien mit IL-3 zeigen, daß es vor allem zu einem Anstieg der myeloischen Zellen und Thrombozyten, in geringerem Ausmaß auch der roten Blutzellen kommt. Auch Patienten mit myelodysplastischem Syndrom zeigen teilweise einen Thrombozytenanstieg unter IL-3 Therapie [4].

Interleukin-4 (IL-4)

IL-4, ein Glycopeptid, das wie IL-3, IL-5 und GM-CSF am Chromosom 5 lokalisiert ist, ist ebenfalls in der Lage, beim Menschen und bei der Maus in Kooperation mit anderen Wachstumsfaktoren in vitro die Proliferation megakaryopoetischer Vorläuferzellen anzuregen.

Interleukin-6 (IL-6)

Ist am Chromosom 7 p codiert und wird von aktivierten Monozyten, T-Lymphozyten und Fibroblasten synthetisiert. IL-6 stellt einen wesentlichen Entzündungsmediator dar und ist in der Lage eine Entzündungsakutphasen-Reaktion auszulösen. IL-6 wurde bei der Megakaryopoese als einer der Faktoren identifiziert, der für die Endausreifung von megakaryopoetischen Zellen und im Rahmen dessen auch für eine Ploiditätszunahme von Megakaryozyten verantwortlich ist [3].

Interleukin-7 (IL-7)

IL-7 wurde primär als ein Zellwachstumsfaktor identifiziert, der in der Lage ist, Prä-B-Lymphozyten und Thrombozyten zu stimulieren. In Mäuseversuchen konnte gezeigt werden, daß IL-7 auch einen Anstieg der Thrombozyten bewirkt. Eigene in vitro Untersuchungen an megakaryopoetischen Vorläuferzellen von MDS-Patienten (Abb. 1) zeigen, daß IL-7 in Kombination mit IL-3 und Erythropoietin einen stimulierenden Effekt auf die Megakaryopoese ausübt.

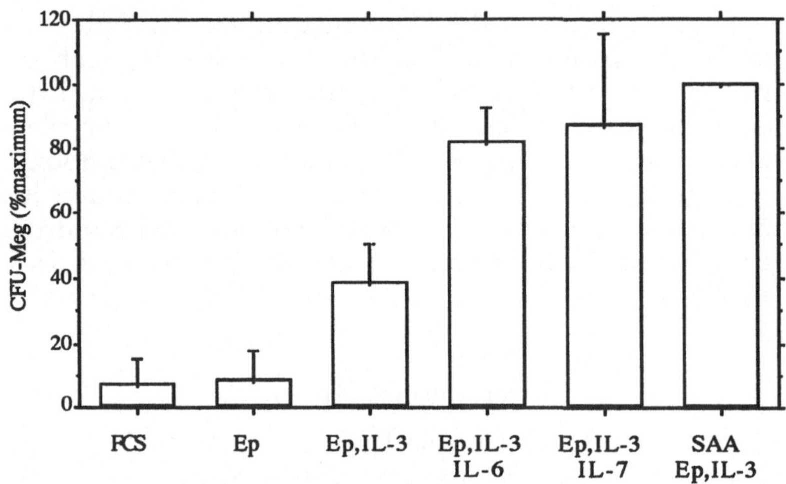

Abb. 1. Die in-vitro-Stimulation der Megakaryopoese mit verschiedenen Zytokinen bei MDS-Patienten

Interleukin-11 (IL-11)

IL-11, ein Zytokin, das aus einer humanen fetalen Lungenfibroblastenzell-Linie MRC-5 geklont wurde, ist in der Lage, in vitro angereicherte hämatopoetische Vorläuferzellen in Richtung Megakaryopoese zu triggern und zusätzlich die Ploidität von megakaryopoetischen Zellen zu erhöhen. In vivo Experimente sind derzeitig noch ausständig.

G-CSF, GM-CSF und Erythropoietin sind keine spezifischen megakaryopoetischen Wachstumsfaktoren, es konnte allerdings gezeigt werden, daß vor allem durch GM-CSF und Erythropoietin ein positiver Effekt auf die Thrombopoese erfolgt. Das erklärt das gelegentliche Auftreten von Thrombozytosen unter Erythropoietintherapie. MDS-Patienten, die mit GM-CSF behandelt wurden, zeigten nur in seltenen Ausnahmefällen eine Thrombozytenanstieg.

Neben einem Einfluß humoraler Wachstumsfaktoren unterliegt die Megakaryopoese auch der direkten zellulären Beeinflussung durch T-Lymphozyten und Monozyten. Durch Kokultur-Versuche menschlicher angereicherter Vorläuferzellen mit T-4 und T-8 Zellen konnten wir zeigen, daß in Anwesenheit megakaryopoetischer Wachstumsfaktoren durch T-4 Zellen eine Steigerung und durch T-8 Zellen eine Supprimierung der Megakaryopoese erfolgt [5]. Dieser supprimierende Effekt von T-Zell-Subpopulationen auf die Megakaryopoese spielt auch bei verschiedenen Krankheitsbildern, wie z. B. bei manchen Lymphomen und beim SLE eine Rolle.

Als humorale Hemmfaktoren für die Megakaryopoese wurden vor allem der transformierende Wachstumsfaktor Beta (TGF-Beta) und der Plättchenfaktor 4 identifiziert, die im Rahmen des Wundverschlusses durch einen Blutplättchenthrombus freigesetzt werden und die im Sinne eines negativen Feed-back-Mechanismus auf die Nachbildung von Thrombozyten rückwirken. Eine Hemmung der Megakaryopoese erfolgt durch Interferone, Tumornekrosefaktor-Alpha und IL-2. Der hemmende Effekt durch Interferone spielt einerseits als unerwünschte Nebenwirkung im Rahmen einer Interferon-Therapie eine Rolle, wird aber auf der anderen Seite gezielt zur therapeutischen Intervention bei myeloproliferativen Erkrankungen, die eine Thrombozytose aufweisen, eingesetzt.

Von klinischer Seite ist im Gegensatz zur Myelopoese die Stimulation der Megakaryopoese mit derzeit im Handel befindlichen Zytokinen nur insuffizient möglich. Hoffnungsvolle Ansätze zeigen der Einsatz von IL-3 und IL-1, die nach Erythropoietin, GM-CSF und G-CSF als die nächsten Zytokine zur klinischen Erprobung kommen werden. Aufgrund der vorliegenden präklinischen Daten kann allerdings erst durch den kombinierten Einsatz hämatopoetischer Wachstumsfaktoren wie z. B. IL-1 oder IL-3 plus IL-6 unter Umständen noch kombiniert mit dem c-kit Ligand eine effiziente Stimulation der Thrombopoese erzielt werden.

Literatur

1. Avraham H, Vannier E, Cowley S, Jiang S, Chi S, Dinarello CH, Zsebo KM, Groopmann JE (1992) Effects of the stern cell factor, c-kit ligand on human megakaryocytic cells. Blood 79: 365–371
2. Bridell RA, Bruno E, Cooper RJ, Brandt JE, Hoffman R (1991) Effect of c-kit ligand on in vitro human megakaryocytopoiesis. Blood 78: 2854–2859
3. Bruno E, Hoffman R (1989) Effect of interleukin-6 on in vitro humen megacaryocyclopoiesis: its interaction with other cytokines. Exp Hematol 17: 1038–1043
4. Ganser A, Ottman OG, Seipelt G, Eder M, Lindemann A, Becher R, Hoeffken K, Büchner TH, Mertelsmann R, Klausmann M, Frisch J, Schulz G, Hoelzer D (1990) Recombinant interleukin-3 (rhIL-3) in myelodysplastic syndromes (MDS)-results of a phase I/II trial. Proc Am Assoc Cancer Res 31: 195 (Abstract)
5. Geissler D, Lu L, Bruno L, Yang HH, Broxmeyer HE, Hoffman R (1986) The influence of T-lymphocyte subsets and humoral factors on colony formation by human bone marrow and blood megakaryocyte progenitor cells in vitro. Immunology 137: 2508–2513
6. Geissler D, Konwalinka G, Peschel C, Boyd J, Odavic R, Braunsteiner H (1983) Clonal growth of human megakaryocytic progenitor cells in a microagar culture system: simultaneous proliferation of megakaryocytic granulocytic erythroid progenitor cells (CFU-M, CFU-C, BFU-E) and T-lymphocytic colonies (CFU-TL). Int J Cell Cloning 1: 377–388
7. Hoffman R (1989) Regulation of megakaryocytopoiesis. Blood 74: 1196–1212
8. Sims RB, Gewirtz AM (1989) Human megakaryocyclopoiesis. Ann Rev Med 40: 213–224
9. Smith IlJ, Urba W, Stels R, Janik J, Fenton B, Sharfman W, Conlon K, Sznol M, Creekmore S, Wells N, Elwood L, Keller J, Hestdal K, Ewel C, Rosslo J, Kopp W, Shimuzu M, Oppenheim J, Longo D (1990) Interleukin-1, alpha (IL-1-Alpha): results of a phase I toxicity and immunomodulatory trial. Proc Am Soc Clin Oncol 9: 186 (Abstract)

(Detailliertere Literatur beim Verfasser)

Korrespondenz: Prim. Univ.-Prof. Dr. D. Geissler, 1. Medizinische Abteilung, A. Ö. Krankenanstalten des Landes Kärnten, St.Veiter-Straße 47, A-9020 Klagenfurt, Österreich.

14

Transfusionsmedizinische Stammzellen- und Knochenmarkaufbereitung

Autologe Knochenmark- und Blutstammzelltransplantation: Gewinnung, Reinigung und Konservierung hämatopoetischer Stammzellen

R. Haas, R. Möhle und **W. Hunstein**

Medizinische Klinik und Poliklinik V, Ruprecht-Karls-Universität Heidelberg,
Heidelberg, Bundesrepublik Deutschland

Zusammenfassung

Autologe Knochenmark- und periphere Blutstammzelltransplantation (AKMT und PBSZT) ermöglichen die Hochdosis-Chemotherapie u. U. in Kombination mit Ganzkörperbestrahlung bei Patienten mit malignem Lymphom, Plasmozytom und einigen soliden Tumoren. Am Beispiel von Patienten mit rezidiviertem Morbus Hodgkin möchten wir darstellen, wie durch den gentechnisch erzeugten, menschlichen Wachstumsfaktor der Granulopoese, dem Granulozyten-kolonienstimulierenden Faktor (G-CSF), hämatopoetische Stammzellen in das periphere Blut mobilisiert und in ausreichender Menge gewonnen werden können. Die Zahl solcher blutbildenden Stamm- und Vorläuferzellen läßt sich immunologisch mittels Durchflußzytometrie durch die Messung der Zahl CD34-positiver Zellen bestimmen. Transplantate, die mehr als $2,5 \times 10^6$ CD34+ Zellen pro kg Körpergewicht enthalten, gewährleisten nach der myeloablativen Konditionierungstherapie eine hämatopoetische Rekonstitution innerhalb von 2–3 Wochen. Ob sich durch Purging oder Anreicherung von Stammzellen und deren Inkubation mit Zytokinen die Therapieergebnisse verbessern lassen, bleibt noch offen. Es ist jedoch abzusehen, daß die autologe Blutstammzelltransplantation die autologe Knochenmarktransplantation ersetzen wird.

Einleitung

Autologe Knochenmark- und periphere Blutstammzelltransplantation (AKMT und PBSZT) werden als Konsolidierungs- und Salvage-Therapie bei einer Vielzahl von Hämoblastosen und soliden Tumoren angewandt [4, 15]. Bei der Chemotherapie sind einer Dosissteigerung durch die Knochenmarktoxizität Grenzen gesetzt, bevor eine volle Antitumorwirkung erreicht ist. Gewinnt man jedoch vor der Hochdosis-Therapie hämatopoetische Stammzellen aus Knochenmark oder peripherem Blut, läßt sich die Zytostatikadosis ungeachtet der Myelotoxizität erhöhen, bis Nebenwirkungen auf andere Organe wie Herz, Lunge oder Niere limitierend werden. Nach der Hochdosis-Chemotherapie, die mit einer Ganzkörperbestrahlung kombiniert sein kann, wird dem Patienten das Knochenmark- oder Blutstammzelltransplantat infundiert. Der Erfolg der Transplantation beruht allein auf der Dosiseskalation [12] und ist daher tumorbiologisch nur sinnvoll, wenn der Tumor auf Chemotherapie anspricht. Primär refraktäre oder nach Behandlung zytostatikaresistent gewordene Tumoren sind daher keine Indikation für diese Transplantationsverfahren. Bisher wurden autologe Transplantationen vor allem bei Morbus Hodgkin [1, 13, 14, 16, 17, 21], Non-Hodgkin-Lymphomen [11, 17, 25], Plasmazytomen [2, 10] sowie bestimmten soliden Tumoren wie Mamma-Carcinom [7, 8], Ovarial- und Hodentumoren [23] durchgeführt.

Gewinnung und Aufarbeitung der Stammzellen

AKMT

Bei der Knochenmarkentnahme (Abb. 1) wird dem Patienten in Vollnarkose durch wiederholte Punktionen entlang des Beckenkammes etwa 1 l Knochenmarksuspension (2–5×10^8 nukleäre Zellen) entnommen. Pro 600 ml Suspension werden 100 ml ACD-Lösung und 60 ml Medium 199 (Gibco Life Technologies, Paisley, U. K.) mit 12 000 I. E. Heparin (Braun Melsungen, Melsungen, Deutschland) hinzugefügt. Die erste Aufarbeitung und Filtration (Porengröße 200 μm)

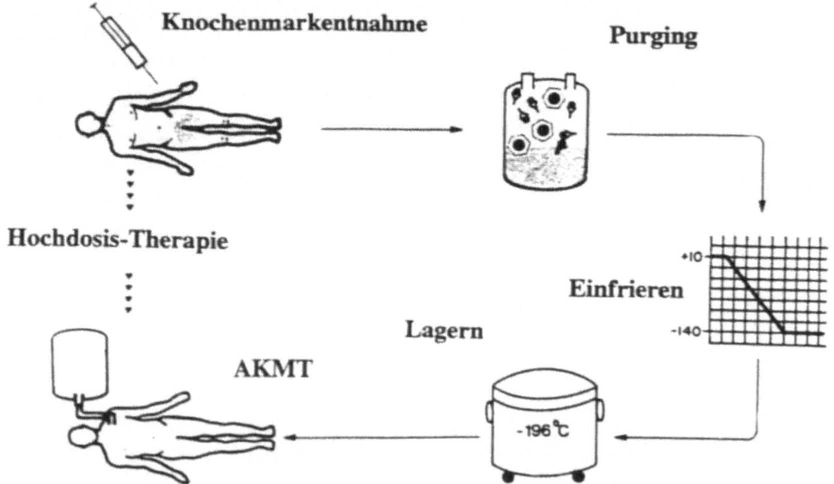

Abb. 1. Schematische Darstellung der autologen Knochenmarktransplantation. Arbeitsschritte von der Entnahme bis zur Infusion der Knochenmarkzellen

erfolgt mit einem Fenwal Bone Marrow Collection Kit (Baxter Deutschland, Unterschleißheim, Deutschland). Die Zugabe von ACD, Heparin und Kulturmedium wirkt gerinnungshemmend und verhindert ein Verklumpen der Zellen. Mit einem IBM 2991 BC-Prozessor (COBE Laboratories GmbH, Kirchheim bei München, Deutschland) wird eine Buffy-coat-Präparation gewonnen (Zentrifugation 6 Minuten bei 3 000 UpM), und anschließend werden durch Dichtezentrifugation über Lymphoprep (Nycomed, Oslo, Norwegen) die mononukleären Zellen angereichert (Dichte 1,077 g/ml). Die Zellen werden jeweils mit dem Überstand aus der Buffy-coat-Präparation gewaschen. Das Endvolumen der Zellsuspension beträgt 50 bis 100 ml und wird mit Blutgruppen-identischem Plasma auf 200 ml aufgefüllt und auf 4 Einfrierbeutel verteilt. Zum Schluß wird das gleiche Volumen Zellkulturmedium (SMEM, Gibco) hinzugefügt, das 5 000 I. E. Heparin und 50 000 I. E. Penicillin/Streptomycin pro 500 ml sowie 20% Dimethylsulfoxid (DMSO) enthält. Computergesteuerte Einfriergeräte erlauben ein schonendes Einfrieren bis −100° C. Das Knochenmarktransplantat wird danach in Flüssigstickstoff bei −196° C gelagert.

Das autologe Transplantat soll idealerweise keine klonogenen Tumorzellen enthalten. Eine Reihe von in-vitro-Verfahren stehen zur Verfügung, um residuale Tumorzellen aus dem Transplantat zu entfernen oder die hämatopoetischen Stammzellen anzureichern. Eine Reinigung (Purging) läßt sich mit in vitro aktiven Zytostatika wie Mafosfamid oder immunologischen Methoden durchführen (Abb. 2). Monoklo-

Indirekte Technik

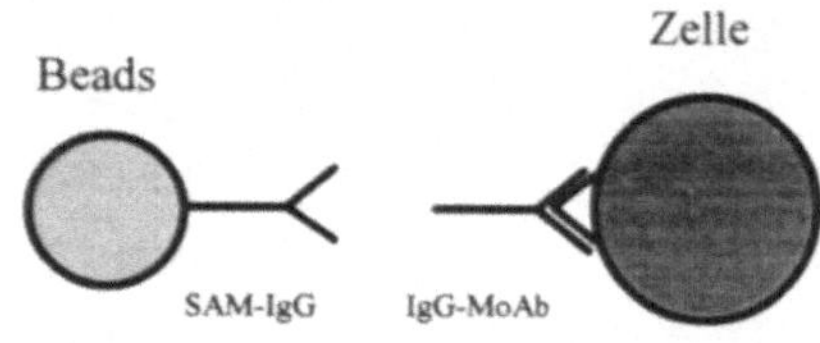

Direkte Technik

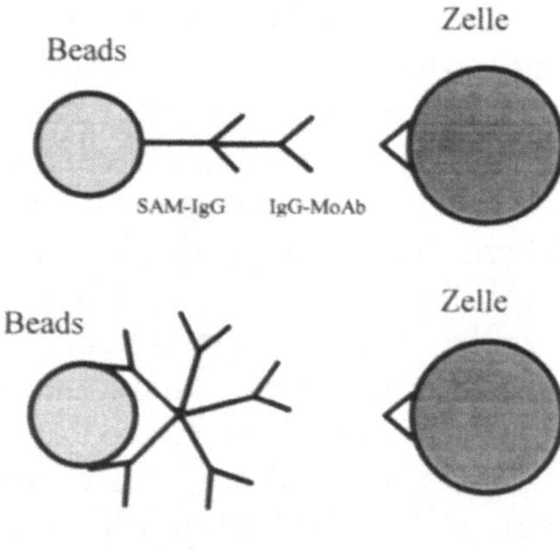

Abb. 2. Purging mit immunomagnetischen Beads. Ein immunologisches Verfahren zur Reinigung des entnommenen Knochenmarks von residualen Tumorzellen: Zugabe monoklonaler Antikörper, anschließend Bindung über Sekundärantikörper an immunomagnetische Beads (indirekt) oder Bindung der Tumorzellen an Antikörper, die bereits an die Beads gekoppelt sind (direkte Verfahren). *MoAb* Monoklonaler Antikörper, *SAM* Sekundärantikörper (Schaf-Anti-Maus)

nale Antikörper, die gegen Oberflächenmoleküle auf malignen Zellen gerichtet sind (z. B. CD19, CD10, CD22 bei Lymphomen der B-Reihe) werden in die mononukleäre Zellsuspension gegeben. Die mit Antikörpern beladenen Tumorzellen werden entweder durch Komplementzugabe lysiert [9] oder mit einem Sekundärantikörper inkubiert. Dieser ist an eisenhaltige Partikel (immunomagnetic beads) gekoppelt, die nach Bindung an die Tumorzelle mit einem Magneten aus der Zellsuspension entfernt werden (Abb. 3) [18].

Für die Transplantation werden die Beutel in einem Wasserbad (40° C) aufgetaut, die Zellsuspension in 50 ml-Spritzen aufgezogen und dem Patienten über einen zentralen Venenkatheter injiziert. Ein Entfernen des DMSO ist nicht erforderlich. Während der mehrwöchigen Knochenmarkaplasie ist der Patient in einer keimarmen Umgebung (z. B. Umkehrisolation). Schutzkleidung und Händedesinfektion des Personals sowie selektive Darmdekontamination beim Patienten vermindern das bakterielle Infektionsrisiko. Zu beachten ist, daß Erythrozyten- und Thrombozytenkonzentrate (HLA-A/B-identisch) vor Transfusion zur Vermeidung einer Graft-versus-host-Reaktion bestrahlt werden müssen (30 Gy).

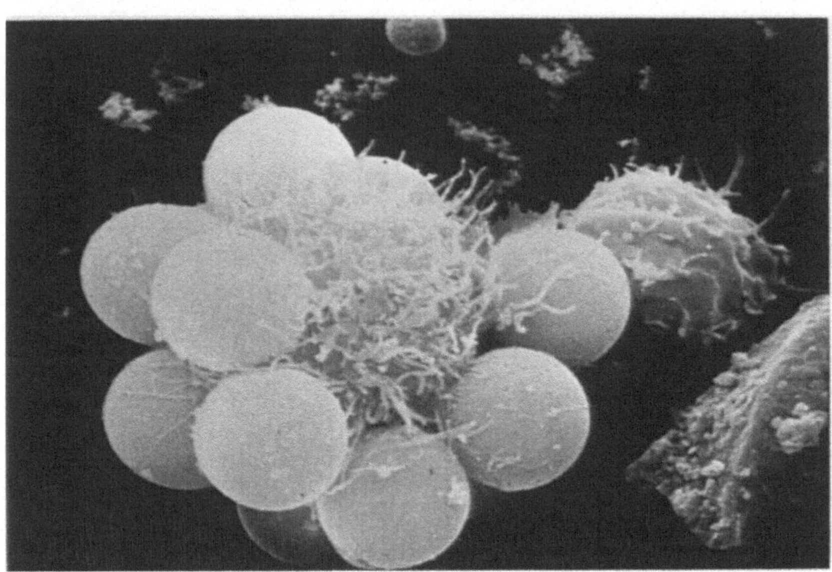

Abb. 3 A

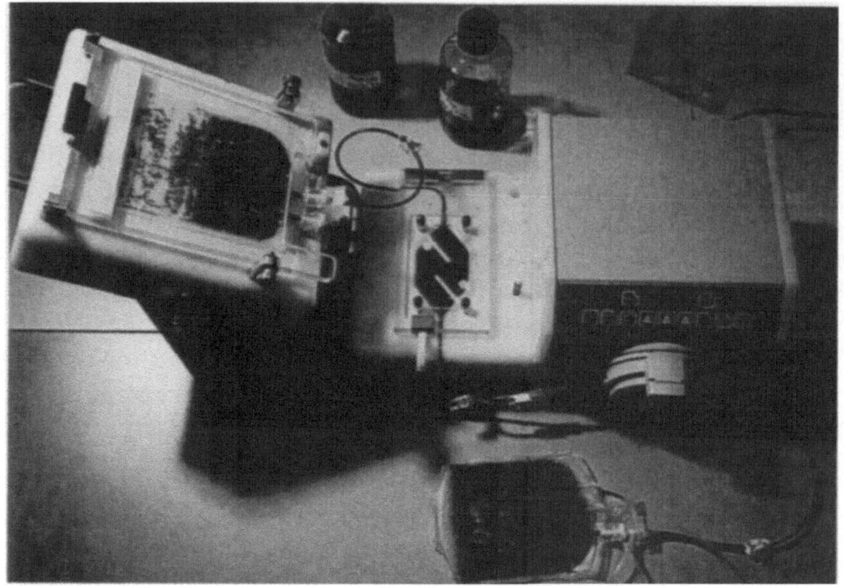

Abb. 3 B

Abb. 3. A Elektronenmikroskopische Darstellung von immunomagnetischen Beads, die sich über monoklonale Antikörper an eine Lymphomzelle gebunden haben, mit freundlicher Genehmigung der Dynal Deutschland GmbH, Hamburg. **B** Entfernen der an die Beads gebundenen Zellen mit einem Magneten (Max Sep, Baxter Deutschland)

PBSZT

Hämatopoetische Stammzellen und Vorläuferzellen zirkulieren auch im peripheren Blut, doch ist ihre Konzentration bei Hämatopoese in Ruhe (steady-state) sehr gering [19]. Während der Leukozytenerholung nach Chemotherapie kommt es zu einem Anstieg hämatopoetischer Vorläuferzellen im Blut [20], ebenso nach Gabe von Granulozyten-kolonienstimulierendem Faktor (G-CSF), Granulozyten-Makrophagen-kolonienstimulierenden Faktor (GM-CSF) [22] oder Interleukin-3 (IL-3). Eine besonders effektive Mobilisierung hämatopoetischer Stammzellen in das periphere Blut kann durch die Gabe eines solchen hämatopoetischen Wachstumsfaktors im Anschluß an eine Chemotherapie erreicht werden. Die peripheren Blutstammzellen lassen sich durch Leukapherese mit einem Zellseparator (Fenwal CS 3000, Baxter Deutschland, München, Deutschland) gewinnen. Eine Apherese dauert 2–3 Stunden, insgesamt werden 10 l Blutvolumen verarbeitet. Zur Gerinnungshemmung erhält der Patient 5 000 I. E. Heparin als Bolus, während der Leukapherese wird dem entnommenen Blut kontinuierlich ACD-Lösung zugemischt, insgesamt etwa 400 ml. Das fertige Leukastellungsprodukt besteht weitgehend aus mononukleären Zellen, die wie das Knochenmark nach Zugabe von DMSO-haltigem Kulturmedium eingefroren werden. Lagerung und Rückgabe der Blutstammzellen erfolgen wie bei der AKMT. Für die Transplantation wurden bisher nahezu immer mehrere Leukastellungsprodukte benötigt, wegen des personellen und finanziellen Aufwandes war daher an ein Purging nicht zu denken. Anfangs führten wir die Leukapheresen solange durch, bis eine Gesamtzellzahl von über $0{,}4 \times 10^9$ nukleären Zellen pro kg Körpergewicht erreicht war. Die Fähigkeit eines Blutstammzelltransplantates, nach Hochdosis-Therapie die Blutbildung möglichst schnell wiederherzustellen, ist jedoch durch die Gesamtzellzahl im Trans-

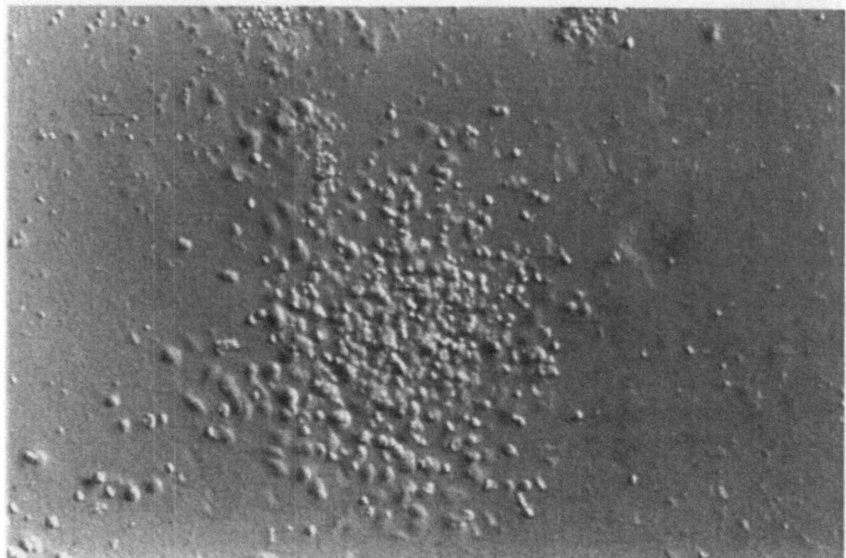

Abb. 4. Hämotopoetische Vorläuferzellen. Klonogener Kulturassay nach 14 Tagen unter dem Auflichtmikroskop: CFU-GM

plantat nur unzureichend charakterisiert. Hämatopoetische
Vorläuferzellen lassen sich in einem semisoliden klonogenen
Kulturassay quantitativ bestimmen, da sie die Fähigkeit zur
Ausbildung von Zellkolonien haben. Neben der Anzahl läßt
sich durch morphologische Beurteilung der Kolonien die Li-
nienzugehörigkeit der Vorläuferzellen ermitteln, die zur Kolo-
niebildung geführt haben. So unterscheidet man beispielsweise
Colony-forming units Granulocyte-macrophage (CFU-GM,
Abb. 4) und Burst-forming units-erythroid (BFU-E). Das Ergebnis des Kulturassays ist jedoch erst nach zwei Wochen verfügbar, da die Zellen über diesen Zeitraum kultiviert werden
müssen. Eine neue Methode ist die Bestimmung des CD34-
Antigens mit monoklonalen Antikörpern [5] im Durchflußzytometer (FACS). CD34 wird auf der Zelloberfläche von hämatopoetischen Stamm- und Vorläuferzellen exprimiert, die dadurch quantitativ erfaßt werden können (Abb. 5). Das Ergebnis dieses immunologischen Verfahrens liegt schon nach etwa
einer Stunde vor. Wesentlicher Vorteil der Blutstammzell- gegenüber der Knochenmarktransplantation ist die prinzipiell
höhere Ausbeute an hämatopoetischen Stamm- bzw. Vorläuferzellen.

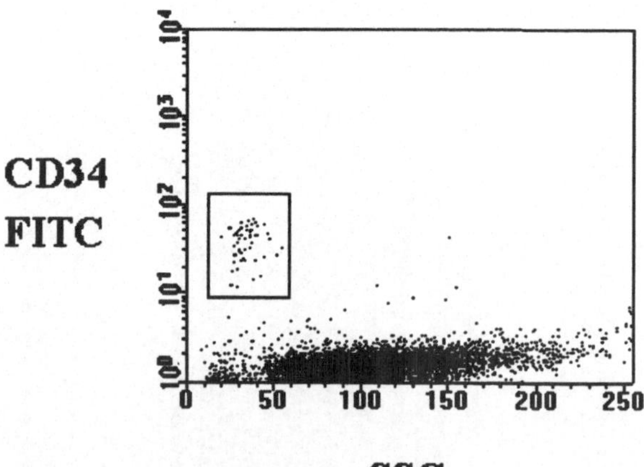

Abb. 5. Durchflußzytometrische Bestimmung der CD34+ Zellen im Leu-
kaphereseprodukt. Die Population der CD34+ Zellen läßt sich in einem
zweidimensionalen „dot plot" abgrenzen, indem Zellgranularität (side scatter, SSC) und Fluoreszenz der mit Anti-CD34 markierten Zellen (CD34
FITC) gegeneinander aufgetragen werden

Stammzellanreicherung und -expansion

Progenitorzellen einschließlich einer primitiven multipotenten Stammzelle exprimieren das CD34-Antigen. Ein monoklonaler Antikörper gegen CD34 wird an die Stammzellen gebunden, die entweder über immunomagnetische Beads [24] oder nach Zugabe eines biotinylierten Sekundärantikörpers über eine Säule, die mit Avidin beschichtet ist, angereichert werden [6]. Beide Verfahren führen zu einem Verlust an CD34+ Zellen. Durch die Anreicherung verringert sich die Zahl residualer Tumorzellen und das Volumen des Transplantates.

Die hämatopoetischen Stammzellen können auch mit Wachstumsfaktoren bzw. Interleukinen inkubiert werden [3]. Diese ex-vivo-Methode wird auch als „Stammzellexpansion" bezeichnet. Die Zytokine bewirken in erster Linie eine Vermehrung Linien-determinierter Vorläuferzellen, wie sie in klonogenen Kulturassays nachweisbar sind. Ob diese nach Transplantation ausreichende Mengen reifer Blutzellen hervorbringen können, um die frühe Aplasiephase zu überbrükken, wird sich nur in klinischen Studien klären lassen. Nach der myeloablativen Hochdosis-Therapie und autologer Transplantation wird die Langzeithämatopoese durch eine kleine, noch ungenügend charakterisierte Fraktion CD34+ Stammzellen gewährleistet. Eine Depletion dieser pluripotenten Stammzellen im Transplantat durch Zytokin-induzierte Differenzierung und Proliferation könnte daher die Ausbildung der Langzeithämatopoese nach Transplantation beeinträchtigen.

Autologe Knochenmark- und Blutstammzelltransplantation bei Morbus Hodgkin

Die Ergebnisse der AKMT bei Morbus Hodgkin reichen etwas mehr als 10 Jahre zurück. In einigen großen Studien mit jeweils über 60 Patienten [1, 13, 21] konnte bei einer mittleren Beobachtungsdauer von mindestens 2 Jahren nach Transplantation ein rezidivfreies Überleben bei 30 bis 40% der Patienten nachgewiesen werden. Bedingt durch lange Aplasiephasen von teilweise über 4 Wochen mit schweren Infektionsproblemen lag die Rate der therapiebedingten Todesfälle zwischen 10 und 15%. Bei Verwendung von Mafosfamid-behandeltem Knochenmark [14] betrug die Frühmortalität sogar über 20%, da mit dem Purging auch normale hämatopoetische Stammzellen geschädigt werden können. Seit einigen Jahren liegen auch Ergebnisse der autologen Blutstammzelltransplantation bei Morbus Hodgkin vor. Kessinger [16] beobachtete bei 56 Patienten mit Morbus Hodgkin ein rezidivfreies Überleben von 37% nach 3 Jahren. Diese Ergebnisse sind mit der AKMT vergleichbar, jedoch traten weniger frühe Todesfälle auf (5%).

Ergebnisse der PBSZT bei rezidviertem Morbus Hodgkin

Im folgenden stellen wir die Ergebnisse einer Gruppe von 14 Patienten mit Morbus Hodgkin (Alter: Median 32, Spanne 19–52 Jahre, m/w: 9/5) vor, die seit 1990 an unserer Klinik behandelt wurden. Die Patienten litten an einem Rezidiv und sprachen auf eine Salvage-Therapie mit dem DexaBEAM-Schema (Dexamethason, BCNU, Etoposid, Ara-C und Melphalan) und anschließender G-CSF-Gabe (5µg/kg/Tag s. c.) an. Wenn die Leukozyten über 1,0/nl angestiegen waren, begannen wir mit der Blutstammzellsammlung. Die täglichen Leukapheresen (außer Samstag/Sonntag/Feiertag) wurden solange fortgesetzt, bis eine Zellzahl von mindestens $0,4 \times 10^9$ nukleären Zellen pro kg Körpergewicht erreicht war. Die Hochdosis-Konditionierung bestand aus dem CBV-Protokoll (Cyclophosphamid, Carmustin und Etoposid).

Zur Bestimmung der CD34-positiven Zellen im Transplantat (Abb. 5) inkubierten wir 1×10^6 Zellen mit dem Fluorescin (FITC)-markierten Anti-CD34 oder Anti-CD45 (HPCA2 oder HLE-1, Becton-Dickinson, Heidelberg, Deutschland) und analysierten die Zellen mittels Durchflußzytometrie (FACScan, Becton-Dickinson). Es wurden nur lymphoblastoide Zellen (niedriges forward und side scatter) für die Bestimmung berücksichtigt. CD45 ist ein Pan-Leukozytenantigen, weshalb der Quotient aus CD34+ und CD45+ Zellen den prozentualen Anteil der CD34+ Zellen widerspiegelt. Der Gehalt an koloniebildenden Vorläuferzellen wurde in einer semisoliden Zellkultur (Terry Fox Laboratories, Vancouver, Kanada) bestimmt. Dieser Assay enthält 30% FCS, 10% PHA-LCM, 1 U/ml rhEPO, 5×10^{-5}M 2-Mercaptoethanol und 0,9% Methylzellulose. Nach Zugabe von $2,0 \times 10^5$ mononukleären Zellen werden die Kulturen bei 37° C und 5% CO_2 inkubiert und nach 14 Tagen unter einem Auflichtmikroskop ausgezählt.

Die Geschwindigkeit der hämatopoetischen Rekonstitution nach Hochdosis-Konsolidierung ist in Abb. 6 dargestellt. Bei den meisten Patienten wurden Granulozytenzahlen

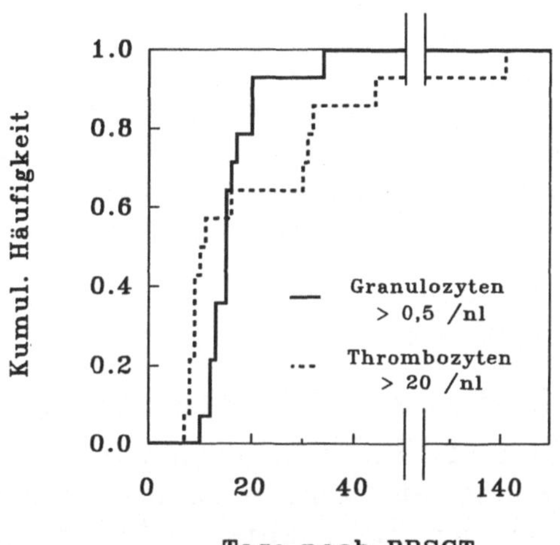

Abb. 6. PBSZT bei rezidiviertem Morbus Hodgkin. Kumulative Häufigkeit der Zeitdauer bis zum Erreichen der hämatopoetischen Rekonstitution (Granulozyten > 0,5/nl, Thrombozyten > 20/nl) nach PBSZT

von über 0,5/nl in 2–3 Wochen und Thrombozytenzahlen über 20/nl in 1–4 Wochen erreicht. Therapiebedingte Todesfälle traten nicht auf. Die Rekonstitutionsdauer war umso kürzer, je mehr CD34+ Zellen transplantiert wurden (Abb. 7). Die Zahl der CD34+ Zellen im Transplantat korrelierte eng mit der Zahl der CFU-GM (r = 0,949, p < 0,001). Wurden mehr als $2,5 \times 10^6$ CD34-positive Zellen pro kg Körpergewicht transplantiert, lag die Zeitdauer bis zur hämatopoetischen Rekonstitution unter 2 Wochen. Die Wahrscheinlichkeit für ein rezidivfreies Überleben 2 Jahre nach Transplantation betrug 70%, wobei die vier beobachteten Re-

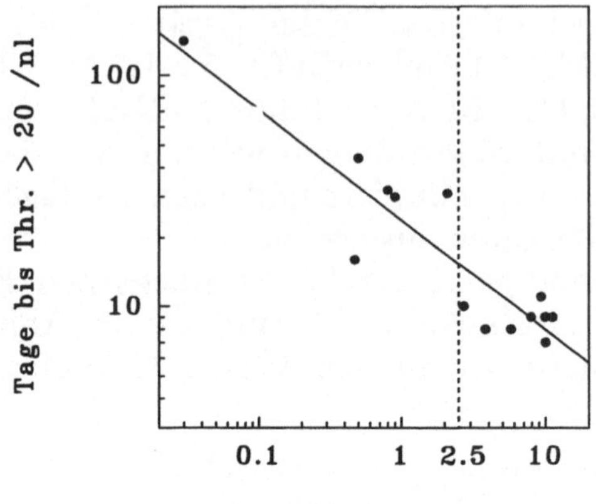

Abb. 7. PBSZT bei rezidiviertem Morbus Hodgkin. Zusammenhang zwischen Anzahl der infundierten CD34+ Zellen (bezogen auf kg Körpergewicht) und Zeitdauer bis zum Thrombozytenanstieg über 20/nl

zidive alle innerhalb des ersten halben Jahres nach Transplantation auftraten (Abb. 8).

Diskussion und Zukunftsperspektiven

Autologe KMT und PBSZT ermöglichen eine hochdosierte Chemotherapie mit oder ohne Ganzkörperbestrahlung zur Behandlung maligner Erkrankungen. Mit peripheren Blut-

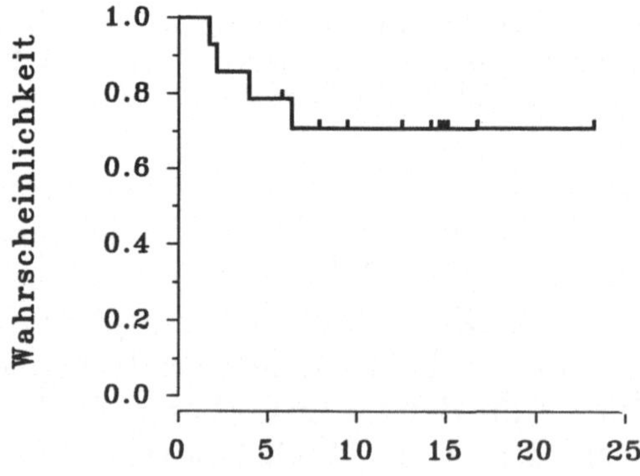

Abb. 8. PBSZT bei rezidiviertem Morbus Hodgkin. Wahrscheinlichkeit des rezidivfreien Überlebens nach PBSZT, Darstellung nach Kaplan-Meier

stammzellen läßt sich die Dauer der Knochenmarkaplasie verkürzen, was mit einer Abnahme der therapiebedingten Toxizität und Mortalität sowie einer kürzeren Aufenthaltsdauer im Krankenhaus einhergeht. Voraussetzung ist jedoch, daß ausreichende Mengen hämatopoetischer Stammzellen gewonnen werden, die sich durch immunologische Verfahren schnell bestimmen lassen. Ob ex-vivo-Techniken die Transplantatqualität verbessern oder die Verringerung residualer Tumorzellen zu besseren Therapieergebnissen führt, läßt sich gegenwärtig nicht beantworten. Da sowohl Bestrahlung als auch Chemotherapie die Ausbeute an hämatopoetischen Stammzellen vermindern, sollten diese möglichst früh im Verlauf einer Tumorerkrankung gewonnen werden. Nur so kann die autologe Blutstammzelltransplantation zu einem Bestandteil von Standard-Therapieprotokollen werden.

Literatur

1. Armitage JO, Bierman PJ, Vose JM, Anderson JR, Weisenburger DD (1991) Autologous bone marrow transplantation for patients with relapsed Hodgkin's disease. Am J Med 91: 605–611
2. Barlogie B, Alexanian R, Dicke KA, Zagars G, Spitzer G, Jagannath S (1987) High dose chemoradiotherapy and autologous bone marrow transplantation for resistent multiple myeloma. Blood 70: 869–872
3. Brugger W, Mocklin W, Heimfeld S, Berenson RJ, Mertelsmann R, Kanz L (1993) Ex vivo expansion of enriched peripheral blood CD34+ progenitor cells by stem cell factor, interleukin-1 beta (IL-1 beta), IL-6, IL-3, interferon-gamma, and erythropoietin. Blood 81: 2579–2584
4. Cheson BD, Lacerna L, Leyland-Jones B, Sarosy G, Wittes RE (1989) Autologous bone marrow transplantation. Ann Intern Med 110: 51–65
5. Civin CI, Banquerigo ML, Strauss LC, Loken MR (1987) Antigenic analysis of hematopoiesis IV. Flow cytometry characterization of My-10-positive cells in normal human bone marrow. Exp Hematol 15: 10–17
6. Civin CI, Strauss LC, Fackler MJ, Trischmann TM, Wiley JM, Loken MR (1990) Positive stem cell selection – basic science. Prog Clin Biol Res 333: 387–401
7. Eddy DM (1992) High-dose chemotherapy with autologous bone marrow transplantation for the treatment of metastatic breast cancer. J Clin Oncol 10: 657–670
8. Elias AD, Ayash L, Anderson KC, Hunt M, Wheeler C, Schwartz G, Tepler I, Mazanet R, Lynch C, Pap S (1992) Mobilization of peripheral blood progenitor cells by chemotherapy and granulocyte-macrophage

colony-stimulating factor for hematologic support after high-dose intensification for breast cancer. Blood 79: 3036–3044

9. Favrot M, Combaret V, Clapisson G, Chauvin F, Biron P, Blay JY, Philip I, Philip T (1993) Bone marrow purging procedure with monoclonal antibodies and complement in B cell lymphomas. In: Zander AR, Barlogie B (eds) Autologous bone marrow transplantation for Hodgkin's disease, non-Hodgkin's lymphoma and multiple myeloma. Springer, Berlin Heidelberg New York Tokyo, pp 133–139

10. Fermand JP, Levy Y, Gerota J, Benbunan M, Cosset JM, Castaigne S, Seligmann M, Brouet JC (1989) Treatment of aggressive multiple myeloma by high-dose chemotherapy and total body irradiation followed by blood stem cells autologous graft. Blood 73: 20–23

11. Freedman AS, Ritz J, Neuberg D, Anderson KC, Rabinowe SN, Mauch P, Takvorian T, Soiffer R, Blake K, Yeap B, Coral F, Nadler LM (1991) Autologous bone marrow transplantation in 69 patients with a history of low-grade B-cell non-Hodgkin's lymphoma. Blood 77: 2524–2529

12. Herzig RH (1992) The role of autologous bone marrow transplantation in the treatment of solid tumors. Semin Oncol 19 [Suppl 7]: 7–12

13. Jagannath S, Armitage JO, Dicke KA, Tucker SL, Velasquez S, Smith K, Vaughan WP, Kessinger A, Horwitz LJ, Hagemeister FB, McLaughlin P, Cabanillas F, Spitzer G (1989) Prognostic factors for response and survival after high-dose cyclophosphamide, carmustine, and etoposide with autologous bone marrow transplantation for relapsed Hodgkin's disease. J Clin Oncol 7: 179–185

14. Jones RJ, Piantadosi S, Mann RB, Ambinder RF, Seifter EJ, Vriesendorp HM, Abeloff MD, Burns WH, May WS, Rowley SD, Vogelsang GB, Wagner JE, Wiley JM, Wingard JR, Yeager AM, Saral R, Santos GW (1990) High-dose cytotoxic therapy and bone marrow transplantation for relapsed Hodgkin's disease. J Clin Oncol 8: 527–537

15. Kessinger A (1993) Utilization of peripheral blood stem cells in autotransplantation. Hematol Oncol Clin North Am 7: 535–545

16. Kessinger A, Bierman PJ, Vose JM, Armitage JO (1991) High-dose cyclophosphamide, carmustine and etoposide followed by autologous peripheral stem cell transplantation for patients with relapsed Hodgkin's disease. Blood 77: 2322–2325

17. Kessinger A, Vose JM, Bierman PJ, Armitage JO (1993) High-dose therapy and autologous stem cell transplantation for patients with refractory. In: Zander AR, Barlogie B (eds) Autologous bone marrow transplantation for Hodgkin's disease, non-Hodgkin's lymphoma and multiple myeloma. Springer, Berlin Heidelberg New York Tokyo, pp 117–120

18. Kvalheim G, Sorensen O, Fodstad O, Funderud S, Kiesel S, Dorken B, Nustad K, Jakobsen E, Ugelstad J, Pihl A (1988) Immunomagnetic removal of B-lymphoma cells from human bone marrow: a procedure for clinical use. Bone Marrow Transplant 3: 31–41

19. McCredie KB, Hersh EM, Freireich EJ (1971) Cells capable of colony formation in the peripheral blood of man. Science 171: 293–294
20. Richman CM, Weiner R, Yankee RA (1976) Increase in circulating stem cells following chemotherapy in man. Blood 47: 1031–34
21. Schmitz N, Glass B, Link H, Köppler R, Arnold R, Sayer H, Haas R, Wandt H, Kolb HJ, Zander A, Heyll A (1993) Bone marrow transplantation in Hodgkin's disease. In: Zander AR, Barlogie B (eds) Autologous bone marrow transplantation for Hodgkin's disease, Non-Hodgkin's lymphoma and multiple myeloma. Springer, Berlin Heidelberg New York Tokyo, pp 21–25
22. Socinski MA, Cannistra SA, Elias A, Antman KH, Schnipper L, Griffin ID (1988) Granulocyte-macrophage colony-stimulating factor expands the circulating haemopoietic progenitor cell compartment in man. Lancet 1: 1194–1198
23. Shpall EJ, Stemmer SM, Bearman S, Jones RB (1993) Role of autrotransplantation in treatment of other solid tumors. Hematol Oncol Clin North Am 7: 663–686
24. Strauss LC, Trischmann TM, Rowley SD, Wiley JM, Civin CI (1991) Selection of normal human hematopoietic stem cells for bone marrow transplantation using immunomagnetic microspheres and CD34 antibody. Am J Pediatr Hematol Oncol 13: 217–221
25. Vose JM, Armitage JO (1993) Role of autologous bone marrow transplantation in non-Hodgkin's lymphoma. Hematol Oncol Clin North Am 7: 577–590

Korrespondenz: Prof. Dr. W. Hunstein, Ruprecht-Karls-Universität Heidelberg, Medizinische Klinik und Poliklinik V, Hospitalstraße 3, D-69115 Heidelberg, Bundesrepublik Deutschland.

Diskussionsergänzungen zum Thema

Stammzellenpräparation

1. Für die Qualitätskontrollen peripherer Stammzellenpräparate empfiehlt sich sowohl die CD-34$^+$ als auch die CFU-GM-Bestimmung. Erstere Untersuchung bestimmt die Oberflächenmarker, zweitere die klonogene Effektivität des Präparates.

2. Genaue Zahlen hinsichtlich einer Konzentrations-Mindesterfordernis bzw. einer Ausbeutendefinition können nicht verbindlich angegeben werden, da sowohl interinstitutionelle Methodenunterschiede sehr ausgeprägt sein können, als auch die präparierten Zellen kaum vergleichbar sind (z. B. Vorbehandlung des Patienten): dennoch seien als vage Orientie-

rungshilfe für Mindestkonzentrationen in den Präparaten angeführt:

$> 3 \times 10^4$ CFU-GM/kg KG (bis 10-fach höhere Werte in der Literatur genannt),

$> 3 \times 10^6$ CD-34$^+$/kg KG.

$> 3 \times 10^8$/kg MNC (Ulm 6×10^8/kg KG).

3. Die Stammzellenpheresen müssen von der CSF-Applikation zeitlich versetzt (6–12 Stunden) durchgeführt werden. Die Bestimmung des idealen Entnahmezeitpunktes kann sich am Leukozytenanstieg ausrichten oder eine konsekutive Messung der CD-34 Konzentrationen zur Orientierung nehmen (Pheresebeginn bei CD-34$^+$ $> 0,3\%$). Eine Vervielfachung des pheresierten Blutvolumens kann die Ausbeuten ausgeprägt verbessern (Erfahrungsbericht Wien: 2 Pheresen à 20 l: 9×10^6 CD-34$^+$ Zellen/kg KG).

4. Über Stammzellenisolierung für allogene Transplantationen wird derzeit nachzudenken begonnen, Cytokinstimulationen (z. B. 6 Tage 2,5µg/kg G-CSF täglich) sind im Gespräch, entsprechende Nebenwirkungen für den Spender jedoch wahrscheinlich. Zudem kommt die Frage der zusätzlich transfundierten T-Zellen.

Mit sehr hohen Dosen G-CSF (15µg/kg) waren im Selbstversuch innerhalb von 3 Tagen Granulozytenanstiege bis zu 30 000/µl erreichbar. Wieweit es vertretbar ist, dies im Zusammenhang mit einer Präparation von Granulozytentransfusionen zu diskutieren, bleibt abzuwarten.

5. Nabelschnurbluttransplantate können 6 000–7 000 CFU-GM/ml aufweisen (normale Obergrenze beim Erwachsenen 120 CFU-GM/ml). Es sind jedoch die Präparierungsverluste sehr hoch und die T-Zell-Kontamination unterscheidet sich gegenüber herkömmlichen Präparationen nicht (GvHD). Das Potential dieser Zellen ist jedoch unbestritten.

Knochenmarkentnahme

1. Knochenmarkentnahme: Entgegen der bisher gängigen Meinung sind die Ausbeuten bei Multipunktionen (2–3 ml Entnahme/Aspiration) und Oligopunktionen (bis 10 ml/Aspiration) gleichwertig.

2. Der CD-34$^+$-Gehalt bei ca. 2 l Knochenmarkpunktatentnahme schwankt zwischen 1% und 2%.

3. Für die allogene Knochenmarktransplantation sollten ca. 2,5 × 10^8 kernhaltige Zellen/kg KG zur Verfügung stehen, für die autologe KMT beträgt diese Zahl 1,5 × 10^8 (Leukozytenzählung).

4. Mononukleäre Zellen (MNC = Lymphozyten, Monozyten, Blasten, Promyelozyten) bei allogener Knochenmarktransplantation: > 0,3 × 10^8/kg KG, bei der autologen: > 0,2 × 10^8/kg KG. Bei Nichterreichen dieser Grenzwerte empfiehlt sich die zusätzliche Entnahme peripherer Stammzellen bzw. eine zweite Markentnahme.

5. CD-34$^+$ Zellen: 2 × 10^6/kg KG. CFU-GM: Labor-individueller Mindestwert.

6. Bis zu 17% von in offenen Systemen präparierten Knochenmarkkonzentraten sind bakteriell kontaminiert: geschlossene Systeme entsprechen somit auch hier dem medizinischen Standard.

7. Eine etwaig erwünschte Volumsreduktion erfolgt mittels Zellseparator, wodurch bis zu 90% der Erythrozyten retransfundiert werden können (Eigenblut, homologe Bluttransfusionseinsparung). Zusätzlich: verminderte DMSO-Toxizität (kritischer Grenzwert 1 g DMSO/kg KG).

Granulozytenreduktion mittels Zellseparator auf 40%; Einengung mit CS-3 000 auf 60 ml, Hämatokrit ca. 10%, Thrombozytenreduktion um 40%, MNC-Erhalt: 80%. Es besteht kein Konsens bezüglich einer grundsätzlichen Einengung bei allogener Knochenmarktransplantation (Ausnahme: Manipulationserfordernis z. B. bei ABO-Inkompatibilität).

8. Hinsichtlich der Lagerung empfiehlt sich aus Sicherheitsgründen ein Splitten der Präparationen.

Zusammenfassung der Konsensusdiskussion

Über die Qualitätsmerkmale peripherer Stammzellenpräparationen bzw. gewonnener Knochenmarkaspirate war kein Konsens erzielbar. Die Diagnostik von mononukleären Zellen, nuklearen Zellen, CFU-GM, und CD-34 Marken wird

in den klinischen Abteilungen individuell-empirisch eingesetzt, in der Diskussion wurde die interinstitutionelle und patientenindividuelle Unvergleichbarkeit dieser Diagnoseergeb-
nisse herausgestrichen.

Aufbereitung und Qualitätskontrolle hämatopoetischer Zellen

P. Höcker

Klinische Abteilung für Transfusionsmedizin, AKH Wien, Wien, Österreich

Knochenmarkentnahme

- Multiple Punktionen oder
- Oligopunktionen (französische Methode)
  Zellzahl: NC allogen $\quad > 2,5 \times 10^8/\mathrm{kg}$
  autolog $\quad > 1,5 \times 10^8/\mathrm{kg}$

  MNC allogen $\quad > 0,3 \times 10^8/\mathrm{kg}$
  autolog $\quad > 0,2 \times 10^8/\mathrm{kg}$

  CD 34$^+$ allogen $\quad > 3 \times 10^6/\mathrm{kg}$
  autolog $\quad > 3 \times 10^6/\mathrm{kg}$

  CFU-GM
  laborabhängige Methodik,
  jeweils eigene Standards zu erstellen

Knochenmarkaufbereitung

Möglichst geschlossene Systeme

Volumsreduktion

Allogen: Granulozytenreduktion,
Thrombozytenreduktion,
Erythrozytenreduktion (und Retransfusion);

Autolog: verminderte DMSO-Toxizität;
Vereinfachung des Purgens.

Kryokonservierung

DMSO 10% bzw. 5% (+HÄS)

Einfrierrate: programmiert mit Kompensation bei Phasen-
wechsel

Lagerung: vorzugsweise in der flüssigen N_2-Phase

Korrespondenz: Univ.-Prof. Dr. P. Höcker, Klinische Abteilung für Transfusionsmedizin, Allgemeines Krankenhaus Wien, Währinger Gürtel 18–20,
A-1090 Wien, Österreich.

Zusammenfassung der Konsensusdiskussion

Hinsichtlich der Stimulierung peripherer Stammzellen, deren
Präparation und deren Anwendung im Rahmen autologer
(bzw. allogener?) Knochenmarktransplantationen, sind derzeit zahlreiche klinische und experimentelle Studien initiali-
siert, es erfolgt eine ständige Verbesserung der Stimulations-
protokolle, die Ergebniszusammenfassung großer Studien ist
in Ausarbeitung.

Vor diesem Hintergrund konnte eine Konsensfindung
nicht beabsichtigt sein, sondern es war ein Themenausblick
vorgesehen auf Inhalte, die in nächster Zukunft transfusionsmedizinische Relevanz erlangen sollten, da dem Transfusionsmediziner die Gewinnung der entsprechend stimulierten
Stammzellenpräparate sowie deren Qualitätskontrolle zukommen wird.

15

Therapie von akuten Nebenwirkungen nach Bluttransfusionen

Anaphylaktoide Reaktionen, Anaphylaxie und akute Hämolysen im Rahmen von Transfusionszwischenfällen

K. H. Smolle

Medizinische Universitätsklinik Graz, Graz, Österreich

Einleitung

Die Verabreichung von Blut und Blutprodukten (z. B. Plasma, Gerinnungsfaktoren) kann mit zahlreichen Komplikationen einhergehen. Die Symptome und der Verlauf dieser Komplikationen müssen jedem, der damit zu tun hat, sehr wohl bekannt sein, um bei deren Auftreten entsprechend rasch und gezielt eine adäquate Therapie einzuleiten und möglicherweise fatale Folgen zu verhindern.

Die Gefahren bei der Gabe von Bluttransfusionen können in infektiöse und nicht-infektiöse unterschieden werden (Tabelle 1). In der Folge sollten jedoch lediglich akut auftreten-

Tabelle 1. Gefahren bei Verabreichung von Bluttransfusionen

Nicht infektiöse Komplikationen

Volumsüberladung
Febrile nicht-hämolytische Transfusionsreaktion
Urtikaria
anaphylaktische Reaktion
nicht-kardiogenes Lungenödem
hämolytische Reaktionen:
Soforttyp: Blutgruppenunverträglichkeit
               inkorrekte Lagerung von Blut
               falsche Verabreichung
Verzögert: vorangegangene Erythrozytenimmunisierung
               Komplikationen bei Massivtransfusion
               Eisenüberladung

---

de, nicht-infektiöse Zwischenfälle im speziellen die akute Hämolyse, anaphylaktoide Reaktionen und der anaphylaktische Schock sowie die notwendigen therapeutischen Gegenmaßnahmen dargestellt werden.

In der Mehrzahl der Fälle ist eine akute hämolytische Transfusionsreaktion durch eine ABO-Inkompatibilität bedingt, seltener durch inkorrekte Lagerung, Überhitzung (Blutwärmgeräte) oder durch Zumischung hypotoner Lösungen. Bei jeder Transfusion sollte vor Verabreichung trotzdem schon auf eine Rotfärbung des Plasmas geachtet werden.

Die *charakteristische Laborkonstellation* einer intravasalen Hämolyse sind: Hämoglobinämie, Hämoglobinurie, Anämie, Hyperbilirubinämie, vermindertes Haptoglobin und eine erhöhte Laktatdehydrogenase.

Symptome einer akuten Hämolyse können schon auftreten bei Gabe von 50 ml oder weniger Blut in Form von Fieber, Schüttelfrost, Kopfschmerzen, Rückenschmerzen und Atemnot verbunden mit Tachykardie, Zyanose, Kreislaufinsuffizienz und schließlich bis zum Vollbild des Schocks (Tabelle 2).

Schon bei ersten Anzeichen oder geringstem Verdacht einer Unverträglichkeit ist sofort die Transfusion zu stoppen und Blut sowohl vom Empfänger als auch von der Transfusion der Blutbank für die neuerliche Typisierung und das Crossmatch zur Verfügung zu stellen (Tabelle 3).

Tabelle 2. Akute Hämolyse (Transfusionszwischenfall)

Symptomatik	
Subjektiv	Objektiv
Schüttelfrost	Blässe/Flusch
Wärmegefühl	Temperaturanstieg
Kreuzschmerz	Tachykardie
Brustschmerz	Hypotension/Schock
Kopfschmerz	Hämoglobinurie
Atemnot/Angstgefühl	Oligo-Anurie
Unruhe/Brechreiz	Disseminierte intravasale Gerinnung/Blutung

Tabelle 3. Diagnostische Tests bei akuter Hämolyse

Nativblut	SERUM: SEROLOGIE (ABO/Rh Bestimmung und Kreuzprobe);
Heparinblut	HÄMOLYSEPARAMETER: Hämoglobin, Haptoglobin, Methämalbumin, Bilirubin, Kreatinin, Elektrolyte;
EDTA-Blut	Blutbild, Thrombozyten;
Citratblut	Quick, aPTT, Fibrinogen, Thrombinzeit, ATIII, D-Dimer.

Die therapeutischen Maßnahmen haben sich in erster Linie nach der Kreislaufsituation, der Harnausscheidung und in weiterer Folge der Behandlung der Hämolyse mit ihren Folgen der Hämoglobinnephrose und evt. akutem Nierenversagen zu richten (Tabelle 4).

Anaphylaxie als Transfusionszwischenfall

Obwohl das Spektrum anaphylaktoider und anaphylaktischer Reaktionen von leichten allergischen Erscheinungen der Haut

Tabelle 4. Therapie bei akuter Hämolyse

1. Transfusion sofort stoppen	Leitung liegen lassen, Schaffung eines zentralvenösen Zuganges
2. Schockbekämpfung	Humanalbumin 5%–20% in Kombination mit kristalloiden Lösungen (kein Dextran oder Hydroxyäthylstärke verwenden ⇆ Interferenz mit Gerinnung!)
3. Dopamin Arterenol Prednisolon	2–5µg/kg/min evt. bis auf 10µg/kg/min steigern bei therapieresistentem Schock 1 000mg i. v.
4. Mannit 20%	bei Oligo/Anurie (Hämoglobinnephrose!) max. Dosierung 100g/24 Stunden ⇆ stündliche Harnausscheidung kontrollieren! voran Optimierung des Volumenstatus
5. NaHCO3	zur Alkalisierung des Urins
6. Heparin	200–300 E/kg/24 Stunden
7. Fresh-frozen-Plasma	bei Auftreten einer Verbrauchskoagulopathie
8. evt. Plasmapherese/Austauschtransfusion	
9. evt. Intubation/Beatmung	

bis zu systemischen Manifestionen reichen kann, ist mit dem
Begriff der Anaphylaxie meist die schwerste Form einer kar-
dio-respiratorischen Destabilisierung etwa dem Schweregrad
III und IV nach Messmer entsprechend, gemeint (Tabelle 5, 6).

Tabelle 5. Klinische Manifestation einer anaphylaktoiden/anaphylaktischen
Reaktion

System	Klinische Manifestation
mit hoher Letalität	
Respiration	Bronchospasmus; Laryngospasmus Bronchorrhoe
Cardiovasculär	Tachykardie; Dysrhythmie; Schock
mit geringer Letalität	
Haut	Pruritus; Urtikaria; Angioödem; Erythem
Neurologie	Angst; Lethargie; Schwäche; Krämpfe; Schwindel; Metallischer Geschmack; Synkope
Augen	Conjunctivitis; Tränenfluß; Pruritus
Nase	Rhinorrhoe, Pruritus; Schwellung der Schleimhaut
Gastrointestinal	Übelkeit; Erbrechen; Schmerzen; Diarrhoe (evt. auch blutig)

Tabelle 6. Anaphylaktoide/anaphylaktische Reaktion
(Transfusionszwischenfall)

Schweregrade	Definition	Symptomatik
I	Haut- und Schleimhautreaktion	Exanthem, Juckreiz, Urtikaria Conjunctivitis, Rhinitis, evt. Nausea, Erbrechen, Temperaturanstieg
II	meßbare, aber nicht unmittelbar bedrohliche Atem- und Kreislaufreaktion. Progredienz möglich!	Bronchospasmus; Tachykardie; Arrhythmie, Hypotension
III	unmittelbar lebensbedrohliche Atem- und Kreislaufreaktion	Bronchospasmus, schwere Hypotension (Druck oft nicht meßbar) Angioödem, Larynxödem, evt. Konvulsionen, Schock!
IV	Kreislauf- und /oder Atemstillstand	

Klinische Symptome: Innerhalb von Sekunden bis Minuten kommt es zum Auftreten von Pruritus, Urtikaria, Angioödem häufig periorbital und perioral auftretend, Rhinorrhoe, Übelkeit, Kopfschmerzen und Schwindel verbunden mit Hypotension, Bronchospasmus (nicht selten entwickelt sich ein fulminantes Lungenödem), Laryngospasmus und Tachykardie bis zum Vollbild eines Schockzustandes was ein rasches und gezieltes Eingreifen dem Schweregrad entsprechend notwendig macht.

Tabelle 7. Anaphylaktoide/anaphylaktische Reaktion
(Transfusionszwischenfall)

Schweregrade	Sofortmaßnahmen	Überwachung
I	Antihistaminika z. B. 1–2 Amp Tavegyl®, evt. O_2-nasal, Antacida Infusionsstop! Trendelenburgposition bei Hypotension	Blutdruck, Puls, Atmung, Bewußtseinslage Cave: Aspiration
II	Antihistaminika und Cortikosteroide z. B. 1–2 Amp. 250 mg Solu-Dacortin®, oder 1–2 Amp. 40 mg Urbasonolubile®, O_2-nasal, evt. Humanalbumin 5% Ulcusprophylaxe	wie oben, mindestens über 1 Stunde mit stabilem Kreislauf
III	Adrenalin 0.1–0.3 mg i. v. z. B. 5ml L-Adrenalin „Leopold"® (1:10 000) evt. nach 2–3 Min. wiederholen, auch über Tubus Applikation möglich. Zeichen des Schock: Dopamin® 5–20 µg/kg/min (in manchen Fällen ineffektiv) oder Norepinephrin (Arterenol®) 4–8 µg/min, Corticosteroide wie unter II als Bolus danach alle 6 Stunden, Volumen: Humanalbumin 5% oder andere Kolloide, frühzeitige Intubation und Beatmung!	wie unter II, dazu Blutbild, Gerinnung, Diurese stündlich Überwachung über mind. 24 Std.
IV	Adrenalin bis zu 1.0 mg i. v. übrige Therapie wie unter III	cardiopulmonales Monitoring

Die Priorität gilt dabei der Erhaltung der Vitalfunktionen nämlich der Stabilisierung des Kreislaufs sowie dem oft akut bedrohlichen Laryngo- und Bronchospasmus. Epinephrin i. v. oder intratracheal verabreicht ist in diesem Fall das Mittel der Wahl. Daneben kommen, wie schon vorhin erwähnt, Volumenersatz, Antihistaminika, Kortikoseroide und weitere Katecholamine wie Dopamin als additive Maßnahmen ebenfalls zum Einsatz. Bei Persistieren des Bronchospasmus wäre zusätzlich Aminophyllin indiziert. Eine orotracheale Intubation in Kombination mit einer maschinellen Beatmung ist bei nicht suffizienter Atmung oder Atemstillstand entsprechend dem Vorgehen wie bei kardio-pulmonaler Reanimation von Anbeginn jeglicher therapeutischer Maßnahmen miteinzusetzen (Tabelle 7).

Literatur

1. Hewitt PE (1992) Hazards of blood transfusion. In: Tinker J, Zapol WM (eds) Care of the critically ill patient, 2nd edn. Springer, Berlin Heidelberg New York Tokyo, p 705
2. Lundsgaard-Hansen P, Blauhut B (1992) Blut und Blutbestandteile/ Transfusionsmedizin. In: Niemer M, Nemes C, Lundsgaard-Hansen P, Blauhut B (Hrsg) Datenbuch Intensivmedizin, 3 Aufl. G. Fischer, Stuttgart Jena New York, p 881
3. Mallory DL, Shelhamer JH (1988) Anaphylaxis. In: Civetta JM, Taylor RW, Kirby RR (eds) Critical care. J. B. Lippincott, Philadelphia, p 1441
4. Perkins HA (1988) Blood transfusion. In. Wyngaarden JB, Smith LH, (eds) Cecil textbook of medicine, 18th edn. W. B. Saunders, Philadelphia, p 947

Korrespondez: OA Dr. K. H. Smolle, Medizinische Universitätsklinik, Landeskrankenhaus Graz, Auenbruggerplatz 15, A-8036 Graz, Österreich.

Diskussionsergänzungen zum Thema

1. Bei multimorbiden bzw. narkotisierten Patienten ist eine Symptomatik nach Fehltransfusion oft verschleiert, daher auch diesbezüglich ein entsprechendes Monitoring unerläßlich.

2. Nach Fehltransfusionen sollten betroffene Patienten grundsätzlich auf Intensivstationen bzw. Überwachungseinheiten transferiert und längere Zeit überwacht werden.

3. Hinsichtlich der Anwendung des Mannit 20%ig als Osmodiuretikum bestehen Bedenken wegen der Akzelerierung einer hypovolämischen Situation im Rahmen der Fehltransfusion. Da Mannit jedoch einen zusätzlichen Radikalfänger im Tubulusbereich der Nieren darstellt, ist es von seiten der Intensivmedizin einem Schleifendiuretikum vorzuziehen. Selbstverständlich ist einer adäquaten Volumssubstitution Aufmerksamkeit zu schenken.

4. Der Einsatz eines frisch gefrorenen Plasmas wird von seiten der Transfusionsmedizin sehr restriktiv gesehen, auch im Rahmen einer Fehltransfusion bleiben die Indikationen für dieses Präparat aufrecht.

5. Die Möglichkeiten einer Austauschtransfusion bei gegebener Indikation sind im Zusammenhang mit einer Therapie nach Fehltransfusionen ergänzend zu erwähnen.

Zusammenfassung der Konsensusdiskussion

Diskussionsergänzungen und Themendarstellung waren – von der Frage der Mannit-Anwendung abgesehen – konsensfähig.

Untersuchungen nach immunologisch bedingtem Transfusionszwischenfall

W. R. Mayr

Klinische Abteilung für Blutgruppenserologie, AKH Wien, Wien, Österreich

Asservierung von Blutproben des Empfängers vor und nach der Transfusion, des Pilotröhrchens (der Pilotröhrchen) und der Reste der Konserve (Konserven). Alle Proben für möglicherweise folgende forensische Analysen sichern!

Bei allen Zwischenfällen muß gesichert werden, ob die einzelnen Proben vom gleichen Individuum stammen (Blutgruppe und Blutfaktoren, . . .). Dies ist auch zur Sicherung der Identität zwischen Konserve und Pilotröhrchen notwendig.

Nichthämolytischer Zwischenfall

Nachweis von Antikörpern gegen Granulozyten, Lymphozyten, Monozyten und Thrombozyten aus den Empfängerproben, eventuell auch aus den Spenderproben falls große Plasmamengen transfundiert wurden, unter Zuhilfenahme eines Zellpanels; Nachweis von Antikörpern gegen Epitope an Immunglobulinen des Spenders.

Hämolytischer Zwischenfall

Empfindlicher Antikörpersuchtest (erythrozytäre Merkmale) und direkter Antihumanglobulintest (Coomb's-Test) aus den verschiedenen Empfängerblutproben, Kreuzprobe (auch fakultativer Teil falls große Plasmamengen transfundiert wurden) zwischen den Empfängerproben und dem (den) Pilotröhrchen sowie Blut aus der Konserve (den Konserven). Bei positivem direkten Antihumanglobulintest: Elution der Antikörper und Bestimmung ihrer Spezifität.

Bei negativem Ausgang der Serologie an Hämolyse durch Medikamente, an bakterielle Kontamination der Konserve, an thermische Schädigung der Konserve, . . . denken!

Korrespondenz: Univ.-Prof. Dr. W. R. Mayr, Klinische Abteilung für Blutgruppenserologie, Allgemeines Krankenhaus, Währinger Gürtel 18–20, A-1090 Wien, Österreich.

Diskussionsergänzungen zum Thema

1. Aus logistischen Gründen wesentlichste Handlung nach einem Transfusionszwischenfall ist die Sicherstellung aller verfügbaren Blutproben, der Blutbeutel einschließlich der Transfusionsbestecke.

2. Von den serologischen Überprüfungen abgesehen, ist die Identitätsprüfung zumeist der wesentlichste Anhaltspunkt für die Klärung von Transfusionszwischenfällen.

3. Der Bedside-Test ist eine ABO-Kontrolle, deren Ergebnis zu dokumentieren ist; die blutkontaminierte Diagnosekarte kann nach 5–6 Stunden Patientenobservanz entsorgt werden.

Zusammenfassung der Konsensusdiskussion

Themendarstellung und Diskussionsergänzungen waren konsensfähig.

16

EDV-unterstützte Sicherheit in der Transfusionsmedizin

Sicherheit in der Transfusionsmedizin durch die EDV

Ch. Gabriel[1] und H. D. Weißhaar[2]

[1]Blutzentrale Linz, Blutspendedienst vom Roten Kreuz für Oberösterreich, Linz, Österreich
[2]DRK Blutspendedienst Kassel, Kassel, Bundesrepublik Deutschland

Einleitung

Über viele Jahre hat die Mikroelektronik und elektronische Datenverarbeitung den allgemein verbreiteten Glauben des immer Machbaren genährt. Nüchtern betrachtet ist die EDV eine Organisationstechnik. Und damit ergeben sich tiefgreifende Auswirkungen für das Geschehen der betroffenen betrieblichen Einheit wie auch darüber hinaus für die mittelbare Umgebung. Somit kann man davon ausgehen, daß die EDV einen wesentlichen Einfluß auf die Organisation einer Blutbank und die von ihr versorgten Krankenhäuser oder Subeinheiten haben kann.

Unbestritten ist, daß die Produktmengen und vor allem die gestiegenen Qualitätsanforderungen heutzutage nur deshalb rationell verarbeitet werden können, weil die EDV eine rasche und übersichtliche Dokumentation ermöglicht und administrative Routinetätigkeiten, die mit höherer Wahrscheinlichkeit zu Fehlern führen, abgenommen werden. Klar unterschieden werden muß aber, daß die von der EDV gebotenen Unterstützungen nicht zwangsläufig zu höherer Sicherheit führen. Verglichen mit anderen Bereichen der Medizin weist eine Blutbank hohe Mengen an gleichartigen Datenquellen (Personen, Proben und Produkte) auf, die gleichartig bearbeitet werden und nach einem klar vorgegebenen Algorithmus behandelt werden müssen. Dies prädestiniert eine Blutbank zum Einsatz der EDV in der Administration von Spendern, Produkten und vielfach auch Patienten wie auch allen Labordaten. So bietet die EDV im Auffinden und Abgleichen von Ergebnissen, der Steuerung von Geräten, der Verwaltung von Produkten und von Spenderdaten eine fast vollständige Unterstützung. Sicherheitsprobleme eröffnen sich zumeist bei der Befundinterpretation oder wenn Ereignisse eintreten, die im System nicht integriert sind. Dies betrifft die Integration von neuen Testverfahren, Ergebnisvarianten oder Ergebnissen an sich. Somit verschiebt sich das Sicherheitsproblem in den Bereich der Planung. Damit besteht immer eine unklare Grenze zwischen denjenigen, die die Organisationsstruktur vorzugeben haben, und ihrem EDV-System. Gesamt gesehen, bewegt sich die Frage der Sicherheit der Transfusionsmedizin durch die EDV hin zur Frage, wie sicher diese Organisationstechnik an sich ist.

Haftungsfragen

In der Realität sind jedoch Fehler und ihre Schadenswirkung die Grundlage der Diskussion über die Etablierung von Richtlinien.

Unbestritten ist, daß Fehler, die aus der *Hardware* generiert werden, selten sind und wenn, dann in diesem komplexen Gebilde zum Absturz, also dem gänzlichen Versagen des Computersystems führen. Hardwaredefekte, die zu Fehlverarbeitungen führen, sind extrem schwer nachzuweisen, so daß die Haftungsfrage kaum an den Hersteller abgegeben werden kann.

Bei *Software*-Bestandteilen haftet der Hersteller nur im Rahmen des Pflichtenheftes (des Katalogs der erforderlichen Funktionen) für die Funktionsfähigkeit. Zumeist wird dies bei der Abnahme von Software durch Testverfahren bestätigt, die aber nur geeignet sind, offensichtliche Fehler aufzudecken. Der Betrieb unter kapazitätsmäßiger und zeitkritischer Vollauslastung stellt aber oft die einzige Phase hoher Fehlerwahrscheinlichkeit dar. Somit liegt wiederum die Verantwortung beim Anwender. Kein Softwarehersteller haftet für etwaige Folgeschäden, die aus Programm oder Konzeptionsfehlern resultieren (beispielsweise für die Fehltransfusion und den Schaden am Patienten), wenngleich die Berücksichtigung der Produkthaftung bisher nicht ausdiskutiert ist.

Die dritte Komponente einer EDV ist der Faktor „*Nochwer*", das Personal, das mit dem EDV-System Interaktionen eingeht. Hier besteht in weiten Bereichen, von der Kompetenzverteilung bis zur Ausbildung des Personals eine eindeutige Haftung im Rahmen der medizinischen Hierarchie. Somit kann jeder Anwender davon ausgehen, daß die Haftung für EDV-Fehler, die einen Schaden am Patienten verursachen, letztendlich nur in den seltensten Fällen an Dritte abgegeben werden können.

GMP/GLP Richtlinien

Aus dem Umstand heraus, daß die Haftung für eine fehlerhafte EDV von einem inkompetenten Anwender weitestgehend übernommen werden muß, ist die Etablierung von Richtlinien ein geeignetes Instrument der Absicherung und der Erhaltung von Mindeststandards. Indirekt mit Haftungsfragen hängen die GMP/GLP Richtlinien (good manufactoring practice, good laboratory practice) zusammen, die sich aus Qualitätssicherung der pharmazeutischen Industrie ableiten. Ihre Umsetzung ist sicherlich bei der Neuinstallation einer EDV zu fordern und wird bei bestehenden EDV-Systemen zu implementieren sein, wenngleich dies unter den Richtlinien besser in einer Neuinstallation münden sollte. Im Wesentlichen muß die Herkunft einer Spende eindeutig festgehalten sein und die alle Manipulationsschritte eines Produkts bis zum Verbrauch (der Transfusion) aufgezeichnet werden. Alle Rohwerte, Testverfahren, Algorithmen, Ergebnisse, Befunde, Chargen der verwendeten Reagenzien und Tests wie auch die Bearbeiter (MTA's und Ärzte) sind zu registrieren. Validierungsschritte, Qualitätskontrollen an Tests und Produkten sind in dem Sinne vorzusehen, daß sie auch zu Konsequenzen führen. Auch die EDV selbst muß mit Kapazitäts-, Belastungs- und Destruktionstests validiert werden. Dies legt konsequenterweise eine bestimmte Struktur im Konzept einer EDV fest, die nur mit den neuen Techniken der Hardware, einer Datenbank und einer flexiblen Organisationsstruktur bewältigbar sind.

Hardware

Wenn sich auch Probleme aus der Hardware nur selten ergeben, so führen sie in den meisten Fällen auf Grund der Komplexität der Hardwarearchitektur zum Absturz des Systems. Dies muß positiv gesehen werden, da eine fehlerhafte Verarbeitung lange unentdeckt bleibt, und der Schaden weitaus schwerwiegender ist. Die hohen Sicherheitsstandards der Hardware sind das Resultat von klaren Qualitätsrichtlinien der Computerindustrie. Alle mechanisch beanspruchten Bestandteile, wie Festplatten und Eingabegeräte sind von begrenzter Lebensdauer. Zudem kann thermische Überlastung vor allem hochgetaktete Chips, Netzteile und Bildschirme lahmlegen. Nicht unwesentlich ist eine kontinuierliche Stromversorgung, die frei von Stromschwankungen sein soll.

Der Systemabsturz und seine Folgen

Im Betrieb kann sich ein Absturz vielfältige Folgen nach sich ziehen, vorausgesetzt, der Computer kann wieder gestartet werden. Zum einen besteht die Gefahr, daß Programme von Neuem beginnen, obwohl der Arbeitsablauf viel weiter vorangeschritten ist. Kritisch zu bewerten sind Datensätze (Files) die nur bis zum Systemabbruch bearbeitet worden sind. Man findet einen Teil bereits bearbeitet vor, während der andere Teil entweder vollständig vorhanden oder bereits gelöscht worden ist. Die Rekonstruktion von Datensätzen ist mühselig und weist insofern Gefahren auf, weil sie in ihren Auswirkungen oft unübersichtlich bleiben. Fatal ist der Umstand, wenn die Festplatte nicht mehr gelesen, und somit auf die Programme wie auch Daten anderweitig nicht zugegriffen werden kann.

Sicherheitsanforderungen an die Hardware einer Blutbank

Moderne EDV-Systeme müssen primär an eine USV (unterbrechungsfreie Stromversorgung) und sekundär an eine Notstromversorgung angeschlossen sein. Die USV ist de facto eine Batterie, die zwischen dem Netz und Endverbraucher geschaltet ist, und damit kurzfristig bis zum Vollauf der Notstromversorgung Strom liefert. Sie sollte kapazitätsmäßig nicht nur zentrale Rechner sondern alle an die EDV angeschlossenen Geräte (PCs und Meßgeräte) umfassen, da der Stromausfall eines Arbeitsplatz-PCs zum Datenausfall führen kann und gerade einzelne Meßplätze zeitkritisch sein können (z. B. für die Freigabe der Produkte).

Unbemerkt bleiben im täglichen Ablauf Spannungsschwankungen und -spitzen, die durch kurzfristige Überlastungen oder fehlerhafte Geräte im gleichen Netz entstehen können. Sie verkürzen die Lebensdauer von Netzteilen, Monitoren und vor allem den Chips. Radiofrequente Interferenzen in den Leitungen können zu Problemen in den Computern oder auch Datenleitungen führen. Adaptoren oder sogenannte Power Cleaner, die zwischen Steckdose und dem Gerät geschaltet sind, bieten einen ausreichenden Schutz.

Ein eigenes Konzept muß für die Sicherung und Archivierung der Datenträger (Festplatten, Disketten und Bänder) in jeder Blutbank existieren. Kurzfristig gesehen, bietet ein Absturz das Problem, ein Programm an die Stelle zu führen, an dem es beendet worden ist und dort auch die verwendeten Daten zu finden bzw. weiter zu verarbeiten. Programme und auch Datenbanken älterer Generationen weisen oft unterbrochene Dateien auf, die inkonsistent sind und sehr oft auf den alten Stand zurückgeführt werden müssen, bevor eine neuerliche Bearbeitung beginnen kann. Dies kann zum Teil mehrere Stunden bis zu einem Tag in Anspruch nehmen. Dementsprechend muß hier die Software-technische Voraussetzung geschaffen werden, daß die Datenbank bei einem neuerlichen Start exakt zu der Stelle zurückfindet, an der sie abgestürzt ist und mit konsistenten Daten weiterarbeiten kann, was voraussetzt, daß die Datenkonsistenz im laufenden Betrieb konstant erhalten werden muß. Moderne relationale Datenbanken bieten diese Sicherheit.

Eine weitere Lösung dieses Problems kann auf der Ebene der PCs am einfachsten durch die Kopie der Daten auf andere im Netzwerk angeschlossene PCs erfolgen. Die Schwierigkeiten einer Rekonstruktion und Kapazitätsengpässe lassen diese Lösung nur temporär zu. Einfacher ist die Lösung eines Festplatten-Mirrors, bei dem zwei Festplatten wie Zwillinge im System arbeiten. Konstant wird der Datenbestand der einen Festplatte auf die zweite Zwillingsplatte kopiert und ein Daten/Programm-Spiegelbild erzeugt.

Blutbanken arbeiten oft in zeitkritischen Grenzen. Dies trifft vor allem auf diejenigen Blutbanken zu, die im Akutgeschehen eines Krankenhausbetriebs eingebunden sind. Bei Totalausfall eines EDV-Systems kann es mehrere Stunden dauern, bis ein Hardware-Problem analysiert worden ist und im besten Fall ein Ersatz bereitsteht. Selbst dann vergehen weitere Stunden bis ein gleicher Programm- und Datenbestand eingespielt und funktionsfähig ist. Hier ist ein paralleles System mit zwei identen Computern zu fordern. Dies bringt im Nebeneffekt einige Vorteile: Das Festplatten-Mirroring erfolgt zwischen den beiden Zwillingscomputern. Das Laufzeitverhalten im Gesamtsystem wird deutlich verbessert, was einen höheren Komfort am Arbeitsplatz mit sich bringt. Die Computer können im Tagesbetrieb mit differenzierten Aufgaben betraut werden, so daß intensive Rechenaufgaben das Verhalten des zweiten Computers, der die Kommunikation in der Blutbank aufrecht erhält, nicht behindern. Moderne relationale Datenbanken haben zudem die Möglichkeit, diese Aufgabenverteilung automatisch vorzunehmen.

Eine weitere Sicherheitsmaßnahme ist die tägliche Datensicherung, d. h. die Kopierung der Daten und Programme auf Speichermedien, die im Ablauf nicht eingebunden sind. Hierzu eignen sich Bandlaufwerke und auch (magneto-) optische Speichermedien. Kopien von Programmen, Datenbanken und Dateien sollten immer in einem feuersicheren Safe verwahrt werden. Zusätzliche Sicherheit kann durch die Auslagerung der Kopien in einem externen Safe erzielt werden.

Moderne Hardwarekonfigurationen

Softwarefunktionalitäten und die Art der Realisierung in Datenbanken, Programmen, Betriebssystemen und grafischen Benutzeroberflächen haben unweigerlich Auswirkungen auf eine definierte Hardwarebasis. Sie wird auch durch die Art und Geschwindigkeit der Kommunikation zwischen den Benutzern, Meßgeräten, Ausgabeeinheiten und einem zentralen

Computer determiniert. Des weiteren sind die Mengenanforderungen der Daten und zeitkritische Elemente zu berücksichtigen:

Derzeit besteht die zunehmende Tendenz, sogenannte Client-Server Systeme zu verwenden, in denen die intelligente Peripherie (z. B. PCs-„Clients") mit einer einheitlichen Benutzeroberfläche (i. e. ein Betriebssystem, das die Maskenfunktionen der Datenbank oder des Programms darstellt) die Kommunikation zum zentralen Systemcomputer („Server") übernimmt, in dem die Dateien und Programme ablaufen. Dies bringt den Vorteil mit sich, daß keine hohen Anforderungen an das Netzwerk gestellt werden und andererseits die Aufgaben im System ökonomisch, übersichtlich und sinnvoll verteilt werden. Die Verwendung von PC-Netzwerken mit anderen Architekturen, in denen PCs ohne vorgegebene Server miteinander kommunizieren, ist Blutbanken mit geringeren Produktionskapazitäten oder einzelnen Labors in ihrer internen Kommunikation vorbehalten, da sie eine sehr schnell realisierbare und kostengünstige Lösung darstellen. Hier übernimmt jeder PC die Kommunikation, führt in vielen Fällen das entsprechende Programm, mit dem gearbeitet wird aus, und lagert auch die Daten ab. Zentrale Datenverwaltungen sind mit diesem Hardwareaufwendigen Konzept schwierig zu realisieren.

Die zunehmende Miniaturisierung in der Mikroelektronik hat eine neue Generation von Computern in den vergangenen fünf Jahren hervorgebracht, die in ihrer Größe optimal in die Mengenverhältnisse von Blutbanken passen. Die sogenannten Minicomputer stellen eine Klasse von Computern dar, die in ihrer Größe zwischen den Großcomputersystemen und den PCs liegen. Zumeist sind sie sogenannte RISC-Computer und weisen damit sehr schnelle Verarbeitungszeiten auf. Diese Generation ist zudem mit aufrüstbaren Datenspeichern und Kommunikationsmöglichkeiten ausgerüstet. Somit kann der Computer jederzeit mit den Anforderungen mitwachsen. Betriebssysteme und Programme, die auf PCs verwendet werden, sind ohne größere Probleme auf diesen Systemen zu installieren. Dies hat den Vorteil, daß eine zusätzliche Ausfallssicherheit genutzt werden kann. Relationale Datenbanken, grafische Benutzeroberflächen und vor allem zeitkritische Verarbeitungen werden zu einer weit verbreiteten Verwendung dieser Computergeneration führen.

Technische Spezifikationen

Die Kommunikation zwischen den in einem EDV-System angeschlossenen Geräten und Peripherieeinheiten, wie auch die zwischen dem System und der externen Umgebung, ist kritischer Punkt der Sicherheit. Einmal eingegebene oder übertragene Fehler können in der Datenverarbeitung fehlerlos verarbeitet werden, aber fatale Folgen haben, da ihre Korrektur kaum möglich ist. Somit besteht die Bestrebung, nicht nur Daten, sondern auch ihren Sinngehalt zu verarbeiten. Erst mit der Überprüfung des Informationsgehalts ist eine Kontrolle im System möglich. Dieser logische Kernpunkt betrifft den Bereich der Datenübertragung und die Eingabe von Barcodes. Nach wie vor wird die händische Eingabe von Daten nicht vermieden werden können, sie sollte soweit wie möglich reduziert werden.

Datenkommunikation

In der Datenkommunikation spielt die Struktur der siebenschichtigen-ISO-Standards eine wesentliche Rolle. Zumeist findet derzeit der Datentransfer in der Weise statt, daß am Anfang eine Testbezeichnung oder eine Kennzeichen des Laborgerätes steht und die Labordaten in einer langen Schlange folgen, wobei die einzelnen Datenelemente, wie die Konservennummer, die Extinktion, das Ergebnis oder ein Pipettiercode ausschließlich dadurch definiert sind, an welcher Stelle sich dieses Feld befindet und wie lange es ist. Fehlt nun eine Ziffer, kann es zu völlig falschen Zuordnungen kommen, da sie nicht über den Sinngehalt der übertragenen Daten, sondern über völlig andere Faktoren (Länge und Stelle der Datenschlange) erfolgen. Dieser Prozeß bringt mit sich, daß Daten im Absender ihres Sinnes beraubt werden (eine Konservennummer wird zu einer undefinierten Zahl), dann abgesendet werden und im Empfänger ein vermeintlicher Sinn zugeordnet wird (weil die Ziffernfolge an der 5. Stelle mit einer Länge von 5 Ziffern als Konservennummer definiert ist, wird die eintreffende Ziffernfolge mit dem Sinn „Konservennummer" belegt). Dies kann in komplexen Systemen keinesfalls den Sicherheitsanforderungen genügen, zumal auch die GMP-Richtlinien fordern, daß alle Daten bis zu ihrem Ursprung verfolgbar sein müssen. Der Ursprung wäre im obigem Beispiel nicht das Meßgerät, sondern das Empfangsprogramm, das die Daten ihrem vermeintlichen Sinn zuordnet.

Alle Barcodes auf Blutprodukten sind den ISBT-Standards zufolge spätestens ab dem 1. 1. 1996 in Code 128 zu codieren. Diese Barcodesymbologie hat wesentliche Vorteile gegenüber den bisher in den Blutbanken gebräuchlichen Symbologien wie Codabar, Code 39 oder Interleave 2/5. Code 128 enthält alphanumerische Zeichen und Sonderzeichen, wobei neueste Entwicklungen auch sprachspezifische Sonderzeichen, wie beispielsweise Umlaute beinhalten. Damit ist auch eine sehr weitgehende Volltextbeschreibung möglich. Jeder Barcode enthält zwei Datenidentifikationscodes (DI-Code) und eine Prüfsumme den sogenannten check digit. Die DI-Codes charakterisieren, welche Information im Barcode vorhanden ist (Ablaufdatum, Produktbezeichung, . . .), aber auch, ob noch eine nationale oder die internationale Datenstruktur der ISBT verwendet wird. Internationalen Standards zufolge werden die Blutgruppen- und Rhesuseigenschaften, das Ablaufdatum, die Spendennummer und die Produktdefinition in dieser Weise beschrieben. Genauere Spezifikationen sind derzeit in Überarbeitung und werden in geeigneter Weise veröffentlicht.

Software

Die Funktionsfähigkeit und Zuverlässigkeit von Software ist Voraussetzung für die Funktionsfähigkeit des Gesamtsystems einer Blutbank. Zum Ärger der Anwender ist die Software nicht immer so gut wie die Hardware. Softwareprodukte weisen einen wesentlich geringeren Qualitätsstandard auf, weil sie komplex sind und jede zusätzliche Funktionalität oder jede Vergrößerung die Fehleranfälligkeit überproportional steigert. Die Ursache ist darin zu sehen, daß die Kenntnisse der Softwareproduzenten dem aktuellen Stand der Technik hinterherhinken und unverhältnismäßig viel Zeit mit dem Anpassen oder der Wartung der veralteten Software verbracht wird, somit sich das Problem perpetuiert, und die verwendete Software unübersichtlich und damit unsicher wird. Kaum eine Sparte der Technik hat mit der Fehlerbehandlung von sogenannten Kinderkrankheiten (die zumeist implizieren, daß sie sehr früh auftreten und im weiteren Leben nicht mehr auftreten) soviel zu tun, wie die Softwareentwicklung.

Wege der Projektrealisierung

Eine der wichtigsten Maßnahmen ist die Einrichtung von Qualitätssicherungen in der Entwicklung, was gleichbedeutend mit einem überlegten Vorgehen bereits in der ersten Phase der Projektierung ist. Es gibt drei Wege, eine Software in einer Blutbank zu installieren:

In der ersten und häufig geübten Variante wird ein bereits existierendes Programm übernommen. Dies hat den Vorteil, daß man eine Software kauft, die bereits läuft und somit das Risiko der fehlenden Zuverlässigkeit vermindert ist. Einzelwünsche zeigen die Begrenzung in einer Dauerabhängigkeit vom Softwarehersteller sowie der ökonomischen Realisierbarkeit auf. Ganz wesentlich ist aber, daß nicht vergessen werden soll, daß die Software eine Abbildung der Organisation einer Blutbank ist. Gekaufte Software impliziert immer, daß die Organisation mitgekauft wird und somit der Anwender seine Blutbank an die EDV anpassen muß, sonst bestehen konstant Friktionen wie auch ein höheres Risiko für die Patienten. Damit bringt der Kauf der Software immer mit sich, daß die Organisation auf die Verträglichkeit mit der Software hin untersucht und auch verändert werden muß. De facto ist die sinnvolle Realisierung derartiger Software nur in einheitlich organisierten Blutbanken möglich, die beispielsweise einer staatlichen Institution unterstellt sind.

Die zweite Variante besteht in der Eigenproduktion von Software, sei es durch hausinterne Spezialisten oder ein beauftragtes Unternehmen. Hier entspricht jede Softwarekomponente einer Blutbank. Dies hat den Vorteil, daß keine organisatorischen Veränderungen notwendig sind. Ein entscheidender Nachteil ist aber, daß diese Art der Projektierung meistens mit einer einzelnen Problemlösung beginnt und sich über die Blutbank mit zunehmender Funktionalität ausbreitet. Es liegt somit kein Gesamtkonzept für die Blutbank vor und der Überblick geht schnell verloren, was mit einer Sicherheitseinbuße verbunden ist. Für weitere Anwender sind derartige Lösungen kaum verwendbar, womit die Kosten deutlich über denen anderer Lösungen liegen.

Die dritte Variante beinhaltet den Kauf eines fertigen Datenbankkerns, der flexibel für verschiedenste Anforderungen adaptierbar ist und zu dem weitere modular aufgebaute Subprogramme hinzugefügt werden können. In diesen Subprogrammen wird dem Anwender ein weites Feld an Veränderungen von Masken, Abfragen, Geräteanschlüssen und Ergebnisinterpretationen ermöglicht. Dies setzt aber voraus, daß die Datenbank stammdatenorientiert ist (d. h. die Dateien können über eine Definition gesteuert werden, wobei diese Definition veränderbar ist und somit alle Eigenschaften sich auf die abhängigen Teile vererben lassen). Der Vorteil liegt darin, daß der Datenbankkern, der als kleinster gemeinsamer Nenner der Organisation aller Blutbanken gelten kann, gleichzeitig jeder Blutbank noch die Möglichkeit offen läßt, Veränderungen vorzunehmen, die die Übersichtlichkeit des Programms oder seine Zuverlässigkeit nicht behindern. Der Nachteil liegt in der langen Analysephase und daraus resultierend höheren Kosten, die sich in längerer Sicht amortisieren, da neue Anforderungen mit geringem Aufwand realisierbar sind.

Aufgaben der Software

Bei welcher Variante auch immer, die Installation einer neuen Software wird nicht mehr vom Anwender oder einem Softwareproduzenten alleine bewältigbar sein. Ein entscheidender Punkt ist der Dialog beider Teile, wobei in Zukunft sicherlich dem externen Berater, der sowohl von der Organisation einer Blutbank als auch von grundlegenden technischen Voraussetzungen Bescheid weiß, eine bedeutende Rolle zukommen wird.

Die bisher „klassischen" Aufgaben einer Blutbanken-Software bestehen in der Verwaltung von Produkten (sprich: Konserven) und von Spendern. Testergebnisse haben vielfältige und zum Teil unübersichtliche Interaktionen mit den Dateien. Dies hat oft den Nachteil, daß eine Qualitätskontrolle schwer zu vollziehen oder der Einfachheit halber Laborergebnisse den Produkten oder Spendern zugeordnet werden und damit automatisch die Freigabe erfolgt. Die Anforderungen an eine moderne Blutbank bestehen nicht nur in der Produktion von Produkten sondern vielfach in der Durchführung von Patientenbestimmungen. Neben der Tatsache, daß vielfach eine Patientendatei fehlt, kristallisiert sich die mangelnde Erfassung des Laborgeschehens immer öfter als Hemmschuh weiterer Entwicklungen an bestehenden EDV-Lösungen.

Das Konzept einer moderne Software besteht in einem aktiv orientierten Laborsystem, das Aufträge erfaßt, eine laborinterne Verteilung der Proben und Testzuordnungen vornimmt, die Testabläufe steuert und dann Befunde generiert (sei es in Form von Konservenetiketten oder Briefen etc.). Dieses Laborsystem interagiert mit einer Personendatei (für Spender und Patienten gleichzeitig) und der Produktdatei in der Phase der Auftragsannahme und der Befundung (Abb. 1). Ein wesentlicher Aspekt ist, daß ein Auftrag die Grundlage des Testgeschehens ist. Er enthält die Personenidentifikation und die Spezifikationen welche Befunde erwartet werden

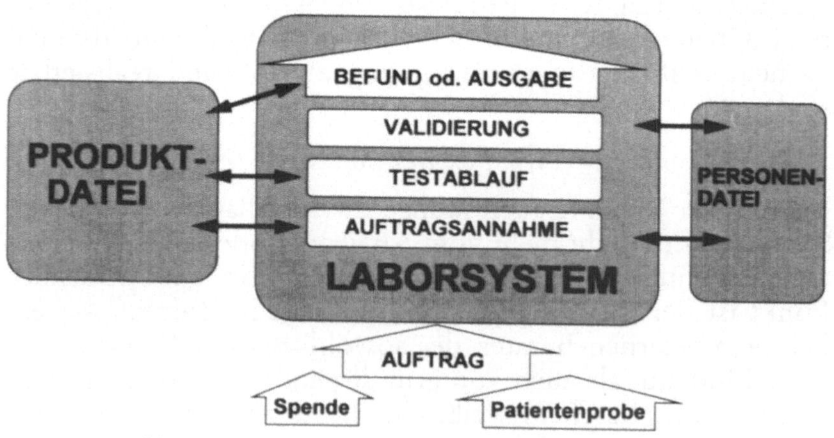

Abb. 1. Struktur einer modernen Blutbank-Software

(bei einer Konserve entspricht dies dem erforderlichen Testprogramm zur Freigabe).

Aus einem Auftrag werden ein oder mehrere Anforderungen, die an die verschiedenen Arbeitsplätze geleitet werden, generiert. An einem Arbeitsplatz werden die verschiedenen Bestimmungen über eine Teststruktur zu einem Testansatz zusammengestellt, der beispielsweise einem Pipettierplan entspricht. Die letzte und kleinste Ebene ist der Einzeltest (z. B. Ansatz anti-A mit Erythrozytensuspension). In einem Einzeltest wird durch den Meßvorgang ein Rohwert ermittelt (z. B. die Agglutinationsreaktion), der durch einen Algorithmus zu einem Ergebnis führt (z. B. Blutgruppe AB). Die GLP-Richtlinien erfordern, daß der Testlauf plausibel sein muß, bevor Ergebnisse weiterbehandelt werden. Hier ist die Möglichkeit vorzusehen, daß eine MTA den Test in seinem technischen Ablauf überprüft und – aus welchen Gründen auch immer – das Ergebnis ungültig setzen kann. Ist nun die Bestimmung plausibel, so wird ein Teilbefund generiert (d. h. die Anforderung war „Blutgruppe und Rhesus“ und splittete sich in die Bestimmungen „Blutgruppe“ und „Rhesus“ auf. Die Ergebnisse „AB“ und „Rhesus pos“ ergeben einen Teilbefund „AB pos“). Ein oder mehrere Teilbefunde können in einem Befund zusammengefaßt werden, wobei zur Befundung ein Arzt die Ergebnisse validieren muß. Dies bedingt die Rückschau auf Vorbefunde und die Berücksichtigung von anderen Informationen. Auch hier kann, wie bei der Plausibilitätsprüfung, ein Befund ungültig gesetzt werden. Diese Ablaufstruktur kann für alle Tests, in welcher Blutbank auch immer, und mit welcher Software auch immer, gelten (Abb. 2). Ein ähnliches Schema kann auch für die Produktverarbeitung von der Spende bis zur Transfusion eines Produktes erstellt werden.

Es ist besser eine auf alle Situationen umsetzbare Struktur zu entwickeln, und nicht jedes Detail rigide zu programmieren. In solchen Lösungsansätzen wird ein vermeintlich vollständig durchprogrammiertes System unübersichtlich und damit zu einem Unsicherheitsfaktor. Eine Vorgabestruktur bleibt übersichtlich, sicher und bietet mehr Flexibilität als die Detailprogrammierung. In diesem Zusammenhang ist es auch

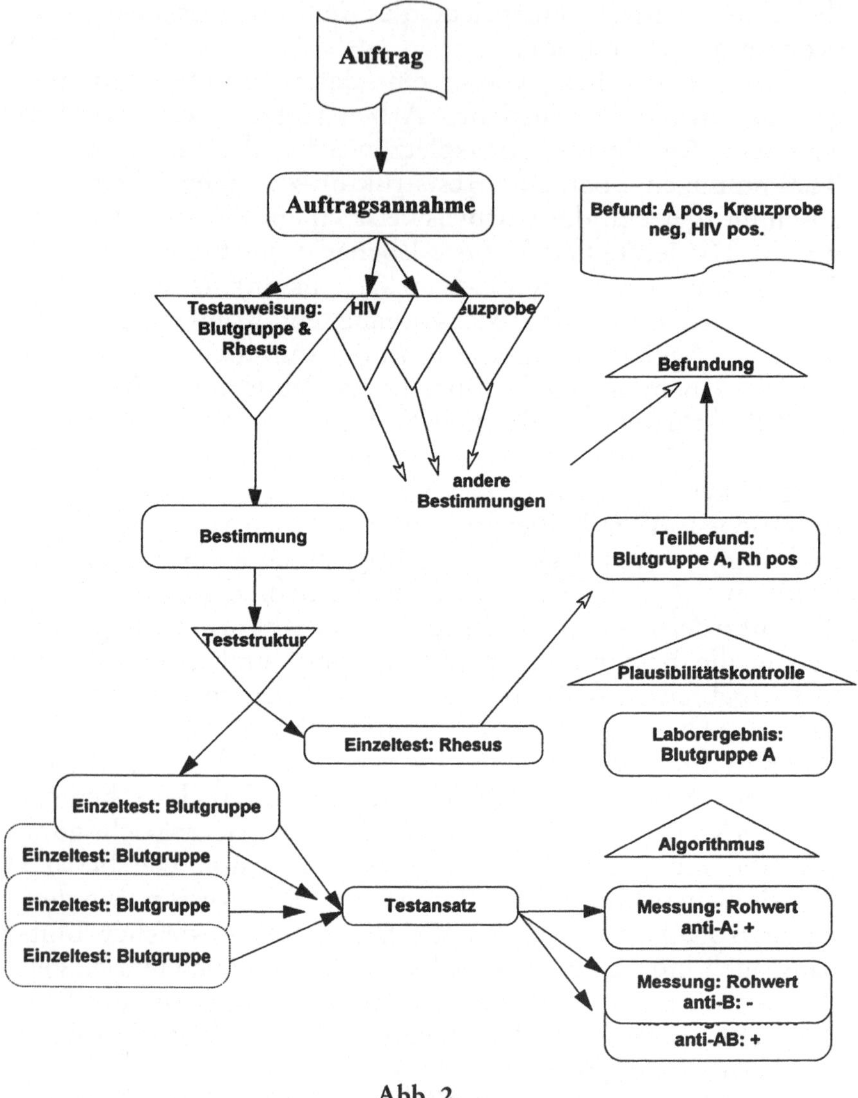

Abb. 2.

sinnvoll, bereits vorhandene Funktionalitäten nicht neu zu erfinden, sondern Schnittstellen zu schaffen, an denen die Subprogramme und Standardsoftware angedockt werden können. Dies gilt besonders für die Textverarbeitung, Qualitätskontrolle, Berechnungen in Tabellenkalkulationen und Bürosystemen. Damit wird die Systemkonfiguration sinnvoll entlastet und die Funktionalitäten vollständig genutzt.

„Noch wer"

Wie schon mehrfach angedeutet, wird ein nicht unerheblicher „humaner" Einfluß in der Etablierung eines EDV-Systems festgefroren. Dies beginnt bereits in der Planungsphase, in der sich Welten zwischen dem Software-Produzenten und dem Anwender auftun. Viel zu verschlüsselt ist die Software-Semantik, allzu oft bleibt die Analyse im Detail stecken, weil der Anwender die Lösung von Detailproblemen vorrangig behandelt wissen will. Auf den sinnvollen Einsatz eines Spezialisten, der medizinisch-organisatorische und EDV-technische Aspekte überblickt, und das Projekt analysiert, wurde bereits verwiesen. Entscheidend ist eine konstante Kommunikation zwischen dem Softwareproduzenten und dem Anwender.

Voraussetzung hierfür ist die Ernennung von kompetenten Projektleitern auf beiden Seiten, die die Verantwortung tragen und vom Routinebetrieb freigestellt sind. Sie müssen auch die interne Kommunikation forcieren, um die Analyse möglichst vollständig zu führen, das System umzusetzen und schließlich auch eine hohe Akzeptanz zu gewinnen. Mängel in der Analysephase rächen sich und können zu weitreichenden Programmveränderungen führen. Ein System kann auch nicht ohne die Betroffenen verwirklicht werden, und bei mangelnder Akzeptanz, die als sehr späte Rechnung eines an den Anwendern vorbeigeplanten Systems gelten kann, sind personelle Friktionen vorgegeben: In solchen Situationen kann es vorkommen, daß offensichtliche Fehler ignoriert und im System verschleppt werden. Die Berücksichtigung der „Noch wer" Komponente setzt sich in der täglichen Arbeit an einem EDV-System fort. Dies betrifft die Dokumentation der Funktionalitäten, die Ergonomie der Arbeitsplätze und eine eigene kontextsensitive Hilfe, in der der Anwender Hilfstexte auf den Bildschirm zu dem Punkt an dem er gerade arbeitet, holen kann.

Zusammenfassung

EDV-Systeme in Blutbanken stellen mit ihrer zunehmend steigenden Komplexität ein Sicherheitsrisiko dar. Sicherheitserfordernisse sind unter anderem in den GMP/GLP Richtlinien festgelegt, die aber nicht eine vollständige Absicherung bieten können. Probleme werden bereits in der Planungsphase eines EDV-Projekts erzeugt. Zu berücksichtigen ist aber auch die Struktur der Software, die Absicherung der Hardware und insbesondere die Einflüsse der Anwender eines EDV-Systems. Nur wenn die Übersichtlichkeit gewahrt bleibt, kann ein EDV-System in einer Blutbank sicher geführt werden. Dies kann mit modernen Software-Techniken und einer ausgereiften Hardware-Basis realisiert werden.

Korrespondenz: Dr. Christian Gabriel, Blutzentrale Linz, Blutspendedienst vom Roten Kreuz für Oberösterreich, Krankenhausstraße 9, A-4017 Linz, Österreich.

17

Autologe Bluttransfusion

Die autologe Bluttransfusion

H. Gombotz und **A. Kulier**

Univ.-Klinik für Anästhesiologie, Universität Graz, Graz, Österreich

Je mehr Wissen über die mannigfaltigen Nebenwirkungen der Fremdbluttransfusion bekannt wird [34], desto häufiger begegnet man dem Wunsch auf fremdblutfreie Behandlung und umso größere Anstrengungen werden seitens der behandelnden Ärzte unternommen, homologes Blut und Blutprodukte zu vermeiden. Die Feststellung „Das eigene Blut ist das sicherste [59]" ist mittlerweile zu einem allgemeingültigen Standard in der operativen Medizin geworden [1, 10].

Die Aufklärungspflicht des Arztes muß heute die Warnung vor den Risiken homologer Transfusionen und die Information über Einsparungsmöglichkeiten an Fremdblut einschließlich der autologen Verfahren beinhalten. Nicht selten kann dies zu einer Verschiebung eines nicht dringlichen operativen Eingriffs führen. Voraussetzung für die optimale Einsparung von Fremdblut ist eine blutsparende operative Technik sowie die strenge Indikationsstellung zur Transfusion [9, 60]. Die verschiedenen Formen der autologen Bluttransfusion selbst helfen, den Fremdblutverbrauch weiter zu senken. Sie sind zu einem unverzichtbaren Bestandteil der operativen Medizin geworden.

Auswahl und Kombination geeigneter Verfahren

Die einzelnen autologen Verfahren stehen nicht in einem Konkurrenzverhältnis zueinander, sondern ergänzen sich in sinnvoller Weise und werden in der gesamten perioperativen Phase eingesetzt (Tabelle 1). Die Wahl der angewendeten Verfahren hängt von der Dringlichkeit bzw. Planbarkeit des Ein-

Tabelle 1. Methoden zur Einsparung von Fremdblut

Präoperativ:	Eigenblutspende (einfach, Bocksprungtechnik)
	Plasmapherese (platelet rich plasma, platelet poor plasma)
Intraoperativ:	Normovolämische Hämodilution
	Hypotensive Anästhesie
	Einfache und maschinelle Autotransfusion
	Pharmakologische Beeinflussung der Blutgerinnung [11, 38, 55, 23]
Postoperativ:	Einfache und maschinelle Autotransfusion
	Pharmakologische Beeinflussung der Blutgerinnung

griffs, vom zu erwartenden intra- und postoperativen Blutverlust, vom Ausgangsblutbild und eventuell bestehenden Begleiterkrankungen des Patienten ab. Weiters sind vorhandene Überwachungsmöglichkeiten, personelle, apparative und räumliche Gegebenheiten und nicht zuletzt die Vertrautheit der behandelnden Ärzte mit autologen Verfahren von Bedeutung (Abb. 1).

Präoperative Eigenblutspende

Die präoperative Eigenblutspende ist eine sehr sichere [35, 37, 45] und bei planbaren Eingriffen die derzeit wahrscheinlich effektivste [32] Form der autologen Verfahren, da sie als einzige Methode die natürliche Nachbildung des Blutes über einen längeren Zeitraum ausnützt. Sie ist mit großen Anforderungen an die interdisziplinäre Zusammenarbeit und mit hohem personellen und organisatorischen Aufwand verbunden (Abb. 2). Die präoperative Eigenblutspende kann aber in vielen Bereichen den gesamten perioperativen Blutbedarf mit autologen Komponenten decken [2, 13, 44].

Indikation

Die präoperative Eigenblutspende ist *bei allen elektiven Eingriffen, bei denen ein Blutverlust von mehr als 1 000 ml* zu erwarten ist, indiziert. Das Hauptindikationsgebiet der präoperativen Eigenblutspende stellen derzeit orthopädische und

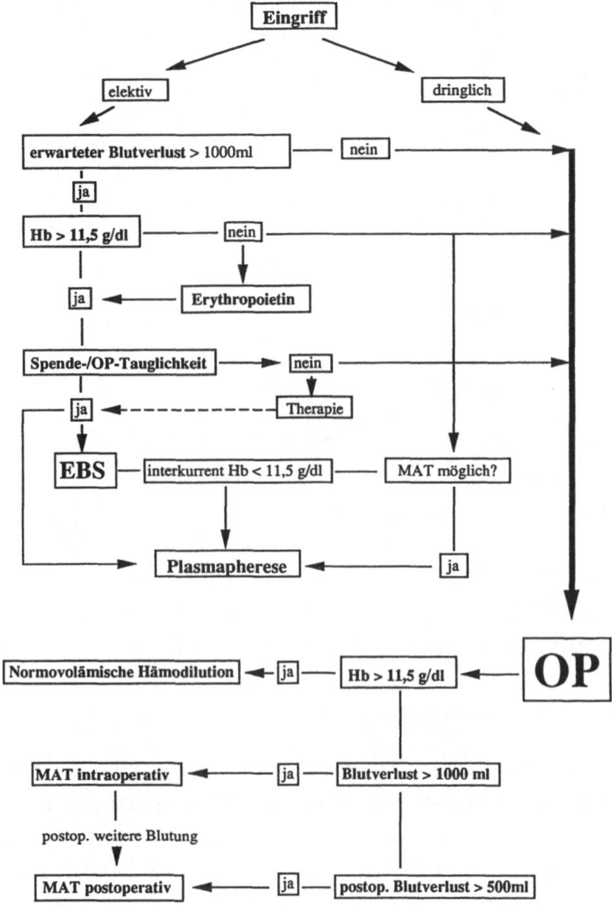

Abb. 1. Entscheidungshilfe zur Auswahl bzw. Kombination der Verfahren

kardiochirurgische Operationen dar. Die Eigenblutspende ist weiters vor Eingriffen an großen Gefäßen, großen plastischen Rekonstruktionen, im Bereiche der Gynäkologie, Neurochirurgie, Kieferchirurgie, bei kolorektalen Tumoren [8, 26] und bei Knochenmarksspendern sinnvoll. Im Falle von Transfusionsverweigerung aus religiösen Motiven (z. B. Zeugen Jehovas [17]) wird die präoperative Eigenblutspende jedoch in der Regel abgelehnt! Die heute oft von Patienten geforderte „prophylaktische" Eigenblutspende vor Operationen, bei denen normalerweise kein Fremdblut gebraucht

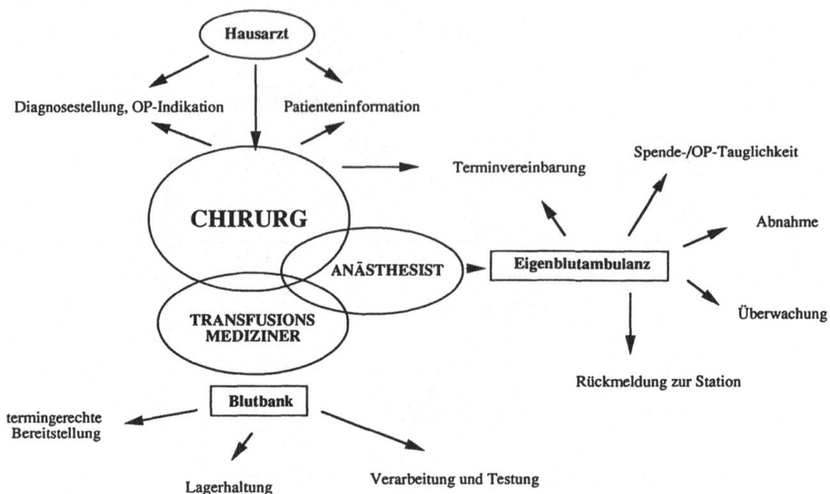

Abb. 2. Interdisziplinäre Kooperation und Organisation

wird, stellt oft ein unnötiges Risiko dar, belastet den Patienten, aber auch die Organisation der Eigenblutspende zusätzlich und muß individuell entschieden werden.

Vorsichtsmaßnahmen und Kontraindikationen

Im Gegensatz zu Fremdblutspendern handelt es sich bei Eigenblutspendern meist um ältere, oft multimorbide Patienten. Daher ist für die Durchführung der Eigenblutspende eine eingehende Anamnese und Untersuchung zum Ausschluß lebensbedrohliche Erkrankungen bzw. zur Feststellung der Narkosetauglichkeit notwendig. Andererseits kommt aber autologes Blut wieder demselben Patienten zugute, wodurch Ausschlußkriterien im Vergleich zur Fremdblutspende großzügiger gehandhabt werden können. Viele Kontraindikationen gelten außerdem als noch ungenügend dokumentiert. Absolute Kontraindikationen, die nicht gleichzeitig auch die Operation selbst in Frage stellen, sind selten (Tabelle 2).

Der minimal tolerable Hämatokrit setzt als patientenindividuelle Größe das Limit für die Eigenblutspende [62]. Der kritische Bereich ist nicht exakt vorhersehbar, daher muß hier – vor allem auch in Hinblick auf die Sicherheit der Spen-

Tabelle 2. Kontraindikationen zur präoperativen Eigenblutspende

---

Absolut
* schwere kardiozirkulatorische Störungen, z. B.
    - höhergradige Herzinsuffizienz
    - instabile Angina pectoris
    - kritische Hauptstammstenose
    - schwere, hämodynamisch wirksame Viren (Aortenstenose)
    - Myokardininfarkt oder Insult vor weniger als 3 Monaten
* schwere respiratorische Insuffizienz
* Störungen des hämatopoetischen Systems oder der Blutgerinnung (ausgenommen pharmakologisch induzierte)
* akute Infektionen und Erkrankungen mit Bakteriämie

Relativ
* stabile Angina pectoris
* kompensierte Herzinsuffizienz
* mittelschwere respiratorische Störungen
* Schwangerschaft
* hohes Alter
* schlechte Venenverhältnisse

---

der bei der Heimreise – eine Reserve eingeräumt werden. Als praxisbezogene kritische Grenze gilt daher derzeit ein Minimum von *34% Hämatokrit (Hb* >11,5g/dl) [14] vor der Eigenblutspende.

Organisation und zeitlicher Ablauf

Nach zeitgerechter Terminvereinbarung mit dem Patienten und Rücksprache mit Operateur und Bettenstation werden üblicherweise einmal wöchentlich – bei Bedarf auch in kürzeren Abständen – *etwa 450 ml* autologes Blut bis zur Erreichung der vorher festgelegten Zahl an Eigenblutkonserven gespendet. Die erste Eigenblutspende sollte 35 Tage, die letzte längstens 72 Stunden vor der Operation erfolgen. Diese Zeitspanne ergibt sich aus der begrenzten Haltbarkeit der Erythrozytenkonzentrate (max. 49 Tage). Im allgemeinen können 2–4, bei guter hämatologischer Regenerationsfähigkeit des Patienten auch mehr Eigenblutkonserven entnommen werden. Die sogenannte Bocksprungtechnik ist aufwendig und in ihrem Nutzen umstritten. Sollte sich allerdings eine Blutkonserve aufgrund einer Verschiebung des Operationstermines dem Ablaufdatum nähern, so kann diese dem Patienten in Ausnahmefällen retransfundiert werden und im Anschluß daran jeweils eine neue entnommen werden.

Werden die hämatologischen Grenzwerte unterschritten, fällt der systolische Blutdruck deutlich unter 100 mm Hg oder treten irgendwelche unerwünschten Ereignisse seitens des Patienten (wie z. B. eine interkurrente Erkrankung) auf, so wird die Blutabnahme unterlassen oder – in besonders schwerwiegenden Fällen – das Eigenblutspendeprogramm gänzlich abgebrochen und der Operateur darüber informiert.

Die erfolgte Aufklärung des Patienten über mögliche Risiken und Nebenwirkungen (Blutdruckabfall, orthostasischer Kollaps etc.) muß mit einer schriftlichen Einverständniserklärung bestätigt werden. Die abgenommenen Eigenblutkonserven werden in einem Eigenblutspender-Ausweis eingetragen und können jederzeit abgerufen werden. Auf abgelaufene Eigenblutkonserven besteht jedoch kein Rechtsanspruch. Werden die Eigenblutkonserven von einem anderen Krankenhaus angefordert, sollte deren Übernahme schon vor der ersten Eigenblutspende schriftlich garantiert werden.

Da prinzipiell bei der Abnahme und Verabreichung von autologem Blut die gleichen Gefahren bezüglich Verwechslung und falscher Lagerhaltung bestehen, muß das gewonnene Blut in der selben sorgfältigen Weise behandelt werden wie Fremdblut. Die abschließende Überprüfung der Patientendaten und Bestätigung mittels Unterschrift auf der Blutkonserve durch den Spender ist in diesem Zusammenhang eine sehr effektive und einfach durchzuführende zusätzliche Sicherheitsmaßnahme.

Ausrüstung

Die Abnahme von Eigenblut sollte in einem eigens dafür geschaffenen Raum (Anästhesieambulanz) vorgenommen werden. Möglichkeiten zur hämodynamischen Überwachung [56] (nichtinvasive automatische Blutdruckmessung, EKG-Überwachung ev. mit ST-Segmentanalyse und Pulsoxymetrie) sowie eine komplett ausgestattete Notfallausrüstung müssen vorhanden sein. Die Anwesenheit eines mit den möglichen Zwischenfällen vertrauten Arztes ist zwingend vorgeschrieben. Bei Patienten mit einem hohen Risiko sowie bei allen kardiochirurgischen Fällen ist eine normovolämische Volumenssubstitution mit einem Plasmaexpander von Vorteil. Im Anschluß an die Abnahme muß der Patient solange überwacht werden, bis mögliche Gefahren abgeklungen sind (mindestens 30 Minuten). Die Patienten sollten schon vor der Eigenblutspende über eine mögliche Beeinträchtigung der Verkehrstüchtigkeit aufgeklärt werden, damit sie rechtzeitig Vorsorge für den Rücktransport treffen können. Im Idealfall werden die Eigenblutspender von einem Angehörigen zur Eigenblutspende gebracht.

Verarbeitung

An das Eigenblut müssen dieselben Forderungen wie an das Fremdblut gestellt werden. Es sollte daher immer eine Auftrennung in Erythrozytenkonzentrat und tiefgefrorenes Plasma erfolgen. Nicht verwendete Eigenblutkonserven dürfen nach derzeitiger gesetzlicher Lage nicht zur homologen Transfusion verwendet werden und sind daher im Anschluß an den Spitalsaufenthalt des Patienten zu verwerfen. Ob und in welchem Ausmaß das gewonnene Eigenblut denselben Tests (Laborchemie, Virusscreening) unterzogen werden sollte wie Fremdblut herrscht derzeit noch keine Einigkeit.

Adjuvante Therapien

Voraussetzung für die adäquate Nachbildung von Hämoglobin ist ein normaler Eisenstatus. Die Substitution des durch die Blutbildung verbrauchten Eisens ist daher wünschenswert. Da die orale Eisensubstitution (meistens 300 mg Eisensulfat/die) aufgrund mangelnder Resorption in ihrer Effizienz jedoch begrenzt ist [3, 25] und die meist schlechte Verträglichkeit der Präparate zu einer geringeren Patientencompliance führt, ist ihr Wert umstritten. Die in der Hämodialyse angewendete intravenöse Verabreichung [36] scheint wesentlich wirksamer zu sein. Aufgrund des zeitlichen Aufwandes sowie mehrfach berichteter Unverträglichkeitsreaktionen hat sie jedoch noch keinen routinemäßigen Eingang in die Eigenblutspende gefunden. Neuere Präparate lassen hier Veränderungen insbesondere in Kombinationen mit rekombinantem Erythropoietin erwarten.

Die Therapie mit rekombinantem humanem Erythropoietin ist ebenso ein vielversprechender Ansatz zur Unterstützung der Erythropoese [21, 33, 41]. Eine Indikation für Erythropoietin besteht bei allen Patienten, bei welchen konventionelle Blutsparmethoden nicht ausreichen, bei Patienten, die für die Eigenblutspende nicht geeignet sind (z. B. zarte Frauen mit niedrigen Hämoglobinwerten) sowie bei komplexen Eingriffen mit zu erwartenden großen Blutverlusten (z. B. Reoperationen). Ein Eisenmangel ist vor jeder Eigenblutspende, besonders aber vor einer Erythropoietintherapie auszuschließen.

Präoperative Plasmapherese

Die präoperative Gewinnung von Eigenplasma stellt vor allem in Kombination mit der maschinellen Autotransfusion eine Alternative zur Eigenblutspende dar. Sie bringt zudem noch den Vorteil der besseren Planbarkeit einer Operation mit sich, da die Haltbarkeit des tiefgefrorenen Plasmas mehr als 1 Jahr beträgt. Sollte weiters ein Patient nicht den Anforderungen für eine präoperative Eigenblutspende entsprechen oder der Hämatokrit unter den kritischen zulässigen Grenzwert sinken, so kann die präoperative Plasmapherese eine sinnvolle Erweiterung der Eigenblutspende darstellen [53]. Ein Nachteil gegenüber der Eigenblutspende ist der höhere Zeitaufwand.

Eigenplasma bringt einen optimalen Volumseffekt. Körpereigene Gerinnungsfaktoren werden in physiologisch hochwertiger Weise ersetzt. Als weitere Vorteile werden auch eine Stimulation der Erythropoese, eine bessere Anämietoleranz und Kreislaufstabilität in der postoperativen Phase sowie eine geringere Thromboembolierate diskutiert [1].

Indikationen

Da die Verabreichung von homologem Fresh Frozen Plasma (FFP) mit ähnlichen Risiken wie die Erythrozytentransfusion behaftet ist, ist die präoperative Plasmapherese vor allem bei Eingriffen, bei denen im Rahmen der perioperativen Volumenstherapie die Substitution von Gerinnungsfaktoren erforderlich wird, von hohem Nutzen. Dies schließt vor allem Operationen mit großen Blutverlusten (Hüftprothesenwechsel, aortale Aneurysmen etc.) oder starker Aktivierung des Gerinnungssystems (z. B. Herz-Lungen-Maschine, urologische Eingriffe) ein.

Kontraindikationen

Kontraindikationen gelten im wesentlichen dieselben wie für die Eigenblutspende. Hinzu kommen noch Störungen des Gerinnungssystems und der onkotischen Funktion des Plasmas.

Vorgehen

Über eine großvolumige Venenkanüle werden dem Patienten in mehreren Zyklen hintereinander jeweils etwa 300–400 ml Vollblut mit einer Geschwindigkeit von etwa 30–70 ml/min (abhängig von den Gefäßverhältnissen) entnommen. Die korpuskulären Bestandteile werden anschließend durch diskontinuierliche Zentrifugation (ca. 5 000 U/min für PPP = platelet poor plasma) oder Membranfiltration vom Plasma getrennt und reinfundiert [40]. Die Gesamtabnahmemenge bewegt sich – je nach Abnahmegeschwindigkeit und Toleranz der Hämodynamik – etwa um 10 ml/kg KG pro Sitzung. Die Volumenssubstitution sollte mit Vollelektrolytlösung im Verhältnis 1:1 sowie zusätzlich 500 ml eines Plasmaexpanders erfolgen [49].

Ab dem zweiten oder dritten Zyklus ist mit einem Abfall des systolischen Blutdrucks zu rechnen. Die Verwendung von zwei venösen Zugängen gleichzeitig ermöglicht die simultane Volumenssubstitution und damit ein stabileres hämodynamisches Verhalten [51]. Die erforderliche Zeit ist bei guten Venenverhältnissen mit etwa 50 min zu veranschlagen. Das gewonnene plättchenarme Plasma ist nach Schockgefrierung bei $\leq -30°$ C mindestens ein Jahr lagerfähig. Gesamteiweiß, Antithrombin III und Immunglobulin G normalisieren sich beim Patienten im allgemeinen innerhalb der ersten 24 Stunden [54].

Als Sonderform der Plasmapherese ist noch die Gewinnung von plättchenreichem Plasma (PRP = platelet rich plasma) zu erwähnen, deren Haupteinsatzgebiet unmittelbar präoperativ vor Eingriffen liegt, bei denen mit einer Schädigung oder großem Verlust von Thrombozyten zu rechnen ist (z. B. bei Operationen mit extrakorporaler Zirkulation) [4].

Akute normovolämische Hämodilution

Vorbemerkungen

Unter diesem Begriff versteht man die unmittelbar präoperativ durchgeführte Entnahme von erythrozytenreichem Eigenblut bei isovolämischem Volumenersatz mit anschließender Rücktransfusion nach Beendigung der blutreichen Operationsphase [6]. Durch den Verdünnungseffekt wird der intraoperative Verlust an Erythrozyten reduziert. Das entnommene Blut wird außerdem (z. B. Herzoperationen mit extrakopoaler Zirkulation) vor schädigenden Einflüssen geschützt, sodaß am Ende der Operation hochwertiges, gerinnungsaktives autologes Blut zur Verfügung steht. Dadurch wird eine Einsparung von Fremdblut nicht nur durch die Hämodilution per se, sondern auch durch Verbesserung des postoperativen Gerinnungsstatus erreicht [53]. Aus diesem Grunde kann auch der tatsächliche blutsparende Effekt, wenngleich er auch die Menge von 2 Konserven vermutlich nicht übersteigt, größer als kalkuliert sein [30]. Durch die Senkung der Viskosität kommt es außerdem zu einer verbesserten Mikrozirkulation und Thromboseprophylaxe [29, 58].

Indikation und Kontraindikationen

Die akute normovolämische Hämodilution ist Methode der Wahl bei Patienten mit einem Hämatokrit über 34% und einem erwarteten Blutverlust von mehr als 1 000 ml [57]. Bei Ausgangswerten von unter 33% sollte jedoch von einer Hämodilution Abstand genommen werden, da dabei die Qualität des gewonnenen Blutes reduziert ist.

Da es im Verlauf der Hämodilution zu einem Abfall der Viskosität, des Gefäßwiderstandes und dadurch zu einem Anstieg der Herzauswurfleistung [39] sowie des myokardialen O_2-Bedarfs [24] kommt, muß sowohl eine ausreichende Pumpleistung als auch eine adäquate Steigerung der Koronarperfusion gewährleistet sein [52]. Voraussetzung für die adäquate Kompensation der Hämodilution ist die strikte Aufrechterhaltung der Normovolämie. Somit gelten u. a. eine instabile Angina pectoris, schlechte linksventrikuläre Funktion sowie die Hauptstammstenose als strikte Kontraindikationen (Tabelle 3). Weiters kann bei Patienten mit eingeschränkter

Tabelle 3. Kontraindikationen der präoperativen isovolämischen Hämodilution [15]

---

1. Präexistente Anämie
2. Hypovolämie
3. Verlust der Adaptationsmöglichkeit:
   Herzinsuffizienz
   schwere koronare Herzkrankheit (ausgenommen koronarchirurgische Eingriffe)
   schwere obstruktive Lungenerkrankungen
   Hämoglobinopathien (erhöhte O_2-Affinität)
4. Gerinnungsstörungen
5. Leberinsuffizienz

Nierenfunktion die Ausscheidung großer Flüssigkeitsmengen Probleme bereiten. Im Falle einer reduzierten Serumkonzentration an Gerinnungsproteinen kann die Hämodilution – vor allem in Kombination mit kolloidalen Plasmaexpandern – unter Umständen zu Problemen bei der Hämostase führen. Während oder kurz nach Anlegen einer rückenmarksnahen Leitungsanästhesie ist eine Hämodilution zwar prinzipiell möglich, erfordert allerdings durch die damit verbundene Symphatikusblockade zusätzliche Volumenssubstitution sowie eventuell einen Einsatz vasoaktiver Substanzen.

Durchführung und Monitoring

Die akute normovolämische Hämodilution sollte vor oder unmittelbar nach Narkoseeinleitung üblicherweise aber noch vor dem Hautschnitt begonnen werden. Das Blut wird aus einer großlumigen Venenkanüle oder einer Arterie entnommen und in einem Blutbeutel mit Antikoagulans (z. B. $CPDA_1$), der mit Patientendaten, Entnahmedatum, Entnahmezeitpunkt und Nummer beschriftet sein muß, im OP-Bereich bei Raumtemperatur gelagert. Bei Operationszeiten über 6 Stunden sollte bei 4° C gelagert werden. Bei der Trennung des Entnahmeschlauchs von der venösen Kanüle muß mittels einer Klemme die Belüftung der Konserve vermieden werden. Gleichzeitig oder besser noch vor der Entnahme der ersten Konserve wird über einen weiteren venösen Zugang der Volumsersatz infundiert. Dieser kann sowohl aus Kolloiden wie auch aus Kristalloiden bestehen und sollte aufgrund des extravasalen Flüssigkeitsshifts im Verhältnis von $2\text{--}3 : 1$ (je nach Kolloidanteil) erfolgen. Unabdingbare Voraussetzung dabei ist die strikte Einhaltung von Normovolämie. Die Überwachung hängt dabei vom Grad der Hämodilution ab und ist in der Regel durch den operativen Eingriff bereits indiziert (Tabelle 4). Die Hämodilution sollte jedoch per se keine Indikation für ein zusätzliches invasives Monitoring darstellen. Die erforderliche Entnahmemenge läßt sich wie folgt berechnen [22]:

$$V = \frac{EBV \times (H_o - H_f)}{H_{av}}$$

wobei V = entnehmbares Volumen, EBV = geschätztes Gesamtblutvolumen (ca. 65 ml/kg Körpergewicht für eine erwachsene Frau, 70 ml/kg für den Mann), H_o = initialer Hkt, H_f = angestrebter Htk und H_{av} = Mittel aus H_0 und H_f. Ratsam ist die laborchemische Kontrolle von Hämatokrit und Hämoglobin am Ende des Abnahmevorganges.

Komplikationen

Während der Retransfusion kann ein Diuretikum verabreicht werden. Die notwendige erhöhte Diurese kann die Substitution von Kalium erforderlich machen. Die Rückgabe sollte, soferne dies nicht früher notwendig wird, nach der blutungsreichen Operationsphase begonnen werden, sie sollte ohne

Tabelle 4. Monitoring bei Hämodilution (+ notwendig, (+) nützlich) [15]

Parameter		Hämodilution		extrem
		begrenzt		
		Austauschvolumen		
		< 20 ml/kg	> 20 ml/kg	
Kreislauf	Blutdruck RR	+	+	+
	invasiv		(+)	+
	Puls	+	+	+
	Urinproduktion	(+)	+	+
	Zentraler Venendruck	(+)	+	+
	Pulmonalkapillärer Verschluß-druck		(+)	+
	Herzzeitvolumen		(+)	+
	Pulsoxymetrie	(+)	(+)	+
O_2-Versorgung des Myokards	EKG (V_5-Ableitung)	+	+	+
Blut	Hb, Hkt (in kurzen Abständen)	+	+	+
	Gerinnung (Globalteste, Fibrinogen, Thrombozyten)		(+)	+
	Blutgasanalyse			
	pO_2 arteriell	(+)	+	+
	SO_2 zentralvenös	(+)	+	
	SO_2 gemischtvenös		(+)	+
	Säure-Basen-Haushalt	(+)	+	+
	Laktat		(+)	+
	Serumkalium	(+)	+	+
	Gesamteiweiß		(+)	+
	Kolloidosmotischer Druck		(+)*	(+)*
Urin	Osmolalität, Na-Gehalt		(+)	+

* Bei Verwendung von Ringer-Lösung als Volumenersatzlösung

Mikrofilter (wegen einer möglichen Thrombozytenschädigung) und in umgekehrter Reihenfolge zur Entnahme (die qualitativ beste Konserve zuletzt) erfolgen. Nicht verabreichte Konserven sollten, nach Lagerung im Kühlschrank, innerhalb von 24 h verbraucht oder verworfen werden.

Einfache intraoperative Autotransfusion

Als alternatives Verfahren wurde die Rückgewinnung des intraoperativ austretenden Blutes ohne Zellseparation entwikkelt. Das Blut wird in einem Gefäß aufgefangen, antikoaguliert und als Vollblut über Mikrofilter retransfundiert. Dieses Verfahren birgt jedoch erhebliche Nachteile wie Retransfusion unerwünschter Bestandteile, hohe Volumensbelastung, Zufuhr von Antikoagulantien oder Aktivierung der Blutgerinnung [47], wird aber in vielen Sparten der Chirurgie routinemäßig und mit Erfolg eingesetzt.

Maschinelle Autotransfusion

Indikation

Die maschinelle Autotransfusion wird hauptsächlich im Bereich der Herz- und Gefäßchirurgie, Traumatologie, Orthopädie, aber auch in der Leberchirurgie und bei Transplantationen eingesetzt. Bei Notfallseingriffen (Massivblutung bei Aneurysmaruptur, Polytrauma, Milzruptur etc.) kann die Anwendung der maschinellen Autotransfusion lebensrettend sein bzw. helfen, Massivtransfusionen zu vermeiden. Postoperativ kann aus Drainagen aufgefangenes Blut verarbeitet und retransfundiert werden.

Kontraindikationen und Nachteile

Nach derzeitigem Kenntnisstand stellen septische Eingriffe und die Tumorchirurgie absolute Kontraindikationen zu diesem Verfahren dar, obwohl Tumorzellen durch Filter möglicherweise aus dem Retransfusat entfernbar sind [61]. Bis zum Vorliegen endgültiger Ergebnisse ist diese Frage allerdings noch offen. Ebenso sollte nach Eröffnung von Darmteilen von der Weiterverwendung des gewonnenen Blutes Abstand genommen werden. Als relative Kontraindikationen gelten Beimischungen von Galle oder Harn zum aufgefangenen Blut.

Methode und Durchführung

Das aus dem Operationsgebiet angesaugte, mit einem Antikoagulans versetzte Material wird in einem Reservoir aufgefangen, filtriert und anschließend mit einem Zellseparator zentrifugiert und mehrfach gewaschen. Das Plasma sowie die Spülflüssigkeit werden verworfen und das gewaschene, in physiologischer NaCl-Lösung suspendierte autologe Erythrozytenkonzentrat anschließend unter Verwendung von Mikrofiltern retransfundiert. Dies soll wegen einer möglichen bakteriellen Kontamination innerhalb von 6 Stunden erfolgen. Weiters besteht mittels einfach zu bedienender, billiger Sammelsysteme die Möglichkeit, antikoaguliertes Blut steril aufzufangen und, sobald eine genügende Menge davon vorhanden ist, wiederaufzubereiten. So können im Notfall auch mehrere operative Eingriffe gleichzeitig mit einem einzigen Gerät versorgt werden.

Über 80% der Erythrozyten können unter Entfernung des Plasmaanteils zurückgewonnen werden [48]. Ihre Qualität und durchschnittliche Überlebenszeit wird dabei kaum verändert [12]. In einzelnen Notfällen, wenn innerhalb kurzer Zeit sehr große Mengen an Blut anfallen, kann der Waschvorgang auch abgekürzt werden.

Bei großen Retransfusionsvolumina kann es zum Auftreten eines Defizits an Plasma und Thrombozyten kommen, wodurch ein neuerlicher Bedarf an homologen Blutkomponenten entsteht [5]. Unklar ist nach wie vor, ob es im Rahmen großer, blutungsreicher operativer Eingriffe zu einer Aktivierung des Gerinnungssystems kommen kann. Nicht bei allen Pharmaka ist in diesem Zusammenhang ihr pharmakokinetisches Verhalten bekannt, eine gute Clearance konnte jedoch für Heparin, intrazelluläre Enzyme, Kalium, freies Hämoglobin [46] und Fett [27] nachgewiesen werden.

Der Einsatz von Hämofiltern zur Konzentration des aufgefangenen Blutes stellt in der Kardiochirurgie eine Routinemethode dar [20] und bildet einen vielversprechenden Ansatz in anderen chirurgischen Disziplinen [7]. Bei diesen Verfahren entsteht zwar wesentlich mehr freies Hämoglobin, jedoch werden andere Plasmabestandteile retransfundiert, da ja im wesentlichen nur Wasser und niedermolekulare Stoffe abfiltriert werden.

Autologe Transfusionsverfahren bei Kindern

Prinzipiell können alle Methoden der Fremdbluteinsparung bei Kindern als Alternative zur homologen Transfusion ange-

wendet werden (Tabelle 5). Verglichen mit Erwachsenen sind
Säuglinge und Kleinkinder jedoch aufgrund ihrer geringeren
Ventrikelcompliance gegen Veränderungen des intravasalen
Volumens empfindlicher [28]. Weiters ist bis zum 3. Lebensmonat der minimal tolerable Hämoglobinwert wegen des hohen Anteils an fetalem Hämoglobin entsprechend höher an-
zusetzen. Frühgeburten und Säuglinge werden außerdem
meistens wegen schwerer Erkrankungen, die für sich bereits
eine Kontraindikation zu antologen Blutsparmaßnahmen darstellen, operiert.

Die präoperative Eigenblutspende eignet sich aufgrund
der großen Belastungen und der beschränkten Kooperations-
fähigkeit erst für ältere bzw. schulpflichtige Kinder, bei klei-
neren Kindern bzw. Säuglingen kann sie eventuell im Rahmen von Herzkatheteruntersuchungen durchgeführt werden
(20 ml/kg KG) [19]. Die normovolämische Hämodilution

Tabelle 5. Blutsparmethoden in den einzelnen Altersgruppen (+ möglich,
++ empfehlenswert, +++ sehr zu empfehlen)

	Früh- und Neugeborene	Säuglinge	Kleinkinder	Schulkinder	Jugendliche
Exakte OP-Technik	+++	+++	+++	+++	+++
Strenge Indikationsstellung	+++	+++	+++	+++	+++
Reduktion diagn. Blutabnahme	+++	++	++	++	++
Präoperative Eigenblutspende			+	++	+++
Präoperative Plasmapherese				+	++
Normovoläm. Hämodilution		++	+++	+++	+++
Maschinelle Autotransfusion			++	+++	+++
postoperative maschinelle Autotransfusion				+	+

hingegen ist eine in jedem Altersbereich gut anwendbare Blutspartechnik [16, 31]. Die maschinelle Autotransfusion ist zwar ebenfalls effektiv [42, 50], aber durch die Größe der verwendeten Bestandteile (Zentrifuge, Filter etc.) derzeit noch in ihrer Anwendbarkeit limitiert und auf Operationen mit größerem Blutverlust beschränkt.

Die Reduktion diagnostischer Blutabnahmen [43], die enge Indikationsstellung zur Transfusion, die nicht nur auf das Blutbild, sondern auch auf Grunderkrankung und Art des operativen Eingriffs Rücksicht nimmt, sowie eine exakte, blutstillende operative Technik bilden jedoch auch hier die unabdingbare Voraussetzung zur Einsparung von Fremdblut.

Literatur

1. Ahnefeld FW (1992) Fremdblutsparende Methoden in der operativen Medizin (Konsensuskonferenz). Anästh Intensivmed 33: 161–165, 200–203
2. Axelrod FB, Pepkowitz SH, Goldfinger D (1989) Establishment of a schedule of optimal preoperative collection of autologous blood. Transfusion 29: 677–680
3. Biesma DH, Kraajenhagen RJ, Poortman J, Marx JJM, Van de Wiel A (1992) The effect of oral iron supplementation on erythropoiesis in autologous blood donors. Transfusion 32: 162–165
4. Boldt J, Zickmann B, Czeke A, Herold C, Dapper F, Hempelmann G (1991) Blood conservation techniques and platelet function in cardiac surgery. Anesthesiology 75: 426–432
5. Bormann von B, Holleufer R (1991) Maschinelle Autotransfusion – State of the art. Beitr Anaesth Intens Notfallmed 39: 149–156
6. Bormann von B, Friedrich M (1992) Hämodilution. In: Ahnefeld FW, Bergmann H, Kilian J, Kubanek B, Weißauer W (Hrsg) Fremdblutsparende Methoden. Springer, Berlin Heidelberg New York Tokyo, pp 161–171
7. Bormann von B, Weidler B, Holleufer R, Muller-Wiefel H, Trobisch H (1992) Alternative maschinelle Autotransfusion. Hämofiltration vs. Hämoseparation. Anästhesiol Intensivmed Notfallmed Schmerzther 27: 273–277
8. Busch OR, Hop WC, Hoynck MA, Papendrecht, Marquet RL, Jeekel J (1992) Autologous vs. allogeneic blood transfusion in colorectal cancer surgery. First results from a randomized multicenter trial (Abstract). 5. Münchner Informationstagung für Eigenbluttransfusion
9. Consensus conference – perioperative red blood cell transfusion (1988) JAMA 260: 2700–2703

10. Council on scientific affairs – autologous blood transfusions (1986) JAMA 256: 2378–2380

11. Dietrich W, Spannagl M, Jochum M, Wendt P, Schramm W, Barankay A, Sebening F, Richter JA (1990) Influence of high-dose aprotinin treatment on blood loss and coagulation patterns in patients undergoing myocardial revascularization. Anesthesiology 73: 1119–1126

12. Finck von M, Schmidt R, Schneider W, Feine U (1986) Die Qualität gewaschener autotransfundierter Erythrozyten. Anaesthesist 35: 686–693

13. Fuchs G, Vadon M, Kulier A, Gombotz H, Klein W (1991) Präoperative Eigenblutspende in der Herzchirurgie. Beitr Anaesth Intens Notfallmed 39: 69–75

14. Glück D, Kubanek B, Ahnefeld FW (1988) Eigenblut-Transfusion. Anaesthesist 37: 565–571

15. Gombotz H, Lorentz A (1990) Präoperative Eigenblutspende, Hämodilution und Autotransfusion. In: List WF, Osswald PM (Hrsg) Komplikationen in der Anästhesie, 2. Aufl. Springer, Berlin Heidelberg New York Tokyo, pp 472–483

16. Gombotz H, Metzler H, Hiotakis K, Dacar D (1985) Offene Herzoperationen bei Zeugen Jehovas. Wien Klin Wochenschr 97: 525–530

17. Gombotz H, Rigler B, Matzer Ch, Metzler H, Winkler G, Tscheliessnigg (1989) 10 Jahre Herzoperationen an Zeugen Jehovas. Anaesthesist 38: 385–390

18. Gombotz H, Stein J (1991) Fremdbluttransfusionen und blutsparende Methoden im Kindesalter. In: Kretz FJ, Schier F (Hrsg) Kinderanästhesie. Springer, Berlin Heidelberg New York Tokyo pp 121–130

19. Gombotz H, Stein J, Suppan C, Metzler H, Beitzke A (1990) Hemodynamic alterations during autologous blood donation for children in severe heart disease. Anesthesiology 73: A 1118 (Abstract)

20. Gombotz H, Vukovich Th, Fall A, Metzler H, Proidl S, Rehak P (1992) Aprotinin levels in patients with hemofiltration during extracorporeal circulation (Abstract). 14th annual meeting of the Society of Cardiovascular Anesthesiologists Boston, p 215

21. Goodnough L, Rudnick S, Price T, Ballas SK, Collins ML, Crowley JP, Kosmin M, Kruskall MS, Lenes BA, Menitove JE, Silberstein LE, Smith KJ, Wallas CH, Abels R, Von Tress M (1989) Increased preoperative collectin of autologous blood with recombinant human erythropoietin therapy. N Engl J Med 321: 1163–1168

22. Gross JB (1983) Estimating allowable blood loss: corrected for dilution. Anesthesiology 58: 277–280

23. Hackmann T, Naiman SC (1991) Con: desmopressin is not of value in the treatment of post-cardiopulmonary bypass bleeding. J Cardiothorac Vasc Anesth 5: 290–293

24. Hagl S, Bornikoel K, Mayr N, Messmer K, Sebening F (1975) cardiac performance during limited hemodilution. Bibl Haematol 41: 152–165

25. Heinrich HC (1986) Bioverfügbarkeit und therapeutischer Wert oraler Eisen(II)- und Eisen(III)-Präparate. Dtsch Apotheker 14: 681–690

26. Heiss MM, Mempel W, Jauch KW, Dietrich W, Peter K, Schildberg FW (1992) Multizentrische Studie zur Auswirkung der Eigenbluttransfusion auf das Ergebnis der Tumoroperation (Abstract). 5. Münchner Informationstagung über Eigenbluttransfusion

27. Henn-Beilharz A, Kried C (1991) Die Retransfusion in der Knochenchirurgie: Was passiert mit dem Fett? Anästh Intens Notf Schmerzth 26: 224–225

28. Hickey PR, Wessel DL (1987) Anesthesia for treatment of congenital heart disease. In: Kaplan JA (ed) Cardiac anesthesia, vol. 2 Grunde & Stratton, Orlando New York, pp 635–723

29. Kiesewetter H, Erlenwein S, Jung F, Wenzel E, Vogel W, Dyckmans J, Bach R, Hahmann, Schieffer, Bette L (1988) Isovolämische Hämodilution bei Patienten mit koronarer Herzkrankheit. Klin Wochenschr 66 [Suppl 25]: 8–14

30. Klövekorn WP, Messmer K (1976) Warum entspricht der errechnete in vitro-Effekt der präoperativen Hämodilution nicht den klinischen Tatsachen? Anaesthesist 25: 193–197

31. Kraft M, Dedrick D, Goudsouzian N (1981) Hemodilution in an eight-month-old infant. Anesthesia 36: 402-404

32. Kretschmer V (1988) Eigenblutspende Klin Wochenschr 66 [Suppl 15]: 23–28

33. Kulier A, Gombotz H, Fuchs G, Vuckovic U, Metzler H (1993) Subcutaneous recombinant human erythropoietin in autologous blood donation before CABG surgery. Anesth Analg 76: 102–106

34. Lanzer G, Vadon M (1991) Immunologische Aspekte der Fremdbluttransfusion. Beitr Anaesth Intens Notfallmed 39: 15–25

35. Love TR, Hendren WG, O'Keefe DD, Daggett WM (1987) Transfusion of predonated autologous blood in elective cardiac surgery. Ann Thorac Surg 43: 508–512

36. Mac Dougall IC, Hutton RD, Cavill I, Coles GA, Williams JD (1989) Poor response to treatment on renal anaemia with erythropoietin corrected by iron given intravenously. Br Med J 299: 157–158

37. Mann M, Sacks HJ, Godlfinger D (1983) Safety of autologous blood donation prior to elective surgery for a variety of potentially „high-risk" patients. Transfusion 23: 229–232

38. Marx G, Pokar H, Reuter H, Doering V, Tilsner V (1991) The effects of aprotinin on hemostatic function during cardiac surgery. J Cardiothorac Vasc Anesth 5: 467–477

39. Mathru M, Kleinmann B, Dries D, Blakeman B, Zecca A (1990) Myocardial adaptation during extreme hemodilution in humans. Anesthesiology V73: A236

40. Mehrkens HH, Geiger P, Weindler M, Wollinsky KH, Pohland H (1992) Eigenplasmapherese. In: Ahnefeld FW, Bergmann H, Kilian J, Kubanek B, Weißauer W (Hrsg) Fremdblutsparende Methoden. Springer, Berlin Heidelberg New York Tokyo, pp 146–160

41. Mercuriali F, Zanella A, Barosi G, Inghilleri G, Biffi E, Vinci A, Colotti MT (1993) Use of erythropoietin to increase the volume of autologous blood donated by orthopedic patients. Transfusion 33: 55–60

42. Novak RW (1988) Autologous blood transfusion in a pediatric population. Safety and efficacy. Clin Pediatr 27: 184–187

43. Obladen M, Sachsenweger M, Stahnke M (1989) Blood sampling in very low birth weight infants receiving different levels of intensive car. Eur J Pediatr 147: 399–404

44. Osswald PM, Lorentz A (1991) Präoperative Eigenblutspende in der Orthopädie. Beitr Anaesth Intens Notfallmed 39: 53–58

45. Owings DV, Kruskall MS, Thurer RL, Donovan LM (1989) Autologous blood donations prior to elective cardiac surgery. JAMA 262: 1963–1968

46. Paravicini D (1986) Intraoperative Autotransfusion. Untersuchungen zur Effektivität und Qualität der Aufarbeitung gewaschener autologer Erythrocyten. In: Bergmann H, Brückner JB, Gemperle M (Hrsg) Anaesthesiologie und Intensivmedizin, Bd. 183. Springer, Berlin Heidelberg New York Tokyo, pp 25–60

47. Paravicini D (1992) Maschinelle Autotransfusion. In: Ahnefeld FW, Bergmann H, Kilian J, Kubanek B, Weißauer W (Hrsg) Fremdblutsparende Methoden. Springer, Berlin Heidelberg New York Tokyo, pp 172–177

48. Paravicini D (1988) Intra- und postoperative Autotransfusion – eine Qualitätsanalyse. Klin Wochenschr 66 [Suppl 15]: 29–32

49. Partecke G (1991) Die präoperative Plasmapherese. Beitr Intens Notfallmed 39: 93–10

50. Pouliqen EM, Mangin F, Pouliquen JC (1989) Autotransfusion et hémodilution en chirurgie orthopédique pédiatrique. Rev Chir Orthop 75: 11–18

51. Reimann PM, Mason PD (1989) Plasmapheresis: technique and complications. Intensive Care Med 16: 3–10

52. Rosberg B, Wullf K (1981) Hemodynamics following normovolemic hemodilution in elderly patients. Acta Anaesthesiol Scand 25: 402–406

53. Schirmer U, Ahnefeld FW (1992) Fremdblutsparende Maßnahmen und Volumenersatz in der Herzchirurgie. Anästh Intensivmed 33: 254–257

54. Schleinzer W, Mehrkens HH, Bormann von B, Weindler M, Wollinsky KH (1988) Präoperative Plasmapherese. Klin Wochenschr 66 [Suppl 15]: 33–39

55. Shiffrin JS, Glass DD (1991) Pro: desmopressin is of value in the treatment of post-cardiopulmonary bypass bleeding. J Cardiothor Vasc Anesth 5: 285–289

56. Spiess BD, Sassetti R, McCarthy RJ, Narbone RF, Tuman KJ, Ivankovich AD (1992) Autologous blood donation: hemodynamics in a high-risk patient population. Transfusion 32: 17–22

57. Stehling L, Zauder HL (1991) Acute normovolemic hemodilution. Transfusion 31: 857–868

58. Sunder-Plassmann L, Klövekorn WP, Meßmer K (1976) Präoperative Hämodilution: Grundlagen, Adaptationsmechanismen und Grenzen klinischer Anwendung. Anaesthesist 25: 124–130
59. Surgenor DM (1987) The patient's blood is the safest blood. N Engl J Med 316: 542–544
60. Wasman J, Goodnough LT (1987) Autologous blood donation for elective surgery. JAMA 258: 3135–3137
61. Wiesel M, Hendricks D, Güdemann CH, Martin W (1992) Intraoperative maschinelle Autotransfusion bei Tumoroperationen – erste Ergebnisse (Abstract). Anaesthesist 41 [Suppl 1]: S 161
62. Zander R (1988) Sauerstoff-Konzentration und Säure-Basen-Status des arteriellen Blutes als limitierende Faktoren einer Hämodilution. Klin Wochenschr 66 [Suppl 15]: 3–7

Korrespondenz: Univ. Doz. Dr. H. Gombotz, Univ.-Klinik für Anästhesiologie, LKH Graz, A-8036 Graz, Österreich.

Die klinische Untersuchung von Patienten zur präoperativen Eigenblutspende

Ch. Gabriel

Blutzentrale Linz, Blutspendedienst vom Roten Kreuz für Oberösterreich und
Abteilung für Anästhesiologie und operative Intensivmedizin, AKH Linz,
Linz, Österreich

*To every benefit there is a risk. The only way to guarantee immunity
from risk is to do nothing at all (Keats, Anaesthesiology 1979)*

Einleitung

Die klinische Untersuchung von Patienten zur präoperativen
Eigenblutspende ist ein wesentliches Element der optimalen
Versorgung dieser Patientengruppe. Die Position dieses Vor-
gangs in der Prähospitalphase und die Abwicklung der autologen Transfusion bei unterschiedlich ausgerichteten Spezialisten haben eine einheitliche Vorgangsweise und Bewertung
erschwert, zumal es manchmal auch an notwendigen Unter-
suchungseinrichtungen oder -prozeduren fehlt. Zudem besteht, im Gegensatz zur homologen Spende, die strikten
Richtlinien der Spendertauglichkeit unterworfen ist, ein breites Feld der Abwägung des untersuchenden Arztes. Sogenannte Hochrisiko-Patienten werden oft abgelehnt, obwohl
zahlreiche Literaturangaben diese Gefahr zu widerlegen
scheinen [19]. Blut kann demnach bei Schwangeren, Kindern, sehr alten und koronarkranken Patienten abgenommen
werden, wenngleich hier im wesentlichen auch die Bedingungen in der jeweiligen Institution einen Einfluß auf die Indikation und Zulassung zur autologen Transfusion ausüben [19].
Somit spielen auch Faktoren, die außerhalb der klinischen
Untersuchung dieser Patienten liegen, eine maßgebliche Rolle in der Vorselektion der Patienten und damit auch in der Bewertung der Eigenblutspende, die gemeinhin als sicherer als

die homologe Transfusion bewertet wird [1, 2]. Die klinische Untersuchung hat somit zwei Zielsetzungen:

Anästhesiologische Risikoerhebung

Das primäre Ziel der klinischen Untersuchung liegt in der anästhesiologischen Risikoeinschätzung des Patienten. Die präoperative Eigenblutspende wird durchwegs an Patienten mit elektiven Eingriffen ausgeführt. Es wäre nicht einsichtig, daß ein Patient ohne adäquate Vorbereitung nach einer Serie von Eigenblutspenden vom operativen Eingriff wegen fehlender Befunde oder mangelnder Narkosetauglichkeit zurückgestellt wird, und gegebenenfalls die autologen Einheiten vernichtet werden müßten. Die klinische Untersuchung der Eigenblutspender hat demnach auch die Funktion einer frühzeitigen anästhesiologischen Überprüfung der Patienten und ihrer Zuweisung zur weiteren präoperativen Abklärung, auch wenn dadurch die Eigenblutspende nicht mehr (vollständig) durchgeführt werden kann. Jede Risikoerfassung sollte demnach in einer präoperativen Risikominderung münden. Risikoklassifizierungen nach ASA, der NYHA und die Mannheimer Risiko-Checkliste sind weithin gebräuchlich und stellen somit einen allgemeinen Informationsstandard für Anästhesisten dar, der vor allem dann verwendet werden sollte, wenn die klinische Untersuchung von Eigenblutspendern nicht in der Institution durchgeführt wird, die das Blut abnimmt, oder verwendet.

Vermeidung von Spendereaktionen

Publikationen zum Thema der Spendereaktionen autologer Blutspender zeigen in vielfacher Hinsicht das Dilemma auf, in der es schwierig ist, diese Problematik zu evaluieren. So ist der Vergleich zwischen autologen und homologen Blutspendern nicht zielführend, weil die Abnahmebedingungen unterschiedlich sind, und eine Vorselektion autologer Spender stattfindet [15]. Auch besteht wegen der kürzeren Spendeintervalle im Gegensatz zu homologen Spendern keine Vergleichsmöglichkeit. Viel zu unterschiedlich ist die Einteilung der Spendereaktionen, bei denen subjektive Momente eine

große Rolle spielen, und sich in einer Publikation in den großen Unterschieden einzelner Abnahmeorte widerspiegelt [26,
15, 16]. Nur durch ein „learning by doing" kann die entsprechende Erfahrung des untersuchenden Arztes gewonnen werden, die notwendig ist, das Risiko von Spendereaktionen besser einzuschätzen. Eine optimale Situation kann nur dann
vorliegen, wenn die Abnahmeüberwachung und die Aufnah-
meuntersuchung in der gleichen Person liegt.

Die Vorgangsweise bei der klinischen Untersuchung von
Eigenblutspendern unterscheidet sich in wenigen Punkten
von einer präoperativen Anästhesievisite, wenngleich das
Hauptaugenmerk auf die Anamnese und die Überprüfung
der physiologischen Belastbarkeit gelegt werden muß. Vor-
ausgeschickt werden sollte aber, daß in den Patienteninforma-
tionen die Aufforderung enthalten sein sollte, wonach alle aktuellen Befunde, ärztlichen Berichte und Medikamente mitzu-
nehmen sind. Die Anamneseführung wird wesentlich erleichtert und kann exakter gehalten werden.

Anamnese

Bereits durch die Anamnese kann ein Großteil der Kontraindikationen erfaßt werden [21]. Dementsprechend besteht
hier die Möglichkeit, die betroffenen Patienten auszuschließen oder einer weiteren Untersuchung zuzuführen. Die
Anamnese ergibt sich einerseits aus Fragen, die auch an homologe Blutspender gerichtet werden und solchen, wo die
Anamnese als Bewertungsmaßstab in einem „Review of Systems" Gültigkeit hat.

Die Umsetzung permanenter Ausschlußgründe für homologe Blutspender auf autologe Blutspender ist nicht immer
nachvollziebar, weil gesicherte Daten der Auswirkungen
nicht vorhanden sind. Wie bei homologen Spendern besteht
wegen einer intraoperativen Immunsuppression, ein permanenter Ausschluß von Eigenblutspendern, die die folgenden
Erkrankungen angeben [7].

HIV Infektion

Die Abnahme von Eigenblut in dieser Patientengruppe ist
wegen der häufigen Neigung zu Anämien und Neutrope-

nien, vor allem auf der Basis einer langdauernden AZT-Therapie, abzulehnen. Zudem besteht eine mangelnde Regenerationsfähigkeit des Knochenmarks und koexistierende opportunistische Infekte, die häufig in einer eingeschränkten Lungenfunktion münden [5]. Die autologe Transfusion von HIV-infizierten Blutprodukten kann in einer Situation der intraoperativen Immunsuppression zu einer Progression von opportunistischen Infekten, bzw. durch die zusätzliche Virusbeladung zu einer höheren Replikationsrate und Mutationsfrequenz des HIV führen [23]. Die Transfusion von bestrahlten, gefilterten und CMV-negativen, homologen Produkten erscheint hier sinnvoller. Zudem sollten diese Patienten präoperativ einer eingehenden Lungenfunktionsdiagnostik, einem präoperativen EKG, einer Echokardiografie (Ausschluß einer Myokarditis) sowie einer eingehenden neurologischen Diagnostik (Statusbestimmung zur eventuellen postoperativen Evaluierung neurologischer Ausfälle) zugeführt werden.

Hepatitis B, Hepatitis C

Akute Hepatitis: Eine symptomatische akute Hepatitis B oder Hepatitis C ist mit einem Ikterus und einem Transaminasenanstieg verbunden. In dieser Phase bzw. in der Rekonvaleszenz ist es schwer vorstellbar, daß die Patienten einer elektiven Operation zustimmen.

Chronische Hepatitis: HBc-Antigen spezifische T-Zellen mediieren den Leberzellschaden auf dem Boden eines Interferondefizits [3, 10, 18, 20]. Ähnliche Mechanismen werden bei der Hepatitis C vermutet, die in 50% zu einer chronischen Hepatitis führt. Auch hier kann angenommen werden, daß die intraoperative Zufuhr von autologen Viren (wobei die Hepatitis C-Viren eine hohe Variabilität aufweisen) zu einer Exazerbation der chronischen Hepatitis auf der Grundlage der intraoperativen Immunsuppression führen kann. Ein endgültiger Beweis hiefür steht aber noch aus.

Die Zuweisung dieser Patienten zu einer hepatologischen Ambulanz unter dem Aspekt der präoperativen Abklärung der Leberfunktion und Gerinnung und eventuellen postoperativen Therapie ist sinnvoll. Eine länger zurückliegende abgelaufene Hepatitis B stellt im Gegensatz zu der angeführten Vorgangsweise keine Kontraindikation dar, soferne der anti-HBs Befund positiv ist. Ein positiver a-HCV Befund im RIBA ist wegen der hohen Wahrscheinlichkeit einer gleichfalls positiven PCR und damit auch einer Virusreplikation mit einer aktiven Hepatitis C gleichzusetzen. Befunde die sich im Screening der autologen Spender in derselben Weise ergeben, sind selbstverständlich genauso zu bewerten und sollten zu einem Abbruch der Abnahme führen.

Tuberkulose

Eine aktive Tuberkulose ist immer mit einer hämatogenen Aussaat von Mykobakterium tuberculosis verbunden. Vielfach kann eine Reaktivierung zur neuerlichen hämatogenen Aussaat führen, die zumeist asymptomatisch verläuft, aber letztendlich in einer Miliartuberkulose enden kann. Die Anamnese einer Tuberkulose verbietet demnach die autologe Blutabnahme. Eine präoperative pulmologische Abklärung erscheint sinnvoll, da die Lungenfunktion eine maßgebliche Rolle der Narkoseplanung spielt [24].

Osteomyelitis

Sie ist bei Eigenblutspendern zumeist in Folge einer postoperativen Komplikation zu sehen. Mit einer hämatogenen Aussaat ist immer zu rechnen [6]. Das Risiko einer neuerlichen Besiedelung von Prothesen durch eine hohe intraoperative Keimbelastung, wie sie durch die autologe Transfusion entstehen kann, ist zu hoch. Eine autologe Transfusion kann nur dann in Erwägung gezogen werden, wenn eindeutig durch eine vorhergegangene Biopsie mit einer Kultur und/oder einen Leukozytenscan in Kombination mit einer Serie von Röntenuntersuchungen eine neuerliche Herdbesiedelung auszuschließen ist. Die Blutkultur ist in diesen Fällen zu insensitiv.

Yersiniose

Die Yersiniose zählt zu den gefährlichsten bakteriellen Kontaminationen in der Transfusionsmedizin. Sie endet häufig letal.

Ein Fall eines septischen Schocks nach einer autologen Transfusion eines Patienten, der eine Yersiniose hatte ist bereits aufgetreten. Die langdauernde Lagerung und die suboptimalen Bedingungen der Konservenlagerung für Yersinia enterocolitica stellen ein hohes Risiko dar. Da diese Patienten neben milden gastroinestinalen Symptomen auch oft eine Anämie aufweisen, ist die präoperative Abklärung und Therapie sinnvoll.

Parasitosen (Malaria, Toxoplasmose, Trypanosomen)

Abgesehen davon, daß eine akute Symptomatik von Parasitosen es schwer vorstellbar macht, daß Patienten autologes Blut spenden, so ist die Anamnese einer länger zurückliegenden Parasitose, vor allem der Malaria, eine Kontraindikation. Das Risiko einer Exazerbation ist insoferne beträchtlich, da die kausale Therapie insuffizient sein kann. Patienten, die eine kurz zurückliegende Reise in ein Endemiegebiet hatten, sollten genauso wie homologe Blutspender zurückgestellt werden.

Medikamente

Gerinnungshemmende Medikamente stellen eine absolute Kontraindikation dar, da die intraoperative Transfusion die Blutungsneigung verstärken kann. Aus der Praxis trifft dies vorwiegend bei Cumarin- und Acetylsalicylsäurederivaten zu. Weitere Medikamente, wie vor allem Antihypertensiva, Antiarrythmika und Digitalispräparate sind einer eingehenden Risikoabwägung zu unterziehen, und stellen oft neben der Grunderkrankung einen zusätzlichen Faktor der Kontraindikation dar.

Von einer Eigenblutspende sind – trotz der Festlegung temporärer Ausschlußgründe für homologe Blutspender – folgende Patienten auszuschließen:

Kontakt mit HIV-positiven Personen oder Hepatitispatienten oder Angehörige derartiger Risikogruppen

Da in diesen Gruppen ein erhöhtes Infektionsrisiko gilt, sind sie genauso permanent von einer Eigenblutspende auszuschließen, wie die betroffenen Patientengruppen. Die Anamnese eines iv. Drogenabusus aber auch der regelmäßige Gebrauch von Kokain (HCV-Risiko) stellen gleichartige Ausschlußgründe dar.

Personen, an denen invasive Eingriffe in den vergangenen 6 Monaten durchgeführt worden sind

Dies betrifft vor allem Patienten nach einem operativen Eingriff, nach schweren offenen Verletzungen, Tätowierungen, Piercing (Durchstechen von Körperteilen). Hier besteht die Gefahr, daß die hämatogene Aussaat von Hautkeimen (v. a. Staph. epidermidis, Staph. aureus) zu einer Besiedelung von Implantaten und Prothesen führt. Inwieweit die Akupunktur, die heutzutage sehr weit verbreitet ist, und unter sterilen Kautelen durchgeführt wird, gleichwertig zu sehen ist, mag diskussionswürdig sein. Daten, die ein höheres Risiko belegen, sind nicht vorhanden. Anders ist die Situation bei zahnärztlichen Eingriffen, bei denen eine Rückstellung von einer Woche zu gering erscheint, da das Keimspektrum der Mundhöhle unter oben erwähnten Gründen ein zu hohes Risiko darstellen. Die Wahl der Mindestzeit, die seit einem invasiven Eingriff abgelaufen ist, kann der einzelnen Entscheidung unterliegen, sollte aber zwei Monate nicht unterschreiten.

Empfänger von homologen Blut- oder Plasmaprodukten

Da das Risiko einer transfusionsassoziierten Infektion mit allen oben genannten Konsequenzen besteht, ist in diesen Fällen eine Karenzfrist von 6 Monaten einzuhalten.

Fieber, Grippe, andere Infekte

Während fieberhafter Infektionen Blut abzunehmen, ist auf Grund des Risikos einer hämatogenen Aussaat von Keimen und vor allem der Belastung der Patienten nicht sinnvoll. Die Neigung zu vasovagalen Reaktionen ist in dieser Patientengruppe höher und oft ist die Verschiebung der elektiven Operation um zwei Wochen ratsam.

Impfungen

Da die Karenzfristen nach Impfungen vorwiegend zum Schutz der Spender gewählt worden sind, sind sie analog für die Eigenblutspender umzusetzen. Dies bedeutet eine 48-Stunden Karenz für folgende Impfungen: Poliomyelitis-Totimpfstoff, Influenza, FSME, Hepatitis A, Hepatitis B, Cholera, Diphterie, Tetanus, Meningokokken, Tollwut präexpositionell. Eine 4-wöchige Karenzfrist gilt für folgende Impfungen: Mumps, Masern, Röteln, Varizellen, Gelbfieber, Poliomyelitis (oral), Typhus, BCG. Eine einjährige Karenzfrist besteht für die passive Hepatitis B Impfung, und die postexpositionelle Tollwut-Impfung. Alle anderen Passivimpfungen haben eine 4 wöchige Karenzfrist zur Folge.

Weitere Anamnesepunkte betreffen die Erfassung der Belastbarkeit des Patienten. Ihre Bewertung sollte in Verbund mit der klinischen Untersuchung, Laborparametern und anderen Untersuchungen (EKG, Thoraxröntgen) erfolgen.

Review of Systems

Komplikationen bei Operationen oder Narkosen

Probleme, die während oder nach einer Narkose auftreten, und vom Patienten berichtet werden, sind, soferne es sich nicht um subjektive Beschreibungen handelt (z. B. Übelkeit nach Inhalationsnarkose), als schwerwiegend einzustufen. Eine Reanimation, kardiale Akutsituationen, metabolische Entgleisungen, akute respiratorische Störungen sollten neuerlich im Narkose- oder Zwischenfallsprotokoll aufgerollt werden, da die Informationen einerseits im Konsilium mit dem Anästhesisten zu einer zielgerichteten präoperativen Abklärung verwertet werden sollen und andererseits zur Risikoabwägung der Eigenblutspende wesentlich beitragen.

Vorhergegangene Blutspenden

Wiederholungsspender neigen seltener zu Spendereaktionen als Erstspender [26, 19, 16]. Personen, die über Spendereaktionen berichten und danach nicht mehr Blut gespendet haben, sind besonders vorsichtig zu behandeln. Schlechte Erfahrungen können zu ungünstigen Erwartungshaltungen führen.

Konträr ist die Situation bei Mehrfachspendern, die über gute
Erfahrungen verfügen.

ZNS

Zerebrovaskuläre Erkrankungen

Der zerebrale Blutfluß ist für die adäquate Versorgung des Gehirns der maßgebliche Parameter. Er unterliegt Autoregulati-
onsmechanismen und kann beispielsweise durch einen Abfall
des mittleren arteriellen Druckes auf 50mmHg verlorengehen.
Der Verlust der Autoregulation kann zu einem disproportio-
nierten Verteilungsmuster der Blutversorgung führen, wobei
bereits vorgeschädigte Areale besser perfundiert werden als
unbeteiligte Gebiete. Patienten mit einer nachgewiesenen
TIA, einem apoplektischen Insult, Hinweisen auf eine Amau-
rosis fugax, kurzfristige Paresen, Sprachstörungen und Symptomen einer vertebrobasilären Insuffizienz sind, wenn überhaupt, nur unter äußerst strengen Kautelen zur autologen
Spende zulässig. Ein Volumsverlust vor allem in Zusammenhang mit dem erwarteten Hämoglobinabfall stellt ein hohes
Risiko für diese Patientengruppe dar. Die Auskultation der
Catotiden ist in der klinischen Untersuchung unumgänglich.
Wenngleich Strömungsgeräusche in den Carotiden zur Prognose der Patienten eher insensitiv sind, so besteht hier eindeutig ein höheres Risiko auch wegen cardiovaskulärer Probleme.
Die weitere Abklärung durch eine Carotisdopplersonogra-
phie und eine eingehende Suche auf eventuell bestehende car-
diovaskuläre Erkrankungen muß vor der Abnahme von autologem Blut erfolgen. Die Eigenblutspende sollte vor allem bei
Patienten vermieden werden, deren Beschwerden nicht eindeutig abgeklärt werden können, die irreversible neurologische Ausfälle aufweisen, unter einer Dauertherapie mit Acetylsalicylsäurederivaten stehen, und/oder bei denen eine Hypertonie besteht. Letztgenannte Patientengruppe kann besonders
empfindlich auf eine Hypotension reagieren.

Idiopathisches Parkinson Syndrom

Diese Erkrankung wird in der autologen Patientenpopulation
nicht selten gesehen, stellt aber keine Kontraindikation dar.

Die höhere Neigung zur orthostatischen Hypotension muß berücksichtigt werden.

Epilepsien

Inwieweit die Abnahme von Eigenblut bei einer Epilepsie-Anamnese eine Kontraindikation darstellt, ist strittig. Die Erfahrung lehrt, daß die jahrelange Einnahme von antikonvulsiven Medikamenten Symptomfreiheit garantiert, aber Epilepsien zumeist bei einem Auslaßversuch auftreten können. In dieser Hinsicht ist der Patient insbesonders dann aufzuklären, wenn eine präoperative Plasmapherese vorgesehen ist, die den Plasmaspiegel des Antikonvulsivums reduzieren kann. Geachtet werden sollte auch auf die Vermeidung von Hypotonien und Hypoglykämiephasen.

Demenz

Eine Demenz erschwert die Führung der Patienten. Der Transfer aus einer gewohnten Umgebung kann zu einem Desorientierungsgefühl führen. Auch hier besteht die Risikoerhöhung durch eine Hypotonie nach der Blutabnahme, so daß die Eigenblutspende wenig sinnvoll erscheint.

Neuromuskuläre Erkrankungen

Da in diesem Bereich geringe Erfahrungen bestehen, ist es ratsam, ein neurologisches Konsilium vor der Eigenblutspende einzuholen. Festgehalten werden muß hier, daß die Neigung zur muskulären Schwäche auch pulmonale Probleme, wie Atelektasen oder eine erhöhte Infektneigung, erzeugen kann. Dies kann für die Narkoseführung relevant sein.

Meningitis

Die Frage nach einer Meningitis ist für die Narkoseplanung wesentlich, sollte aber bei positiver Beantwortung durch die Fragen ergänzt werden, wie lange sie zurückliegt, wodurch sie verursacht wurde, und vor allem ob noch Residuen (Krampfanfälle etc.) bestehen, die durch erhöhte physische

Belastung sich aggravieren oder ausgelöst werden. In diesem Fall ist Vorsicht bei der Abnahme angebracht, da ein Volumsmangel oder ein verminderter Hämoglobinwert derartiges auslösen können.

Endokrine oder metabolische Erkrankungen

Diabetes mellitus

Die Probleme die bei diabetischen Patienten beachtet werden müssen, sind vielschichtig und ergeben sich aus der metabolischen Kontrolle, den Sekundärschäden und einer erhöhten Infektneigung [9, 22].

Eine orientierende Blutzuckerbestimmung im Rahmen der klinischen Untersuchung erscheint nicht nur bei Patienten mit einer eindeutigen Anamnese notwendig. Die weitergehende Anamnese sollte die Diät, die medikamentöse oder Insulin-Einstellung, hyper- und hypoglykämische Phasen, Harnbestimmungen, die letzten Nüchternblutzuckerwerte, und eventuell den letzten HbA_1C Wert erfassen. Desgleichen soll intensiv nach kardiovaskulären Erkrankungen, wie einer Angina pectoris, einer Hypertonie, orthostatischen Hypotonie, Rhythmusstörungen gefragt werden. Unabhängig von der Angabe derartiger Beschwerden müssen diese Patienten einem EKG unterzogen und ein Elektrolyt-, BUN, Kreatinin- und Urinstatus durchgeführt werden.

Metabolische Kontrolle: Patienten, die einen Nüchternblutzucker von 220 mg/dl überschreiten, bedürfen, alleine aus anästhesiologischen Erwägungen, einer präoperativen Abklärung und diätitischen wie auch medikamentösen Einstellung. Ähnliches gilt auch für Patienten, die eine schlechte Compliance vorweisen oder nicht adäquat eingestellt sind.

Sekundärschäden: Zu den häufigsten Folgen eines Diabetes mellitus zählt der Myokardinfarkt. Die Abnahme von Eigenblut bei einer entsprechenden Anamnese oder einem eindeutigen EKG-Befund ist mit äußerster Vorsicht zu bewerten und eher zu unterlassen. Zudem kann die Neuropathie des autonomen Nervensystems eine deutlich erhöhte Neigung zu hypotonen Phasen hervorrufen. Ein erhöhtes Risiko besteht auch dann, wenn die vagale Innervation beteiligt ist. Dies ist in einem Rhythmusstreifen einfach zu diagnostizieren: Die Differenz zwischen der maximalen Pulsrate bei Inspiration und der minimalen Pulsrate bei Exspiration sollte größer als 15 sein. Ist sie geringer, so besteht ein höheres Risiko Volumsverluste nicht adäquat gegensteuern zu können. Auch hier ist die Indikation zur Eigenblutspende strenger zu stellen. Ein intensives Monitoring (EKG, O_2 Sättigung, noninvasive Blutdruckmessung) und ein Volumsausgleich ist unerläßlich.

Infektionen: Die meisten Infektionen betreffen den Harntrakt und die unteren Extremitäten. Diabetische Patienten sollten bei der klinischen Untersuchung extensiv daraufhin (Harnstreifentest, Untersuchungen auf Ulcerationen, Wundheilungsstörungen – beispielsweise einer vorhergegangenen Hüfttotalendoprothese) untersucht werden.

Schilddrüse

Hypothyreose: Symptome die auf eine Hypothyreose schließen lassen, sollten abgeklärt und gegebenenfalls behandelt werden. Ein euthyreoter Status bereits 2–3 Monate vor einem elektiven Eingriff ist wünschenswert, so daß die Verschiebung des Operationstermines daraus resultieren kann.

Hyperthyreose: Auch hier gilt, daß eine Symptomatik, die auf eine Hyperthyreose schließen läßt, abgeklärt werden sollte und erst mit Erlangen eines euthyreoten Status der elektive Termin eingehalten werden kann. Auswirkungen durch die Eigenblutabnahme sind im allgemeinen nicht zu erwarten.

Cardiovaskuläres System

Zur Erfassung eines cardiovaskulären Risikos dient neben der Anamnese, die Untersuchung, das Blutbild, die Blutdruckmessung, ein EKG in 12 Ableitungen und gegebenenfalls ein Thoraxröntgen. Dies entspricht einerseits der allgemeinen üblichen präoperativen Anästhesievisite und ist zudem einfach zu organisieren.

Bluthochdruck

Schwerpunkt der Anamnese ist die Evaluierung der Genese und der Dauer des Bluthochdrucks, ihre Behandlung, die

Verträglichkeit der Medikation, die Compliance, das Auftreten hypertensiver Krisen, die Blutdruckwerte unter Therapie und nach Auslaßversuchen, weitere kardiale und eventuelle zerebrovaskuläre Symptome. In der klinischen Untersuchung sollte großer Wert auf die Erfassung von Hypovolämie-Zeichen oder einer Dehydrierung (vor allem bei Diurektika-Einnahme), Dekompensationszeichen und Sekundärschäden gelegt werden. Im EKG sollte man eine Bradykardie – bedingt durch Einnahme von Betablockern – und Ischämiezeichen besonders beachten. Ein Elektrolytstatus ist bei Diuretikaeinnahme unumgänglich. Die Korrektur von Abweichungen sollte in der präoperativen Phase veranlaßt werden [11, 12, 22]. Desgleichen ist die Abklärung einer Hypertonie wegen einer Erythropoietintherapie im Sinne der Frage zur Kontraindikation notwendig [17]. Inwieweit die Einnahme von antihypertensiven Medikamenten der Eigenblutspende entgegenstehen, ist selbst den meisten Kardiologen unklar. In unserer Praxis hat sich ein Sistieren des Medikaments am Tag der Abnahme in Verbindung mit einem erweiterten Monitoring und einer adäquaten Volumszufuhr gut bewährt.

Koronare Herzkrankheit

Die Anamnese ist der beste Indikator einer koronaren Herzkrankheit. Ihre Zielrichtung besteht darin, ob eine stabile oder instabile Angina pectoris vorliegt, in welcher Frequenz sie auftritt, ob sie durch Ruhigstellung oder medikamentös gut beseitigt werden kann. Besondere Beachtung sollte auf die Änderung von Lebensgewohnheiten (Sport, Haushalt) gelegt werden, weil Patienten mit einer beginnenden instabilen Angina pectoris dazu neigen, ihre Gewohnheiten stark einzuschränken und damit Beschwerdefreiheit vortäuschen können [11]. Eine Hilfe bietet hier die Veranlassung oder Vorlage von aktuellen Ergometrie-Befunden. Patienten, die einen Myokardinfarkt hatten, sind auf den Zeitpunkt, die Therapie (Lyse, Aortocoronarer Bypass), Komplikationen (Aneurysma, Rhythmusstörungen, Dekompensationsneigung), die anschließende Rehabilitation, deren Erfolg und aktuelle kardiale Beschwerden (Angina pectoris) zu befragen. Ein EKG ist in Bezug auf Ischämiezeichen, Rhythmusstörungen (Rhythmusstreifen), Erregungsleitungsstörungen und die Pulsfrequenz (Digitaliseinnahme) besonders genau zu beurteilen. Die Eigenblutspende kann bei Patienten mit einer stabilen Angina pectoris (NYHA I und II), wenn auch unter erhöhtem Risiko, durchgeführt werden [11]. Man sollte die Patienten zusätzlich aufklären, daß sie ärztliche Hilfe bei jedweden kardialen Beschwerden zu rufen haben. Ein erweitertes Monitoring und ein Volumsersatz ist die Voraussetzung zur Eigenblutspende dieser Patientengruppe. Eine instabile Angina pectoris stellt eine Kontraindikation der Eigenblutspende dar [12]. Im Gegensatz dazu besteht keine absolute Kontraindikation bei asymptomatischen Patienten mit einem aortocoronaren Bypass, oder einem Myokardinfarkt in der Vorgeschichte. Auf Grund des höheren perioperativen Risikos ist es aber nicht sinnvoll, Patienten, bei denen der letzte Myokardinfarkt weniger als sechs Monate zurückliegt zu einer elektiven Operation zuzulassen, und demnach ist auch die Eigenblutspende in Frage gestellt [11, 12, 22].

Herzinsuffizienz

Der tolerierbare Hämoglobinabfall ist bei Patienten mit einer Kardiomyopathie schwer abzuschätzen, weil neben einer Konronarinsuffizienz eine adäquate Steigerung des Herzzeitvolumens mit dem vorgeschädigten Myokard bei einer manifesten oder latenten Herzinsuffizienz nicht möglich ist. Demnach ist hier die Eigenblutspende abzulehnen [11, 8].

Aortenstenose

Eine Aortenstenose verursacht eine Hypertrophie des Myokards und demnach auch einen hohen Druckgradienten der wiederum zur myokardialen Sauerstoffversorgung notwendig ist. Andererseits besteht hier auch ein erhöhter O_2 Verbrauch des Myokards, so daß ein Hämoglobinabfall wie auch ein Abfall des mittleren arteriellen Blutdrucks zu einem erhöhten Ischämierisiko bei diesen Patienten führt. Weiters ist die Auswurffraktion (Cardiac Output) von der enddiastolischen Füllung abhängig und diese kann wiederum bei Volumsverlust absinken. Ein, wenn auch geringes, Systolikum über dem Aortenpunkt ist ein erster Hinweis, wobei in der Anamnese auch die Leistungsfähigkeit und die Neigung zu Synkopen befragt werden sollte. Eine weitergehende Diagnostik (Echokardiografie) ist bei einem Verdacht auf eine Aortenstenose unabdingbar. Eine EF von weniger als 50% stellt eine absolute Kontraindikation dar [13]. Auf die ausreichende kontinuierliche Volumssubstitution der Patienten während der Abnahme sollte geachtet werden.

Aorteninsuffizienz

Volumsverluste werden in dieser Patientengruppe besser toleriert als bei einer Aortenstenose. Die Limitation besteht nicht in der Klappenfunktion sondern der verbleibenden myokardialen Reserve. Ein linksventrikulärer enddiastolischer Durchmesser von mehr als 5.5 cm weist auf eine deutliche Funktionsverminderung hin, so daß diese Patienten nicht zuzulassen sind [11, 12, 22].

Mitralstenose

Hier steht die Klappenobstruktion im Vordergrund, die zu einer Erweiterung des linken Vorhofs und konsekutiv zu einem Vorhofflimmern führt. Eine Tachykardie sollte auf Grund der schlechteren enddiastolischen Füllung der linken Kammer vermieden werden. Eine milde Hypovolämie kann zuweilen erwünscht sein, so daß der Eigenblutspende, soferne sie mit einem erweiterten Monitoring verbunden ist, nichts entgegensteht.

Mitralinsuffizienz

Arrythmien, ein pulmonaler Hochdruck und eine schlechte Myokardfunktion sind Kennzeichen dieser Erkrankung. Da bereits durch die Grunderkrankung ein hohes Risiko der Linksherzinsuffizienz besteht, ist die autologe Blutabnahme kontraindiziert.

Tachykarde Rhythmusstörungen

Die Anamnese einer supraventrikulären Tachykardie und konsekutiv die Therapie mit Verapimil führt zur Indikationseinschränkung, weil die medikamentöse Therapie in einen niedrigeren systemischen Blutdruck und eine Myokarddepression mündet. Die Eigenblutabnahme kann bei einer gleichzeitig vorhandenen koronaren Einschränkung Auslöser neuerlicher tachykarder Anfälle sein [11, 22].

Ventrikuläre Arrythmien

Sie stellen ebenfalls einen Hinweis auf begleitende kardiale Erkrankungen dar, denen nachgegangen werden sollte. Ventrikuläre Tachykardien in der Anamnese oder Extrasystolen in Salven stellen eine Kontraindikation dar, da eine eingeschränkte koronare Reserve die Grundlage dafür bieten kann und die Folgen derartiger Anfälle ein zu großes Risiko darstellen [11].

Bradykardien

Ein AV Block 2. und 3. Grades ist eine Kontraindikation. Die Kompensationsfähigkeit bei einem Volumsverlust und einer konsekutiven Frequenzsteigerung ist hierbei nicht mehr gewährleistet, und der Patient sollte einer eingehenden präoperativen kardiologischen Untersuchung zugeführt werden um eventuell präoperativ die Indikation zur Implantation eines Schrittmachers stellen zu können.

Respirationstrakt

Wenngleich die Auswirkungen von Lungenerkrankungen auf die Eigenblutspende gering sind, so ist die klinische Untersuchung wesentlich für die anästhesiologische Risikoerfassung und Narkoseplanung [24]. In diesem Zusammenhang ist das Thoraxröntgen und bei entsprechender Anamnese eine Lungenfunktionsdiagnostik zu planen. Ein Thoraxröntgen dient dazu, asymptomatische Läsionen der Lunge, pleurale Veränderungen, Hilusstrukturen, die Herzgröße und -form aufzudecken. Zahlreiche Publikationen der präoperativen anästhesiologischen Visite belegen den hohen Wert des Thoraxröntgens bei Patienten von über 40 Jahren, mit einer Raucheranamnese, oder cardiovaskulären Erkrankungen [22].

Chronisch obstruktives Bronchialsyndrom

Da Patienten mit einem chronisch obstruktiven Bronchialsyndrom meist einer Dauertherapie bedürfen, ist die präoperative Lungenfunktionsdiagnostik und Überprüfung der medikamentösen Einstellung sinnvoll. Soferne diese Patienten infektfrei und gut belastbar sind, ist auch anzunehmen, daß die Eigenblutspende keine erheblichen Probleme verursacht. Die kontinuierliche Beobachtung während der Abnahmephase hat höchste Bedeutung in der optimalen Betreuung.

Gastrointestinaltrakt

Die Risikoevaluierung von Beschwerden des Gastrointestinaltraktes hat in der Eigenblutspende eine untergeordnete Bedeutung. Sie ist nur insoferne sinnvoll, um die Eisensubstitution, die mit erheblichen gastrointestinalen Nebenwirkungen einhergehen kann, besser steuern zu können. Auf Grund der erhöhten Obstipationsneigung ist beispielsweise die orale Eisensubstitution bei einer bekannten Divertikulose zu meiden. Eine bekannt schlechte Leberfunktion in der Anamnese, aus welcher Genese auch immer, sollte zu einer Überprüfung aktueller Werte und der Vorstellung beim Hepatologen führen. Schlechte Syntheseleistungen der Leber können in pathologischen Gerinnungsparametern enden, so daß die rechtzeitige Abklärung auch im Sinne der Verminderung des Transfusionsbedarfes gesehen werden muß.

Hämatologische Erkrankungen

Ein Blutbild ist ohnehin die Voraussetzung zur autologen Blutabnahme, eine wertvolle Ergänzung ist das Ferritin oder gegebenenfalls ein Eisenstatus. Ein niedriges Ferritin weist auf depletierte Eisenspeicher hin, so daß die Indikation zur parenteralen Eisensubstitution gestellt werden kann. Im Zusammenhang damit sollte eine hohe Leukozytenzahl verdächtig auf einen noch unerkannten Infekt und eine daraus resultierende Kontraindikation sein. Differentialdiagnostisch kann eine myeloproliferative Erkrankung eine Rolle spielen. Einer Leukozytose sollte vor der Abnahme autologen Blutes in jedem Fall nachgegangen werden.

Allergien

Allergien stellen keine Indikationseinschränkung zur Eigenblutspende dar. Geachtet werden sollte aber darauf, daß Medikamente, die vor oder während der Blutabnahme eine Allergie ausgelöst haben, nicht als Rückstand in der Konserve verbleiben, um intraoperativ neuerlich als Allergen in Erscheinung treten zu können. Die Festlegung ob eine Blutabnahme stattfinden kann, unterliegt der individuellen Entscheidung und ist auch wesentlich von der Eliminationsrate des Medikaments abhängig. Geachtet werden sollte auch darauf, daß vor allem Antibiotika (Penicilline) eine Sensibilisierung verursachen können, und auch auf diesem Wege intraoperativ wirksam werden können. Auch aus diesem Grund sollte, neben der Infekt- und Kontaminationsgefahr, eine Karenz zwischen der letzten Einnahme eines Antibiotikums von mindestens 2–4 Wochen eingehalten werden.

Zusammenfassung

Probleme, die während der Eigenblutspende auftreten können, werden durch eine gut geführte Anamnese und klinische Untersuchung minimiert. Die klinische Untersuchung dieser Patienten hat aber auch eine präoperative Filterwirkung und sollte primär unter diesem Gesichtspunkt geführt werden. Die gezielte Abklärung und Behebung anästhesiologisch relevanter Risiken in der präoperativen Phase liegt in der Verantwortung des untersuchenden Arztes. Diese vorgeschobene präoperative Visite wird um die bei einer Blutspende relevanten Ausschlußkriterien erweitert. Im Vordergrund der Risikoabwägung steht die intraoperative Immunsuppression und die Folgen die sich aus einem „autologen" Infekt ergeben, der Volumsverlust und die Anämietoleranz.

Literatur

1. The use of autologous blood. The national blood resource education program expert panel. JAMA 263: 414

2. Autologous transfusion (1990) In: Walter RH (ed) AABB technical manuel, Arlington, pp 433–448

3. Abb J, Zachoval R, Eisenburg J (1985) Production of interferon alpha and interferon gamma by peripheral blood leucocytes from patients with chronic hepatitis B virus infection. J Med Virol 16: 171–176

4. Bergey GK, Tuhrim S (1989) Neurologic assessment and management. In: Wolfsthal SD (ed) Medical perioperative management. Prentice-Hall, London, pp 243–263

5. Buehrer JL, Weber DJ, Meyer AA, Becherer PR, Rutala WA, Wilson B, Smiley ML, White GC II (1990) Wound infection rates after invasive procedures in HIV-1 seropositive versus HIV-1 seronegative hemophiliacs. Ann Surg 211: 492–498

6. Chapman SW (1986) Osteomyelitis. In: Reese RE, Douglas RG (1986) A practical approach to infectious diseases. Little Brown, Boston Toronto, pp 440–454

7. Di Padova F, Pozzi C, Tondre MJ, Tritapepe R (1991) Selective and early increase of IL-1 inhibitors, IL-6 and cortisol after elective surgery. Clin Exp Immunol 85: 137–142

8. Erdmann E (1991) Die präoperative Risikoerfassung und medikamentöse Therapie der chronischen Herzinsuffizienz. In: Pasch T, Schmid M, (Hrsg) Anästhesie und kardiovaskuläres System. Springer, Berlin Heidelberg New York Tokyo, pp 3-13

9. Fairchild ES (1989) Endocrine assessment and management. In: Wolfsthal SD (ed) Medical perioperative management. Prentice-Hall, London, pp 84–127

10. Ferrari C, Chisari F, Ribera E, Penna A, Mondelli M (1988) Functional modulation of hepatitis B core antigen-specific T lymphocytes by an autoreactive T cell clone. J Immunol 141: 1155–1160

11. Foxwell MM, Meyerson DA (1989) Cardiovascular assessment and management. In: Wolfsthal SD (ed) Medical perioperative management. Prentice-Hall, London, pp 84–127

12. Heinrich H, Giesler M, Stange A (1991) Präoperative Risikoerfassung und Vorbehandlung. In: Pasch T, Schmid M (Hrsg) Anästhesie und kardiovaskuläres System. Springer, Berlin Heidelberg New York Tokyo, pp 3–13

13. Klövekorn WP (1993) Kardiovaskuläre Risiken von „fremdblutsparenden Methoden“. In: Ahnefeld FW, Bergmann H, Kilian J, Kubanek B, Weissauer W (Hrsg) Fremdblutsparende Methoden. Springer, Berlin Heidelberg New York Tokyo, pp 53–61

14. Mann M, Sachs HJ, Goldfinger D (1983) Safety of autologous blood donation prior to elective surgery for a variety of potentially „high risk“ patients. Transfusion 23: 229–232

15. McVay PA, Andrews A, Hoag MS (1990) Moderate and severe reactions during autologous blood donations are not more frequent than during homologous blood donations. Vox Sang 59: 70–72
16. McVay PA, Andrews A, Kaplan EB (1990) Donation reactions among autologous donors. Transfusion 30: 249–252
17. Mercuriali F, Zanella A, Barosi G (1993) Use of erythropoietin to increase the volume of autologous blood donated by orthopedic patients. Transfusion 33: 55–60
18. Onji M, Lever AML, Saito I, Thomas HC (1989) Defective response to interferons in cells transfected with hepatitis B virus genome. Hepatology 9: 92–96
19. Pindyck J, Avorn J, Kuriyan M (1987) Blood donation by the elderly. Clinical and policy considerations. JAMA 257: 1186–1188
20. Pirvono M, Aguet M, Huber M, Altorfer J, Schmid M (1986) Absence of detectable serum interferon in acute and chronic viral hepatitis. Hepatology 6: 645
21. Roizen MF (1986) Routine preoperative evaluation. In: Miller RD (ed) Anaesthesia, vol 1. Churchill Livingstone, New York, pp 225–253
22. Roizen MF (1986) Anaesthetic implications of concurrent diseases. In: Miller RD (ed) Anaesthesia, vol 1. Churchill Livingstone, New York, pp 225–357
23. Salo (1992) Effects of anaesthesia and surgery on the immune response. Acta Anaesthesiol Scand 36: 201–220
24. Silverman HJ, Gross JY (1989) Pulmonary assessment and management. In: Wolfsthal SD (ed) Medical perioperative management. Prentice-Hall, London, pp 128–149
25. Sylvan SP, Hellstrom VB, Lunfbergh PR (1985) Detection of cellular and humoral immunity to hepatitis B surface antigen (HBsAg) in asymptomatic HBsAg carriers. Clin Exp Immunol 62: 288–291
26. Tomasulo PA, Anderson AJ, Paluso MB (1987) A study criteria for blood donor deferral. Transfusion 20: 511–518

Korrespondenz: Dr. Ch. Gabriel, Abteilung für Anästhesiologie und operative Intensivmedizin, AKH Linz, Blutspendedienst vom Roten Kreuz für Oberösterreich, Blutzentrale Linz, Krankenhausstraße 9, A–1017 Linz, Österreich.

49 Tage Lagerung von Erythrozytenkonzentraten

W. H. Walker und **M. H. Netz**

Dreieich, Bundesrepublik Deutschland

Zusammenfassung

Die Lagerdaten von Erythrozytenkonzentraten in einem Blutbeutelsystem CPD/SAG-Mannitol wurden mit denen von CPD/PAGGS-Mannitol verglichen, unter Berücksichtigung einer 16stündigen Lagerung bei 20° C vor der Zentrifugation und einer buffy-coat Entfernung im U-Beutel System. Nach 49 Tagen Lagerung zeigte PAGGS-Mannitol einen Rest ATP-Wert von 60% sowie eine Hämolyserate von unter 1%. Diese Werte wurden für SAG-Mannitol bereits nach 35 Tagen erreicht.

Einleitung

Die Langzeitlagerung von Erythrozytenkonzentraten bei 4° C gewinnt im Zusammenhang mit der autologen Bluttransfusion zusätzliches Interesse.

In einem Blutbeutelsystem, das im Blutentnahmebeutel die Blutstabilisatorlösung CPD und in einem 2. Beutel eine Erythrozytenkonservierungslösung enthält, können Erythrozytenkonzentrate bis zu 42 Tage bei 4° C gelagert werden [1].

Diese Lagerbarkeit beruht üblicherweise auf folgenden Kriterien:

- der pH-Wert des Erythrozytenkonzentrats sinkt nicht unter einen Wert von 6.4;
- In der Mischung verbleibt nach 42 Tagen noch mindestens 50 mg Glucose pro 100 ml;
- Die Hämolyserate der Erythrozyten liegt unter 1%;
- der verbleibende Rest ATP-Gehalt liegt noch bei ca. 60% des Ausgangswertes und

– Der in vivo Test hinsichtlich Erythrozyten-Überlebensraten übersteigt 24 Stunden nach Transfusion 70%.

Die Qualität gelagerter Erythrozytenkonzentrate hängt zusätzlich von folgenden Kriterien ab:

– Blutentnahme und Lagerbedingungen vor Zentrifugation des Vollblutes;
– Zentrifugationsbedingungen; wieviel Plasma wurde entfernt; Hämatokrit des Erythrozyten-Konzentrates;
– Buffy-Coat Entfernung; wie: welche Menge wurde entfernt; Rest-Leukozyten-Gehalt;
– Lagerbedingungen; Temperatur; Durchmischung;
– Blutbeutel/Blutbeutelfolienqualität; Oberfläche; Flexibilität.

Untersuchungen

Wir haben 4fach U-Beutelsysteme Biopack, 500 ml, 70 ml CPD-Lösung im U-Beutel mit 100 ml Additiv-Lösung in 500 ml Erythrozytenkonzentratbeutel eingesetzt und die Erythrozytenkonservierungslösungen SAG-Mannitol mit der PAGGS-Mannitol Lösung verglichen. Rezeptur der Lösungen (s. Tabelle 1).

Hierzu wurden jeweils 7 Blutspenden in die Blutbeutelsysteme, unter Verwendung der Mischwaage MW 5001 abgenommen und 16 h bei 20° C, unter Verwendung der BIOTRANS Kühlelemente, Art.-Nr. 739 552 mit dem Kühlmedium Butan-1,4-diol, gelagert.

Tabelle 1. Zusammensetzung von Blutstabilisator- und Erythrozyten-Konservierungslösungen (in g/l)

	CPD	PAGGS-M	SAG-M
Citronensäure $\times$ H_2O	3,27		
Na-Citrat $\times$ 2 H_2O	26,3		
Glucose $\times$ H_2O	25,5	9,4	9,0
NaH_2PO_4 $\times$ H_2O	2,2	1,11	
Na_2HPO_4		1,14	
Adenin		0,194	0,169
Guanosin		0,41	
Mannitol		10,0	5,25
Natriumchlorid		4,2	8,77

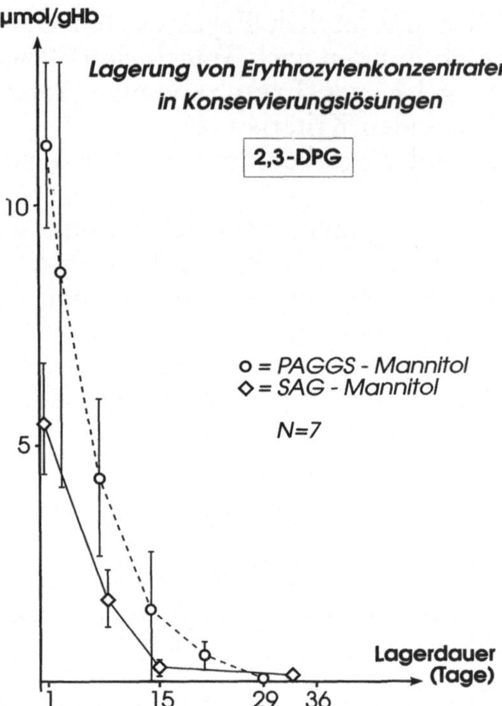

Abb. 1. 2,3-DPG Gehalt von Erythrozytenkonzentraten bei 4° C Lagerung

Anschließend wurden die Beutel bei 3.000 × **g** 10 min. bei 20° C zentrifugiert und daraufhin mit Hilfe des BIOTRANS Separators bei 160 mm Hg, 50 ml Restvolumen, das Plasma abgetrennt und das Erythrozytenkonzentrat in den Beutel mit Additiv-Lösung geleitet.

Die Mischung wurde bei 4° C gelagert. Probenahmen erfolgten nach Erwärmung auf Raumtemperatur und sorgfältiger Durchmischung.

Bei diesem Verfahren erhielten wir eine Mischung von 350 ml suspendierten Erythrozytenkonzentrat, Hkt 60, Entfernung der Leukozyten ca. 80–90%.

Ergebnisse

Abb. 1 zeigt den 2,3-DPG Gehalt dieser Lösungen in Abhängigkeit von der Lagerdauer. Wie erwartet, fällt dieser Wert innerhalb von ca. 3 Wochen auf ca. 10% des Ausgangswertes ab, wobei PAGGS-Mannitol gegenüber SAG-Mannitol um ca. 1 Woche verzögerten Abfall zeigt.

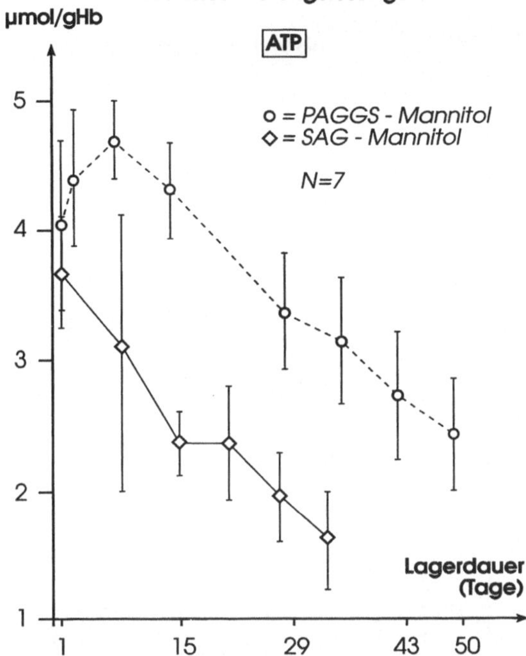

Abb. 2. ATP Gehalt von Erythrozytenkonzentraten bei 4° C Lagerung

Abb. 2 zeigt den ATP-Wert beider Lösungen. Bei PAGGS-M liegt nach 49 Tagen ca. 60% des Ausgangswertes vor, wohingegen dieser Wert bei SAG-M bereits nach 28 Tagen erreicht wird.

Abb. 3 zeigt die Hämolyserate, als freies Hb im Überstand. SAG-M zeigt eine wesentlich höhere Hämolyserate als PAGGS-M.

Diskussion

Offensichtlich zeigt die PAGGS-M Lösung einen wesentlich verbesserten protektiven Effekt auf die Erythrozyten-Membran. Die Ursachen können sowohl osmotische als auch verbesserte metabolische Parameter der PAGGS-M Lösung sein.

Aus diesen Untersuchungen geht hervor, daß Erythrozytenkonzentrate gelagert in PAGGS-Mannitol Lösung, im

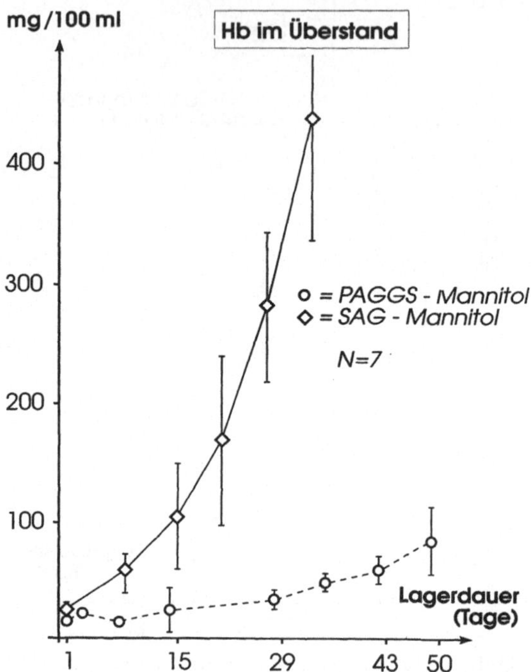

Abb. 3. Hämolyserate von Erythrozytenkonzentraten bei 4° C Lagerung

Vergleich zu SAG-Mannitol-Lösung 2 Wochen längere Laufzeiten bei gleichen Lagerdaten zeigen.

Auf der Basis dieser Untersuchungen und der vorgestellten Präparateherstellung und Präparatequalität wird empfohlen, SAG-M gelagerte Erykonzentrate maximal 35 Tage und PAGGS-M gelagerte Ery-Konzentrate bis zu 49 Tage zu lagern.

Wie bereits früher publiziert, zeigen 49 Tage gelagerte PAGGS-Mannitol Erythrozytenkonzentrate eine in vivo Überlebensrate von 74,6 ± 5% (N = 11), 24 Stunden nach der Transfusion [2].

Die Verträglichkeit der PAGGS-Mannitol Lösung nach Infusion einschließlich metabolischer Daten wurde bereits an anderer Stelle beschrieben [3].

Literatur

1. Heaton WAL (1986) Enhancement of cellular elements. In: Wallas CH, Mc Carthy LJ (eds) New frontiers in blood banking. American Association of Blood Banks, Arlington, pp 89–125
2. Noel L, Fabre G, Maisonneuve P, Day B, Saint-Paul B (1990) Etude in vivo d'hematies autologues conservées 49 jours en solution PAGGS-Mannitol. Abstr., French Transf. Congress, Besancon
3. Walker WH, Netz M, Gänshrit KH (1990) 49 Tage Lagerung von Erythrozytenkonzentraten in Blutbeuteln mit der Konservierungslösung PAGGS-Mannitol. Beitr Infusionsther 26: 55–59

Korrespondenz: Dr. W. H. Walker, Landsteinerstraße 5, D-63303 Dreieich, Bundesrepublik Deutschland.

18

Transfusionsmedizinische Präparate: III
(Gerinnungsfaktoren/Plasmaproteine)

Frisch gefrorenes Plasma (FFP) – Qualitätsmerkmale und Qualitätssicherung

M. Köhler

Abteilung Transfusionsmedizin, Georg August Universität Göttingen, Göttingen, Bundesrepublik Deutschland

Grundlagen

Fresh frozen plasma (FFP) ist in sofern ein besonderes Präparat, als es einerseits Fertigarzneimittel und andererseits Rohstoff (source plasma) für die Plasmafraktionierung ist. Das *Council of Europe* definiert FFP wie folgt:

„Fresh frozen plasma is plasma obtained from a donor and frozen within a period and to a temperature that will adequately maintain the labile coagulation factors in a functional state" [2].

Die besonderen Eigenschaften, die das FFP charakterisieren sind damit:

„This preparation contains the normal levels of stable coagulation factors, albumins and immunoglobulins. It contains a minimum of 70% of the original Factor VIII and at least similar quantities of the other labile coagulation factors and naturally occurring inhibitors. Fresh frozen plasma is source material for the preparation of fractionated products." [2].

FFP kann aus einer Vollblutspende oder mittels Apherese hergestellt werden, die Zeit zwischen Blutentnahme und Einfrieren soll möglichst kurz sein, empfohlen werden im allgemeinen 6 Stunden. Für die Lagerungsbedingungen gelten eindeutiger Angaben:

„Optimal storage temperature is at –30° C or lower and the following are the permitted storage times and temperatures:

12 months   –30° C or below
6 months   –25° C to –30° C
3 months   –18° C to –25° C [2]
(Council of Europe)

Die Beurteilung und Sicherung der Qualität muß, wie bei den anderen Blutprodukten auch, die wirksamen Bestandteile und die unerwünschten Inhaltsstoffe bzw. Kontaminationen beinhalten und berücksichtigen.

Die wirksamen Bestandteile von FFP sind alle humanen Plasmaproteine, kritisch sind insbesonders diejenigen, die in keinen anderen Arzneimitteln enthalten sind, vor allem Faktor V (und XI). Die Hämostasefaktoren V, VIII und von Willebrand Faktor sind weiterhin bedeutsam, da sie lagerungslabil sind (siehe Abb. 1). Als Verunreinigungen sind zelluläre Bestandteile zu nennen, sowohl hinsichtlich Immunisierung, graft versus host reaction (GvHR) und Gerinnungsaktivierung.

Kritische Schritte bei der Herstellung von FFP sind:

1. die Blutentnahme (Aktivierung von Hämostasefaktoren);

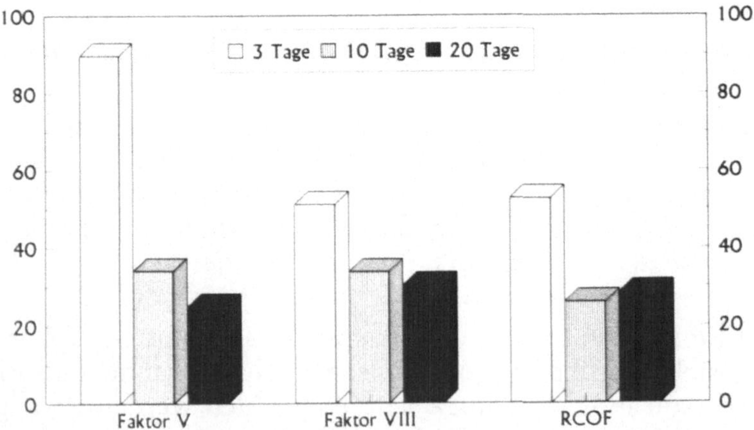

Abb. 1. Aktivität von Hämostasefaktoren in CPD-Vollblut bei 4° C-Kühlschranklagerung. 100% entsprechen 1 U/ml, Mittelwerte aus 8 Blutkonserven. Bereits 3 Tage nach Abnahme sind Faktor VIII, von Willebrand Faktor (Ristocetin-Cofaktor, RCOF) deutlich abgefallen, andere Hämostasefaktoren wie Antithrombin III oder Protein C ändern sich nicht

2. die Zentrifugation (Kontamination mit Blutzellen) oder Filtration;
3. die Latenz bis zum Einfrieren und die Art des Einfrierens (Aktivitätsabnahme von Gerinnungsfaktoren);
4. die Lagerungstemperatur (siehe 3.);
5. das Auftauen von FFP.

Diese verschiedenen Variablen sollen in der Folge erläutert werden.

Einfluß der Blutentnahme

Allein durch den Kontakt mit körperfremden Oberflächen (Schlauchsystem, Beutel), besonders bei inadäquater Blutentnahme bzw. Separation, kann die Hämostase aktiviert werden, z. B. Thrombin gebildet werden und dann weitere Gerinnungsfaktoren aktivieren (siehe Abb. 2). Diese aktivierten Gerinnungsfaktoren, insbesonders VIIIa und Va, können dann eine schlechtere Lagerungsstabilität und Ausbeute (bei Weiterverarbeitung zu Gerinnungsfaktor-Konzentraten) zur Folge haben, andererseits aber auch eine Gerinnungsaktivierung im Patienten verstärken oder auslösen. Die Unterschie-

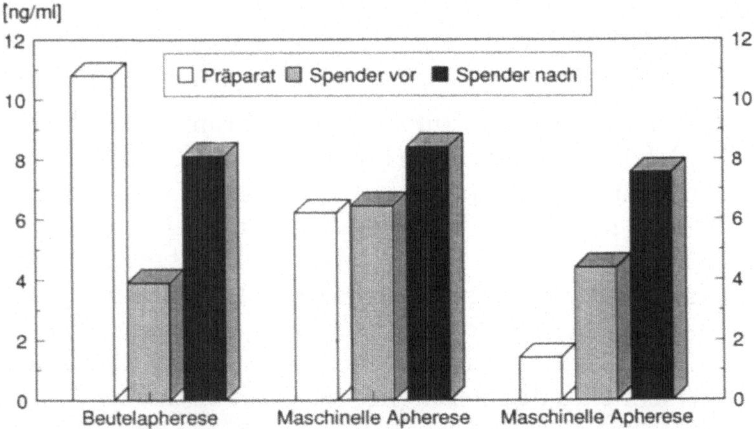

Abb. 2. Thrombin-Antithrombin-Komplexe (TAT) bei verschiedenen Herstellungsmethoden von Frischplasma. Rechts Beutelplasmapherese, in der Mitte (Autopheresis C, Baxter) und rechts (PCS, Haemonetics) maschinelle Apherese. Mittelwerte aus 16 Bestimmungen

de der Hämostaseaktivierung bei korrekter Herstellungstechnik sind gering und wahrscheinlich nicht bedeutsam, aber mit empfindlichen Mitteln nachweisbar (s. Abb. 2).

Die Bedeutung dieser insgesamt sehr geringen Aktivierung von FFP bzgl. des Faktor VIII-yields bei Weiterverarbeitung wird von der Industrie derzeit als gering eingeschätzt [6]. Ebenfalls scheint keine Korrelation von Aktivierungsmarkern im Ausgangsmaterial mit „hot" (thrombogenen) Faktor IX Präparaten zu bestehen. Dieses Problem ist daher für FFP bislang nur wissenschaftlicher Natur.

Einfluß der Präparation

Wird FFP mit Zentrifugationsmethodik hergestellt, finden sich im FFP je nach Präparationsmethodik Kontaminationen mit Leukozyten und Thrombozyten. Diese Kontaminationen können immunogen wirken, intrazelluläre Viren übertragen, ebenfalls ist die Induktion einer GvHR durch FFP nicht ausgeschlossen [8]. Die Auslösung oder Verstärkung einer akzelerierten Gerinnung im Patienten durch Thrombozyten oder Thrombozytenbestandteile wird ebenfalls befürchtet, so daß möglichst geringe Kontaminationen angestrebt werden. Die Grenzwerte sind allerdings empirisch, da prospektive klinische Untersuchungen fehlen.

Einfluß der Latenzzeit bis zum endgültigen Einfrieren

Die Latenzzeit bis zum Einfrieren nimmt Einfluß auf die Faktor VIII (FVIII) und Faktor V-(FV) Aktivität. Zwischenlagerung bei Kühlschranktemperatur ist ungünstig, bei 3 Stunden Raumtemperatur nimmt die FVIII-Aktivität um 11% ab [7]. Beim Vergleich von 6 h und 18 h gelagertem Blut fand sich im entsprechenden FFP lediglich ein Aktivitätsabfall für FVIII von ca. 10–20%, nicht aber vom FV [3, 4]. Langsames Einfrieren (bei $-20°$ C) führt zu ca. 10% niedrigeren FVIII und FV-Spiegeln als schnelles Einfrieren (bei $-40°$ C im speziellen Gerät).

Einfluß der Lagerungstemperatur

Illert [3] beobachtete keinen Aktivitätsabfall von FV bei $-24°$ oder $-40°$ C tiefgefrorenen Plasmen über 18 Monate, beim

FVIII einen Verlust von 17 bis 30% des Ausgangswertes, unabhängig von der Lagerungstemperatur. Koerner und Stampe [5] beobachteten während 2-jähriger Lagerung keine signifikanten Änderungen von FV, 10% Aktivitätsabfall des FVIII nach 1 Jahr, unabhängig davon, ob bei –20° oder –40° C gelagert wurde.

Auftauen des Fertigpräparats

FFP kann bei 37° oder 20° C aufgetaut werden, die Aktivität von FVIII oder FV ist danach nicht verschieden. Bei Methylenblau-virusinaktiviertem FFP ist allerdings auf die eingeschränkte Temperaturstabilität hinzuweisen, Temperaturen von 37° dürfen nicht überschritten werden (Übersicht bei [8]).

Praktische Qualitätskontrolle

Die Parameter, die bei jedem Präparat geprüft werden müssen (z. B. Virusserolgie) sind zwar in Details länderspezifisch, aber weitgehend angeglichen und orientieren sich in Europa an den Empfehlungen des Council of Europe. In der Folge wird daher von den Richtlinien des Council of Europe ausgegangen.

Bei der Qualitätskontrolle und Qualitätssicherung von FFP lassen sich 3 Gruppen unterscheiden:

1. Prüfungen bei jedem Präparat;

2. Prüfungen an ausgewählten Präparaten zur Kontrolle der Herstellung;

3. weitergehende Untersuchungen, z. B. zur Optimierung der Herstellung.

Dabei muß berücksichtigt werden, daß es sich bei FFP um Einzelpräparationen handelt und weitgehende Analysen die Zerstörung des Produkts zur Folge haben.

Punkt 1 und 2 sind obligat und werden durch die Guidelines des Council of Europe festgelegt.

Zu 1 gehören im weiteren Sinn die Freigabeparameter (HBsAg, HIV-AK, HCV-AK, Lues-Serologie, CMV-AK, HBc-AK, ALAT, irreguläre Blutgruppen-AK), die Blutgruppe und das Wiegen jeden Präparates (zur Errechnung des Volumens, das ± 10% vom deklarierten Volumen abweichen darf) sowie die visuelle Prüfung jedes Präparates hinsichtlich Dichtigkeit des Behälters, abnormer Färbung und Abwesenheit von Gerinnseln.

Zu 2 gehören die Messung des Faktors VIII:C (Faktor VIII-Gerinnungsaktivität) in einem Teil der Präparate. Vom Council of Europe wird hier alle 2 Monate die Messung des FVIII:C eines Pools aus 6 Einheiten mit Lagerung bis zu einem Monat und eines Pools aus 6 Einheiten des letzten Monats der Lagerung, d. h. in der Regel 11 Monate nach Herstellung gefordert. Die Ergebnisse müssen 0,7 U/ml überschreiten. Da der FVIII:C eine erhebliche inter- und intraindividuelle Variationsbreite aufweist (Referenzbereich 0,6–1,4 U/ml), und Menschen der Blutgruppe 0 ca. 20% niedrigere FVIII:C-Spiegel aufweisen, soll durch das Poolen eine in praxi durchführbare Qualitätskontrolle erreicht werden. Werden allerdings nur Plasmen der Blutgruppe 0 zur Qualitätskontrolle herangezogen, können die Grenzwerte unterschritten werden, ohne daß ein Mangel der Qualität hinsichtlich Herstellung und Lagerung vorliegt. Hier liegt in den Angaben bzw. Auflagen des Council of Europe ein Widerspruch vor, dergestalt, daß nach den Produkteigenschaften (s. o.) als Minimum 70% der ursprünglichen Aktivität (0,6 U/ml × 70% = 0,42 U/ml) gefordert werden, in der Qualitätskontrolle aber 0,7 U/ml.

Bezüglich der zellulären Kontamination sollen 1% der Präparate, mindestens aber 4 pro Monat untersucht werden. Es sollen weniger als $6 \times 10^9/l$ Erythrozyten, weniger als $0,1 \times 10^9/l$ Leucozyten und weniger als $25 \times 10^9/l$ Thrombozyten im Präparat nachweisbar sein. Diese Konzentrationen liegen außerhalb des optimalen Meßbereichs konventioneller elektronischer Blutzählgeräte, die Ergebnisse müssen daher mit Kammerzählung validiert werden.

Zu 3 gehören fakultative Untersuchungen, die über das vom Council of Europe geforderte Maß hinausgehen. Weitergehende Analysen müssen insbesonders dann herangezogen werden, wenn eine neue Präparationstechnik in die Routine etabliert und validiert werden soll.

Das Council of Europe sieht vor, daß „(Note) *If fresh frozen plasma is regularly used as a source of a component other than factor VIII C, appropriate estimations should be performed on representative sample units to ensure continuing efficiency of the preparative procedure.*"

Daraus würde sich eine erheblich erweiterte Qualitätskontrolle ableiten. Dies insbesonders, als durch weitere präparative Schritte wie z. B. Virusinaktivierung, definierte Plasmaproteine degradiert bzw. reduziert werden (s. u.), so daß möglicherweise besondere Anforderungen an die Qualität der Ausgangsprodukte gestellt werden müssen.

Ausblick

Aktuelle Entwicklungen, wie Quarantäneplasma, Solvent-Detergent (SD)- bzw. Methylenblau-Photoinaktiviertes (MB) Plasma werden sich auf die Qualitätssicherung auswirken. So haben Budde und Drewke [1] kürzlich berichtet, daß Poolen von Plasma alleine genügt, die hochmolekularen vWF-Multimere zu vermindern, so daß SD-Plasma diese Multimere fehlen. Ebenfalls ist bekannt, daß Fibrinogen in MB-Plasma vermindert ist, während in SD-Plasma geringere Spiegel an Protein S und alpha$_2$-Antiplasmin vorliegen (Übersicht bei [9]).

Literatur

1. Budde U, Drewke E (1993) Veränderungen der von Willebrand Faktor Multimere in Plasmaprodukten (Abstract). Infusionsther Transfusionsmed 20 [Suppl 3]: 50
2. Council of Europe (1992) Guide to the preparation, use and quality assurance of blood components. Strasbourg, Council of Europe Press
3. Illert WE (1986) Stabilität von gerinnungsaktivem Frischplasma. Krankenhauspharmazie 7: 530–534
4. Kellner S, Stöcker U, Fürst G (1985) Untersuchungen zur Stabilität von Gerinnungsfaktoren im Plasma, eingefroren nach 6 und 18 Stunden nach Blutentnahme. Infusionstherapie 12: 208–210
5. Koerner K, Stampe D (1984) Die Stabilität von Faktoren des Gerinnungssystems im tiefgefrorenen Frischplasma während der Lagerung bei –20° C und –40° C. Infusionstherapie 11: 46–50
6. Lang W (1993) Persönliche Mitteilung
7. Mannhalter Ch, Moritz B, Lang H, Winkler K, Speiser W (1993) Influence of storage of plasma samples on F.VIII:C assays (Abstract). Ann Haematol 66 [Suppl 1]: 55
8. Wieding JU, Hellstern P, Köhler M (1993) Inactivation of viruses in fresh frozen plasma. Ann Haematol 67: 259–266

9. Wieding JU, Vehmeyer K, Dittmann J, Hiddemann W, Lanzer G, Köhler M (1994) Contamination of fresh frozen plasma with viable leukocytes and proliferable stem cells. Transfusion (in press)

Korrespondenz: Univ.-Prof. Dr. M. Köhler, Abteilung Transfusionsmedizin, Georg August Universität Göttingen, Robert-Koch-Straße 40, D-37075 Göttingen, Bundesrepublik Deutschland.

Diskussionsergänzungen zum Thema

1. Das Interesse der transfusionsmedizinischen Dienste im Bereich „Plasmaproteine" ist in Richtung Selbstversorgung orientiert, wobei Herstellungsvorgang und Fraktioniermethodik der Industrie Hand in Hand gehen. Die 6-Stunden-Einfrierlimitierung als wesentliches Qualitätskriterium beim FFP ist ohne Einbeziehung qualitativer Gesichtspunkte nicht zielführend und in der notwendigen Nutzung aller Ressourcen nicht hilfreich.

2. Mit der heute gehandhabten raschen Abkühlung der gewonnenen Vollblutkonserve auf Zimmertemperatur (Pietersz-Verfahren) sind hohe Ausbeuten an Gerinnungsfaktoren möglich. Das FFP-Monopol als ausschließliches Ausgangsprodukt für qualitativ und quantitativ angestrebte Ausbeuten an Gerinnungsfaktoren hat sich wissenschaftlich überholt. FFP hat als Arzneimittel einen nur mehr sehr eingeschränkten Indikationsbereich; „FFP als Ausgangsmaterial" (source-Plasma) ist mit der 6-Stunden-Limitierung kaum praktikabel, der Begriff als Hinweis entsprechender Ausbeuten überholt.

Zusammenfassung der Konsensusdiskussion

Themendarstellung und Diskussionsergänzungen waren konsensfähig.

Virusinaktivierung von gefrorenem Frischplasma nach dem Solvent/Detergent-Verfahren

S. Schütz und B. Helmich

Langenfeld, Bundesrepublik Deutschland

Einleitung

Das Risiko transfusionsassoziierter Virusinfektionen konnte in den letzten Jahren erheblich gesenkt werden und ist derzeit in Zentraleuropa als vergleichsweise gering zu betrachten. Dennoch kann das bestehende Restrisiko nicht vernachlässigt werden, insbesonders im Rahmen von Massivtransfusionen. Transfusionsmedizinisch relevante Viren sind die Hepatitis-Viren B und C (HBV, HCV), humane Immundefizienzviren (HIV-1, HIV-2), humane T-Lymphozytotrophe Viren (HTLV-I und HTLV-II), sowie das Cytomegalievirus (CMV). Diese Viren besitzen eine Lipidhülle.

Bei Gerinnungsfaktor-Konzentraten stehen mittlerweile zahlreiche, effektive Virusinaktivierungsverfahren zur Verfügung. Bei diesen Präparaten ist eine Stabilisierung und Konzentrierung der Proteine möglich, so daß etwaige Aktivitätsverluste durch das Virusinaktivierungsverfahren ausgeglichen werden können. Im Gegensatz dazu muß ein Verfahren für Frischplasma besonders proteinschonend sein, damit die Komposition der Plasmaproteine nicht verändert wird (Übersicht in [22]). Unter den etablierten Virusinaktivierungsverfahren hat sich das Solvent/Detergent-(SD)Verfahren weltweit bewährt, ein Vorteil dieser Methode liegt darin, daß die Plasmaproteine nur gering angegriffen werden. Das Wirkprinzip beruht auf der Zerstörung der Virushülle lipidumhüllter Viren mit einem Lösungsmittel (Solvens) und einem Detergens. Dadurch verlieren die Viren ihre Infektiösität. In Zusammenarbeit mit dem New York Blood Center wurde von der Firma Octapharma ein Verfahren zur Virusinaktivierung von Plasma entwickelt [5, 6].

Methoden

Ausgangsmaterial (Spender- und Plasmaselektion)

Für die Herstellung von SD-Plasma (Octaplas®) wird regionales Plasma verwendet; d. h. Plasma deutscher Herkunft wird für den deutschen Markt aufgearbeitet, Plasma norwegischer Herkunft für Norwegen, usw. Damit können die zur Herstellung eingesetzten Plasmen entsprechend den nationalen gesetzlichen Bestimmungen ausgewählt werden. So erfolgt in Deutschland z. B. eine Testung der Einzelspenden auf HIV-1/2-Antikörper, HCV-Antikörper, HBs-Antigen (HBsAg), SGPT (ALAT) und Lues. Die Plasmen werden nach Blutgruppen sortiert, lipämische und hämolytische Plasmen werden verworfen.

Verfahrenstechnik

Die Plasmen werden in einem Kleinpool von max. 400 Litern zusammengefaßt und aufgetaut. Unmittelbar danach erfolgt eine Klärfiltration (1 µm Filter). Zur Virusinaktivierung werden jeweils 1% (w/w) Tri(n-butyl)phosphat (TNBP) und Triton X-100 zugesetzt. Nach vier Stunden bei 30° C (unter ständigem Rühren) werden die Inaktivierungsreagenzien durch Ölextraktion, und im Anschluß daran, nach zwei weiteren Filtrationsschritten (1 µm und 0,45 µm Filter), durch Chromatographie entfernt.

Die für die Chargenfreigabe festgesetzten Grenzwerte für verbleibende Restmengen von TNBP und Triton X-100 liegen bei 2 bzw. 5 ppm. In den bislang vorliegenden Qualitätskontroll-Untersuchungen wurden diese Grenzwerte regelmäßig deutlich unterschritten. Im Anschluß an einen weiteren Filtrationsschritt (0,45 µm) mit darauffolgender Sterilfiltration (0,22 µm) erfolgt die Abfüllung des virusinaktivierten Plasmas in Beuteln zu 200 ml. Die Plasmabeutel werden schockgefroren und bei Temperaturen tiefer als –30° C gelagert (siehe Abb. 1).

Qualitätssicherung

Im Rahmen der In-Prozeß-Kontrolle erfolgt eine weitere Kontrolle des Plasmapools vor und während des Inaktivierungsverfahrens. Getestet werden unter anderem HBsAg, HIV-1/2-Antikörper, HCV-Antikörper sowie verschiedene Gerinnungsparameter, wie aktivierte partielle Thromboplastinzeit (aPTT), Faktor VIII- und Faktor V-Aktivität. Vor Freigabe des Endproduktes erfolgt die Prüfung jeder Charge unter anderem auf Pyrogene, Sterilität, Restmengen von TNBP und Triton X-100, Gehalt an Gerinnungsfaktoren (Faktor VIII, Faktor V, Faktor II, Fibrinogen) sowie auf HBsAg, HIV-1/2-Antikörper und HCV-Antikörper. Von jeder Charge werden Rückstellmuster gesichert.

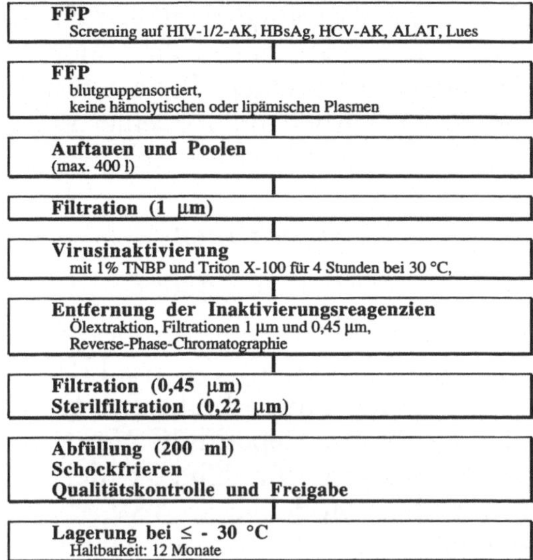

Abb. 1. Fließschema für die Herstellung von Octaplas[R]. Angaben für Deutschland bzgl. der Austestung des Plasmas

Ergebnisse

Immunologische Untersuchungen

Mittels Immundiffusionstest nach Ouchterlony sowie Überwanderungselektrophorese wurde die Bildung von Neo-Antigenen durch das Virusinaktivierungsverfahren ausgeschlossen [6]. Die vollständige Entfernung von Zellen und Zellbruchstücken durch die mehrfachen Filtrationsschritte wurde mittels MAIPA (thrombozytäre-, HLA class I und II-Antigene) nachgewiesen. Im Endprodukt fand sich kein Hinweis auf Zellen oder Zellbruchstücke in diesem Test [1].

Toxikologische Untersuchungen

Tierexperimentelle Studien an Ratten ergaben keine Hinweise auf Unterschiede in der Empfindlichkeit von ausgewachsenen zu neugeborenen Tieren. Ausführliche Untersuchungen zur akuten bzw. chronischen Toxizität ergaben als Grenzwert

105 μg TNBP pro kg Körpergewicht und 525 g Triton X-100/kg Körpergewicht. Dies entspricht einer Maximaldosis von 7,4 Liter SD-Plasma bei einem Patienten mit einem Körpergewicht von 70 kg (ausgehend von einer maximalen Restmenge von 1 μg TNBP/ml bzw. 5 μg Triton X-100/ml) [9].

Virussicherheit

Inaktivierungsraten

Die Inaktivierungsraten für transfusionsmedizinisch relevante Viren sind in Tabelle 1 dargestellt. Für das HIV wurden Inaktivierungsraten $\geq$ 6,2 log-Stufen bestimmt, für das Hepatitis B Virus $\geq$ 6,0 und für das Hepatitis C Virus $\geq$ 5,0 log Stufen. Die Untersuchungen zur Kinetik der Inaktivierung, durchgeführt mit den Modellviren VSV und SV, sind in Abb. 2 dargestellt. Innerhalb von weniger als 15 Minuten war die Inaktivierung vollständig.

Weitere Untersuchungen

Durch die mehrfachen Filtrationsschritte werden Zellkontaminationen sicher entfernt, was mittels MAIPA gezeigt werden konnte [1]. Dadurch werden auch evtl. intrazellulär enthaltene Viren entfernt. Die Neutralisation von Viren, die sich dem SD-Verfahren entziehen, konnte für das Hepatitis-A-Vi-

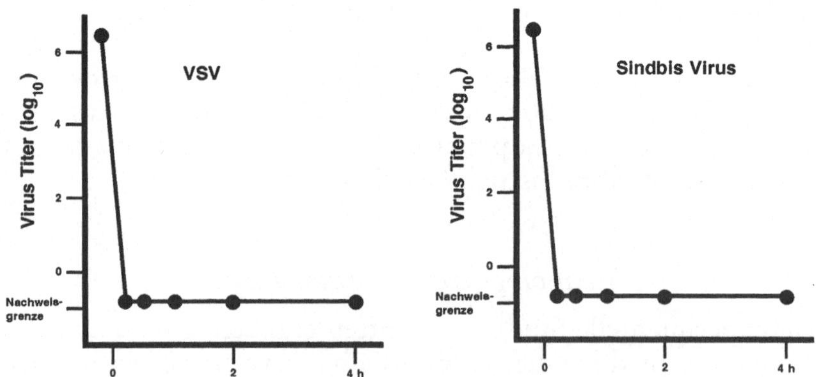

Abb. 2. Kinetik der Inaktivierung von Sindbis-Virus und Vesicular-Stomatitis Virus *(VSV)* durch das SD-Verfahren

Tabelle 1. Inaktivierungsraten für transfusionsmedizinisch relevante und Modellviren (modifiziert nach [6])

Virus	Inaktivierung in log-Stufen
Humanes Immundefizienz Virus (HIV)	$\geq 6{,}2$
Hepatitis-B-Virus (HBV)	$\geq 6{,}0$
Hepatitis-C-Virus (HCV)	$\geq 5{,}0$
Vesicular-Stomatitis-Virus (VSV)	$\geq 7{,}5$
Sindbis-Virus (SV)	$\geq 6{,}9$

rus durch Neutralisierungsstudien sowie den Nachweis freier Antikörper im Endprodukt gezeigt werden [8, 23][1].

Klinische Studien zur Virussicherheit

Bei 20 mit SD-Plasma behandelten Patienten zeigte keiner dieser Patienten bei Kontrolle eine Serokonversion [16]. In einer weiteren Studie mit 11 Patienten wurden ebenfalls keine Serokonversionen beobachtet [7]. In der mittlerweile mehrjährigen Anwendungszeit, von 1990 bis Juni 1993, mit über 300 000 in Deutschland verabreichten Einheiten, ist bislang über keine Serokonversion oder Infektion berichtet worden.

Wirksamkeit

Der Gehalt an Plasmaproteinen sowie die Ergebnisse von Screening-Untersuchungen sind in Tabelle 2 dargestellt. Durch das SD-Verfahren tritt eine geringgradige Reduktion

---

[1]) Für die Neutralisierungsexperimente wurde Plasma verwendet, das zu 20% aus Anti-HAV-positivem Plasma bestand. Unter diesen Bedingungen konnte gezeigt werden, daß in einem Pool von 400 Litern mindestens $9{,}6 \times 10^{10}$ RFU (Radioimmuno-Forming-Units) neutralisiert werden. Ausgehend von einem Virusgehalt einer verämischen Einzelspende von $2{,}5 \times 10^{8}$ RFU HAV (Tabor E, Purcell RH, Gerety RJ (1983) Primate Animal Rodels and Titered Inclula for the Study of Human Hepatitis A, Hepatitis B, and Non-A, Non-B Hepatitis. J Med Primatol 12: 305–318) könnten somit 384 virämische Einzelspenden neutralisiert werden. Dies würde 24% der Einzelspenden entsprechen, ein nicht zu erwartender Prozentsatz. Zusätzliche Untersuchungen wiesen nach, daß sich im Endprodukt noch regelmäßig freie Antikörper gegen HAV befinden.

Tabelle 2. Einfluß des Sovent/Detergent-Virusinaktivierungsverfahrens (SD-VI) auf Plasmaproteine (modifiziert nach [5])

Parameter	Dimension	Normal-bereich	vor SD-VI Mittelwert (min/max)	nach SD-VI Mittelwert (min/max)
Quick	sec	12,5–16,1	12,5 (12,5–14,2)	12,8 (12,0–14,7)
aPTT	sec	28,0–41,0	30,5 (29,0–32,0)	32,5 (30,0–37,0)
Thrombinzeit	sec	14,0–20,0	17,0 (16,0–18,0)	16,0 (16,0–17,0)
Fibrinogen	g/l	1,45–3,85	2,07 (1,85–2,15)	2,07 (1,85–2,10)
Faktor II	E/ml	0,65–1,54	0,90 (0,88–0,96)	0,88 (0,84–0,96)
Faktor V	E/ml	0,54–1,45	0,90 (0,80–1,0)	0,85 (0,75–1,0)
Faktor VII	E/ml	0,62–1,65	0,88 (0,80–1,20)	0,92 (0,80–1,20)
Faktor X	E/ml	0,68–1,48	1,02 (0,98–1,15)	1,00 (0,95–1,15)
Faktor VIII-1	E/ml	0,45–1,68	0,85 (0,70–1,20)	0,65 (0,48–1,20)
Faktor VIII-2	E/ml	0,52–1,55	0,87 (0,50–1,40)	0,85 (0,70–1,05)
Faktor IX	E/ml	0,45–1,48	0,77 (0,70–0,90)	0,75 (0,45–0,90)
Faktor XI	E/ml	0,42–1,44	0,97 (0,85–1,20)	0,80 (0,45–1,10)
Faktor XII	E/ml	0,40–1,52	0,83 (0,70–1,06)	0,80 (0,70–1,10)
Faktor XIII	E/ml	0,65–1,65	1,10 (0,90–1,40)	0,95 (0,90–1,30)
vWF (Rcof)	E/ml	0,45–1,75	0,96 (0,74–1,20)	0,90 (0,60–1,05)
Gesamteiweiß	g/l	48,0–64,0	56,0 (54,0–64,0)	54,0 (50,0–61,0)
IgG	mg/dl	660–1450	1005 (965–1060)	976 (930–1020)
IgA	mg/dl	75,0–420	225 (200–245)	201 (190–215)
IgM	mg/dl	40,0–310	142 (130–160)	115 (105–125)
Albumin	mg/dl	2790–4050	3480 (3430–3660)	3330 (3090–3520)
Antithrombin III	E/ml	0,72–1,45	1,02 (0,86–1,10)	0,93 (0,81–1,10)
Protein C	E/ml	0,58–1,64	0,88 (0,81–1,20)	0,77 (0,60–0,86)
Protein S	E/ml	0,56–1,68	1,11 (0,80–1,20)	0,60 (0,35–0,81)
Esteraseinhibitor	E/ml	0,60–1,24	0,82 (0,77–0,87)	0,75 (0,66–0,82)
pH			7,1 (7,0–7,30)	6,9 (6,80–7,10)

(bis zu 20%) der Plasmaproteine auf, auch mitbedingt durch die unvermeidbare 10%ige Verdünnung beim SD-Verfahren. Mit Ausnahme von α_2-Antiplasmin und Protein S, die in ihrer Aktivität um 35 bzw. 53% abfallen, lagen die Aktivitäten der Gerinnungsfaktoren stets innerhalb des Normalbereichs [5]. Dies gilt auch insbesonders für die labilen Gerinnungsfaktoren, wie Faktor VIII und Faktor V. Eine Aktivierung der Hämostase konnte mit empfindlichen Markern, wie Fibrin Monomertest, Messung von Thrombin-Antithrombin III Komplexen und Prothombin-Splits ausgeschlossen werden [5].

Klinische Studien

Im Rahmen klinischer Studien wurden bisher über 350 Patienten mit SD-virusinaktiviertem Plasma behandelt. Eine Übersicht der klinischen Studien gibt die Tabelle 3. Unter anderem wurden Patienten mit einem angeborenen Mangel der Faktoren I, VII, X und XIII, insbesondere auch der Faktoren V und XI, mit SD-virusinaktiviertem Plasma behandelt. Weiterhin wurde SD-Plasma bei Patienten mit erworbenen Gerinnungsstörungen, in Folge von Lebersynthesestörungen, Patienten mit Blutungen bei oraler Antikoagulanzientherapie und auch Patienten mit Thrombotisch-Thrombozytopenischer Purpura eingesetzt. Weiterhin wurde SD-virusinaktiviertes Plasma bei Patienten in der elektiven Herzchirurgie, mit postoperativer Verbrauchskoagulopathie und/oder Verdünnungs- und Verlustkoagulopathie sowie bei Plasmaaustauschbehandlung geprüft. In allen diesen Studien ergaben sich bislang keine Hinweise auf eine verminderte Wirksamkeit oder eine Einschränkung der Indikation im Vergleich zu konventionellem, nicht virusinaktiviertem Frischplasma.

Diskussion und Zusammenfassung

Die Einführung von virusinaktivierten Plasmapräparaten stellt einen erheblichen Fortschritt in der Behandlung von Patienten mit Gerinnungsstörungen dar. Das Solvent-Detergent-Verfahren ist eine weitverbreitete Technik, mit der es gelingt, die transfusionsmedizinisch relevanten Viren sicher zu inaktivieren. Die Validität dieses Verfahrens konnte auch in prospektiven Studien mit Patienten, die bislang nicht mit Blut und Blutderivaten behandelt wurden, gesichert werden. Insbesonders sind weltweit keine Fälle bekannt, in denen es nach Anwendung von SD-behandelten Faktorenkonzentraten zur Übertragung einer Hepatitis-B oder -C bzw. einer HIV-Infektion gekommen wäre [10].

Es konnte gezeigt werden, daß das SD-Verfahren auch auf Plasma anwendbar ist [5, 6]. Dies insbesondere, da es sich um ein proteinschonendes Verfahren handelt, welches die Plasmaproteine nur gering angreift und die Proteinkomposition nur wenig verändert [5]. Die gute Verträglichkeit bzw. geringe

Tabelle 3. Klinische Studien und Anwendungsbeobachtungen mit Solvent/Detergent behandeltem Plasma (modifiziert nach [22])

Prüfärzte und Zentren	Studienziel und bisherige Patientenzahl	Status	Indikationen	Referenz
P. Hellstern, Ludwigshafen	Wirksamkeit, Toleranz, n=30	abgeschlossen	Disseminierte intravasale Gerinnung, Verdünnungskoagulopathie	4
M. Horowitz und J. Adamson, „SD Plasma Study Group" USA	6 Multicenterstudien mit verschiedenen Protokollen Wirksamkeit, Toleranz, n=90	laufend	Thrombotisch-Thrombozytopenische Purpura, angeborene und erworbene Faktoren-Mängel, Lebererkrankungen, Antikoagulantien	3, 12, 13, 14
A. Inbal, Israel	Wirksamkeit, n=11	abgeschlossen	Angeborene und erworbene Faktoren-Mängel	7
V. Kretschmer, Marburg	Wirksamkeit, Toleranz, n=57	laufend	Massivtransfusion, Verdünnungs/Verbrauchskoagulopathie	2, 11
JL. Svennevig, Norwegen	Wirksamkeit, n=20	abgeschlossen	Herzchirurgie	18
V. Tatai, Olpe	Wirksamkeit, n=38	abgeschlossen	Verdünnungskoagulopathie	
G. Vezon, Frankreich	Hämostaseparameter, n=100	abgeschlossen	Plasmaaustausch	20, 21
JU. Wieding & M. Köhler	Wirksamkeit und Hämostase	laufend	Herzchirurgie	

Toxizität des Fertigproduktes ist auch dadurch bedingt, daß die viruziden Agenzien im Rahmen des Produktionsverfahren wieder entfernt werden. Ein weiterer Vorteil dieses Arzneimittels ist die Abwesenheit von vitalen Zellen und Zell-Bruchstücken [1]. Dadurch wird die Induktion von Antikörpern (z. B. im HLA-System) und auch die Induktion einer graft-versus-host reaction ausgeschlossen. In in vitro Untersuchungen konnte gezeigt werden, daß sich die Proteinkomposition nur geringgradig von nativem Plasma unterscheidet, insbesonders die labilen Gerinnungsfaktoren Faktor V und Faktor VIII sowie auch Faktor XI bleiben in ihrer Aktivität weitgehend erhalten und liegen innerhalb des Normbereichs, der für unbehandeltes Plasma erwartet werden kann [5]. Ein Vorteil im Vergleich zum unbehandelten Plasma liegt damit in der Standardisierung des Endprodukts, so kann der Gehalt einer Charge für einzelne Gerinnungsfaktoren definitiv bestimmt werden. Die Nativität der Proteine wird auch durch die prospektiven, klinischen Studien belegt, in denen sich keine Hinweise auf eine verminderte klinische Wirksamkeit bezüglich Blutstillung, als auch auf eine verkürzte Halbwertzeit einzelner Gerinnungsfaktoren zeigten [7, 14].

Die Virussicherheit des Endprodukts wird durch mehrere Faktoren erzielt, nämlich durch die Selektion des Ausgangsmaterials (entsprechend der nationalen Richtlinien), durch das validierte Solvent-Detergent-Inaktivierungsverfahren, die Entfernung von Zellen durch die mehrfachen Filtrationsschritte, und schließlich durch die Verdünnung evtl. infektiösen Ausgangsplasmas bei gleichzeitiger Neutralisation durch die Antikörper im Plasmapool. Die Qualität dieses Verfahrens konnte in Virusvalidierungsstudien bewiesen werden, insbesondere die transfusionsmedizinisch relevanten Viren werden sicher inaktiviert. Für die Übertragung von Virusinfektionen ergab sich insbesondere in den prospektiven Studien als auch während der mehrjährigen klinischen Anwendungszeit kein Anhalt.

Literatur

1. Barz D, Gossrau W, Witt-Meisel T (1993) Nachweis von antigenen Substanzen in verschiedenen Plasmapräparaten (Abstract). Transfusionsmed 20 [Suppl 3]: 59

2. Beck KH, Mortelmans Y, Langner A, Kretschmer V (1993) Balance of haemostasis under administration of virus inactivated plasma (VIP vs. FFP)?(Abstract). Transfusionsmed 20 [Suppl 3]: 55

3. Chintagumpala M, Moake J, Turner N, McPherson P, Nolasco L, Steuber C, Horowitz M, Pehta J (1992) Transfusion with fresh-frozen plasma or solvent detergent-treated plasma reverses both thrombocytopenia and excessive von Willebrand Factor-mediated shear-induced platelet aggregation in chronic relapsing thrombotic thrombocytopenic purpura (TTP) (Abstract). Blood 80 [Suppl 1]: 63a

4. Hellstern P, Larbig E, Walz GA, Thüringen W, Oberfrank K (1993) Untersuchung zur Wirksamkeit und Verträglichkeit von S/D-behandeltem Plasma. Infusionsther Transfusionsmed 20 [Suppl 2]: 16–18

5. Hellstern P, Sachse H, Schwinn H, Oberfrank K (1992) Manufacture and in vitro characterization of a solvent detergent-treated human plasma. Vox Sang 63: 178–185

6. Horowitz B, Bonomo R, Prince AM, Chin SN, Brotman B, Shulman RW (1992) Solvent detergent treated plasma, a virus-inactivated substitute for fresh frozen plasma. Blood 79: 826–831

7. Inbal A, Epstein O, Blickstein D, Kornbrot N, Brenner B, Martinowitz U (1993) Evaluation of solvent/detergent treated plasma in the management of patients with hereditary and acquired coagulation disorders. Blood Coag Fibrinolysis 4: 599-604

8. Lemond S, Smith A (1993) Plasma pool neutralisation of HAV [Pers. comm.]

9. Leuscher L (1993) Infektionsgefährdung durch Blut oder Blutbestandteile. Dtsch Med Wochenschr 37: 1341–1342

10. Mannucci PM (1993) Clinical evaluation of viral safety of coagulation factor VIII and IX concentrates. Vox Sang 64: 197–203

11. Mortelmans Y, Beck KH, Kretschmer V (1993) First results of a prospective randomized clinical study comparing solvent detergent inactivated plasma (SDP TNBP/Triton X-100) to untreated plasma (Abstract). Infusionsther Transfusionsmed 20 [Suppl 3]: 58

12. Pehta JC, Sellers PW, Horowitz MS, The SD Plasma Study Group (1992) Clinical studies with solvent detergent-treated plasma in patients with coagulation factor deficiencies (Abstract). Blood 80 [Suppl 1]

13. Pehta JC, Sellers PW, Horowitz MS, The SD Plasma Study Group (1993) Clinical studies with S/D plasma in patients with factor deficiencies (Abstract). Thromb Haemost 69

14. Pehta J, Sellers, P, Horowitz M (1992) Clinical studies with S/D plasma in congenital factor deficient patients (Abstract). Transfusion [Suppl 32]: 51

15. Piquet Y, Janvier G, Selosse P, Doutremepuich C, Jouneau J, Nicolle G, Platel D, Vezon (1992) Virus inactivation of fresh frozen plasma by a solvent detergent procedure: biological results. Vox Sang 63: 251–256

16. Solheim BG, Heier HE, Evensen SA (1992) Self-sufficiency for blood and plasma products in Norway. Biol Clin Hematol 14: 103–105

17. Solheim BG (1992) Regionale Selbstversorgung mit Plasmaprodukten in Norwegen. Arzneimitteltherapie 9 [Suppl 3]: 1–2
18. Solheim BG, Svennevig JL, Brosstad F, Rollag H, Mollnes TE, Mohr B, Dragsrud M, Noddeland H, Töllefsrud S (1993) The use of Octaplas in patients undergoing open heart surgery (Abstract). Workshop on Disseminated Intravascular Coagulation, May 12–14, 1993
19. Suomela H (1993) Inactivation of viruses in blood and plasma products. Transfusion Med Rev 7: 42–57
20. Vezon G (1992) Viral inactivation of frozen fresh plasma by solvent detergent. Transfusion Today 14: 2–4
21. Vezon G, Adjou C, Baudelot J, Bouzgarrou R, Bussel A, Faradji A, Hesmati F, Leon A, Pourrat J, Tremisi JP (1993) Plasma exchanges with solvent-detergent viroinactivated plasma: clinical tolerance and effect on hemostasis. IV Regional Congress ISBT European Region, Barcelona, June 1993
22. Wieding JU, Hellstern P, Köhler M (1993) Inactivation of viruses in fresh frozen plasma. Ann Haematol 67: 259–266
23. Wolter D, Kerner B (1993) Anti-HAV immunglobulin levels in the final product OCTAPLAS [pers. comm.]

Korrespondenz: Susanne Schütz, Apothekerin; Dipl.-Biol. Barbara Helmich, Postfach 1464, D-40739 Langenfeld, Bundesrepublik Deutschland

Photodynamische Virusinaktivierung von Frischplasma

H. Mohr, B. Lambrecht, J. Knüver–Hopf und U. Pohl

DRK-Blutspendedienst Niedersachsen, Springe, Bundesrepublik Deutschland

Zusammenfassung

Bei der photodynamischen Behandlung von Einzelspender-Frischplasmen mit Methylenblau und sichtbarem Licht werden u. a. die AIDS-Erreger HIV-1 und -2 sowie Hepatitis C – ähnliche Viren wie Sindbis und West Nil rasch inaktiviert. Das Verfahren wurde so optimiert, daß die Aktivitäten und die Strukturen von Gerinnungs- und anderen Plasmaproteinen nur geringfügig beeinträchtigt werden. Methylenblau-/lichtbehandeltes Frischplasma wird seit dem Februar 1992 an niedersächsischen Kliniken und mittlerweile auch in anderen Gegenden in Deutschland angewandt. Bis Ende März 1993 wurden ca. 130 000 Einheiten des virusinaktivierten Produktes ausgegeben. Die bisherigen Erfahrungen zeigen, daß es genauso gut toleriert wird wie unbehandeltes Frischplasma.

Einleitung

Frischplasma, aus Spenderblut oder durch Plasmapherese gewonnen, ist eines der Hauptblutprodukte für therapeutische Zwecke. Laut van Aken wurden allein in Westdeutschland im Jahre 1989 ca. 2 Millionen 200 ml- Äquivalente Gefrorenen Frischplasmas (GFP) in den Kliniken angewandt; im Bereich der Europäischen Gemeinschaft waren es ca. 4,4 Millionen [1]. Zwar wird verbreitet kritisiert, daß es zumeist unnötig eingesetzt wird [2]; ein wesentlicher Rückgang im Verbrauch von GFP ist aber nicht abzusehen.

Konventionelles GFP ist ein Einzelspenderpräparat; so ergibt sich in Verbindung mit den vorgeschriebenen Testungen von Blut- und Plasmaspenden auf die Abwesenheit von Markern für die AIDS-Erreger HIV-1 und HIV-2 sowie die Hepatitisviren B und C eine relativ hohe Sicherheit für das Produkt, was das Risiko einer Infektion mit den genannten Viren betrifft. Es bleibt jedoch ein, wenn auch geringes Restrisiko, und auf das Vorhandensein anderer Viren als der genannten wird überhaupt nicht getestet. Dies begründet den Sinn einer aktiven Maßnahme, um eventuell in GFP vorhandene Viren zu inaktivieren und so die Sicherheit des Präparates noch weiter zu erhöhen.

Seit dem Februar 1992 vertreibt der DRK-Blutspendedienst Niedersachsen ein photodynamisch behandeltes Frischplasmapräparat. Hierbei werden einzelne Plasma-Einheiten zur Virusinaktivierung in Gegenwart von 1 µM des Phenothiazinfarbstoffes Methylenblau (MB) für eine Stunde mit sichtbarem Licht bestrahlt. Die Wirksamkeit des Verfahrens wurde an einer Reihe von Modellviren demonstriert, und zwar auch unter Produktionsbedingungen, d. h. bei Plasmavolumina von 250–300 ml, die sich in Plastikbeuteln befanden [3–5]. Die photodynamische Behandlung beeinträchtigt die Aktivitäten von Gerinnungs- und anderen Plasmafaktoren nur wenig, und sie führt nicht zur Ausprägung von Neoantigenen [6]. Nachfolgend werden die Ergebnisse der betreffenden und ergänzender Untersuchungen zusammenfassend referiert und diskutiert.

Material und Methoden

Gefrorenes Frischplasma

Das Ausgangsplasma wurde unter Routinebedingungen in der Abteilung Zellgewinnung des DRK-Blutspendedienstes Niedersachsen, Institut Springe, aus Spenderblut innerhalb von 6 Stunden nach der Blutspende durch Zentrifugation bei 3 500 rpm (ca. 1 500 × **g**) isoliert. Die verwendeten Beutelsysteme waren im Regelfall von Baxter (München). Das Volumen der Plasmen lag zwischen 250 und 300 ml. Sie wurden in einer Kontaktgefrieranlage (eigene Entwicklung) innerhalb von 45 Minuten auf $\leq 30°$ C abgekühlt und bis zur weiteren Verwendung auch bei $\leq 30°$ C gelagert.

Photodynamische Behandlung

Die Plasmen wurden im Schüttelwasserbad bei einer Temperatur von 27° C innerhalb von 15 Minuten aufgetaut. Unter Verwendung einer automatischen Dosiervorrichtung wurde ihnen unter sterilen Bedingungen die jeweils benötigte Menge einer 50 µmolaren MB-Stammlösung zugefügt. Anschließend wurden die Plasmen in einem auf 10° C temperierten Inkubationsschrank für eine Stunde im Dunkeln vorinkubiert. Um die Vermischung von Plasma und MB-Lösung zu gewährleisten, wurden die Plasmabeutel während dieser Zeit in einem Thrombozytenrotator über Kopf rotiert. Anschließend wurden die Plasmen im Beutel auf einer mit Leuchtstoffröhren (von Philips) bestückten und mit Luft gekühlten Lichtbank belichtet. Die Lichtstärke lag im Mittel bei 60 000 Lux (das eingesetzte Lichtmeßgerät war ein Luxmeter, Modell MX 4 von BBV Goertz Metrawatt). Bei kinetischen Untersuchungen wurden zu den angegebenen Zeiten mit Hilfe einer Spritze jeweils ca. 10 ml Plasma aus den Beuteln entnommen, in Aliquots à 1,5 ml sofort in flüssigen Stickstoff eingefroren und anschließend bei –80° C gelagert. Bei den analog zur Routineproduktion behandelten Plasmen betrug bei einer MB-Konzentration von 1 µM die Belichtungsdauer 60 Minuten. Im Anschluß daran wurden sie im Beutel wie oben beschrieben eingefroren und bei ≤ 30° C gelagert.

Messung von Faktor-Aktivitäten

Wenn nicht anders angegeben, stammten die eingesetzten Testreagentien von Behring oder Immuno.

Fibrinogen (F I) wurde nach Clauss und im Immunoassay bestimmt, Faktor VIII: C im Einstufentest nach DIN-Norm 58 908, ebenfalls die Faktoren IX und XI. Die Aktivitäten der Gerinnungsfaktoren II, V und VII wurden mittels Einstufentest nach DIN-Norm (Beeser) bestimmt. Für die Bestimmung des Geringungsfaktors XIII wurde ein photometrischer Assay (Berichrom®) der Firma Behring eingesetzt.

Verwendete Standards bzw. Referenzplasmen waren: WHO 87/718 (Faktor VIII: C), WHO 76/559 (Faktor V), WHO 84/665 (Faktoren II, VII und IX), Referenzplasma 100% von Immuno (Faktor XI), und Standardplasma Human von Behring (Faktoren I, XIII).

Zur Bestimmung der Plasmakonzentrationen von Antithrombin III, Protein C, Plasminogen, α_2-Antiplasmin und des C1-Inhibitors wurden chromogene Substrat-Assays eingesetzt. Für die Bestimmung der Thrombinzeit wurde Thrombin der Firma Hoffman-LaRoche (Grenzach) eingesetzt.

Virologische Untersuchungen

Die eingesetzten Testviren wurden nach Standardverfahren kultiviert und getestet [3, 5]. Die Berechnung der Virustiter erfolgte nach der Methode von Spearman und Kaerber [7, 8]. Die Virustiter werden als $\log_{10}$ TCID$_{50}$ (TCID = „Tissue Culture Infectious Doses") angegeben. Bei 1 : 10 vorverdünnten Proben liegt die untere Nachweisgrenze bei 0,5 $\log_{10}$ TCID$_{50}$. Sie kann durch das Verimpfen größerer Inokulummengen (1 ml Plasma) auf $-0,5$ $\log_{10}$ TCID$_{50}$/ml herabgesetzt werden (dies geschah bei den Untersuchungen zur Inaktivierung von HIV-1, die im Paul-Ehrlich-Institut stattfanden).

Externe virologische Untersuchungen wurden in den Labors folgender Wissenschaftler durchgeführt: M. F. G. Schmidt, Institut für Virologie der FU Berlin: Simian Virus 40 (SV 40); J. P. Kruppenbacher, Institut für Virologie der Universität Köln: Enzephalomyokarditis Virus (EMCV); V. Erfle, Institut für Molekulare Virologie des Forschungszentrums für Umwelt und Gesundheit (GSF), Neuherberg: Humanes Immundefizienz Virus Typ 1 (HIV-1) und R. Kurth, Paul-Ehrlich-Institut (PEI), Langen: (HIV-1). Weiter wurde eine Reihe von Viren in Zusammenarbeit mit G. Pauli, AIDS-Zentrum des Bundesgesundheitsamtes, auf ihre photodynamische Inaktivierbarkeit hin untersucht: Suid Herpes Virus Typ 1 (SHV-1), Bovines Herpes Virus Typ 1 (BHV-1), Humanes Immundefizienz Virus Typ 2 (HIV-2), Simian Immundeffizienz Virus (SIV), Porcines Parvo Virus (PPV), Calici Virus, Vesicular Stomatitis Virus (VSV) und Semliki Forest Virus (SFV).

Immunologische Untersuchungen

Zweidimensionale Polyacrylamidgelelektrophoresen, bei denen die Trennparameter in der ersten Dimension die Molekülgröße und in der zweiten der isoelektrische Punkt von Proteinen sind, wurden nach der Methode von O'Farrell durchgeführt [9], das anschließende Immunoblotting wie beschrieben [10]. Die eingesetzten poly- und monospezifischen Antiseren gegen menschliches Plasma bzw. einzelne Plasmaproteine waren von folgenden Firmen: Behring (Marburg), Boehringer (Mannheim), Calbiochem (Bad Soden), Fresenius (Bad Homburg), Hyland (Unterschleißheim) und Paesel (Frankfurt).

Ergebnisse und Diskussion

Die Wirksamkeit der photodynamischen Virusinaktivierung von Frischplasma durch MB/Lichtbehandlung wurde an einer Reihe von umhüllten und nichtumhüllten Viren überprüft. Die Ergebnisse der Untersuchungen sind in den Tabellen 1 und 2 aufgeführt. In allen Fällen war die MB-Konzentration 1 µM; die Proben wurden auf einer mit Leuchtstoffröhren bestückten Lichtbank belichtet; die Lichtstärke betrug mindestens 50 000 Lux. Soweit möglich, wurden die Versuche unter Produktionsbedingungen durchgeführt; d. h. die Plasmen besaßen Volumina zwischen 250 und 300 ml und wurden in normalen Plastikbeuteln belichtet.

Tabelle 1. Sensitivität von umhüllten Viren in menschlichem Plasma gegenüber der photodynamischen Behandlung in Gegenwart von 1 μM MB

Virus	Familie	Charakteristika	Inaktivierungsrate (log 10 TCID50)	Belichtungsdauer (Min)
HIV-1			>6,50[a]	10
HIV-2	Retro	ssRNA	>3,81[b]	15
SIV			>6,26[b]	15
Herpes Simplex			>5,50[b]	60
Bovines Herpes	Herpes	dsDNA	>8,11[b]	30
Suid Herpes Typ 1			4,43[b]	60
Sindbis	Toga	ssRNA	>9,73	5
West Nil			>6,50	60
Semliki Forest			>7,00[b]	10
Vesicular Stomatitis	Rhabdo	ssRNA	>4,89[b]	60
Influenza	Orthomyxo	ssRNA	5,1	60

[a] 76 ml Plasma in Zellkulturflasche, [b] Produktionsbedingungen
> Inaktivierung bis unter Nachweisgrenze

Tabelle 2. Sensitivität von nicht umhüllten Viren in menschlichem Plasma gegenüber der photodynamischen Behandlung in Gegenwart von 1 μM MB

Virus	Familie	Charakteristika	Inaktivierungsrate (log 10 TCID50)	Belichtungsdauer (Min)
EMC	Picorna	ssRNA	0	60
Polio			0	120
Porcine Parvo	Parvo	ssDNA	0	60
Adeno	Adeno	dsDNA	4	120
Calici	Calici	ssRNA	>3,9[a]	5
SV 40	Papova	dsDNA	>4	30

[a] Produktionsbedingungen
> Inaktivierung bis unter Nachweisgrenze

Die getesteten Viren mit Lipidhülle erwiesen sich durchweg als sensitiv gegenüber der photodynamischen Behandlung. Unter ihnen befanden sich die AIDS-Erreger HIV-1 und -2, einige Herpesviren sowie Toga- bzw. Flaviviren. Zur letzteren Gruppe zählt bekanntlich auch das Hepatitis C-Virus [11]. Die Inaktivierungskinetik von HIV-1 ist in der Abb. 1 dargestellt. Wie ersichtlich, wurde die Infektiosität nach ca. 10 Minuten Belichtungszeit bis unter die Nachweisgrenze ($TCID_{50}$) reduziert. Es ist klar erkennbar, daß Virusinaktivierung nur bei Belichtung in Gegenwart von MB stattfand. Belichtung bzw. Farbstoff allein hatten keinen Einfluß auf die Infektiosität.

Eigene Ergebnisse zur Inaktivierbarkeit von Hepatitis B-artigen Viren liegen derzeit noch nicht vor. Tierexperimentelle Untersuchungen von anderer Seite weisen jedoch darauf hin, daß Entenhepatitis-Viren sensitiv gegenüber der MB/Lichtbehandlung sind (J. D. Chapman, Fa. Baxter, Deerfield, persönliche Mitteilung).

Während, wie erwähnt, alle bisher getesteten umhüllten Viren empfindlich gegenüber der photodynamischen Behandlung waren, erwies sich die Mehrzahl der untersuchten nicht umhüllten Viren als resistent (Tabelle 2). Allerdings fanden

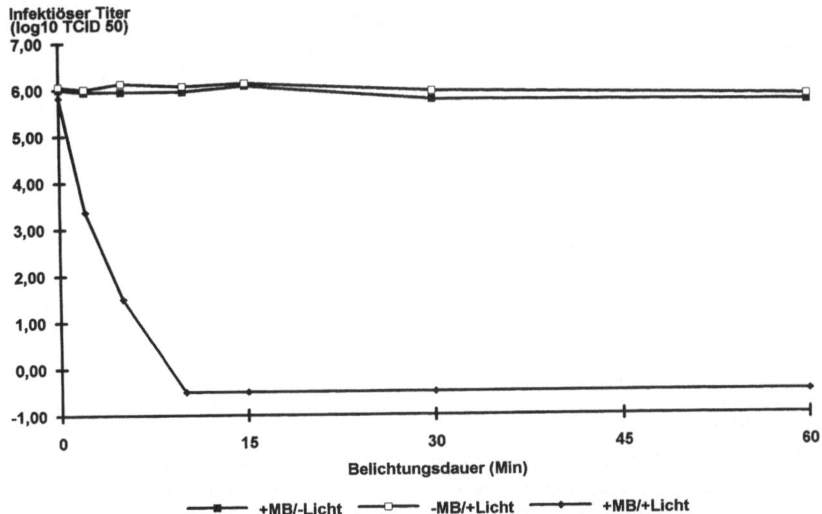

Abb. 1. Photodynamische Inaktivierung von HIV-1

sich auch Ausnahmen: Adenoviren wurden teilweise inaktiviert; aber auch nach 2 h Belichtungsdauer fand sich noch Restinfektiosität. Bei SV 40 dagegen war nach 30 Minuten keine Infektiosität mehr nachweisbar. Dieses Virus ist damit etwa so sensitiv wie das umhüllte VSV. Caliciviren erwiesen sich erstaunlicherweise als mit zu den sensitivsten Viren gehörend: 5 Minuten Belichtung in der Gegenwart von 1 µM MB reichten aus, um die Infektiosität des virushaltigen Plasmas völlig zu beseitigen.

Die Ursache(n) für die unterschiedliche Empfindlichkeit verschiedener Viren gegenüber der MB/Lichtbehandlung sind bis jetzt noch nicht geklärt. Das Phänomen wird im übrigen auch bei umhüllten Viren beobachtet (Tabelle 1).

Es wurde bereits publiziert, daß durch die photodynamische Behandlung die Aktivitäten von Plasmaproteinen, insbesondere von Gerinnungsfaktoren beeinträchtigt werden [3–6]. Das Ausmaß der Aktivitätsverluste hängt eindeutig von der Belichtungsdauer ab, wie Abb. 2 für die Faktoren I, VIII, IX und XI demonstriert. Nach einer Stunde lagen sie bei den gezeigten Versuchen zwischen etwa 20 und 30%, wobei es mit der Ausnahme des Faktors XI wenig Unterschied machte, ob

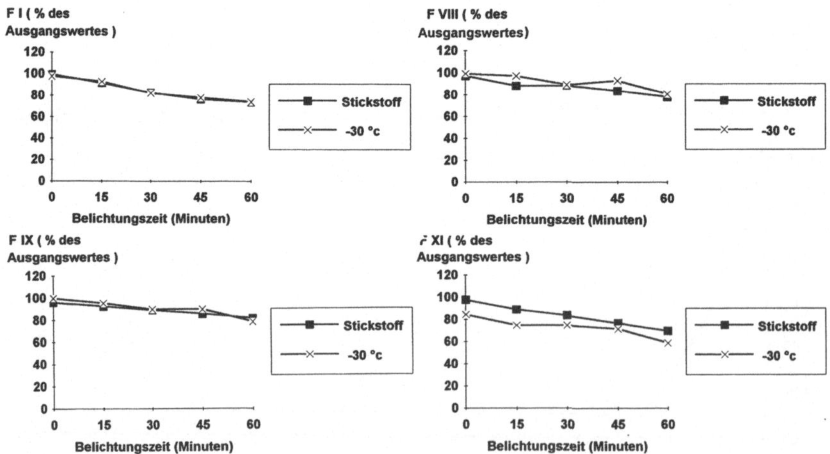

Abb. 2. Einfluß der Belichtungsdauer bei einer MB-Konzentration von 1 µM auf die Aktivitäten der Gerinnungsfaktoren I, VIII, IX, XI, Vergleich zweier Methoden zum Einfrieren der Plasmaproben für die Testungen. Die Meßwerte repräsentieren den Durchschnitt aus der Testung von 6 Plasmen

Tabelle 3. Einfluß der MB/Lichtbehandlung auf Plasmaproteine

Faktor bzw. Parameter	Aktivität nach 1h Belichtung (% des Ausgangswertes $\pm$ SD)
F I	65,90 $\pm$ 3,90
F V	77,40 $\pm$ 10,20
F VII	86,40 $\pm$ 4,70
F XI	86,70 $\pm$ 12,80
F XIII	99,50 $\pm$ 8,50
C1	84,10 $\pm$ 11,60
C4	82,50 $\pm$ 16,80
C1 INH	101,90 $\pm$ 3,00
TT	135,80 $\pm$ 8,40

die belichteten Plasmaproben schnell, d. h. in flüssigem Stickstoff oder langsam, d. h. bei $-30°$ C eingefroren worden waren.

Die Tabelle 3 zeigt, daß nicht alle Plasmaproteine infolge der MB/Lichtbehandlung an Aktivität verlieren müssen: Der Faktor XIII beispielsweise wird kaum alteriert, ebensowenig der C1-Inhibitor (auch nicht andere Inhibitoren; nicht gezeigt), auch nicht die Komplementfaktoren C1 und C4. Auf inflammatorische Proteine hat die MB/Lichtbehandlung ebenfalls nur einen marginalen Einfluß (nicht gezeigt).

Obwohl, wie erwähnt, einige Plasmaproteine funktionell beeinträchtigt werden, verändert die photodynamische Behandlung sie nicht in einem Ausmaß, daß sie sich immunologisch verändern: In umfänglichen Labor- und Tierexperimenten wurde gezeigt, daß die MB/Lichtbehandlung nicht zur Ausprägung neoantigener Strukturen führt [6].

Immunologisch auffällig wurde auch nicht Fibrinogen, von dem bekannt ist, daß durch Belichtung bei höherer MB-Konzentration Histidinreste oxidiert werden und die Gerinnbarkeit verlorengeht [12]. Wie Abb. 3 verdeutlicht, unterscheidet sich Fibrinogen nach photodynamischer Behandlung von Plasma unter Standardbedingungen beispielsweise in der zweidimensionalen Immunoblotanalyse nicht von Fibrinogen in unbehandeltem Plasma. Bei dieser analytischen Technik werden Proteine nach ihrer Größe und ihrem isoelektrischen Punkt separiert [9].

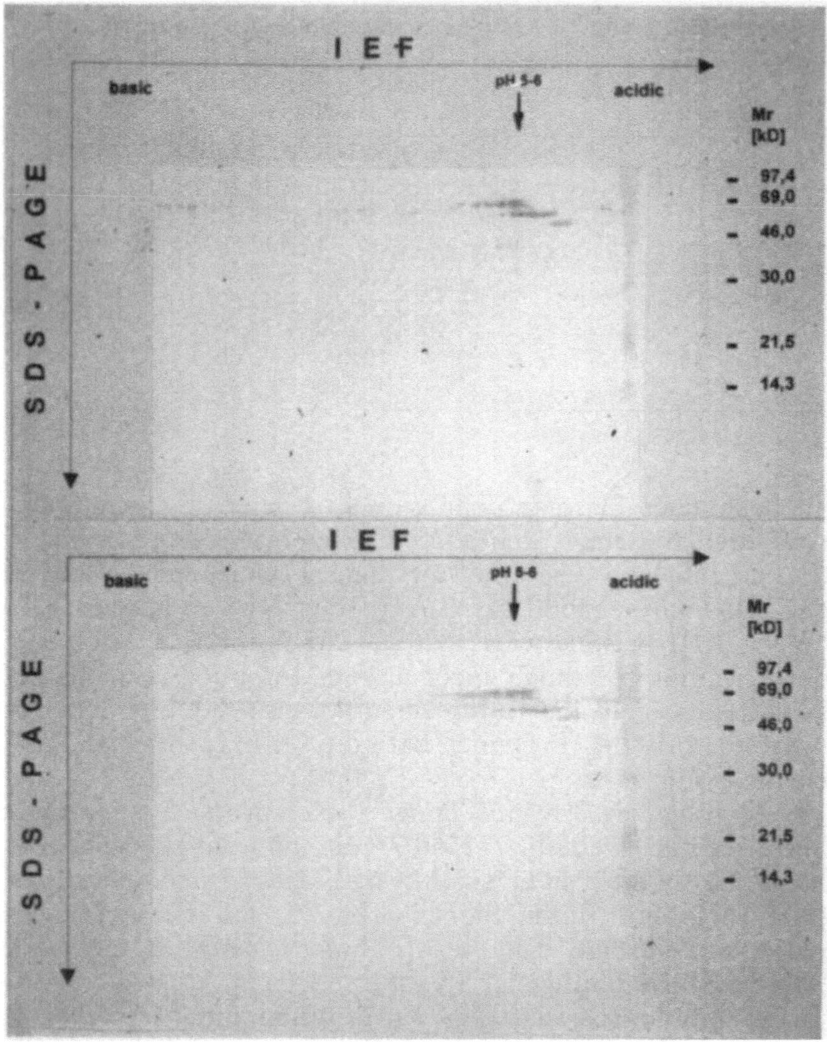

Abb. 3. 2D-Immunoblot von unbehandeltem (oben) und behandeltem (unten) Humanplasma mit monospezifischem Fibrinogen-Antiserum

In einer tierexperimentellen Studie mit Beagle-Hunden wurde autologes MB/lichtbehandeltes Plasma völlig ohne Nebenwirkungen toleriert, und in „Drug Monitoring"-Studien, in die über 200 Patienten eingeschlossen waren, zeigten sich hinsichtlich Nebenwirkungen keinerlei Unterschiede zwi-

schen konventionellem und photodynamisch virusinaktiviertem Frischplasma [13].

Seit dem Februar 1992 wird MB/lichtbehandeltes Frischplasma an die Kliniken innerhalb des Versorgungsgebietes
des DRK-Blutspendedienstes Niedersachsen ausgeliefert, seit
dem Sommer bzw. Herbst 1992 auch von den Blutspende-
diensten in Berlin, Sachsen-Anhalt, Sachsen und Gera/Thü-
ringen.

Im Laufe des Jahres 1993 werden entsprechend behandelte
Frischplasmapräparate von allen DRK-Blutspendediensten
außer von denen in Nordrhein-Westfalen, Bayern und Bran-
denburg hergestellt bzw. vertrieben werden.

Bis Ende März 1993 wurden ca. 130 000 Einheiten produziert und ausgeliefert, davon etwa 70 000 innerhalb des Ab-
satzgebietes des DRK-Blutspendedienstes Niedersachsen.
Die Anwender der Präparate sind per Fragebogen, der jeder
Lieferung beigefügt ist, aufgefordert, aufgetretene Verdachts-
fälle von Nebenwirkungen nach Art und Schweregrad mitzu-
teilen. Bisher erreichten uns aus unserem eigenen Absatzge-
biet 16 derartige Meldungen, also etwa eine auf 4 000 Präparate. Dies ist auf keinen Fall häufiger als bei der Gabe von konventionellem GFP. Hierfür ist eine Nebenwirkungsrate von
bis zu einem Prozent beschrieben [14]. Die Nebenwirkungen
waren in 15 Fällen von der Art, wie sie bei der Gabe von
Blut und Blutprodukten bekannt sind; es handelte sich dabei
also durchwegs um allergische bzw. anaphylaktoide Reaktionen.

In 15 der 16 Fälle verschwanden die Nebenwirkungen
nach dem Absetzen des Präparates bzw. nach entsprechender
Medikation. Eine Patientin, die neben Plasma praktisch
gleichzeitig Plasmaexpander, Malatlösung und Erythrozytenkonzentrate erhalten hatte, verstarb infolge eines Multiorgan-
versagens nach Schock mit therapieresistenter Kreislaufde-
pression. Dieser Zwischenfall wurde wahrscheinlich durch
Wechselwirkungen zwischen den verabreichten Präparaten
verursacht. Die hervorgerufene unspezifische Blutzellaggre-
gation mit der Folge peripherer Mikrothrombosen und eines
verbrauchskoagulopathieartigen Geschehens könnte bei den
großen parenteral gegebenen Volumina aufgrund der periphe-

ren Blockierung zur zentralen Volumenüberlastung mit Lungenödem geführt haben.

Uns erreichten bisher keine Informationen darüber, daß das virusinaktivierte Präparat weniger wirksam wäre als unbehandeltes GFP. Klinische Studien, welche die Wirksamkeit des MB/lichtbehandelten Plasmas definitiv belegen, fehlen allerdings derzeit noch. Eine erste Studie beginnt im Frühjahr 1994.

Literatur

1. Van Aken WG (1992) The collection and use of human blood and plasma. Report for the Council of Europe and the Commission of the European Communities
2. Barnette RE, Fish DJ, Eisenstaedt RS (1990) Modification of fresh frozen plasma transfusion practices through educational intervention. Transfusion 30: 253–257
3. Lambrecht B, Mohr H, Knüver-Hopf J, Schmitt H (1991) Photoinactivation of viruses in human fresh plasma by phenothiazine dyes in combination with visible light. Vox Sang 60: 207–213
4. Mohr H, Lambrecht B, Knüver-Hopf J (1992) Virus inactivated single-donor fresh plasma preparations. Infusionstherapie 19: 79–83
5. Mohr H, Lambrecht B, Schmitt H (1993) Optimierung von Parametern zur photodynamischen Virusinaktivierung von Frischplasma. Beitr Infusionsther 31: 25–30
6. Mohr H, Knüver-Hopf J, Lambrecht B, Scheidecker H, Schmitt H (1992) No evidence for neoantigens in human plasma after photochemical virus inactivation. Ann Hematol 65: 224–228
7. Kaerber G (1931) Beitrag zur kollektiven Behandlung pharmakologischer Reihenversuche. Naunyn-Schmiedbergs Arch Exp Pathol 162: 480–483
8. Spearman C (1908) The method of „right and wrong cases" („constant stimuli") without Gauss's formulae. Br J Psychol 2: 277–282
9. O Farrell PH (1975) High-resolution two-dimensional electrophoresis of proteins. J Biol Chem 250: 4007–4021
10. Towbin H, Staehelin J, Gordon J (1979) Electrophoretic transfer of proteins from polyacrylamide gels to nitrocellulose sheets. Proc Natl Acad Sci USA 76: 4350–4354
11. Miller RH, Purcell RH (1990) Hepatitis C shares amino acid sequence similarity with pestiviruses and flaviviruses as well as members of two plant virus supergroups. Proc Natl Acad Sci USA 87: 2057–2061
12. Inada Y, Hesgel B, Blombaeck B (1977) Photooxidation of fibrinogen in the presence of methylene blue and its effect on polymerization. Biochim Biophys Acta 532: 161–170

13. Mohr H, Pohl U, Lambrecht B, Wieding JU, Schmitt H (1993) Durch Methylenblau/Licht-Behandlung virusinaktiviertes Humanplasma: Herstellung und bisherige klinische Erfahrungen. Infusionstherapie 20 [Suppl 2]: 19–24
14. Kretschmer V (1989) Stellenwert der Gerinnungspräparate im Rahmen einer modernen Hämotherapie bei chirurgischen Patienten. Beitr Infusionsther 24: 134–150

Korrespondenz: Priv.-Doz. Dr. H. Mohr, Blutspendedienst der Landesverbände des Deutschen Roten Kreuzes Niedersachsen, Oldenburg und Bremen, Eldagsener Straße 38, D–31832 Springe, Bundesrepublik Deutschland.

Diskussionsergänzungen zum Thema

Beim SD-Verfahren besteht eine Virusinaktivierungslücke für hüllenlose Viren, wie das Hepatitis-A-Virus. Serokonversionen und Hepatitis-A-Infektionen wurden mit Gabe von SD-virusinaktivierten Faktor-VIII-Konzentraten in Zusammenhang gebracht. Beim SD-Plasma können wahrscheinlich HAV durch neutralisierende Antikörper im Pool inaktiviert werden, eine definitive Stellungnahme zu diesem Problem ist derzeit nicht möglich.

Bei beiden virusinaktivierten Plasmen ist ebenfalls eine Aufklärung des Patienten notwendig, die auf ein Infektionsrestrisiko hinweist.

Toxikologische Risiken, Mutagenität oder Einschränkungen der Indikationen (im Vergleich zum nativen FFP) werden von den Herstellern der beiden Präparate verneint. Insbesondere beim Methylenblau-Photoinaktivierten Plasma erscheinen die Studien zur Toxizität und Mutagenität noch ergänzungsbedürftig, da nur Methylenblau untersucht wurde.

Zusammenfassung der Konsensusdiskussion

Die Frage, ob die beiden virusinaktivierten Plasmen konventionelles Frischplasma ablösen können, ist derzeit noch nicht definitiv zu beantworten. Beim SD-Plasma stehen zahlreiche klinische Studien vor dem Abschluß, die in Kürze eine bessere Beurteilung des Präparats zulassen werden.

Beim Methylenblau-Photoinaktivierten Plasma sind weitere Untersuchungen zur Validität des Virusinaktivierungsverfahrens, zur Toxizität und Mutagenität von Methylenblau und seinen Methylaboliten, insbesonders auch Substanzen, die während der Photoaktivierung entstehen, wünschenswert. Es sollten auch, wie beim SD-Plasma, kontrollierte prospektive Studien an Patienten durchgeführt werden, bevor das Präparat breit eingeführt wird.

19

Pathophysiologische Grundlagen der Transfusionsmedizin: IV

Die Transfusion von blutgerinnungsspezifischen Produkten: Pathophysiologische und klinische Grundlagen

H. Ramschak

Medizinische Universitätsklinik, Landeskrankenhaus Graz,
Graz, Österreich

Einleitung

Im Rahmen der breiten Palette der transfusionsmedizinischen Therapieformen nimmt die Verabreichung von blutgerinnungsspezifischen Produkten eine nicht unwesentliche Stellung ein.

Eine langjährige Erfahrung mit dieser sehr oft „Spezialisten" überantworteten Therapie zeigt allerdings seitens der im klinischen Alltag befaßten Behandler immer wieder große Unsicherheiten.

Einige pathophysiologisch und klinisch relevante Grundlagen mögen eine wirksame und sichere blutgerinnungsspezifische Therapie erleichtern.

Spezifikation

Für die im Folgenden angeführten Produkte, die derzeit in der täglichen Routine zur Verfügung stehen gilt:
– Sie sind mit Ausnahme des porcinen Faktors VIII „plasma derived" (hergestellt aus gepooltem humanem Plasma), das heißt belastet mit allen jenen Risiken, die wir bei der Transfusion von humanen Plasmaprodukten kennen (Übertratung von Infektionskrankheiten, immunologische Erkrankungen etc.).

Das Infektionsrisiko konnte durch Spenderselektion, Laborscreening und die Entwicklung von Virusinaktivierungsverfahren drastisch gesenkt werden. Dazu ist allerdings fest-

zuhalten, daß das Restrisiko einer Virusübertragung von vielen Faktoren signifikant abhängig ist, hauptsächlich jedoch von der Methode der Inaktivierung und daß auch heute noch eine „absolute Sicherheit" nicht gegeben sein kann!
– Sie sind „intermediate pure" das heißt, sie haben eine spezifische Aktivität von < 10 IE/mg Eiweiß. Die Problematik der Reinheit wird gesondert im Text besprochen.
  Derzeit stehen folgende Konzentrate zur Verfügung:
– Blutgerinnungsaktivatoren:
> Faktor I (Fibrinogen)
> Faktor VII
> Faktor VII aktiviert
> Faktor VIII.C
> Faktor VIII. von Willebrand Faktor
> Faktor VIII.C + von Willebrand Faktor
> Porciner Faktor VIII
> Faktor IX
> Faktor XIII
> Prothrombinkomplexfaktorenkonzentrat (II, VII, IX und X)
> Aktiviertes Prothrombinkomplexfaktorenkonzentrat (FEIBA®)
– Blutgerinnungsinhibitoren:
> AT III
> Protein C
> Weiters stehen zur Verfügung: Fresh frozen plasma (FFP)
> Topisches Thrombin
> Fibrinkleber

Wirksamkeit und Dosierung

Die Wirksamkeit der oben spezifizierten Konzentrate bzw. des FFP ergibt sich aus der Definition der entsprechenden WHO–Standards:

Definition nach WHO–Standard:
1 IE = Aktivität in 1 ml frischem Normalplasma

Faktor(en)- /Inhibitor-Konzentrat:
1 IE i.v. / kg KG erbringt einen Aktivitätsanstieg um ca. 1%

Fresh frozen plasma:
1 ml i.v. / kg KG erbringt einen Aktivitätsanstieg um ca. 1%
Daraus resultiert folgendes Dosierungsbeispiel:

Patient: Diagnose: Vitamin K-Mangel, Blutung;
(z. B.: unter oraler Antikoagulation);

KG des Patienten:	70 kg
PZ:	< 1%
Therapeutisches Ziel:	50% PZ
= Sollanstieg um:	50%

70 (kg) × 50 (% Sollanstieg) = 3500 IE eines Prothrombinkomplexfaktorenkonzentrates oder 3500 ml (!) FFP initial.

Die weitere Dosierung richtet sich nach Klinik und Labor (PZ oder Normotest®).

Referenzbereiche und therapeutische Ziele

Im standardisierten hämostaseologischen Labor gelten heute folgende *Referenzbereiche* (Aktivität in % bzw. Konzentration in mg/dl):

Exogenes System (II, V, VII, X):	> 70%
Endogenes System (VIII, IX, XI, XII):	> 60%
Fibrinogen:	> 170 mg/dl
Faktor XIII:	> 70%
Antithrombin III:	> 70%
Protein C:	> 60%
Protein S:	> 60%

Abweichend davon stehen allerdings die Minimalaktivitäten der Blutgerinnungsaktivatoren und Inhibitoren, die für eine ungestörte Hämostase ausreichend sind und die daher als *therapeutische Ziele* gelten können:

Exogenes System (II, V, VII, X):	> 50%
Endogenes System (VIII, IX, XI, XII):	> 30%
Fibrinogen:	> 100 mg/dl
Faktor XIII:	> 15%
Antithrombin III:	> 70%
Protein C:	> 60%
Protein S:	> 60%

Für eine geplante Substitution sind jedoch auch immer die bestehende Grundkrankheit, Begleiterkrankungen und/oder Art und Lokalisation eines eventuell bevorstehenden Eingriffes individuell zu berücksichtigenden (Operation, Punktion etc.).

Hämostaseologische Operationstauglichkeit

Aus dem oben gesagten resultieren nun Daten, die dem Patienten eine „Hämostaseologische Operationstauglichkeit" ausstellen.

An erster Stelle der blutgerinnungsspezifischen OP–Tauglichkeit muß immer die Anamnese stehen!

Die angeführten Parameter stellen ein präoperatives Minimalprogramm dar, das je nach Anamnese und/oder Klinik und/oder pathologischen Laborwerten erweitert werden muß. Weiters müssen auch hier immer Grunderkrankung, Begleiterkrankungen, sowie Lokalisation und Art des vorgesehenen Eingriffes berücksichtigt werden (s. Tabelle 1).

Virussicherheit

Die Transfusion von humanem Plasma oder von daraus gewonnenen Produkten trägt unter anderen Risiken vor allem das einer Übertragung von Virusinfektionen in sich (Hepatitis B, C, „NANBNC", AIDS, etc.).

Tabelle 1. Hämostaseologische Operationstauglichkeit

PZ	> 50%
Fibrinogen	> 100 mg/dl
aPTT	innerhalb des Referenzbereiches
	über dem Referenzbereich, wenn:
	– eine Hämophilie oder ein von Willebrand-Syndrom ausgeschlossen ist (z. B. Antiphospholipid-AK-Sy, F XII-Mangel),
	– die entsprechenden Einzelfaktoren im „therapeutischen Zielbereich" liegen oder wenn
	– eine perioperative, hochdosierte (aPTT-gesteuerte) Heparintherapie indiziert ist und durchgeführt wird.
Thrombozyten:	Richtwert ca. 100 G/l unter Beachtung der Grundkrankheit, der Begleiterkrankungen, der Plättchenfunktionen und der vorgesehenen OP.

Sowohl Spenderselektion, als auch Laborscreening führten zu einer signifikanten Senkung der posttransfusionellen Infektionen, konnten jedoch keine wirkliche „Virussicherheit" erzielen („gesunde Spender" bzw. zu geringe Empfindlichkeit der Tests, sogenanntes diagnostisches Fenster).

Davon ausgehend wurden Virusinaktivierungsverfahren entwickelt und in klinischen Studien geprüft, um nach dem jeweils aktuellen Stand der Wissenschaft „sichere" Produkte verabreichen zu können [3, 12–14]. Dies gilt jedoch vorerst ausschließlich für Blutgerinnungsfaktor(en)- und Inhibitorkonzentrate. FFP kann allerdings bis heute nicht routinemäßig virusinaktiviert werden! (Handelspräpenal in Erprobung)

Nicht zuletzt deshalb gibt es heute nur noch sehr wenige Indikationen zur Verabreichung von FFP, zumal auch für eine adäquate Dosierung häufig die Volumenbelastung limitierend ist [2, 5, 7, 15].

Nach den strengen ICTH(1984)- und SSC(1989)- Kriterien (international committee on thrombosis and hemoststasis bzw. scientific and standardisation committee) [11] klinisch geprüft und nach dem heutigen Stand des Wissens und der Technik als „sicher" gelten derzeit jene Produkte, die mit den Verfahren „S-TIM" (Immuno AG, Wien, Österreich) und „HS" (Behringwerke, Marburg, Deutschland) inaktiviert werden [12, 13, 14].

Ob andere Verfahren (z. B. „S/D" oder kombinierte Inaktivierungsschritte), hochgereinigte oder gentechnologisch hergestellte Produkte auch diese Kriterien erfüllen, ist derzeit in wissenschaftlich-klinischer Evaluierung.

Dennoch gilt: Eine „absolute Sicherheit" gibt es nicht! Daher ist bei der Verabreichung von Blut- und Plasmaprodukten immer die gezielte Anwendung unter strengster Indikationsstellung und Abwägung aller Risiken oberstes Gebot!

Nebenwirkungen

Neben dem aufgrund der Brisanz des Themas ausgeklammerten Kapitel „Virussicherheit" bestehen bei der Verabreichung von Plasmaprodukten weitere beachtenswerte Nebenwirkungen.

Immunologische Erkrankungen (einschließlich des anaphylaktischen Schockgeschehens) gelten als sehr selten.

In den letzten Jahren wurde in der Literatur wiederholt über arterielle und venöse Thrombosen im Zusammenhang mit der Transfusion von Faktor IX-haltigen Produkten (Faktor IX-Konzentrat und Prothrombinkomplexfaktorenkonzentrat) berichtet [1, 8, 9].

Die Häufigkeit wird mit 10–30% angegeben.

Dies führte zur Empfehlung einer gleichzeitigen Durchführung einer Thromboembolieprophylaxe (z. B. mit low-dose-Heparin oder LMW-Heparin).

Reinheit

Der Begriff Reinheit bezieht sich im Wesentlichen auf die neben der spezifischen Gerinnungs- u./o. Inhibitoraktivität vorhandenen Konzentration von nicht gerinnungswirksamen Eiweißen wie Albumin, Immunglobulinen, Eiweißkomplexen und anderen.

Ob „reinere" Produkte – vor allem bei immuninkompetenten, z. B. AIDS-Patienten – von Vorteil sind, wird derzeit wissenschaftlich kontroversiell beurteilt [4, 6, 10]. Ein Konsensus ist derzeit jedoch über diesen Punkt nicht zu erzielen.

Kosten

Die Verabreichung von blutgerinnungsspezifischen Produkten stellt sich im Vergleich mit anderen Therapieformen als relativ kostenintensiv dar. Auch dieser Aspekt sollte heute mehr denn je berücksichtigt werden.

Allerdings gibt es in der Humanmedizin wenige „Arzneien", deren effektive Wirkung derart gesichert ist, wie die der Blutgerinnungsfaktor(en)- und der Inhibitorkonzentrate. Daher darf diese Therapieform bei gegebener Indikation unter Berücksichtigung einer Nutzen/Schaden–Kalkulation aus Kostengründen keinem Patienten vorenthalten werden. Ein rationaler und rationeller Einsatz dieser spezifischen Produkte auf dem Boden von hämostaseologischem Grundwissen kann allerdings sicher zu einer wesentlichen Kostensenkung führen (s. Tabelle 2).

Tabelle 2. Therapiekosten LKH Graz (Stand: Jänner 1993)

Faktor-/Inhibitorkonzentrat:	1 IE	. . . . 10 öS
FFP:	1 ml	. . . . 4 öS
Vitamin K:	1 mg	. . . . 2 öS

Die Therapiekosten des im Kapitel „Wirksamkeit und Dosierung" genannten Patienten beliefen sich daher in Abhängigkeit des verwendeten Produktes auf:

Faktorenkonzentrat (3500 IE):	. . . . .35.000 öS
FFP (3500 ml):	. . . . .14.000 öS

Hätte der zitierte Patient keine Blutung und wäre z. B. ein elektiver Eingriff vorgesehen, so entstünden durch die Gabe von Vitamin K die Kosten von:

Vitamin K (20 mg):	. . . . .40 öS

Personal- und eventuelle Nachfolgekosten, die etwa aus einer posttransfusionellen Infektion entstehen, sind in diesen Zahlen natürlich nicht enthalten

Zusammenfassung

In Bezugnahme auf das bisher Gesagte sollten vor der Verabreichung von „Blutgerinnungsspezifischen Produkten" folgende Punkte unbedingt beachtet werden:

- Strenge Indikationsstellung, Beachtung der Kontraindikationen.
- Wahl des „optimalen" Produktes unter Beachtung des Therapiezieles und Abwägung aller Risiken.
- Errechnung der adäquaten Dosierung.
- Indikation einer eventuellen Begleitmedikation (Thromboseprophylaxe).

Aus der Berücksichtigung dieser Punkte sollte eine für Patienten und Behandler „richtige", d. h. wirksame und sichere Therapie resultieren.

Literatur

1. Blatt PM, Kingdon HS, McLean G, Roberts HR (1974) Thrombogenic material in prothrombin complex concentrates. Ann Int Med 81: 766–770
2. Bove JR (1985) Fresh frozen plasma. Too few indications – too much use. Anesth Analg 64: 849
3. Brettler DB, Levine PH (1989) Factor concentrates for treatment of hemophilia: which one to choose? Blood 73: 2067

4. Brettler DB (1993) Are pure concentrates better? Hemophilia World 8: 4–5
5. Consensus Conference (1984) Fresh frozen plasma. Indications and risks. JAMA 253: 551
6. Eichinger S, Pabinger I, Köller U, Kyrle PA, Kier P, Schneider B, Lechner K (1991) Factor VIII concentrates in human immunodeficiency virus 1 (HIV 1) positive hemophiliacs – is pure better? Thromb Haemost 65: 998
7. Hiller E, Heim M (1989) Indikationen für die Therapie mit frischgefrorenem Plasma. Dtsch Med Wochenschr 114: 1371–1374
8. Kingdon HS, Lundblad RL, Veltkamp JJ, Aronson DD (1975) Potentially thrombogenic materials in factor IX concentrates. Thromb Diath Haemorrh 33: 617–631
9. Lechler E (1980) Thromboembolische Komplikationen und Verbrauchskoagulopathien als Nebenwirkung der Substitutionstherapie. In: Schimpf K (Hrsg) Verhandlungsbericht der Deutschen Arbeitsgemeinschaft für Blutgerinnungsforschung über die 23. Tagung in Heidelberg, Februar 1979. FK Schattauer, Stuttgart, pp 353–356
10. Mannucci PM, Gringeri A, deBiasi R, Baudo F, Morfini M, Ciavarella N (1992) Immune status of asymptomatic HIV- infected hemophiliacs: randomized, prospective, two-year comparison of treatment with a high-purity or an intermediate-purity factor VIII concentrate. Thromb Haemost 3: 310–313
11. Mannucci PM, Colombo M (1989) Revision of the protocoll recommended for studies of safety from hepatitis of clotting factor concentrates. Thromb Haemost 61: 532–534
12. Mannucci PM (1993) Clinical evaluation of viral safety of coagulation factor concentrates. Hemophilia World 8: 1–4
13. Preiss D, Eberspächer B, Abdullah D, Rosner I (1991) Clinical results from safety studies with prothrombin complex concentrate and antithrombin III concentrate. Zentraleuropäischer Anästhesiekongress, Interlaken
14. Schimpf K (1987) Infektionssicherheit virusinaktivierter Faktorenkonzentrate. 18. Hämophiliesymposion, Hamburg
15. WHO (1986) WHO meeting and consultation on the safety of blood and blood products. WHO Wkly Epidem Rec 18: 138–140

Korrespondenz: OA Dr. H. Ramschak, Medizinische Universitätsklinik, LKH-Graz, Auenbruggerplatz 15, A–8036 Graz, Österreich.

Diskussionsergänzungen zum Thema

1. Die Dosierungserfordernis im Rahmen einer Substitution wird aus Gründen der Praktikabilität auf kg KG bezogen, auch wenn die Berücksichtigung der Verteilungsräume, die

„in vivo recovery" eines speziellen Faktors das therapeutische Ziel wissenschaftlicher formulieren würde.

2. Die Angabe des Thrombozytenwertes von 100 000/µl für operative Vorhaben findet keinen Konsens, es wird diesbezüglich auf die oben abgehandelten Inhalte hingewiesen.

Richtwerte hinsichtlich wünschenswerter Therapieziele sind an Diagnosen gebunden und in Substitutionsfragen zu diskutieren (z. B. Hagmann Katheter: 100 000 Thrombozyten/µl für chirurgische Eingriffe als Mindestwert angegeben). Eine prinzipielle rechtliche Absicherung für den Ernstfall kann kein Primäranliegen sein, die Verantwortungsübernahme ist an Erfahrung und Ausbildung gebunden und unter dieser Voraussetzung nicht zu umgehen.

3. Es muß als Irrtum herausgestrichen werden, daß die Beurteilung einer Indikation (z. B. internmedizinischer Nichtnotfallpatient) ausschließlich dem Kliniker zukommt. Gerade in Grenzbereichen ist bei Vorliegen entsprechend relevanter Laboruntersuchungen eine transfusionsmedizinische Zusatzberatung sinnvoll. Dadurch kann auch die Spenderseite in eine Entscheidungsfindung einbezogen werden (Phereserisiko), von organisatorischen Problemen ganz abgesehen.

„Die Verantwortung des Transfusionsmediziners geht über die eines Drogisten hinaus . . ."

Zusammenfassung der Konsensusdiskussion

Als Hauptproblem für eine Konsensfindung fand sich eine oft vage Vorstellung des Klinikers bezüglich transfusionsmedizinischer Verantwortlichkeiten. Bei Einbringung dieser Themeninhalte in eine Indikationsbeurteilung war letztlich dennoch eine Konsensfindung zu erreichen.

20

Indikationsrichtlinien für die Therapie mit Blutkomponenten: IV

Indikationsrichtlinien für die Therapie mit Gerinnungsfaktorenkonzentraten

W. Muntean

Univ.-Kinderklinik Graz, Graz, Österreich

Einleitung

Die Entwicklung von Gerinnungsfaktorenkonzentraten hat in vielen Bereichen erst eine gezielte Therapie angeborener und erworbener Hämostasestörungen ermöglicht. Auf der anderen Seite wurde in der Vergangenheit durch nicht virusinaktivierte Gerinnungsfaktorenkonzentrate aber auch die Übertragung von HIV an eine sehr große Zahl von Patienten verursacht. Dieses damals nicht voraussehbare tragische Ereignis zeigt drastisch, wie wichtig gerade auch bei Gerinnungsfaktorenkonzentraten, so wie bei allen Blutkomponenten, eine gezielte Anwendung unter strikter Indikationsstellung ist.

Gerinnungsfaktorenkonzentrate werden derzeit zum größten Teil aus humanem Plasma gewonnen, einige gentechnologisch erzeugte Konzentrate (Faktor VIII, Faktor VIIa) befinden sich aber bereits in klinischer Anwendung. Faktorenkonzentrate haben gegenüber fresh frozen Plasma offensichtliche Vorteile. Das geringe notwendige Volumen zur Substitution erlaubt vor allem bei angeboren defizienten Patienten und gut definierten erworbenen Defizienzen eine gezielte Substitution in ausreichender Menge, wie sie durch Gabe von fresh frozen Plasma nicht erreichbar ist. Zur Zeit entscheidender Vorteil von Gerinnungsfaktorenkonzentration gegenüber fresh frozen Plasma ist die Tatsache der Virusinaktivierung der Konzentrate. Die Frage der Virussicherheit der einzelnen Inaktivierungsverfahren wird an anderer Stelle ausführlich besprochen. Gerinnungsfaktorenkonzentrate sind aber nicht für alle Faktoren verfügbar, ein weiterer nicht zu vernachlässigender Nachteil der Faktorenkonzentrate sind die hohen Kosten.

Neben dem Infektionsrisiko bestehen bei Gabe von Gerinnungsfaktorenkonzentraten noch eine Reihe anderer Risken: Immunologische Veränderungen werden nicht nur durch die Übertragung von Viren hervorgerufen, sie finden sich vor allem bei kongenital defizienten Patienten mit Dauersubstitution. Die schwerwiegendste Komplikation in diesem Zusammenhang ist das Auftreten von Antikörpern, die zu einer Hemmung der Aktivität eines bestimmten Gerinnungsfaktors führen, wiederum am häufigsten bei kongenital defizienten Patienten mit wiederholter Substitution. In Zusammenhang mit den zu beobachtenden immunologischen Veränderungen zu sehen ist die Übertragung unerwünschter Proteine durch Faktorenkonzentrate. Schließlich können bestimmte Faktorenkonzentrate zu einer unerwünschten Aktivierung des Gerinnungssystems mit Thrombosen und disseminierter intravasaler Gerinnung führen.

Im folgenden wird versucht, eine kurze Übersicht über die derzeit in Verwendung stehenden Gerinnungsfaktorenkonzentrate in Hinsicht auf ihre Indikationen und Risiken zu geben.

Fibrinogenkonzentrat

Der seltene angeborene Fibrinogenmangel und einige Formen der Dys- und Hypofibrinogenämie sind mit einer starken Blutungsneigung verbunden. Akute Blutungen oder operative Eingriffe stellen eine sichere Indikation zur Substitution mit Konzentrat bei diesen Patienten dar.

Auch ein erworbener Mangel von Fibrinogen unter etwa 100 mg/dl bei Verbrauch in Blutungen oder Exsudate, bei der Verbrauchskoagulopathie bei disseminierter intravasaler Gerinnung ruft beim Bestehen von frischen Wunden eine deutliche Blutungsneigung hervor und stellt eine Indikation zur Substitution dar. Eine Erniedrigung von Fibrinogen findet sich regelmäßig auch unter Asparaginase-Therapie, sie ist aber begleitet von einer Erniedrigung des Antithrombin III, unter Asparaginase-Therapie wurden sowohl Blutungen als auch thrombotische Komplikationen beschrieben. Die Komplikationen sind insgesamt eher selten, der Nutzen einer prophylaktischen Substitution ist nicht schlüssig gezeigt, eine Substitution mag aber bei einigen Patienten sinnvoll sein [20, 38].

Prothrombinkomplex-Konzentrat, sogenannter „aktiver Prothrombinkomplex", „Factor VIII Inhibitor Bypassing Activity, FEIBA", Faktor IX-Konzentrat, Faktor VII-Konzentrat, aktiviertes Faktor VII-Konzentrat

Prothrombinkomplex-Konzentrate waren bislang eindeutig indiziert bei angeborenem Mangel eines der Faktoren des Prothrombinkomplexes, zahlenmäßig am wichtigsten daher bei Hämophilie B. Durch Prothrombinkomplex-Konzentrate kann eine unerwünschte Aktivierung des Gerinnungssystems erfolgen, insbesondere bei Einschränkung der Leberfunktion. Das Auftreten von thrombotischen Komplikationen wurde auch bei kongenital defizienten Patienten nach Gabe von Prothrombinkomplex-Konzentraten beschrieben [3, 18, 26]. Faktor IX Hochkonzentrate sind weniger thrombogen und sollten daher bei der Substitution von Hämophilie B-Patienten gegenüber den Prothrombinkomplex-Konzentraten bevorzugt werden [15, 21, 24]. Zur Substitution der seltenen Faktor VII-Mangelpatienten steht Faktor VII Hochkonzentrat zur Verfügung. Prothrombinkomplex-Konzentrate wurden auch zur Substitution bei homozygotem Protein C-Mangel verwendet, da sie auch Protein C in unterschiedlicher Menge enthalten. Mit der Entwicklung von Protein C-Konzentraten entfällt auch diese Indikation für Prothrombinkomplex-Konzentrate.

Eine erworbene Erniedrigung der Prothrombinkomplexaktivität findet sich beim Vitamin K-Mangel und bei einer Syntheseeinschränkung der Leber. Bei Vitamin K-Mangel oder Markumarisierung wird nur ausnahmsweise in hoch akuten Situationen, wie z. B. bei einer Hirnblutung, eine Substitution mit Prothrombinkomplex-Konzentrat indiziert sein, in aller Regel wird der Aktivitätsanstieg nach Vitamin K-

Gabe rasch genug erfolgen. Eine Substitution mit Prothrombinkomplex-Konzentrat bei einer Hepatopathie ist nur sinnvoll bei manifester Blutung oder bei operativen Eingriffen. Eine Dauersubstitution ist auf Grund der kurzen Halbwertszeit des Faktors VII nicht praktikabel. Zudem sollte bedacht werden, daß die Prognose der Lebererkrankung durch die Therapie der Gerinnungsstörung in den allermeisten Fällen nicht zu beeinflussen ist. Hingegen können Prothrombinkomplex-Konzentrate, wie oben erwähnt, gerade bei Hepatopathie zu unerwünschten Übergerinnbarkeitsphänomenen führen, auch wird durch Prothrombinkomplex-Konzentrate nur ein Teil der durch die geschädigte Leber vermindert produzierten Gerinnungsfaktoren substituiert, wobei gerade für die Faktoren des Prothrombinkomplexes in den meisten Fällen nicht besonders hohe Spiegel angestrebt werden müssen.

Die sogenannten aktivierten Prothrombinkomplexkonzentrate, FEIBA und aktivierter Faktor VII haben ihre Indikation bei der Behandlung von Hemmkörperpatienten, sie wurden sowohl bei der Behandlung aktuter Blutungen als auch zur Hemmkörpersuppression bei Patienten mit Hämophilie A und B sowie Faktor V-Mangel erfolgreich eingesetzt [5, 12, 14, 23].

Faktor VIII-Konzentrat, von Willebrand-Faktor (vWf)-Konzentrat, Faktor VIII-von Willenbrand-Faktor-Konzentrat

Am Markt finden sich hochgereinigte Konzentrate, die nur Faktor VIII mit einem Stabilisator enthalten, der aus humanem Plasma gewonnen wurde, rekombinante Faktor VIII-Konzentrate, hoch reine Konzentrate, die sowohl Faktor VIII als auch vWf enthalten, ein vWf-Konzentrat sowie eine Reihe von mittelreinen Konzentraten, die sowohl Faktor VIII als auch vWf enthalten. Faktor VIII und vWf-Konzentrate sind nur bei angeborenem Mangel zur Subsitutionstherapie indiziert sowie zur Hemmkörpersuppression bei einem erworbenen Hemmkörper gegen Faktor VIII [5]. Eine Indikation zur Faktor VIII-Substitution bei einer anderen erworbenen Hämostasestörung ist nicht bekannt. Die Diskussion über die Vorteile oder Nachteile von hochreinen oder gentechnologischen Konzentraten im Vergleich zu mittelreinen Konzentraten ist derzeit im Gange. Die zur Zeit verfügbaren Studien sind weder in Hinsicht auf die Inzidenz einer Hemmkörperentstehung noch in Hinsicht auf die durch die unterschiedlichen Konzentrate induzierten Immunveränderungen schlüssig [6, 11, 25, 33].

Faktor XIII-Konzentrat

Faktor XIII-Konzentrat ist indiziert zur Dauersubstitution sowie zur Behandlung akuter Blutungen bei kongenital defizienten Patienten. Ein günstiger Effekt von Faktor XIII-Substitution wurde beschrieben bei postoperativen Wundheilungsstörungen, intestinalen Blutungen, bei Purpura Schönlein Henoch oder Morbus Crohn [17]. Hierbei ist aber zu bedenken, daß eine Blutungsneigung nur bei sehr niedrigen Faktor XIII-Werten tatsächlich auftritt.

Antithrombin III-Konzentrat

Antithrombin III-Konzentrat ist wiederum indiziert bei Patienten mit angeborenem Mangel: Während eine Dauersubstitution nicht möglich ist, wird Antithrombin III-Konzentrat bei akuten thrombotischen Ereignissen, zur Thromboseprophylaxe bei operativen Eingriffen und ebenso zur Thromboseprophylaxe während der Schwangerschaft substituiert [13, 16, 27, 34, 35]. Einige Arbeiten weisen allerdings darauf hin, daß sowohl Schwangerschaft als auch akute thrombotische Ereignisse bei kongenital defizienten Patienten auch ohne Konzentratsubstitution gemanagt werden können.

Antithrombin III ist einer der wichtigen Inhibitoren des Gerinnungssystems, bei ausgedehnter Thrombosierung und insbesondere bei der disseminierten intravasalen Gerinnung wird Antithrombin III verbraucht. Zahlreiche Studien zeigen eine Korrelation zwischen Morbidität, Mortalität und Antithrombin III-Abfall bei durch eine disseminierte intravasale Gerinnung komplizierten Krankheitsbildern. Da das Durchbrechen der gesteigerten Gerinnungsaktivierung bei der disseminierten intravasalen Gerinnung im Vordergrund der Therapie steht, liegt es nahe, Antithrombin III bei diesen Patienten zuzuführen. Tierexperimentelle Studien unterstützen dieses therapeutische Vorgehen [8]. Auch Fallbeobachtungen und klinische Studien unterstützen die Annahme, daß Zufuhr von Antithrombin III bei Patienten mit disseminierter intravasaler Gerinnung von Nutzen ist [4, 22], obwohl die Heterogenität der Krankheitsbilder, wie beispielsweise Sepsis oder Polytrauma, schlüssige prospektive Studien schwer macht. Auf der anderen Seite ist die Prognose einiger Krankheitsbilder mit disseminierter intravasaler Gerinnung, wie beispielsweise bei Waterhouse Friedrich'sen Syndrom, so schlecht, daß das Ausschöpfen aller therapeutischen Möglichkeiten gerechtfertigt erscheint. Insgesamt erscheint daher die Substitution von Antithrombin III-Konzentrat bei Patienten mit schwer verlaufender disseminierter intravasaler Gerinnung als sinnvolle Indikation.

Bei einer Reihe von anderen Erkrankungen und Therapien wurden Versuche mit einer Antithrombin III-Substitution berichtet, ohne daß man diese Indikationen als gesichert betrachten könnte:

Bei verschiedenen Leberparenchymerkrankungen wird Antithrombin III vermindert gebildet, bei akutem Leberversagen kann es auch zum Auftreten einer disseminierten intravasalen Gerinnung kommen [31]. Limitierte Erfahrungen weisen auf einen günstigen Effekt einer Antithrombin III Substitution beim akuten Leberversagen hin [19], bei der Lebertransplantation bestätigte eine unlängst publizierte Studie frühere positive Berichte nicht [2].

Antithrombin III ist notwendig zur vollen Wirksamkeit einer Heparintherapie, unter Heparintherapie fällt Antithrombin III ab. Neugeborene und Patienten mit einer Hepatopathie haben erniedrigte Antithrombin III Spiegel, bei vielen extrakorporalen Verfahren wie Plasmapherese, ECMO oder Hämofiltration wird mit Heparin antikoaguliert und häufig ein Antithrombin III-Abfall beobachtet. In allen diesen Fällen kann eine Antithrombin III-Substitution zur Entfaltung der vollen Heparinwirkung erwogen werden, allerdings erscheint ein Management der „Heparinresistenz" bei

Antithrombin III-Erniedrigung bei oben angeführten Zuständen auch ohne Antithrombin III-Substitution möglich.

Beim nephrotischen Syndrom kommt es zum Verlust von Antithrombin III mit der Proteinurie [7]. Dies trägt zur beim nephrotischen Syndrom bestehenden Thromboseeignung bei, eine Substitution des Verlustes kann erwogen werden. Neugeborene mit zyanotischen Herzfehlern haben häufig sehr niedrige Antithrombin III-Werte. Vor Einleitung des extrakorporalen Verfahrens kann eine Antithrombin III-Substitution erwogen werden. Schließlich mag Antithrombin III-Substitution nützlich sein zur Verhinderung der Rethrombose nach koronarer Lyse, da bei koronarer Lyse eine substanzielle Menge von Thrombin freigesetzt wird [30].

Protein C-Konzentrat

Homozygoter Protein C-Mangel ist auf Grund der spontan auftretenden disseminierten intravasalen Gerinnung beim Neugeborenen nicht mit dem Leben vereinbar. Die Substitution mit Protein C ist daher indiziert [1, 9].

Die Kumarinnekrose am Beginn einer oralen Antikoagulantientherapie entsteht durch den raschen Abfall von Protein C, erste Berichte über die Anwendung von Protein C-Konzentrat bei der Kumarinnekrose ergeben ermutigende Berichte [28].

Topisches Thrombin, Fibrinkleber

Topisch angewendete Gerinnungsfaktorenkonzentrate, insbesondere Fibrinkleber, sind sicherlich eine nützliche Hilfe bei bestimmten chirurgischen Eingriffen und ermöglichen teilweise neue chirurgische Techniken [32]. Auch bei topisch angewandten Gerinnungsfaktorenkonzentraten bestehen ähnliche Risken wie bei intravasal applizierten Gerinnungsfaktorenkonzentraten. Sie enthalten neben aus humanem Plasma gewonnenen Faktoren zum Teil auch bovine Faktoren. Bovines Thromin und darin als Verunreinigung enthaltener boviner Faktor V können zum postoperativen Auftreten von transienten Inhibitoren gegen Thrombin und seltener gegen Faktor V führen, wobei die allein gegen Thrombin gerichteten Inhibitoren mit keiner Blutungsneigung verbunden zu sein scheinen [10, 29, 36, 39].

Literatur

1. Auberger K (1992) Evaluation of a new protein-C concentrate and comparison of protein-C assays in a child with congenital protein-C deficiency. Ann Hematol 64: 146
2. Baudo F, DeGasperi A, Cataldo F, Caimi TM, Cattaneo D, Redaelli R, Pannacciulli E, Corti A, Mazza E, Belli L (1992) Antithrombin III supplementation during orthotopic liver transplantation in cirrhotic patients: a randomized trial. Thromb Res 68: 409
3. Blatt PM, Kingdon HS, McLean G, Roberts HR (1974) Thrombogenic material in prothrombin complex concentrates. Ann Intern Med 81: 766
4. Blauhut B, Kramar H, Vinazzer H, Bergmann H, Substitution of antithrombin III in shock and DIC: a randomized study. Thromb Res 1985, 39: 81.
5. Brackmann HH, Egli H (1981) Treatment of haemophilia patients with inhibitors. In: Seligsohn U, Rimon A, Horoszowski H (eds) Haemophilia. Castle House, Kent, p 113
6. Brettler DB (1993). Are pure concentrates better? Hemophilia World 8: 4
7. De Stefano V, Triolo L, De Martini D, Ferrelli R, Mori R, Leone G (1987) Antithrombin III loss in patients with nephrotic syndrome or receiving continuous ambulatory peritoneal dialysis. Evidence of inactive antithrombin III in urine of patients with nephrotic syndrome. J Lab Clin Med 109: 550
8. Dickneite G, Paques EP (1993) Reduction of mortality with antithrombin III in septicemic rats: a study of klebsiella pneumoniae induced sepsis. Thromb Haemost 69: 98
9. Dreyfuß M, Magny JF, Bridey F, Schwarz HP, Planche C, Dehan M, Tchernia G (1991) Treatment of homozygous protein C deficiency and neonatal purpura fulminans with a purified protein C concentrate. N Engl J Med 325: 156
10. Flaherty MJ, Henderson R, Wener MH (1989) Iatrogenic immunization with bovine thromin: A mechanism for prolonged thrombin times after surgery. Ann Intern Med 111: 631
11. Goldsmith JAM, Deutsche J, Tang M, Green D (1991) CD4 cells in HIV-1 infected hemophiliacs: effect of factor VIII concentrates. Thromb Haemost 66: 415
12. Hedner U, Kisler W (1983) Use of Human Factor VIIa in the treatment of two hemophilia A patients with high-titer inhibitors. J Clin Invest 71: 1836
13. Hellgren M, Tenborn L, Abildgaard U (1982) Pregnancy in women with congenital antithrombin III deficiency: Experience of treatment with heparin and antithrombin. Gynecol Obstet Invest 14: 127

14. Hilgartner MW, Knatterud GL, The FEIBA Study Group (1983) The use of factor eight inhibitor py-passing activity (FEIBA Immuno) product for treatment of bleeding episodes in hemophiliacs with inhibitors. Blood 61: 36

15. Hultin MB (1979) Activated clotting factors in factor IX concentrates. Blood 54: 1028

16. Kario K, Matsuo T, Kodama K, Matsuo M (1992) Prophylactic antithrombin III administration during pregnancy immediately reduces the thrombin hyperactivity of congenital antithrombin III deficiency by forming thrombin-antithrombin III complexes. Thromb Res 66: 509

17. Keiling A, Holst F, Seits R, Wallin R, Saldeen T (1991) Severe factor XIII deficiency in disturbances of synthesis or increased consumption (DIC). Treatment of bleeding complications by factor XIII concentrates. Thromb Haemost 65: 1237

18. Kingdon HS, Lundblad RL, Veltkamp JJ, Aronson DL (1975) Potentially thrombogenic materials in factor IX concentrates. Thromb Diath Haemorrh 33: 617

19. Laursen B, Mortensen JZ, Frost L, Hansen KB (1981) Disseminated intravascular coagulation in hepatic failure treated with antithrombin III. Thromb Res 22: 701

20. Leone G, Gugliotta L, Mazzucconi MG, De Stefano V, Belmonte MM, Dragoni F, Specchia G, Centra A, Gamba G, Camera A, Mandelli F (1993) Evidence of a hypercoagulable state in patients with acute lymphoblastic leukemia treated with low dose of E. coli L-Asparaginase: a GIMEMA study. Thromb Haemost 69: 12

21. MacGregor IR, Ferguson JM, McLaughin LF, Burnouf T, Prowse CV (1991) Comparison of high purity factor IX concentrates and a prothrombin complex concentrate in a canine model of thrombogenicity. Thromb Haemost 66: 609

22. Maki M, Terao T, Ikenoue T, Takemura T, Sekiba K, Shirakawa K, Soma H (1987) Clinical evaluation of antithrombin III concentrate (BI 6.013) for disseminated intravascular coagulation in obstetrics. Gynecol Obstet Invest 23: 230–240

23. Makris M, Kitchen S, Russell F, Preston FE (1991) Clinical use and monitoring of activated recombinant factor FVII concentrate (rFVIIa) in haemophilia A patients with factor VIII inhibitors. Thromb Haemost 65: 645

24. Mannucci PM, Bauer KA, Gringeri A, Barzegar S, Bottasso B, Simoni L, Rosenberg RD (1990) Thrombin generation is not increased in the blood of hemophilia B patients after the infusion of a purified factor IX concentrate. Blood 76: 2540

25. Mannucci PM, Gringeri A, de Biasi R, Baudo F, Morfini M, Ciavarella N (1992) Immune status of asymptomatic HIV-infected hemophiliacs: Randomized, prospective, two-year comparison of treatment with a high-purity or an intermediate-purity factor VIII concentrate. Thromb Haemost 67: 310

26. Marassi A, Manzullo V, di Carlo V, Mannucci PM /1978) Thromboembolism following prothrombin complex concentrates and major surgery in liver disease. Thromb Haemost 39: 787
27. Menache D, O'Malley JP, Schorr JB, Wagner B, Williams C, The Cooperative Study Group (1990) Evaluation of the safety, recovery, halflife, and clinical efficacy of antithrombin III (human) in patients with hereditary antithrombin III deficiency. Blood 75: 33
28. Muntean W, Finding K, Gamillscheg A, Zenz W (1992) Multiple thromboses and coumarin-induced skin necrosis in a young child with antiphospholipid antibodies. Thromb Haemorrh Disorders 5: 43
29. Muntean W, Zenz W, Finding K, Zobel G, Beitzke A (1993) Inhibitor to factor V after exposure to fibrin sealant during cardiac surgery in a 2 year old child. Acta Paediatr (in press)
30. Owen J, Friedman KD, Grossman BA, Wilkins C, Berke AD, Powers ER (1988) Thrombolytic therapy with tissue plasminogen activator or streptokinase induces transient thrombin activity. Blood 72: 616
31. Rake MO, Pannell G, Flute PT, Williams R (1970) Intravascular coagulation in acute hepatic necrosis. Lancet 1: 533
32. Rousou J, Levitsky S, Gonzalez-Lavin L, Cosgrove D, Magilligan D, Weldon C, Hiebert C, Hess P, Joyce L, Bergsland J, Gazzangia A (1989) Randomized clinical trial of fibrin sealant in patients undergoing resternotomy or cardiac operations. J Thorac Cardiovasc Surg 97: 2
33. Smid WM, von deer Meer J, Smit JW, Halie MR (1993) The course of preexistent immune abnormalities in HIV negative haemophiliacs treated for two years with a monoclonal purified factor VIII concentrate. Thromb Haemost 69: 306
34. Schulman S, Tengborn L (1992) Treatment of venous thromboembolism in patients with congenital deficiency of antithrombin III. Thromb Haemost 68: 634
35. Schwartz RS, Bauer KA, Rosenberg RD (1989) Clinical experience with antithrombin III concentrate in treatmant of congenital and acquired deficiency of antithrombin. Am J Med 87 [Suppl 3 B]: 53
36. Stricker RB, Lane PK, Leffert JD, Rodgers GM, Shuman MA, Corash L (1988) Development of antithrombin antibodies following surgery in patients with prosthetic cardiac valves. Blood 72: 1375
37. Vinazzer H (1989) Therapeutic use of antithrombin III in shock and disseminated intravascular coagulation. Semin Thromb Hemost 15: 347
38. Zaunschirm A, Muntean W (1986) Correction of hemostatic imbalances induced by L-Asparaginase therapy in children with acute lymphoblastic leukemia. Ped Hematol Oncol 3: 19
39. Zehnder JL, Leung LLK (1990) Development of antibodies to thrombin and factor V with recurrent bleeding in a patient exposed to topical bovine thrombin. Blood 76: 2011

Korrespondenz: Univ. Prof. Dr. W. Muntean, Univ. Kinderklinik Graz, Auenbruggerplatz 30, A–8036 Graz, Österreich.

Diskussionsergänzungen zum Thema

1. Die Prothrombinkomplexgabe bei Vitamin K-Mangel ist nur ausnahmsweise (z. B. bei Blutungen, insbesondere bei Hirnblutungen) indiziert.

2. Auch bei einer Syntheseeinschränkung von seiten der Leber ist eine Substitution des Prothrombinkomplexes nur bei akuter Blutungsmanifestation bzw. entsprechenden chirurgischen Eingriffen erforderlich, eine Dauersubstitution nicht sinnvoll (Disproportionierung der Faktoren durch unterschiedliche Halbwertszeiten).

3. Die topische Thrombin- bzw. Fibrinklerberanwendung darf nicht unkritisch gesehen werden: es wurden vorübergehende Antikörperbildungen gegenüber Thrombin beobachtet, die keine Blutungen verursachen im Gegensatz zu seltener vorkommenden Antikörpern gegen Faktor V, die sehr wohl eine Blutungsneigung nach sich ziehen.

4. Angesichts der einsetzbaren Palette an Gerinnungsfaktorenkonzentraten verbleibt für eine FFP-Anwendung einzig die Massivtransfusion bei polytraumatisierten Patienten, bei bestimmten extrakorporalen Verfahren und möglicherweise bei speziellen Substitutionsfragen im Rahmen hepatischer Gerinnungsstörungen.

FFP soll in der Therapie nur jene Lücken schließen, die von Faktorenkonzentraten nicht abgedeckt werden können, das Präparat ist hinsichtlich seiner Anwendung ein Analogon zur obsoleten Vollblutkonserve.

5. Bei den virusinaktivierten Plasmen kommt es bei dem SD-Präparat vor allen Dingen zu einer Reduktion des Protein S, beim MB-Verfahren ist vor allem eine Reduktion des Fibrinogens zu verzeichnen. Eine Adaptierung der Indikationsrichtlinien für diese Präparate ergibt sich daraus nicht.

6. Auch bei zytostatisch behandelten Patienten mit akuter Leukämie (z. B. Asparaginase) erbringen Fibrin u/o AT III-Konzentrate bessere Ergebnisse als eine FFP-Therapie.

Zusammenfassung der Konsensusdiskussion

Themendarstellung und Diskussionsergänzungen einschließlich Feststellungen zur Indikation von FFP waren konsensfähig.

Frisch gefrorenes Plasma (FFP): Indikationsrichtlinien

M. Köhler

Abteilung Transfusionsmedizin, Georg August Universität Göttingen,
Göttingen, Bundesrepublik Deutschland

FFP ist das am häufigsten angewandte Plasmapräparat in der Klinik, wobei häufig davon ausgegangen wird, daß die Indikation oft nicht streng genug gestellt wird. In den Guidelines des Council of Europe wird das Einsatzgebiet wie folgt gesehen:

„Fresh frozen plasma may be used in coagulation disorders, particularly in those clinical situations in which a multiple coagulation deficit exists. It contains all labile factors plus all stable clotting factors" [9].

In der für Deutschland gültigen Monografie „Gefrorenes Frischplasma" werden die Anwendungsgebiete wie folgt definiert:

– Gefrorenes Frischplasma enthält außer den Gerinnungsfaktoren auch deren Inhibitoren. Das Präparat ist vor allem bei Blutungsneigungen aufgrund komplexer Störungen des Hämostasesystems einzusetzen. Im Vordergrund stehen Verdünnungskoagulopathien im Rahmen des Massivtransfusion und die disseminierte intravasale Gerinnung.

– Frischplasma kann zur Notfallsubstitution bei allen Koagulopathien eingesetzt werden. Da z. Zt. keine hochkonzentrierten Präparate der Blutgerinnungsfaktoren V und XI verfügbar sind, kann zu ihrer Substitution GFP eingesetzt werden [16].

Empfehlungen, die ein größeres Indikationsgebiet vorschlagen (z. B. NIH Consensus Conference, 1985; British Committee for Standards in Haematology, 1992), und FFP als Alternative zu Faktorenkonzentraten ansehen, erscheinen als nicht zeitgemäß, da die Infektionssicherheit von virusinaktivierten Faktorenkonzentraten derzeit höher als die von FFP eingeschätzt wird, und außerdem mit FFP bei schweren Mangelzuständen nur ein begrenzter Ausgleich der Hämostase möglich ist.

Da mittlerweile zahlreiche virusinaktivierte Faktorenkonzentrate verfügbar sind, stellen sich die Indikationen für FFP 1993 wie folgt dar:

Angeborene, monofaktorielle Hämostasestörungen

Faktor V-Mangel

Es steht bislang kein FV-Konzentrat zur Verfügung, so daß FFP das einzige Präparat zur Behandlung des Faktor V-Mangels darstellt. Es gelten hierbei die allgemeinen Regeln der Hämophilie-Behandlung.

Faktor V hat ein MG von ca. 330 000 D, die Plasmakonzentration beträgt ca. 4 bis 14 µg/ml. Faktor V zirkuliert zu ca. 80% im Plasma, zu ca. 20% in Thrombozyten. Faktor V wird durch Thrombin in Va aktiviert (positive Rückkopplung), andererseits aktiviert Thrombin auch Protein C, welches seinerseits aktivierten Faktor V inaktiviert (negative Rückkopplung). Bei einem Teil der Patienten mit FV-Mangel wurde eine verlängerte Blutungszeit bestimmt. Die Halbwertszeit von FV wurde mit 4,5–36 h bestimmt. Als kritische Schwelle im Rahmen von Operationen werden 20–30% Aktivität der Norm (0,2–0,3 U/ml) angegeben (siehe [8]).

Faktor XI-Mangel

Bislang wurde der FXI-Mangel in der Regel mit FFP behandelt. Mittlerweile ist ein virusinaktiviertes FXI-Konzentrat in Erprobung, das FFP wahrscheinlich ablösen wird [2].

Faktor XI ist ein gamma-Globulin mit einem MG von 175 000 D, der Plasmaspiegel beträgt 2 µg bis 7 µg/ml. Der angeborene FXI-Mangel, Rosenthal's Syndrom, ist in Europa sehr selten, bei Ashkenazi-Juden häufig (Heterozygote 5.5.–11%, homozygote 0,1–0,3%). Schwere Spontanblutungen sind selten, Nachblutungen, v. a. nach Zahnextraktionen, Tonsillektomien, etc., häufig. Es besteht eine sehr schlechte Korrelation des klinischen Schweregrades mit der laboranalytischen FXI-Aktivität. Therapeutisch wird FFP benutzt, Zielwerte von 20% bis 30% d. N. (entspricht 0,2–0,3 U/ml) perioperativ werden angestrebt.

Purpura fulminans

Die Purpura fulminans, ein akutes Krankheitsbild des Neugeborenen, hervorgerufen durch einen homozygoten Protein C Mangel, kann auch mit FFP behandelt werden. Alternativ können auch PPSB-Präparate mit bekanntem, hohen Protein C/S Gehalt verwendet werden. Ein Protein C-Konzentrat ist ebenfalls in klinischer Erprobung.

In der letzten Empfehlung des ICTH-Subcommittees werden 8–12 ml/kg FFP alle 12 Stunden empfohlen. Die Protein C-Spiegel liegen damit zwischen 15 und 32% bzw. 4–10% 12h nach Gabe [13].

Erworbene, komplexe multifaktorielle Hämostasestörungen

Verdünnungs-Koagulopathie (VK)/Massivtransfusion (MT)

Bei der Massivtransfusion besteht zusätzlich zur Verdünnungskoagulopathie eine Störung der Thrombozytenfunktion. Beide Krankheitsbilder können mit FFP behandelt werden, wobei oft auch eine zusätzliche Indikation für Faktorenkonzentrate besteht, insbesonders da bei volumensausgeglichenen Patienten die Hämostaseaktivität nur begrenzt angehoben werden kann. Auch daher sind an den meisten Kliniken Schemata zur Stufentherapie bei Operation und Bluttransfusion in Gebrauch, wie z. B. das „Berner", „Linzer"- und „Ulmer"-Schema, um eine klinisch relevante Verdünnungskoagulopathie zu vermeiden. Diese sind auf den Plasmagehalt der an dem entsprechenden Klinikum verfügbaren Erythrozytenkonzentrate ausgelegt [4, 11]. Allerdings sind die kritischen Schwellen der Restaktivität einzelner Hämostasefaktoren in den Schemata unterschiedlich. Kritisch ist anzumerken, daß sowohl diese kritischen Schwellen nicht durch prospektive Studien gesichert sind, als auch nicht gesichert ist, daß diese Stufentherapien Blutungen oder Übertransfusion verhüten könnten [12].

Leberinsuffizienz

Beim blutenden oder blutungsgefährdeten Patienten gilt FFP als Mittel der Wahl [10], so werden Dosierungen von 10–20 ml/kg KG FFP empfohlen. Auch hier ist auf die Volumenproblematik hinzuweisen, so daß gerade bei diesen Patienten auch oft Faktorenkonzentrate benötigt werden. Häufig besteht auch bei diesen Patienten eine (kompensierte) DIC, weiterhin muß auch auf die erhöhte Heparinempfindlichkeit hingewiesen werden.

Disseminierte intravasale Gerinnung (DIC)

Es ist nahezu banal darauf hinzuweisen, daß die primäre Therapie der DIC die Behandlung der Grundkrankheit, die zur DIC führt, ist (Übersicht bei [17]). Da die primäre Sequenz meist die Aktivierung der Gerinnung, das heißt die Förderung der Fibrinbildung ist, wird die Hemmung dieser Aktivierung **vor** Gabe von gerinnungsfördernden Arzneimitteln, wozu auch Thrombozytenkonzentrate und FFP gehören, gefordert. Als Mittel der 1. Wahl gelten Antithrombin-III-Konzentrat und ggfl. Heparin. Die Indikation für FFP wird dann gesehen, wenn Blutungen auftreten oder der Patient durch seinen klinischen Zustand stark blutungsgefährdet ist (z. B. Operation und DIC).

Mikroangiopatische, hämolytische Anämien (MHA)

Die MHA, zu denen u. a. das Hämolytisch-Urämische Syndrom (HUS), die Thrombotisch-Thrombozytopenische Purpura (TTP), und auch das HELLP-Syndrom gehören, scheinen pathophysiologisch ähnliche Syndrome mit Hämolyse und thrombotischem Gefäßverschluß zu sein. Als (Mit-)Ursache werden Stoffe, die eine Thrombozytenaggregation auslösen bzw. unterhalten oder Fehlen von endogenen Hemmstoffen, angenommen. Möglicherweise spielen hochmolekulare vWF-Multimere eine pathogenetisch wichtige Rolle. Die Plasma-Austauschbehandlung hat daher ihren Ansatz in der Detoxifikation einerseits und der Substitution eines fehlenden, noch nicht identifizierten Plasmafaktors. Klinisch hat sich der Austausch mit FFP bewährt [1, 14, 15, 18]. Möglicherweise ist ein Austausch mit SD-behandeltem Plasma besonders günstig, da nicht nur die Infektionsgefährdung reduziert wird, sondern auch diesem Plasma die höchstmolekularen vWF-Multimere fehlen [3, 6].

Literatur

1. Bell WR, Brain HD, Ness PM, Kickler TS (1991) Improved survival in thrombotic thrombocytopenic purpura-hemolytic uremic syndrome. N Engl J Med 325: 398–403
2. Bolton-Maggs PHB, Wensley RT, Kernoff PBA, Kasper CK, Winkelman L, Lane RS, Smith JK (1992) Production and use of a factor XI concentrate from plasma. Thromb Haemost 67: 314–319
3. Budde U, Drewke E (1993) Veränderungen der von Willebrand Faktor Multimere in Plasmaprodukten (Abstract). Infusionsther Transfusionsmed 20 [Suppl 3]: 50
4. Blauhut B, Lundsgaard–Hansen P (1988) Akuter Blutverlust und Verbrennungen in der operativen Medizin. In: Mueller–Eckhardt C (Hrsg) Transfusionsmedizin. Springer, Berlin Heidelberg New York Tokyo, pp 280–321
5. British Committee for Standards in Haematology, Working Party of the Blood Transfusion Task Force (1992) Guidelines for the use of fresh frozen plasma. Transfusion Med 2: 57–63
6. Chintagumpala M, Moake J, Turner N, Mc Pherson P, Nolasco L, Steuber C, Horowitz M, Pehta J (1992) Transfusion with fresh-frozen plasma or solvent/detergent-treated plasma reverses both thrombocytopenia and excessive von Willebrand factor-mediated shear-induced platelet aggregation in chronic relapsing thrombotic thrombocytopenic pupura (TTP) [Abstract]. Blood 80 [Suppl 1]: 243
7. Consensus Conference (1985) Fresh-frozen plasma. JAMA 253: 551–553
8. Colman RW, Hirsh J, Marder VJ, Salzman EW (Eds) (1987) Haemostasis and thrombosis. Basic principles and clinical practice. JB Lippincott, Philadalphia
9. Council of Europe (1992) Guide to the preparation, use and quality assurance of blood components. Council of Europe Press, Strasbourg
10. Egbring R, Seitz R (1990) Improved prognosis of fulminant hepatic failure (FHF) after plasma derivative replacement therapy. Enhanced pro-

teolysis of hemostatic proteins confirmed by proteinase-inhibitor complexes determination. Z Gastroenterol 28: 104–109
11. Glück D, Kubanek B, Ahnefeld FW (1986) Die Therapie mit Blutkomponenten. Voraussetzungen, Indikationen und klinische Anwendung. Infusionstherapie 13: 240–249
12. Mannucci PM, Federici AB, Sirchia G (1982) Hemostasis testing during massive blood replacement. A study of 172 cases. Vox Sang 42: 113–123
13. Marlar RA, Montgomery RR, Broekmans AW (1989) Report on the diagnosis and treatment of homozygous protein C deficiency. Thromb Haemost 61: 529–531
14. Martin JN, Files JC, Blake PG (1990) Plasma exchange for preeclampsia. Am J Obstet Gynecol 162: 126–137
15. Moake JL (1991) TTP-Desperation, empiricism, progress [Editorial]. N Engl J Med 325: 426–428
16. Monografie: Gefrorenes Frischplasma (GFP) (1989) Bundesanzeiger 182: 4571–4572
17. Müller–Berghaus G (1989) Pathophysiological and biochemical events in disseminated intravascular coagulation: dysregulation of procoagulant and anticoagulant pathways. Semin Thromb Hemost 15: 58–87
18. Rock GA, Shumak KH, Buskard NA, Blanchette VS, Kelton JG, Nair RC, Spasoff RA, The Canadian Apheresis Sudy Group (1991) Comparison of plasma exchange with plasma infusion in the treatment of thrombotic thrombocytopenic purpura. N Engl J Med 325: 393–397

Korrespondenz: Univ.-Prof. Dr. M. Köhler, Abteilung Transfusionsmedizin, Georg August Universität Göttingen, Robert Koch-Straße 40, D-37075 Göttingen, Bundesrepublik Deutschland.

Diskussionsergänzungen zum Thema

1. Die Ergebnisse der NIH Consensus Development Conference 1985 sind heute nicht mehr anwendbar, die FFP-Indikationen ist noch restriktiver handzuhaben.

Dessen ungeachtet muß FFP als „Universaltherapeutikum zur Notfallsubstitution" bei unspezifizierbaren Koagulopathien und bei organisatorischen Problemen bei der Verfügbarkeit von Einzelfaktoren akzeptiert werden.

2. Behandlungsschemata, die im Rahmen von Massivsubstitutionen dem verabreichten Austauschvolumen entsprechende FFP-Quantitäten zuordnen (Ulmer Schema, Linzer bzw. Berner Konzept), sind wichtige Regelungen für lokale Therapiegepflogenheiten, die ein Management schwerkranker Patienten ermöglichen und sich nicht für rein theoretische Diskussionen eignen. Vor diesem Hintergrund ist auch eine

EK : FFP-Substitution = 3 : 1 zu beurteilen und auch gerechtfertigt.

3. In Anlehnung an Mannucci (Virus Safety Aspects Meeting in Cannes) ist die Frage aufzuwerfen, ob bei den verbleibenden Indikationen für FFP die Einführung eines virusinaktivierten Präparates überhaupt notwendig ist.

4. Die Behandlung eines Faktor V-Mangels erfordert unter
Umständen sehr hohe Dosen an Frischplasma um Bereiche zu
erreichen, die eine Blutstillung ermöglichen bzw. eine Operation zulassen. In Einzelfällen werden hier Austauschtransfusionen oder Plasmapheresen durchgeführt.

5. Bei PPSB-Präparaten sind bisweilen ausgeprägte Unterschiede zwischen den Chargen bzw. zwischen den Firmen-
produkten zu verzeichnen (z. B. Protein S, Protein C), ein
Umstand, der in der Beurteilung einer Thrombogenität dieser Produkte in Rechnung zu stellen ist.

Zusammenfassung der Konsensdiskussion

Themendarstellung und Diskussionsergänzungen waren konsensfähig.

Bestrahlung von frisch gefrorenem Plasma (FFP)

M. Köhler und J. U. Wieding

Abteilung Transfusionsmedizin, Georg August Universität Göttingen,
Göttingen, Bundesrepublik Deutschland

Die Bestrahlung von FFP wird unter 2 Gesichtspunkten diskutiert, nämlich der Inaktivierung von Viren und der Vermeidung einer transfusionsassoziierten graft-versus-host disease (TA-GvHD). Zur Virusinaktivierung sind solch hohe Strahlendosen notwendig, daß auch empfindliche Plasmaproteine wie Faktor VIII und von Willebrand Faktor denaturiert werden, so daß diese Methode bislang nicht praktikabel ist. Die TA-GvHD ist zwar ein seltenes, aber schweres Krankheitsbild, das in der Regel tödlich verläuft. In Übersichten wurde von insgesamt 87 Fällen, mit einer Mortalität von 84%, berichtet [1, 2]. Die Ursache der TA-GvHD liegt in der Transfusion vitaler, proliferationsfähiger T-Lymphozyten oder pluripotenter Stammzellen durch das Blutprodukt. Solche Zellen können sich im Wirt vermehren und das Wirtsgewebe attakkieren. Dies setzt in der Regel eine erhebliche Immundefizienz des Empfängers voraus, oder eine Teilidentität im Immunsystem, die u. a. bei der Verwandtenblutspende häufig ist. Es wird derzeit geschätzt, daß bereit 10^7 transfundierte Lymphozyten pro kg KG des Empfängers das Krankheitsbild hervorrufen können. Daher wird empfohlen, daß bei kritischer Konstellation von *Spender-Blutprodukt-Empfänger* das Blutprodukt mindestens mit 15 Gy, besser mit ca. 30 Gy vor Transfusion bestrahlt wird. Kritische Präparate sind hinsichtlich ihres Lymphozytengehalts Vollblut, Erythrozytenkonzentrat und Thrombozytenkonzentrat, je nach Herstellungsmodus, und eventuell auch „zellfreie" Präparate wie FFP. In einer Umfrage der AABB wurde ermittelt, daß

19,2% derjenigen Institutionen, die überhaupt Blutprodukte bestrahlen, auch zellfreie Produkte wie FFP oder Kryopräzipitat vor Transfusion bestrahlen [2]. Nach unserer Kenntnis sind bislang 4 Fälle von TA-GvHD in der Weltliteratur bekannt, in denen eine TA-GvHD im Zusammenhang mit der Transfusion von Plasma gesehen wurden [3–5, 8]. Alle betroffenen Patienten waren Kinder mit angeborener Immundefizienz, in drei Fällen wurde „fresh plasma", d. h. ungefrorenes Plasma, transfundiert [3–5]. Einem Säugling mit DiGeorge-Syndrom wurden 3 Einheiten Warmblut, die mit 25 Gy bestrahlt waren, und eine Einheit unbestrahltes FFP transfundiert, bevor die TA-GvHD auftrat [8].

Die Frage ob FFP prinzipiell bestrahlt werden soll, ist damit schwierig zu beantworten, da FFP im Unterschied zu fresh plasma mindestens einmal gefroren und wieder aufgetaut wird. Das Council of Europe läßt eine Kontamination mit $0,1 \times 10^9$ Leukozyten/l zu; bezogen auf ein 200 ml Plasma eine Gesamtdosis von ca. 2×10^7 Leukozyten im Präparat. Damit könnte bei Säuglingen und Kleinkindern die kritische Dosis von 10^7 pro kg KG erreicht werden. Kürzlich konnten wir zeigen, daß FFP proliferationsfähige Stammzellen auch nach dem Einfrieren enthält [7]. Die Zytolyse durch Einfrieren/Auftauen ist somit unvollständig. Damit empfehlen sich für FFP, das Hoch-Risikopatienten für die TA-GvHD (KMT-Empfänger, Angeborene Immundefizienz-Syndrome, Foeten bei intrauteriner Transfusion, Verwandtenblut-Empfänger, Morbus Hodgkin) transfundiert wird, entweder die Bestrahlung des Fertigprodukts FFP, oder Maßnahmen, die die Leukozytenkontamination von Plasma, vor dem Einfrieren, erheblich reduzieren. Bei Methylenblau-Virusinaktiviertem Plasma scheint das Risiko durch den zweimaligen Einfrier/Auftau-Schritt bei der Herstellung deutlich reduziert, obwohl die Photoinaktivierung die proliferationsfähigen Zellen nicht erheblich vermindert [6]. Bei Solvent/Detergent behandeltem Plasma scheint ein TA-GvHD Risiko durch die mehrfachen Filtrationschritte und das zweimalige Einfrieren/Auftauen ausgeschlossen.

Literatur

1. Anderson KG, Weinstein HJ (1990) Transfusion-associated graft-versus-host disease. N Engl J Med 323: 315–321
2. Anderson KC, Goodnough LT, Sayers M, Pisciotto PT, Kurtz SR, Lane TA, Anderson CS, Silberstein LE (1991) Variation in blood component irradiation practice: implications for prevention of transfusion-associated graft-versus-host disease. Blood 77: 2096–2102
3. Douglas SD, Fudenberg H (1969) Graft versus host reaction in Wiskott-Aldrich syndrome: Antemortem diagnosis of human GVH in an immunologic deficiency disease. Vox Sang 16: 172–178
4. Park BH, Good RA, Gate J, Burke B (1974) Fatal graft-vs.-host reaction following transfusion of allogenic blood and plasma in infants with combined immunodeficiency disease. Transplant Proc 6: 385–387
5. Rubinstein A, Radl J, Cottier H, Rossi E, Gugler E (1973) Unusual combined immunodeficiency syndrome exhibiting kappa-IGD paraproteinemia, residual gut immunity and graft-versus-host reaction after plasma infusion. Acta Paediatr Scand 62: 365–372
6. Wieding JU, Vehmeyer K, Riggert J, Simson G, Köhler M (1993) Gefrorenes Frischplasma enthält proliferationsfähige Stammzellen (Abstract). Infusionsther Transfusionsmed 20 [Suppl 3]: 12
7. Wieding JU, Vehmeyer K, Dittmann J, Hiddemann W, Lanzer G, Köhler M (1994) Contamination of fresh-frozen plasma with viable leukocytes and proliferable stem cells. Transfusion (in press)
8. Wintergerst U, Meyer U, Remberger K, Belohradsky BH (1989) Graft-versus-Host-Reaktion (GVHR) bei einem Säugling mit DiGeorge-Syndrom. Monatsschr Kinderheilkd 137: 345–347

Korrespondenz: Univ.-Prof. Dr. M. Köhler, Abteilung Transfusionsmedizin, Georg August Universität Göttingen, Robert Koch-Straße 40, D–37075 Göttingen, Bundesrepublik Deutschland.

Diskussionsergänzungen zum Thema

1. Auch bei lege artis präparierten Plasmaeinheiten ist durchschnittlich mit einem Leukozytengehalt von $3–5 \times 10^7/E$ zu rechnen.

2. Vor diesem Hintergrund ist auch bei nur annähernd GvHD-gefährdeten Patienten eine Bestrahlung von Frischplasmapräparationen großzügig anzuwenden.

3. Auf die Bestrahlung „zellfreier Präparationen" sollten nur jene transfusionsmedizinischen Einheiten verzichten, deren Stichprobenüberprüfungen bezüglich des Zellgehaltes $< 10^7$ liegen.

Zusammenfassung der Konsensusdiskussion

Themendarstellung und Diskussionsergänzungen waren konsensfähig.

Lucky strikes and mishaps in the development and clinical use of human immunoglobulins

A. Hässig

Studiengruppe Ernährung und Immunität, Bern, Switzerland

During the Second World War E. J. Cohn [1] and his group in Boston developed the alcohol fractionation techniques, henceforth named after him, for human blood plasma. The purpose of these efforts was to provide the US Navy with albumin solutions suitable for primary resuscitation of patients with hemorrhagic shock and severe burns. Conversely, the US Army used pooled, lyophilised blood plasma in such cases. The fractionation yielded, as a by-product, the hemostatically active fraction I and gamma globulin: this was a first lucky strike. Cohn demanded that clinicians test on themselves if these preparations were free of side reactions. In this context, C. A. Janeway [2] experienced untoward effects upon intravenous application of gamma globulin. For this reason it was decided to restrict its administration to the intramuscular route. In retrospect, we deal here with an obvious mishap: this procedure deviated from a basic principle of transfusion therapy, which consists in the substitution of lacking blood cells and plasma components until they approach or reach normal values. In fact, the intramuscular injection of some milliliters of a 16% gamma globulin solution adds only a few percent to the total circulation pool. Thus, the usage of gammaglobulins, if we disregard immunodeficiency syndromes, was limited to seroprophylaxis of measles and hepatitis. This was a mishap because the „dose finding" for additional indications started with low doses that were only gradually increased. This situation persisted until 1980, when P. Imbach [3] overcame this reluctance by choosing, with astounding success, physiologic and supra-physiologic doses for the treatment of patients suffering from idiopathic thrombocytopenic purpura (ITP).

In Switzerland, the story relating to the clinical use of immunoglobulins developed as follows [4]: when in 1945 the US Forces left Europe, the Swiss health authorities received from the Americans 13'413 units of dried plasma that were distributed by the Swiss Red Cross (SRC) among the hospitals in our country. This generous gift was instrumental in the decision of the SRC of May 8, 1947, to transform their Army Blood Donation Organisation, established during the years of World War II, into a civil institution and to create a Central Laboratory in Berne with the purpose of producing – following the American example – dried human blood plasma suitable for clinical use. As this project materialized, it soon became evident that the pooled plasma, obtained from 30–70 donations, was heavily contaminated with hepatitis viruses. Therefore, it was mandetory to reduce the frequency of hepatitis transmission via blood products of single donor dried plasma. The relatively high content of some of the plasma units in anti-A and anti-B alloantibodies was an obstacle in the general use of these products, i. e irrespective of the receiver's blood group. We have, therefore, from the early fifties on, emphatically supported the plasma fractionations studies led by H. Nitschmann in Berne. Results of these efforts comprise the first pasteurizable plasma protein solution (PPL) and the first lyophilized small pool fraction I according to Cohn. Furthermore, we possessed the gammaglobulin preparations for intramuscular application, and in the same time period, the 1950s, S. Barandun and H. Cottier [5] carried out their studies on immune deficiency syndromes, especially those of humoral nature. In the course of this work, S. Barandun, H. Isliker and P. Kistler [6, 7] identified anti-complementary IgG aggregates as the main cause of untoward side effects observed after intravenous administration of Cohn's gammaglobulin concentrate. Based on these findings, H. E. Schultze and G. Schwick [8] from the Behringwerke in Marburg, Germany, decided to – in analogy to the „purification" of antitoxic horse serum – partially digest gammaglobulin by use of pepsin. As in the case of animal sera modified in this way, the antibody activity of pepsintreated gamma globulin remained intact. Thus, these workers developed the first gamma globulin suitable, i. e. without untoward side effects, for intravenous administration (IVIG), Gammavenin® Behring. Conversely, our intentions aimed at preserving the nativity of IVIG as best as possible. In this context, the chance observation, made by R. Scherz and H. Isliker (see [9]), that acidification was sufficient to eliminate the anti-complementarity of IMIG, led to the development of the pH4 gamma globulin SRC, the forerunner of Sandoglobulin® Sandoz. This was a lucky strike because for the first time we had a preparation at hand which exhibited intact functions of the entire gamma globulin molecule, i. e. not only epitope recognition but also effector functions, in particular binding to Fc receptors of cells and activation of complement.

For many years chemically modified gamma globulins dominated the world market. The idea behind the development of such preparations was to deprive the gamma globulin molecules, when they specifically bind to epitopes, of their complement activating capacity. In the following, this approach proved to be a memorable mishap. In fact, these preparations, arrived at by treatment by β-propiolactone, sulphitolysis or reduction and alcylation, are – like enzymatically splitted gamma globulins – able to detoxify certain exotoxins (e. g. tetanus toxin) by virtue of their antibody specificity. They are not, however, suited to achieve optimal opsonophagocytosis – the hallmark of antimicrobial defense –, because they have to possess intact Fc- and C3b-binding structures in order to attain this goal: it is well known that antigen-antibody complexes in the form of Fc-C3b-heterodimers are the most potent opsonizers for phagocytes. Therefore, it comes as no surprise that chemically modified gamma globulin preparations are functionally much inferior to those, that are basically intact molecules and in which IgG aggregates have been removed selectively. Furthermore, the in vivo half-life of chemically altered gamma globulins is markedly shortened. We postulate, therefore, that registration authorities withdraw these obsolete products from the mar-

ket. In 1960, it sufficed for a IVIG preparation to be accepted that it had retained its epitope recognition capacity and that it was freed from anticomplementary aggregates. By contrast, in 1988 WHO has formulated the following minimum requirements for IVIG preparations [10]:
– Intact molecules with normal recognition activity of the F(ab)-portion and normal effector functions on the Fc-portion,
– Normal subclass distribution,
– Normal half life in circulation,
– No unwanted side reactions in vivo,
– No transmission of viral diseases (hepatitis, AIDS etc).

As mentioned above, in 1980 P. Imbach [3], at the Pediatric Clinic, University of Berne, made the epochal observation that IVIG infusion in amounts corresponding to the total mass of circulation IgG produced a dramatic rise in the platelet counts in patients with ITP and thus stopped the bleeding tendency. This important finding opened the way for the concept of immunomodulation of the mononuclear phagocyte system by immunoglobulins, that is supposedly independent of their antibody specifity. Based on observations made by J. Fehr that this type of IVIG treatment slows down the clearance of anti-D-loaded erythrocytes, one spoke of „RES blockade".

In 1984, M. Kazatchkine, U. Nydegger and Y. Sultan [11] reported the successful treatment of hemophiliacs deficient in factor VIII and exhibiting autoimmune responses against this factor. They thus initiated the concept of antiidiotypic suppression by IVIG of autoimmune reactions.

Both these discoveries were lucky strikes inasmuch as they expanded the spectrum of IVG applicability for beyond the original use as an IgG substitution in patients with hypo- or agammaglobulinemia.

We theorize today that observations made in relation to endotoxin effects in vivo might well shed further light onto the mechanisms involved in IVIG therapy. Endotoxins of gram-negative bacteria are potent stimulators of mononuclear phagocytes. They cause macrophages to release proinflammatory cytokines, such as IL-1, TNF, and IL-6. Among other effects these cytokines activate the neuroendocrine hypothalamus-pituary-adrenal axis, thus enhancing the release and acitivity of glucocorticosteroids [12]. This type of stress-response, in conjunction with other mechanisms such as paracrine interactions between macrophages and lympho-plasmacellular elements, participates in the suppression of specific immunoactivity.

For many years attempts have been made to abrogate induced toxic effects of endotoxin by use of – first polyclonal, then also monoclonal – antibodies directed against the coreregion, including lipid A, of this bacterial lipopolysaccharide. So far, these intensive efforts have not led to a convincing success. It is against this background that earlier observations made by M. Iwata et al. [14] of the Sankyo Company in Tokyo deserve renewed interest. They showed in both animal experiments and in vivo cell cultures that intact IgG preparations are able to hinder or suppress the production and release of proinflammatory cytokines. These findings were recently extended by the observation that IVIG administration is apt to induce the formation and release of IL-1 receptor antagonists [15]. Since it is more and more recognized that endotoxin acts not primarly via a direct toxicity of this bacterial product, but indirectly, via an excessive release of pro-inflammatory mediators, especially monokines, the work of the Japanese group should be given particular attention: it supports the notion that intact IgG exerts a dampening effect on the exocytotic activity of cells, particularly those of the mononuclear phagocyte system. This mechanism may in part be responsible for the beneficial and even, to some extent, life-saving effects Dominioni [16] has obtained by treating „septic“ patients with relatively high doses of IVIG. There is also little doubt that the onset of an adult respiratory distress syndrome, in which the activation of pulmonary macrophages and the consecutive release of cytokines seem to play a prominent role, can be delayed as even prevented by high dose IVIG therapy. The latter is also effective in reducing infection and mortality in patients at risk for sepsis undergoing surgery for colorectal cancer, when given preoperatively [17]. The recently published monograph, edited by H. Cottier and R. Kraft [18], on gutderived infectious-toxic shock is in line with these thoughts. It is proposed that this subtype of septic shock, in which splanchnic ischemia, reperfusion damage of the gut wall, and consecutive intestinal barrier failure, a multi-species bacterial attack and progressive inflammatory cascade appear to be in the foreground of pathogenetic mechanisms, may be especially amenable to high dose IVIG prophylaxis and therapy. It is expected that in such cases early and high dose IVIG administration is apt to involve the following beneficial mechanisms of action:

- Improved opsonophagocytosis, especially by neutrophils, where we should remember that 70–80% of antimicrobial specificities of circulating IgG's are directed against surface epitopes of intestinal bacteria;
- Downregulation of the release of inflammatory mediators from cells, expecially mononuclear phagocytes and upregulation of monokine receptor antagonist release;
- Restitution of more harmonious neuro-endocrine functions with up-regulation of specific immune functions.

We have good reasons to assume that IVIG preparations with intact F(ab) and Fc functions will, in the future, play a central role in reducing the mortality of surgical intensive care unit patients.

Another problem concerns idiotype-antiidiotype interactions and their relationship to neuroendocrine mechanisms of immunosuppression. The phenomenon of oligoclonality in autoimmune disorders, as discussed by M. Kazatchkine [19], might well reside on a immuno-endocrine imbalance, in which the moderatly elevated blood level of free, bioactive cortisol favours the transition of immunoglobulin polyclonality to relative oligoclonality with a tendency for autoimmune reactions. One can speculate that a further increase in the blood level of free cortisol may lead to a „freeze" of specific immune responses, i. e. a total incapacity of the organism to mount specific primary immune reactions and a marked reduction of its ability to carry out recall response: if this process develops further, opportunistic microorganisms are apt to attain clinical relevance and the organism becomes an easy prey of nosocomial microbes, such as those known from hospitalism. In this context, the cortisol-sparing effect of IVIG therapy in patients with otherwise glucocorticoid-dependent autoimmune diseases and asthma as shown by Gelfand [19], deserves our particular attention. There is a certain parallelism between this phenomenon and the effect of glycosaminoglycans (GAGs) in patients with iatrogenic Cushing syndrome [20, 21]. In fact, Ig's and GAG's predominate in the restitutive phase following systemic sequelae of inflammation while the acute phase of the latter ist characterized by a leading role of proinflammatory mediators (e. g. monokines) and glucocorticoids. In contrast to the latter, which are non-curative inhibitors of inflammation, IVIG may exert a truly curative action.

We are thus, 50 years after Cohn's pioneering work, left with still more to do!

Acknowledgements

The studies on gamma globulins carried out in Berne were the result of a teamwork to which S. Barandun, H. Cottier, H. Friedli, A. Gardi, P. Imbach, H. Isliker, P. Kistler, A. Morell and U. Nydegger made major contributions.

References

1. Cohn EJ (1948) The history of plasma fractionation. In: Andrus EC, Bronk DW, Carden GA jr., Keefer CS, Lockwood JS, Wearn JI, Winternitz MC (eds) Advances in military medicine vol 1. Little Brown, Boston, pp 364–443
2. Janeway CA (1970) The development of clinical uses of immunoglobulins: a review In: Merler E (ed) Immunoglobulins, biologic aspects and clinical uses. National Academy of Sciences, Washington, pp 3–14
3. Imbach PS, Barandun S, dÁpuzzo V, Baumgartner C, Hirt A, Morell A, Rossi E, Vest M, Wagner HP (1981) High dose intravenous gammaglobulin for idiopathic thrombocytopenic purpura in childhood. Lancet i: 1228
4. Hässig A (1991) 50 Jahre Blutspendedienst des Schweizerischen Roten Kreuzes. Schweiz Med Wochenschr 121: 156
5. Barandun S, Cottier H, Hässig A, Riva G (1959) das Antikörpermangelsyndrom; Benno Schwabe & Co. Basel/Stuttgart. Helv Med Acta 26: 111–539
6. Barandun S, Kistler P, Jeunet F, Isliker H (1962) Intravenous administration of human γ-globulin. Vox Sang 7: 158

7. Barandun S (1964) Die Gammaglobulin-Therapie. Chemische, immunologische und klinische Grundlagen. Bibl Haematol 17

8. Schultze HE, Schwick G (1962) Über neue Möglichkeiten intravenöser Gammaglobulin-Applikation Dtsch Med Wochenschr 87: 1643

9. Hässig A (1991) One hundred years of passive immunization: from antitoxic animal sera to human γ-globulins. Sandorame 3: 19–21

10. WHO-Export Committee in Biological Standardization (1982) Report of an informal meeting on intravenous immunoglobulins (human). Geneva, Nov. 29–Dec. 1

11. Sultan Y, Kazatchkine MD, Maisonneuve P, Nydegger UE (1984) Anti-idiotypic suppression of auto-antibodies to factor VIII anti-hemophilic factor by high-dose intravenous gammaglobulin. Lancet i: 765

12. Besedovsky HO, del Rey A (1991) Physiological implication of the immune-neuro-endocrine network. In: Ader R, Felten DL, Cohen N (eds): Psychoneuroimmunology, 2nd edn. Academic Press, New York, pp 589–608

13. The Intravenous Immunglobulin Collaborative Study Group (1992) Prophylactic intravenous administration of standard immune globulin as compared with core-lipopolysaccharide immune globulin in patients at high risk of postsurgical infection. N Engl J Med 327: 234

14. Iwata M, Shimozato R, Tokiwa H, Tsubura E (1986) Antipyretic activity of human immunoglobulin preparations for intravenous use in an experimental model of fever in rabbits. In: Morell A, Nydegger UE (eds) Clinical use of intravenous immunoglobulins. Academic Press, London, p 327

15. Fischer E, Van Zee KJ, Marano MA, Rock CS, Kenney JS, Poutsiaka DD, Dinarello ChA, Lowry SF, Moldawer LL (1992) Interleukin-1 receptor antagonist circulates in experimental inflammation and in human disease. Blood 79: 2156

16. Dominioni L, Gennari R, Lovisolo J, Dionigi R (1992) Highdose intravenous immun globulin in severe sepsis in intravenous immunoglobulins today and tomorrow In: Dominioni L, Nydegger UE (eds) Royal Society of Medicine Services International Congress and Symposium Series No 189, Royal Society of Medicine Services

17. Cafiero F, Gipponi M, Bonalumi U, Piccardo A, Sguotti Ch, Corbetta G (1992) Prophylaxis of infection with intravenous immunoglobulins plus antibiotic for patients at risk for sepsis undergoing surgery for colorectal cancer: result of a randomized multicenter clinical trial. Surgery 112: 24

18. Cottier H, Kraft R (1992) Gut-derived infectious-toxic shock (GITS) Curr Stud Hematol Blood Transfus 59

19. Symposium on immuno-modulation by intravenous immunoglobulins, Mar del Plata, Oct. 30th–Nov 1st (1992)

20. Annefeld M (1989) Der dosisabhängige Effekt von Glykosaminglukan-Peptid Komplex auf den durch Kortikosteroide gestörten Stoffwechsel im Knorpelgewebe von Ratten. Z Rheumatol 48: 188

21. Stellon A, Davies A, Wegg A, Williams R (1986) Microcristalline hydro-xyapatite compound in prevention of bone loss in corticosteroid-treated patients with chronic hepatitis. Postgrad Med 61: 791

Correspondence: Univ.-Prof. Dr. A. Hässig, Studiengruppe Ernährung und Immunität, Elisabethenstrasse 51, CH-3014 Bern, Switzerland.

Diskussionsergänzungen zum Thema

Der vorangegangene Beitrag wurde der Konsensuskonferenz von A. Hässig zur Verfügung gestellt und beinhaltet Teile eines Vortrages, der im Rahmen des „Symposium on Immunomodulation by Intravenous Immune Globulins", Mar del Plata, 30. Oktober bis 1. November 1992, gehalten wurde.

2. Die Stellung der „5 S-Immunglobuline" wird nach einhelliger Meinung von einem Literaturzitat treffend charakterisiert: „A pepsin-digested globulin for intravenous use was licensed in 1969 but its lifespan in the marketplace proved to be even shorter than its halflife in vivo (J. S. Finlayson: History of Immunoglobulin Use; In: Immunoglobulins: characteristics and uses of intravenous preparations. Workshop National Institutes of Health Bethesda Md October 30–31, 1979. DHHS Publication No (FDA)-80-9005).

3. Dem deutschen Sprachkonzept der Veranstaltung folgend, hat Prof. Dr. A. Hässig eine ergänzende Zusammenfassung der vorgelegten Arbeit in deutscher Sprache beigestellt.

Zur Bewertung von intravenös verträglichen Immunglobulinpräparaten

A. Hässig

Studiengruppe Ernährung und Immunität, Bern, Schweiz

Seit ihrer Einführung vor 30 Jahre haben intravenös verabreichbare Immunglobulinpräparate ihren festen Platz im therapeutischen Armamentarium der klinischen Medizin gefunden. Man verwendet sie zur Substitutionstherapie von humoralen Antikörpermangelzuständen wie auch zur Immunmodulation bei infektiös-toxischen Schockzuständen, bei Immunkomplex- und Autoimmunerkrankungen.

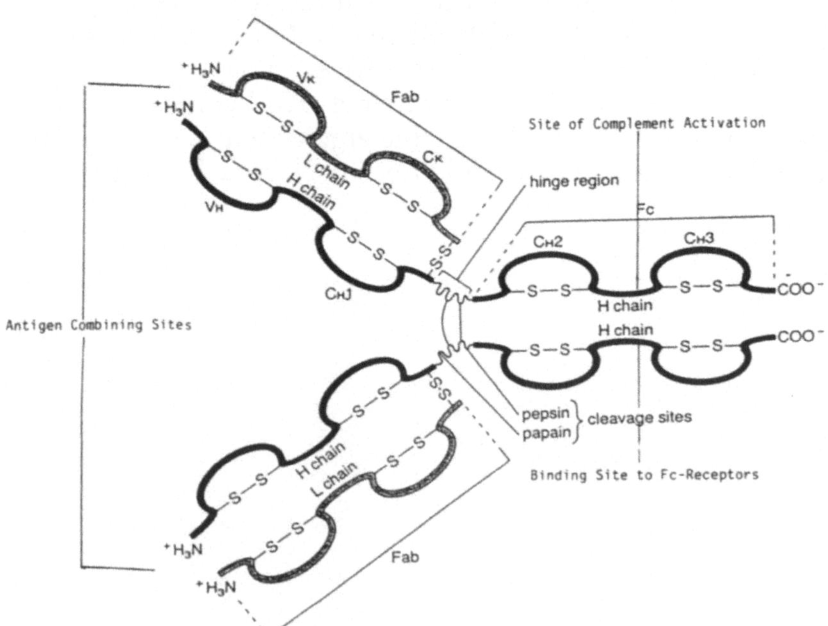

Abb. 1. Grundstruktur der Immunglobuline

Das nachstehende Schema des Immunglobulinmoleküls IgG 1 (Abb. 1) zeigt die Grundstruktur der Immunglobuline.

Sie bestehen aus zwei symmetrisch angeordneten Fab-Stücken, die in der Gelenkregion über Disulfidbrücken zusammengehalten werden. Die langen Aminosäureketten bilden auf der Gegenseite der Fab-Stücke das Fc-Stück.

Die Fab-Stücke tragen die zwei identischen antikörperspezifischen Kombinationsstellen zu den Epitopen der Antigenkomplexe. Sie tragen ferner die Bezirke der spezifischen idiotypischen Interaktionen mit den anderen im Organismus zirkulierenden Immunglobulinen.

Das Fc-Stück trägt die Bindungsstelle zu den Fc-Rezeptoren an der Oberfläche von Phagozyten. Ferner trägt es den Aktivierungsbereich der Komplementkaskade.

Aus dem Gesagten geht hervor, daß nur native, unveränderte IgG-Moleküle die vielfältige Gesamtleistung der Immunglobuline erbringen können.

Nachdem *Barandun, Isliker* und *Kistler* 1962 erkannt hatten, daß komplementaktivierende IgG-Aggregate in den für intramuskuläre Anwendung bestimmten Gammaglobulinlösungen die Hauptursache ihrer Unverträglichkeit bei intravenöser Verabreichung darstellen, haben verschiedene pharmazeutische Firmen versucht, Gammaglobulinpräparate herzustellen, die keine Antikomplementarität aufweisen.

Zunächst haben die Behringwerke ihr Gammavenin® entwickelt. Durch drastische Pepsinbehandlung wurden die Fc-stücke in Bruchstücke zerlegt. Die Fab-Stücke waren resistenter gegen die peptische Verdauung und so blieb der Antigenbindungsbezirk intakt. Dieses Präparat vermag sich spezifisch an Antigenepitope zu binden. Sind diese Epitope identisch mit toxischen Strukturen, wie das z. B. beim Tetanustoxin der Fall ist, vermögen solche Präparate Toxine zu entgiften. Zur Opsonophagozytose von Mikroorganismen sind sie, da die Fc-Stücke mit ihren Bindungsstellen an Fc-Rezeptoren fehlen, nicht befähigt. Ebenso fehlt ihnen die Fähigkeit, die klassische Komplementkaskade zu aktivieren. Angesichts ihrer kurzen Halbwertzeit von wenigen Tagen ist die Dauer ihrer antitoxischen Wirkung sehr begrenzt. *Solche Präparate sind heute völlig obsolet.*

In der zweiten Phase hat man versucht, die Gammaglobulinmoleküle als Ganzes zu erhalten, ihnen aber durch chemische Modifikation ihre Fähigkeit zur Komplementaktivierung auszuschalten. Dabei hat man übersehen, daß bei der Opsonophagozytose der Antigen-Antikörperkomplex Komplement bis zur Stufe C3b aktivieren muß, um eine volle Aktivierung der intrazellulären Abbauleistung der Phagozyten zu gewährleisten. Die chemische Modifizierung bewirkt ferner eine Verkürzung der Halbwertzeit um rund einen Drittel. *Somit sind mit β-Propiolacton wie auch durch Sulfitolyse behandelte Gammaglobulinpräparate heute ebenfalls obsolet.*

Es sollten unseres Erachtens heute nur noch Immunglobulinpräparate mit völlig nativen, voll leistungsfähigen IgG-Molekülen verwendet werden. Bei solchen Präparaten werden die komplementaktivierenden IgG-Komplexe selektiv entfernt. Die Entfernung geschieht durch selektive enzymatische Entfernung der Aggregate, durch Ionentausch oder den Einsatz inerter, kolloidaler Fällungsmittel wie Polyäthylenglykol.

Korrespondenz: Univ.-Prof. Dr. A. Hässig, Studiengruppe Ernährung und Immunität, Elisabethenstrasse 51, CH–3014 Bern, Schweiz.

Diskussionsergänzungen zum Thema

1. Für die Therapie mit IVIG (IgG)-Präparaten sind nach heutiger Kenntnis jene Präparationen zur Anwendung zu bringen, die das Gesamtmolekül im Ablauf des Herstellungsvorganges naturbelassen erhalten: Sandoglobin®, Gammonativ®, Endobulin® (Drittgenerationpräparate).

2. Die Präparate der 1. Generation (Gammavenin®) sind nur antitoxisch wirksam, antiinfektiös unwirksam, sie haben eine auf Stunden verkürzte Halbwertszeit. Die Präparate der 2. Generation (z. B. Intraglobin®) sind ebenfalls antitoxisch wirksam, haben aber eine stark eingeschränkte bis fehlende Komplementaktivierung, wodurch ihre anti-infektiöse Potenz stark eingeschränkt ist. Auch bei diesen Präparaten ist die Halbwertszeit (um ein Drittel) verkürzt.

3. Bei den Präparaten der 3. Generation wird durch Ansäuerung (Sandoglobin®), Zugabe von Polyäthylenglykol (Endobulin®) oder Ionenaustauschverfahren (Gammonativ®) eine selektive Aggregatentfernung durchgeführt und native Moleküle für eine therapeutische Anwendung gewonnen. Gammonativ® wird dzt. jedoch nicht ausgeliefert.

4. Eine hochdosierte Gammaglobulintherapie dämpft die Bildung und Freisetzung proinflammatorischer Zytokine wie IL 1, TNF, IL 6 und steigert zudem die Bildung von Rezeptorantagonisten. Eine weiterreichendere wissenschaftliche Auseinandersetzung mit diesen Phänomenen steht noch aus. Auf Basis dessen sind klare Indikationen für die Anwendung von IVIG (IgG) mit den Ausnahmen primärer bzw. sekundärer Immundefekt und ITP noch nicht gegeben. Geeignete klinische Studien für die Festigung derzeit empirisch gehandhabter Indikationen sind notwendig.

Zusammenfassung der Konsensusdiskussion

Themendarstellung und Diskussionsergänzungen waren konsensfähig.

Überlegungen zur Anwendung von F(ab')$_2$ Immunglobulin

A. Morell

Zentrallaboratorium Blutspendedienst SRK Bern, Schweiz

Einleitung

Die ersten Immunglobulinpräparate für intravenöse Anwendung erschienen vor rund 30 Jahren auf den Markt. Als Präparat der „ersten Stunde" stand damals und in den folgenden Jahren das mittels Ultrazentrifugen-Analysen als 5S Immunglobulin charakterisierte Gammavenin® im Vordergrund. Bis zu diesem Zeitpunkt konnten die als Standard-Gammaglobulin bezeichneten Immunglobulinpräparate nur intramuskulär verabreicht werden, da bei intravenöser Anwendung schwere Nebenreaktionen beobachtet wurden [1]. Der Firma Behring kommt das Verdienst zu, durch Pepsinspaltung des IgG-Moleküles ein intravenös ausgezeichnet verträgliches Präparat entwickelt zu haben [2]. Über die durch Pepsin verursachte Modifikation war man sich erst viel später im klaren, als mehr über die Struktur des IgG-Moleküls bekannt wurde. Es stand jedoch schon in den 60er Jahren fest, daß das Präparat nicht in der Lage war, das Komplementsystem über den klassischen Weg zu aktivieren, und daß die Halbwertszeit im Plasma sehr kurz war.

Funktion von IgG Molekülen

In der 2. Hälfte der 60er- und besonders in den 70er Jahren wurden eine ganze Reihe von intravenösen Immunglobulinen (IVIG) entwickelt, die im Gegensatz zum 5S Präparat aus mehr oder weniger intakten 7S IgG-Molekülen bestanden. Im Jahre 1982 tagte in Genf im Rahmen der WHO eine

Expertenkommission, welche Kriterien für die Herstellung, die Qualität und die Anwendung von IVIG-Präparaten erarbeitete. Darin wurden mehrere Punkte hervorgehoben, welche biologische Funktionen (Effektor-Funktionen) des Fc-Stückes von IgG Molekülen betrafen.

Dazu gehörten:
– die Komplementaktivierung nach Kontakt von Antikörpern in IVIG mit dem entsprechenden Antigen,
– die durch das Fc-Stück der IgG-Antikörper und Komplement vermittelte Opsonisierung sowie Phagozytose durch neutrophile Granulozyten und Monozyten/Makrophagen,
– die normale biologische Halbwertszeit von ca. 21 Tagen.

Diesen Anforderungen genügte das aus F(ab')$_2$ Fragmenten bestehende 5S Präparat nicht mehr.

Folgerungen

Aus der Struktur des F(ab')$_2$ Fragments ist ersichtlich, daß es zwar als bivalentes Fragment noch mit Antigenen reagieren kann. Die an den Fc-Teil gebundenen erwähnten Effektorfunktionen wie Opsonophagozytose, Induktion einer akuten Entzündung durch Komplementaktivierung und eine normale IgG Halbwertszeit sind hingegen nicht mehr gegeben. In dieser Beziehung ist das Präparat den neueren 7S IVIG Präparaten unterlegen.

Es stellt sich nun die Frage, wieweit ein 5S Präparat heute in der Klinik noch verwendet werden kann. Im Mai 1990 fand an den National Institutes of Health eine Konsensuskonferenz über die Anwendung von IVIG-Präparaten statt [3]. Darin wurde festgehalten, daß IVIG zur Infektions-Prophylaxe bei Patienten mit primären Immundefekten (Antikörper-Synthesestörungen), sekundären Immundefekten wie pädiatrischem AIDS, Knochenmarktransplantationen, chronischer lymphatischer Leukämie und möglicherweise auch bei kleinen Frühgeborenen (500–1 500 g Geburtsgewicht) indiziert ist. Weitere allgemein anerkannte Indikationen umfassen die idiopathische thrombozytopenische Purpura (ITP) und das Kawasaki Syndrom. Auch andere mögliche Anwendungen, wie schwere bakterielle Infektionen/Sepsis, chronische, demyelinisierende Polyneuropathien, Guillain-Barré Snydrom und mehrere Autoimmunerkrankungen wurden damals diskutiert. Die Meinung herrschte jedoch vor, daß die vorliegenden Ergebnisse von klinischen Studien für eine Indikation noch nicht ausreichten. In den Zwischenzeit hat sich das Spektrum der Indikationen jedoch dank neuer Erkenntnisse erweitert.

Bei der Durchsicht der Literatur fällt auf, daß alle relevanten, kontrollierten klinischen Studien mit 7S IVIG-Präparaten durchgeführt worden sind. Es fällt schwer, in „peer-reviewed journals" die klinische Wirksamkeit von F(ab')$_2$ Präparaten dokumentiert zu finden. Im Zusammenhang mit dem heute überall im Vordergrund stehenden Kosten-Nutzen-Bewußtsein an den Spitälern stellt dies ein schwerwiegendes Manko dar.

Indikationen für 5S IVIG

Durch den weitgehenden Ausfall von Fc-vermittelten Funktionen werden die möglichen Indikationen von F(ab')$_2$ Präparaten erheblich eingeschränkt:
- Die kurze Halbwertszeit läßt den Einsatz zur Substitution bzw. Infektionsprophylaxe bei primären und sekundären Immundefekten als wenig sinnvoll erscheinen.
- Auch wenn die Wirkungsmechanismen bei der idiopathischen thrombozytopenischen Purpura und beim Kawasaki Syndrom erst teilweise bekannt sind, wird angenommen, daß die Fc Portion des IgG-Moleküls für solche „Immunmodulationen" wichtig ist [4, 5].

Zweifellos sind aber die bivalenten Fab-Fragmente imstande, mit mikrobiellen Antigenen zu reagieren sowie bakterielle Toxine und Viren zu neutralisieren. Diese Antigen/Antikörperreaktionen sind jedoch reversibel: Wenn die Immunkomplexe nicht sogleich phagozytiert und intrazellulär abgebaut werden, ist der biologische Effekt diskutabel. Gemäß den Angaben der Herstellerfirma liegt der Anwendungsbereich des F(ab')$_2$Präparates vorwiegend in diesem neutralisierenden Effekt der Antikörperbruchstücke. Als Indikationen werden vor allem Sepsis und Harnwegsinfektionen/Urosepsis angegeben. *Die Empfehlungen beruhen allerdings auf kleinen, meist hausinternen klinischen Studien, die den kritischen Kliniker kaum zu überzeugen vermögen.*

Von Interesse ist ein postulierter Synergismus des Präparates mit Antibiotika, die den Einsatz bei Infektionen als sinnreich erscheinen läßt. Allerdings fehlen auch hier klinische Studien.

Seit mehreren Jahren wird von der Gruppe von Kazatchkine [6] bei verschiedenen Autoimmunerkrankungen ein Wirkungsmechanismus postuliert, der auf einer Interaktion von antiidiotypischen Antikörpern in IVIG Präparaten mit idiotypischen Determinanten von Autoantikörpern der Patienten beruht. Es ist wohl möglich, daß für solche Indikationen auch F(ab')₂ Präparate geeignet sind. Zumindest für eine initiale Phase der Immunmodulation durch diese Art von Interaktionen wird ein Fc-Stück nicht benötigt. Klinische Studien in diesem Bereich wären sicher erwünscht.

Literatur

1. Barandun S, Skvaril F, Morell A (1976) Prophylaxe und Therapie mit Gammaglobulin. Allgemeine Charakterisierung und klinische Anwendung von Gammaglobulin-Präparaten. Schweiz Med Wochenschr 106: 533–542
2. Schultze HE, Schwick G (1962) Über neue Möglichkeiten intravenöser Gammablobulin-Applikation. Dtsch Med Wochenschr 87: 1643–1650
3. NIH Consensus Development Conference (1990) Intravenous immunoglobulin. Prevention and treatment of disease. JAMA 264: 3189–3193
4. Burdach StEG, Evers KG, Geursen RG (1986) Treatment of acute idiopathic thrombocytopenic purpura of childhood with intravenous immunoglobulin G: Comparative efficacy of 7S and 5S preparations. J Pediatr 109: 770–775
5. Finberg RW, Newburger JW, Mikati MA, Heller AH, Burns JC (1992) Effect of high doses of intravenously administered immune globulin on natural killer cell activity in peripheral blood. J Pediatr 120: 376–380
6. Dietrich G, Kazatchkine MD (1990) Normal immunoglobulin G (IgG) for therapeutic use (intravenous Ig) contain antiidiotypic specificities against an immunodominant, disease-associated, crossreactive idiotype of human anti-thyroglobulin autoantibodies. J Clin Invest 85: 620–625

Korrespondenz: Univ.-Prof. Dr. A. Morell, Zentrallaboratorium des Schweizer Roten Kreuzes, Wankdorfstraße 10, CH-3014 Bern, Schweiz.

Transfusionsmedizinisch relevante Anwendungen von Immunglobulinen

G. Lanzer

Department für Transfusionsmedizin und Immunhämatologie, LKH Graz,
Graz, Österreich

Einführung

Autoimmunzytopenien, die als Anämie, Neutropenie u/o Thrombozytopenie zu Tage treten, stellen sich immer wieder als therapeutische Herausforderung der klinischen Medizin dar. Die dabei angewendete symptomatische Therapie greift zumeist auf empirisch erarbeitete Behandlungsschemata zurück, wobei nichtspezifische Immunsuppressiva, Corticosteroide, zum Teil Zytostatika, Cyclosporin A, Plasmapheresen, Splenektomie und auch Anti-Lymphozyten-Globuline als Mono- u/o Kombinationstherapie in wechselnden Formen Anwendung finden.

Die Beobachtung von Imbach et al. [6], daß die therapeutische Anwendung von intravenös applizierten Immunglobulinen (IVIG) den klinischen Ablauf der Idiopathisch Thrombozytopenischen Purpura (ITP) sehr nachhaltig beeinflussen kann, bedeutete einen Neubeginn im Bereich transfusionsmedizinisch relevanter Therapievorhaben bei immunologisch mediierten Zytopenien.

Heute werden IVIG mit abnehmender therapeutischer Effektivität bei der Idiopatisch Thrombozytopenischen Purpura, bei Posttransfusionspurpura, bei der Neonatalen Alloimmunthrombozytopenie, der Immunthrombozytopenie und schließlich noch bei Hämolytischer Anämie und Neutropenie zur Anwendung gebracht [7].

Wirkmechanismen von IVIG

Die therapeutische Effektivität von IVIG wird durch eine Immunmodulation erreicht, aus der eine rasche, zumeist vorübergehende Beendigung eines immunologisch mediierten, peripheren Zellabbaues resultiert. Dieser Immunmodulation liegen einerseits Einflüsse auf das retikulo-histiozytäre System (RHS) zugrunde, wobei Beeinflussungen im Fc-Rezeptorenbereich im Vordergrund stehen dürften. Es kommt aber darüberhinausgehend auch noch zu anderen Einflußnahmen in den Abläufen einer Immunantwort, wobei Regulierungen der T-Zell-abhängigen Immunsuppression, Reaktivitätsveränderungen von Natürlichen Killer (NK) u/o Polymorphkernigen (PMN) Zellen, Interaktionen zwischen Idiotypen und anti-idiotypischen Antikörpern, „natürliche" Autoantikörper in den IVIG-Präparaten und schließlich – derzeit noch nicht abschließend zu beurteilende – Interaktionen im Bereich des Zytokinnetzwerkes hinsichtlich der beobachteten Therapievermittlungen diskutiert werden [4].

IVIG-beeinflußbare Autoimmunzytopenien

ITP bei Kindern

Die ITP ist eine akute, zumeist postvirale, zu > 80% spontan remittierende Erkrankung. Untersuchungen mit monoklonalen Autoantikörpern gegen Thrombozytenglycoproteine II b/III a u/o I b/IX haben einen Definitionswandel vom Begriff „ITP" zu „immuner-" oder „autoimmuner Thrombozytopenie" nach sich gezogen. Es werden unterschiedliche Formen dieser Thrombozytopenien vermutet. Endgültige Unterscheidungskriterien stehen jedoch aus [9, 11, 18].

10–20% dieser Erkrankung erreichen ein chronisches Stadium (Multicenterstudie Imbach 1985). Vor dem Hintergrund enormer Therapiekosten kann es heute als vertretbar angesehen werden, nur jene Patienten mit IVIG zu behandeln, die keine spontane Krankheitsremission aufweisen. Dann jedoch ist eine IVIG-Anwendung die Therapie der Wahl.

Bei Risikokindern hinsichtlich intracranieller Blutungsereignisse (klinisches Bild mit zusätzlichen Hämorrhagie-Zeichen, wie z. B. Hämaturie, gastro-intestinale Blutungen, oralen Blutungen/Blasen u/o Petechien etc.) ist zu einer Kombinationstherapie IVIG + Steroide zu raten [3].

Das ursprüngliche Dosisschema umfaßte 0,4 g/kg Körpergewicht/Tag an 5 Folgetagen. Aus Kostengründen durchgeführte Untersuchungen zur Erkennung der IVIG-Minimaldosis ließen erkennen, daß die Behandlung an nur 2 Folgetagen zumeist ausreicht. In diesbezüglicher Erprobung stehen 1 g/kg Körpergewicht in einer Übernacht-Dauer-Infusion (4–7 Stunden).

Vorgeschlagenes Therapieschema für die Behandlung der Kinder-ITP [10]

1. Beobachtung (falls klinisch vertretbar): 4 Wochen;
2. Bei fehlender Spontanremission: IVIG 0,4 g/kg Körpergewicht/Tag × 3 [2];
3. Bei Risikopatienten wird die IVIG-Therapie zu einem früheren Zeitpunkt eingeleitet, zudem meist mit Steroid-Beimedikation verabfolgt.

ITP beim Erwachsenen

Es handelt sich hierbei um eine offensichtlich anders gelagerte Erkrankungsentität als bei der ITP des Kindes. Spontan-Remissionen sind unüblich.

Die IVIG-Gabe hat nur einen palliativen Charakter und ist hier keine kurative Behandlung. Die angestrebten Thrombozytenkonzentrationen sind $> 30 \times 10^9/l$.

Im Gegensatz zur ITP des Kindes haben bei dieser Erkrankungsform die Anwendung von Steroiden (jedoch nur zu rund 25% effektiv) und die Splenektomie (in 2/3 der Fälle wirksam) Vorrang.

10% der Erkrankungsfälle sind völlig therapierefraktär [14].

Die therapeutischen Möglichkeiten von IVIG liegen einerseits in der Verhinderung, oft auch nur der Verzögerung einer Splenektomie und in einer Reduzierung der anzuwendenden zytotoxischen Medikamente bei postchirurgisch therapierefraktären Fällen. Bei rund 90% der Patienten ist nach IVIG-Anwendung ein rascher, leider oft nur vorübergehender Thrombozytenanstieg zu beobachten. Eine IVIG Erhaltungstherapie in symptomatischen Fällen ist grundsätzlich sinnvoll, jedoch eine Limitierung auf Notfälle und präoperative Maßnahmen naheliegend. Je früher die IVIG-Therapie einsetzt, umso eher sind therapeutische Effekte zu beobachten, Corticosteroide bleiben jedoch Mittel der ersten Wahl [7].

Ein ausgefeiltes Therapiekonzept in der ITP-Behandlung des Erwachsenen kann derzeit noch nicht angeboten werden, die untersuchten Fallzahlen sind hierzu zu gering, zudem die Vergleichbarkeit der untersuchten Patientenkollektive fraglich.

Vorgeschlagenes Therapieschema für die Behandlung der Erwachsenen-ITP [10]

1. Corticosteroide:
   1 mg/kg Körpergewicht (bis zu 4 Wochen) als Initialbehandlung;
2. Corticosteroidversager:
   zusätzlich IVIG 0,4g/kg Körpergewicht/Tag × 3;
   bei nur teilweisem Nicht-Erfolg: Wiederholung einzelner Therapiepunkte;
   bei völliger Therapie-Nicht-Antwort: Splenektomie

Immunthrombozytopenien in der Schwangerschaft

Bei dieser Erkrankungsform wird eine IVIG-Anwendung im dritten Trimester der Schwangerschaft bei Steroid-refraktären Patientinnen angewendet. Dabei konnte auch ein Schutzeffekt auf den Fetus hinsichtlich neonataler Thrombozytopenien beobachtet werden. Die alleinige Anwendung von IVIG wird in letzter Zeit als vorteilhaft diskutiert, da die angenommene, Steroid vermittelte Antigen-Antikörper-Dissoziation mit konsekutiver Erhöhung freier Antikörper in der mütterlichen Zirkulation nicht auftritt [5].

Therapeutisches Vorgehen

Thrombozyten $< 50 \times 10^9/l$:

vor der 30 SSW: Corticosteroide;

nach der 30. SSW: zusätzlich IVIG 0,4g/kg Körpergewicht/ Tag × 3;

Eine vorangegangene Splenektomie bei der Mutter gilt als Hochrisiko für eine neonatale Thrombozytopenie, wobei unter IVIG-Prävention eine elektive Sectio caesaria anzustreben ist.

Neonatale Alloimmunthrombozytopenie

Diese seltene aber schwerwiegende Schwangerschaftskomplikation betrifft zumeist eine Pl^{A1} Inkompatibilität. Prävalenz und Zeitpunkt des Auftretens einer in utero-Hämorrhagie sind unbekannt. Schon das erste Kind ist mit 50%iger Wahrscheinlichkeit betroffen, jede weitere Schwangerschaft verschlechtert die Prognose signifikant.

Die Behandlung war bisher von Steroiden, Austauschtransfusionen und der Verwendung mütterlicher Thrombozyten getragen, der Behandlungsbeginn ist um die 20. SSW anzustreben [2].

Da der intrauterine Thrombozytenersatz eine Behandlung alle 4–5 Tage erforderlich machen würde [8] wurde mit der IVIG-Gabe nach therapeutischen Alternativen gesucht. Die dieses Vorhaben unterstützenden Studien haben eine IVIG-Behandlung im zweiten und dritten Trimester der Schwangerschaft in Kombination mit Steroidgaben als Therapie der Wahl beurteilt [1].

Bei folgenden diagnostischen Kriterien:

- Pl^{A1}-negative Mutter
- anamnestisch NAIT, $<30 \times 10^9/l$ Thrombozyten zum Zeitpunkt der Geburt
- reinerbiger Pl^{A1}-positiver Vater

besteht folgender Behandlungsvorschlag [1]:

1 g/kg KG (über 4–7 Stunden infundiert) wöchentlich, Dexamethason 3 mg/d.

(Umbilikal-Blut Thrombozyten $< 100 \times 10^9/l$)

Bei Bedarf: Präpartale Transfusion gematchter Thrombozyten,
elektive frühe Sectio caesaria (?)

Posttransfusionspurpura

Diese zumeist bei Frauen mit Schwangerschafts- u/o Transfu-
sionsanamnese (zwei bis zehn Tage) nach Bluttransfusion
oder Thrombozytensubstitution beobachtete, akute Immunthrombozytopenie tritt zumeist bei Pl^{A1}-negativen Personen
auf, sodaß das Krankenbild vordergründig durch thrombozytenspezifische Alloantikörper mediiert ist. Da im späteren Er-
krankungsablauf jedoch auch Antigen-negative Thrombozyten eliminiert werden, sind die Thrombozyten als „innocent
bystanders" zu sehen und Fc-Rezeptoren-assoziierte Vorgänge zu diskutieren. Nach zahlreichen Therapieversuchen mit
Steroiden, Austauschtransfusionen und Plasmapheresen ist
die IVIG Behandlung heute die Therapie der Wahl [12].

Sekundäre Thrombozytopenien

Diese Erkrankungsform im Rahmen des AIDS wird im Zusammenhang mit Stammzellstörungen, zirkulierenden Im-
munkomplexen u/o Antikörperdysregulationen mit Autoan-
tikörperbildungen in Zusammenhang gesehen. Weil sich im
Rahmen dieser Erkrankung Steroidanwendung, immunsup-
pressive Therapeutika und Splenektomie verbieten, wurde
die IVIG-Therapie eingeleitet und in weiterer Folge positiv
beurteilt. Die Behandlungserfolge sind mit den Ergebnissen
bei ITP vergleichbar, eine Begleitbehandlung mit Alpha-In-
terferon unter Umständen hilfreich [17].
Im Rahmen von *Autoimmunerkrankungen* sind IVIG-Be-
handlungsversuche bei SLE, Rheumatoider Arthritis, Auto-
Immun-Hämolytischer Anämie, benigner monoklonaler
Gammopathie und bei malignen Lymphomen hinsichtlich einer therapeutischen Beeinflussung von Thrombozytopenien
mehrfach eingesetzt worden. Die hier untersuchten Fallzahlen sind jedoch für eine Endbeurteilung zu gering.

Autoimmune Neutropenie

Im Rahmen dieser Erkrankungsform hat sich die IVIG-Anwendung bei jenen Zytopenien als reaktiv erwiesen, die mit einer Verminderungsregulierung der Fc-Rezeptoren III (FcR III) einhergehen.

Die FcR III-Expression hat sich darüberhinausgehend zur Differenzierung von Antikörper-mediierten : Immunkomlexverursachten Neutropenien etabliert. Bei Antikörper mediierten Erkrankungsformen wird der FcR III-Rezeptor vermindert vorgefunden, bei den Immunkomplex mediierten Neutropenien liegt eine normale Ausprägung vor [19].

Hämolytische Anämien

AIHA (Auto-Immun-Hämolytische Anämie)

Imbach et al. haben bei Auto-Immun-Hämolytischen Anämien nach einer IVIG-Anwendung eine Reaktivitätsverminderung beim direkten Coomb's-Test und eine parallellaufende Hämoglobinerhöhung festgestellt. Die klinische Relevanz dieser Beobachtung ist noch schwer zu beurteilen [13, 16].

Da das RHS im Rahmen der AIHA einer Expansion unterliegt, kann eine therapeutische Ineffektivität einer IVIG-Standarddosis auf eine Unterdosierung zurückgeführt werden.

Newland hat 1988 [15] bei 13 von 38 Patienten mit AIHA eine zumeist vorübergehende Besserung nach IVIG-Gabe beobachtet, die Therapieerfolge ließen sich bei einer Dosiserhöhung auf 1 g/kg Körpergewicht insbesondere bei Patienten nach Splenektomien verbessern. Diese Beobachtung untermauert die These für die Wirkungsweise der Therapie über eine RHS-Blockade.

In Summe ist bei rund einem Drittel der Patienten mit AIHA mit einem – zumeist vorübergehenden – Therapieerfolg zu rechnen. IVIG ist als Standardtherapie der AIHA nicht zu empfehlen, bei Notfällen jedoch unter Umständen sinnvoll (Standardtherapieversager).

Literatur

1. Bussel JB, Berkowitz RL, McFarland JG, Lynch L, Chitkara U (1988) Antenatal treatmant of neonatal alloimmune thrombocytopenia. N Engl J Med 319: 1374–1378

2. Daffos F, Foretier F, Kaplan C, Cox WL (1988) Prenatal diagnosis and management of bleeding disorders with fetal blood sampling. Am J Obst Gynaecol 158: 939–946
3. Hara T, Miyazaki S, Yoshida N (1985) High doses of gammaglobulin and methylprednisolone therapy for idiopathic thrombocytopenic purpura in children. Eur J Pediatr 144: 240
4. Hässig A (1992) Lucky strikes and mishaps in the development and clinical use of human immunoglobulins. Symposium on immuno-modulation by intravenous immunoglobulins. Mar del Plata, Oct. 30–Nov. 1
5. Hedge U (1987) Imune thrombocytopenia in pregnancy and the newborn: a review. J Infect 15 [Suppl 1]: S55–S58
6. Imbach P, Barandun S, d'Apuzzo V (1981) High-dose intravenous gammaglobulin for indiopathic thrombocytopenic purpura. Lancet i: 1228–1231
7. Imbach P, De Haes P, Morell A, Nydegger UE, Perret BA (1991) Immunotherapy with intravenous immunoglobulins. Academic Press, New York
8. Kaplan C, Daffos F, Forestier F (1988) Management of alloimmune thrombocytopenia: antenatal diagnosis and in utero transfusion of material platelets. Blood 72: 340–343
9. Kiefel V, Santoso S, Weiheit M, Mueller–Eckhardt C (1987) Monoclonal antibodyspecific immobilization of platelet antigens (MAIPA); a new tool for the identification of platelet-reactive antibodies. Blood 70: 1722–1726
10. Macey MG, Newland AC (1992) The use of IVIG in cytopenias. Clin Appl Intraveneous Immunoglob Ther, pp 93–116
11. McMillan R, Tani P, Millard F (1987) Platelet-associated and plasma antiglycoprotein autoantibodies in chronic ITP. Blood 70: 1040–1045
12. Mueller–Eckhardt C, Kiefel V (1988) High dose IgG for post transfusion purpura. Blut 57: 163–167
13. Mueller–Eckhardt C, Salama A, Mahn I, Kiefel V, Neunzer J, Graubner M (1985) Lack of efficacy of high dose intravenous immunoglobulin in autoimmune haemolytic anaemia: a clue to its mechanism. Scand J Haematol 34: 394–400
14. Newland AC (1986) ITP in adults: clinical and therapeutic aspects of and treatment with IV IgG. In: Imbach P (ed) Idiopathic thrombocytopenic purpura. Proceedings of a Workshop, Pharmanual. Pharmalibri, Chicago, pp 63–72
15. Newland AC, Veys P, Macey MG, Gutteridge CN, Bussel JB, Cunningham-Rundles C (1988) Use of intravenous immunoglobulin in autoimmune haemolytic anaemia. In: Newland AC (ed) Prospective indications for intravenous immunoglobulins. The Medicine Publishing Foundation, pp 3–11
16. Oda H, Honda A, Sugita K, Nahamusa A, Nakajima H (1985) High dose intravenous intact IgG infusion in refractory autoimmune haemolysis. J Pediatr 107: 744–746

17. Oksenhendler E, Bierling P, Farcet J-P, Rabian C, Seligmann M, Clauvel J-P (1987) Response to therapy in 37 patients with HIV-related thrombocytopenic purpura. Br J Haematol 66: 491–495
18. Tani P, Berchtold P, McMillan R (1989) Autoantibodies in chronic ITP. Blut 59: 1989
19. Veys PA, Macey MG, Newland AC (1988) Autoimmune neutropenia and the neutrophil FcR. Biochem Soc Trans 16: 732

Korrespondenz: Univ.-Doz. Dr. G. Lanzer, Department für Transfusionsmedizin und Immunhämatologie, Landeskrankenhaus Graz, Auenbruggerplatz 3, A–8036 Graz, Österreich.

Diskussionsergänzungen zum Thema

1. Die Immunglobulintherapie im Rahmen der ITP bei Kindern kann nicht als Therapie der 1. Wahl gelten, da ein Großteil der Kinder eine spontane Remission verzeichnet. Ein entsprechender therapeutischer Handlungsbedarf besteht nur bei einer ganz kleinen Gruppe oder in bestimmten Situationen (z. B. Operationen bei chronischer ITP). Diese Therapie ist dann eine rein symptomatische Maßnahme, wobei wegen dieser Spontanremissionen nicht untersuchbar bleibt, ob mit einer IVIG-Applikation schnellere Therapieerfolge erzielt werden.

2. Eine Indikation zur Thrombozytensubstitution bei der ITP wird nur in ausgesuchten Blutungsnotsituationen als symptomatischer Therapieversuch mit geringer kurativer Aussicht gesehen.

Zusammenfassung der Konsensusdiskussion

Für den Bereich der Immunglobulinanwendung wurde kein Konsens erzielt. Zu einer diesbezüglichen Beurteilung wären große, randomisiert-prospektive Doppelblind-Studien erforderlich und diese liegen nicht vor.

G. Kleinberger, K. Lenz, R. Ritz, H.-P. Schuster,
G. Simbruner, J. Slany (Hrsg.)

Beatmung

1993. 16 Abbildungen. VII, 145 Seiten.
Broschiert DM 49,–, öS 345,–
ISBN 3-211-82438-3
(Intensivmedizinisches Seminar, Band 5)

Die respiratorische Insuffizienz stellt eines der zentralen Probleme des Patienten auf der Intensivstation dar. Durch Verbesserung der Technik in der
maschinellen Beatmung und in den augmentierenden Verfahren sowie in der
medikamentösen Therapie ist es in den letzten Jahren gelungen, große Fortschritte in der Behandlung dieser Patienten zu erzielen. In diesem Band sind
die wichtigsten Vorträge der 11. Wiener Intensivmedizinischen Tage, deren
Hauptthema die Beatmung war, dargestellt. Neben der Pathophysiologie der
Beatmung wird die Therapie bei den verschiedenen Ursachen der respira-
torischen Insuffizienz abgehandelt. Es werden hierbei die verschiedenen
Formen der Beatmung und die medikamentösen Therapien, wie die Applikation des Surfactant beim Frühgeborenen und beim Erwachsenen sowie die
NO Therapie beim Patienten mit ARDS dargestellt. Weiters werden das Für
und Wider der Hämofiltration als unterstützende Therapie und die extrakorporale CO_2 Elimination diskutiert. Insgesamt soll dieses Buch den
aktuellen Stand der wichtigsten Therapiemöglichkeiten bei der respira-
torischen Insuffizienz sowie praktisch relevante Information für den Intensivmediziner bieten.

Preisänderungen vorbehalten

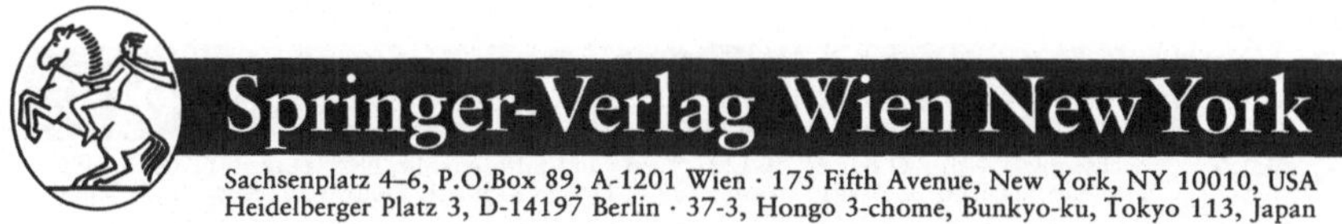

Sachsenplatz 4–6, P.O.Box 89, A-1201 Wien · 175 Fifth Avenue, New York, NY 10010, USA
Heidelberger Platz 3, D-14197 Berlin · 37-3, Hongo 3-chome, Bunkyo-ku, Tokyo 113, Japan

G. Kleinberger, K. Lenz, R. Ritz, B. Schneeweiß,
H. P. Schuster, W. Waldhäusl (Hrsg.)

Metabolismus

Stoffwechsel und Ernährung kritisch kranker Patienten

1994. 29 Abbildungen. VII, 149 Seiten.
Broschiert DM 49,–, öS 345,–
ISBN 3-211-82538-X
(Intensivmedizinisches Seminar, Band 7)

Der Intensivmediziner wird täglich mit Stoffwechsel- und Ernährungsproblemen seiner Patienten konfrontiert. Hauptthema der 12. Wiener Intensivmedizinischen Tage war daher der Metabolismus kritisch kranker Patienten. Der erste Teil beschäftigt sich mit dem Energiestoffwechsel des Intensivpatienten. Von einem der Begründer der Intensivmedizin, S. Bursztein aus Haifa, wird der Kalorienbedarf des kritisch Kranken dargestellt und die Frage beantwortet, ob der Patient hypo-, normo- oder hyperkalorisch ernährt werden soll. Weiters wird auf den Einfluß der Temperatur auf den Energieumsatz sowie auf Adaptionsmechanismen im Rahmen einer Hypoxie eingegangen. Abgeschlossen wird dieser Teil mit einem Übersichtsartikel über die Problematik der Abhängigkeit des Sauerstoffverbrauches vom Sauerstofftransport. Der zweite Teil behandelt den Einfluß der Sepsis auf den Stoffwechsel sowie die Therapie der Azidose bei Sepsis. Im dritten Teil wird schließlich der Hirnstoffwechsel bei Schädelhirntrauma sowie der Zellstoffwechsel bei ARDS dargestellt. Abgeschlossen wird das Buch mit Beiträgen über Stoffwechselprobleme des beatmeten Patienten einschließlich der Ernährung des Patienten mit respiratorischer Insuffizienz.

Preisänderungen vorbehalten

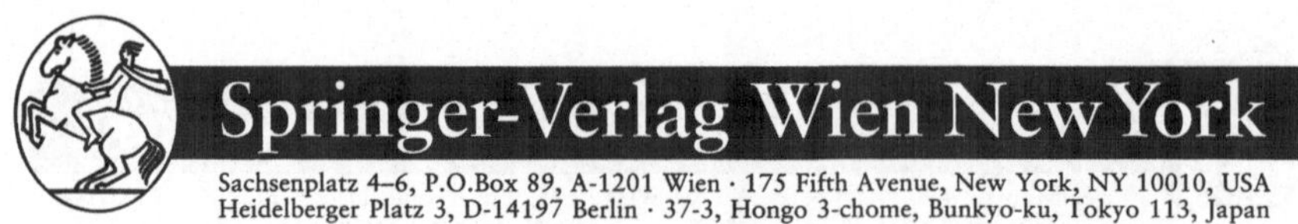

Sachsenplatz 4–6, P.O.Box 89, A-1201 Wien · 175 Fifth Avenue, New York, NY 10010, USA
Heidelberger Platz 3, D-14197 Berlin · 37-3, Hongo 3-chome, Bunkyo-ku, Tokyo 113, Japan